秦亮甫

临证思辨与医案集萃

主编 ⊙ 李　璟　赵海音　程　玲　何东仪

主审 ⊙ 秦亮甫

上海科学技术出版社

图书在版编目(CIP)数据

秦亮甫临证思辨与医案集萃 /李璟等主编.—上海：上海科学技术出版社，2019.1(2024.8 重印)

ISBN 978-7-5478-4220-1

Ⅰ.①秦… Ⅱ.①李… Ⅲ.①医案—汇编—中国—现代 Ⅳ.①R249.7

中国版本图书馆 CIP 数据核字(2018)第 233457 号

秦亮甫临证思辨与医案集萃

主　编　李　璟　赵海音　程　玲　何东仪

主　审　秦亮甫

上海世纪出版(集团)有限公司
上海科学技术出版社　出版、发行

(上海市闵行区号景路 159 弄 A 座 9F-10F)

邮政编码 201101　www.sstp.cn

浙江新华印刷技术有限公司印刷

开本 787×1092　1/16　印张 25.25

字数 520 千字

2019 年 1 月第 1 版　2024 年 8 月第 2 次印刷

ISBN 978-7-5478-4220-1/R·1732

定价：148.00 元

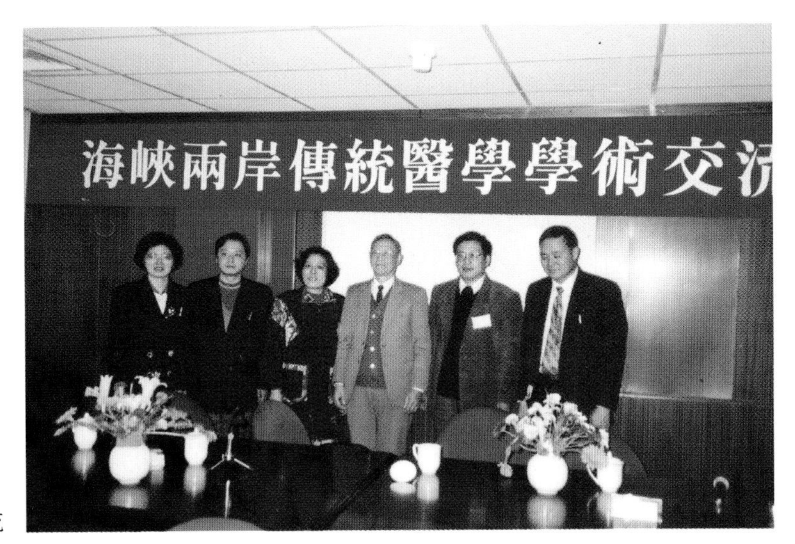

1995 年参加海峡两岸学术交流

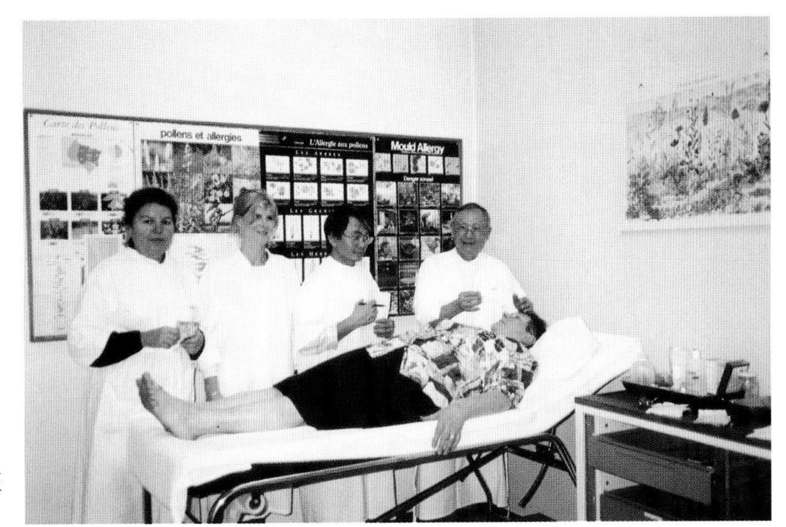

1996 年第 9 次赴法讲授中医辨证论治和针灸取穴

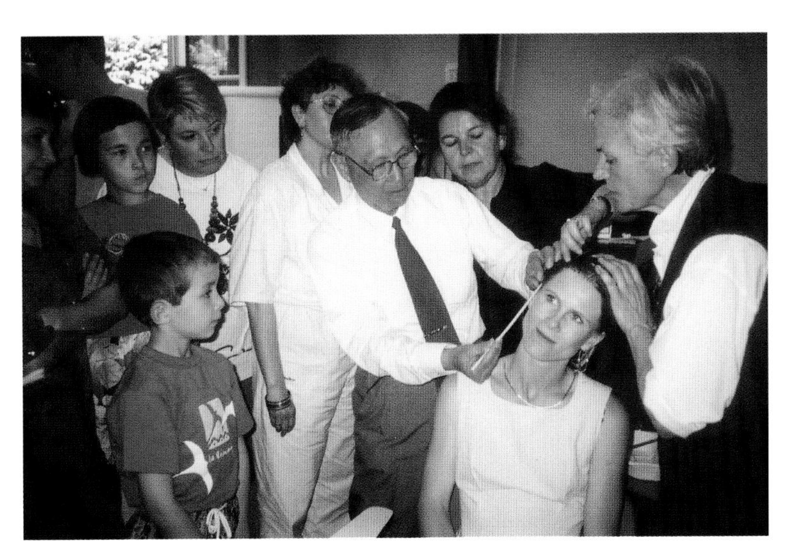

1996 年第 9 次赴法授课演示治疗手法

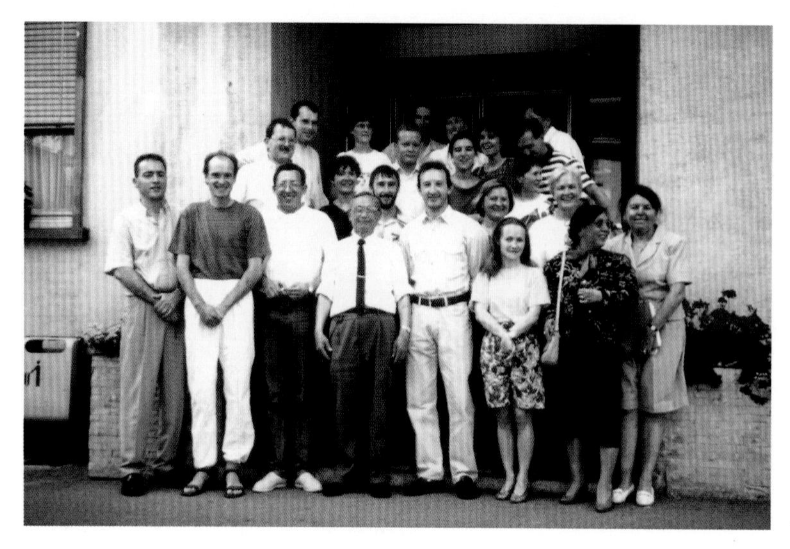

与法国高级中医针灸班学员

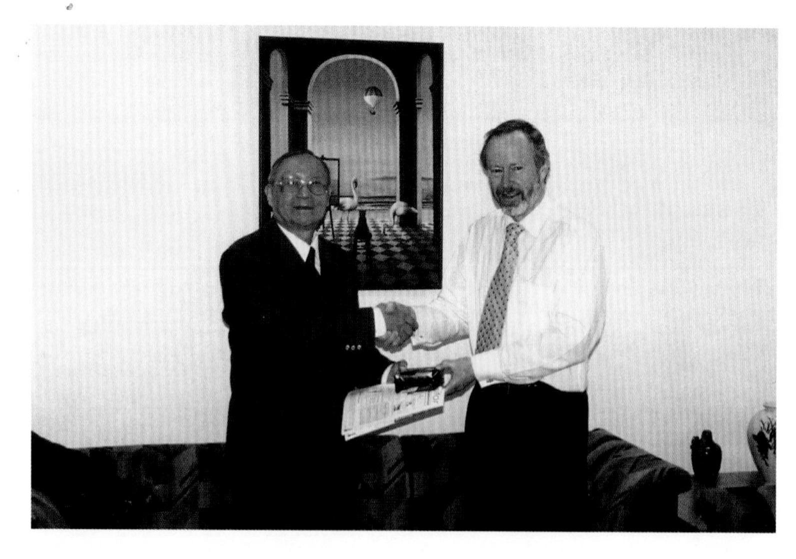

被皇家墨尔本理工大学针灸系聘为高级顾问

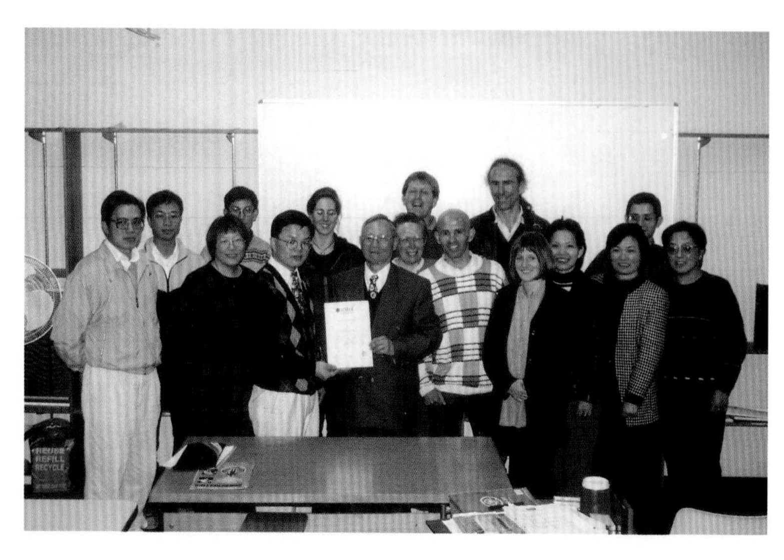

1998 年赴皇家墨尔本理工大学授课

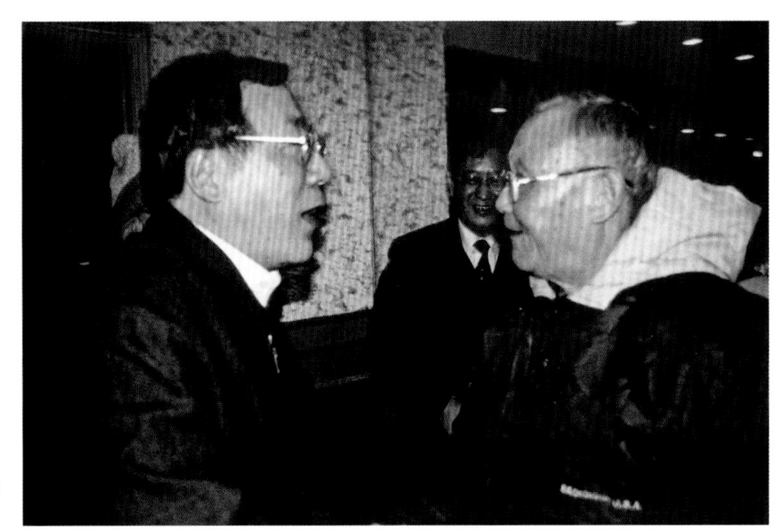

2005 年春节与原上海市副市长杨晓渡

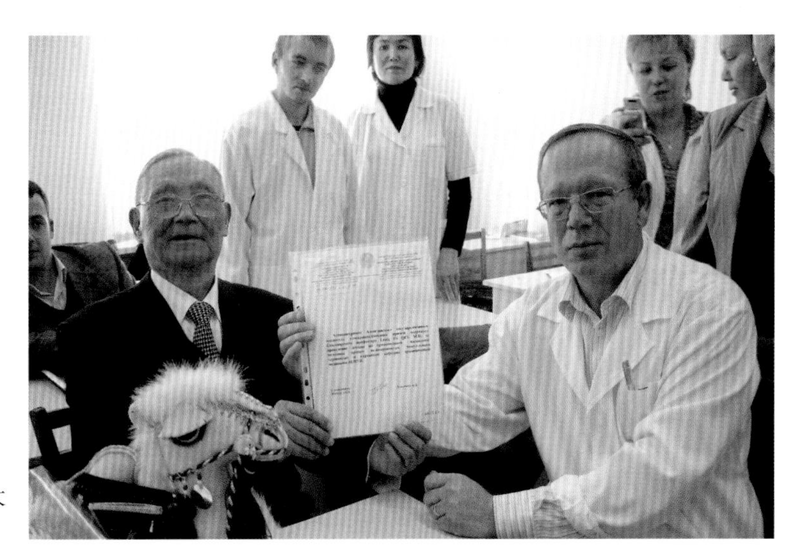

2008 年被哈萨克斯坦国立医科大学聘为荣誉教授

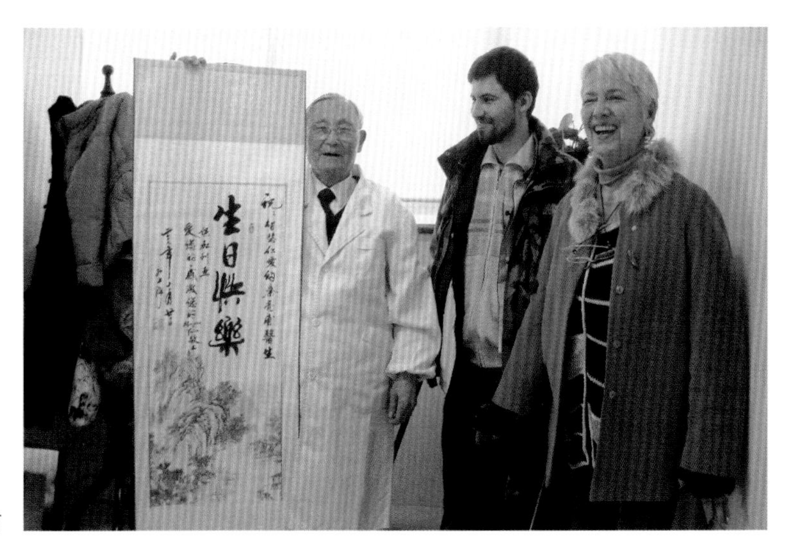

保加利亚患者致谢

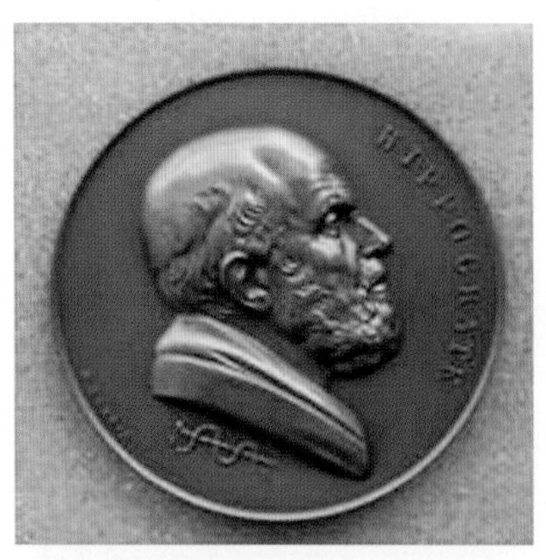

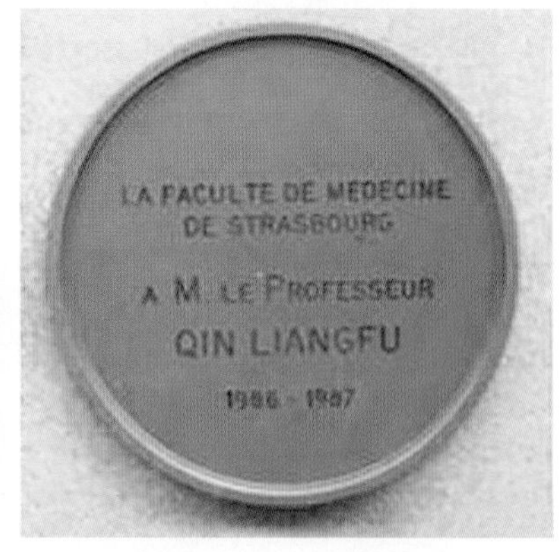
LA FACULTE DE MEDECINE
DE STRASBOURG
A M. LE PROFESSEUR
QIN LIANGFU
1986 - 1987

荣获 Hipocraft 奖章

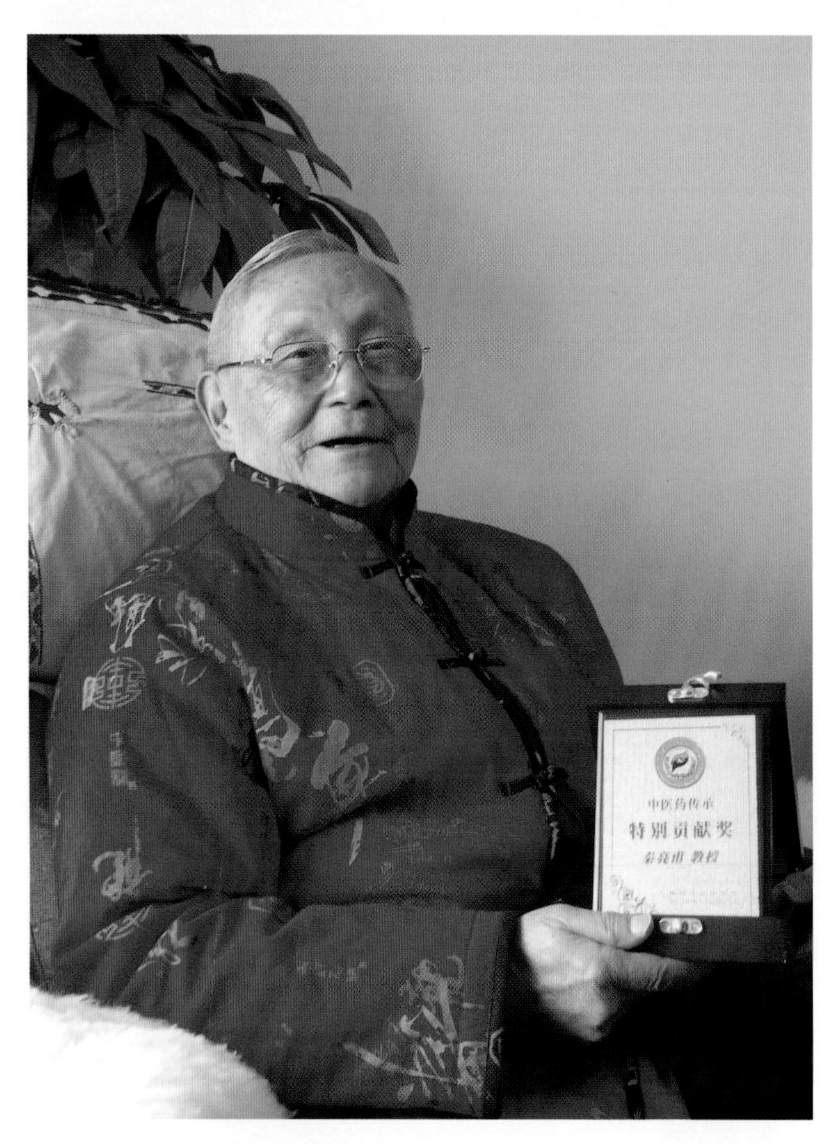
中医药传承
特别贡献奖
秦亮甫 教授

2007 年荣获中医药传承特别贡献奖

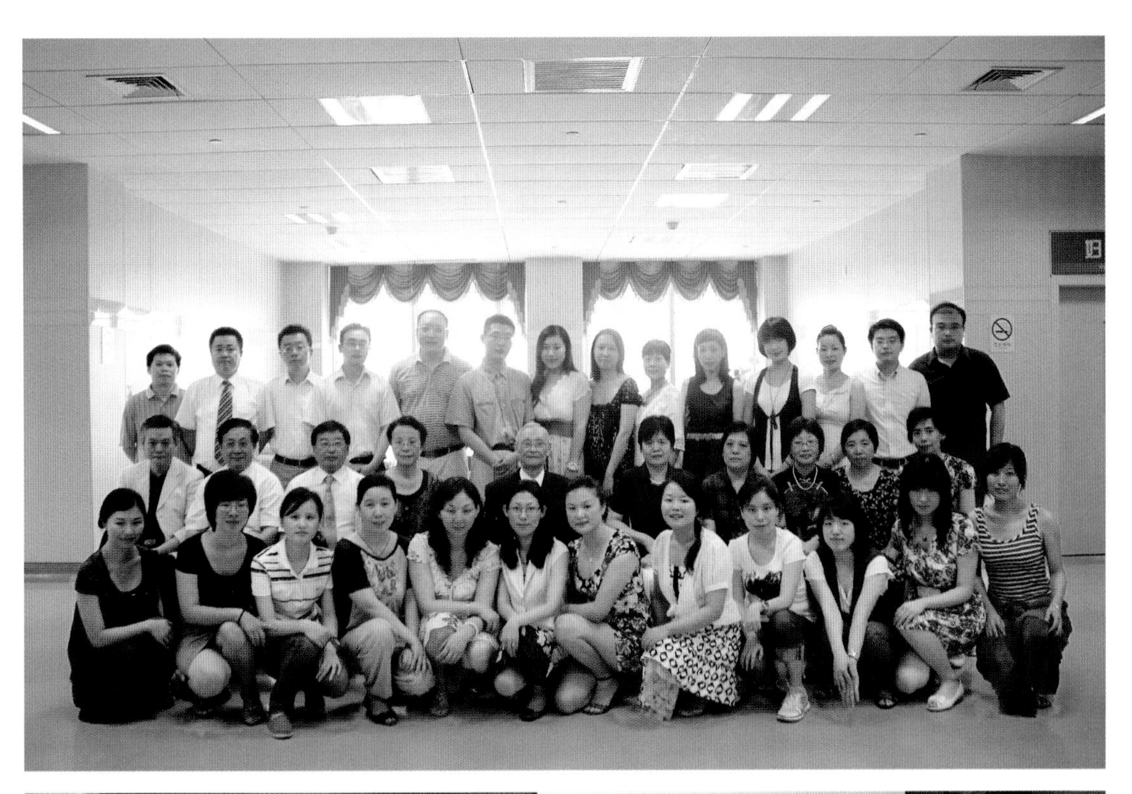

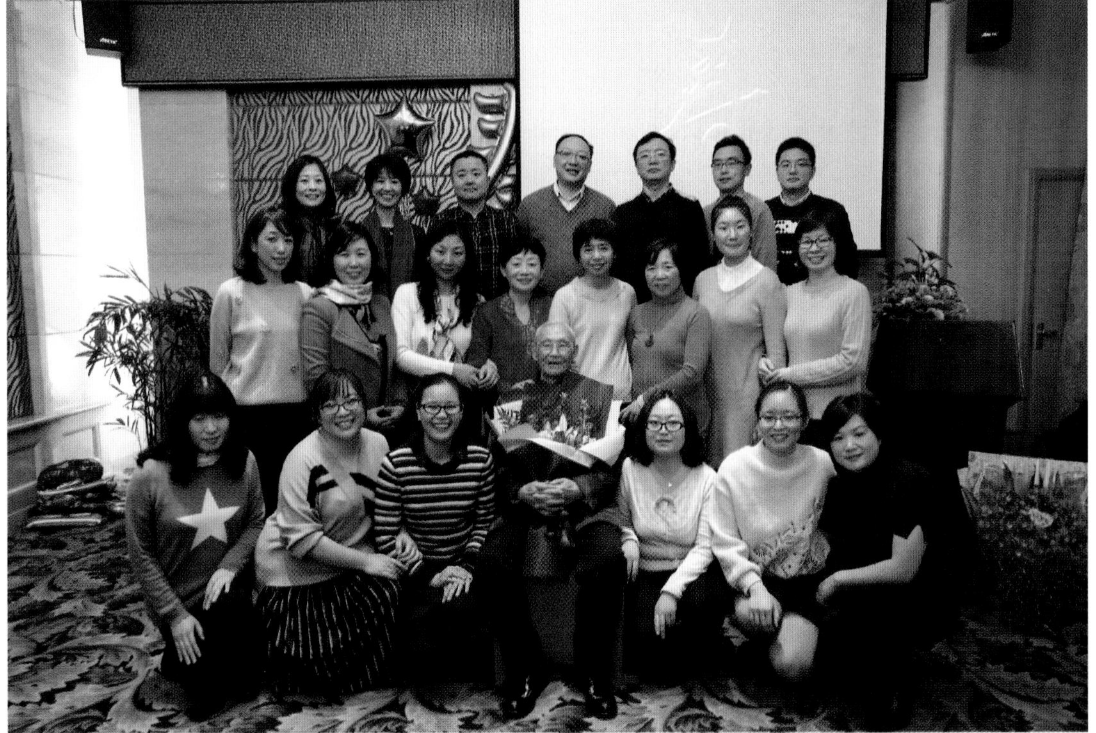

与学生们在一起（一）

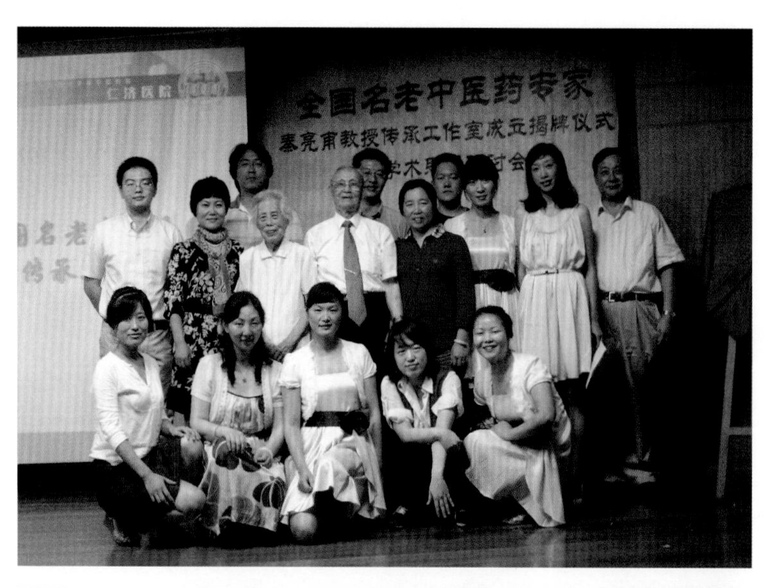

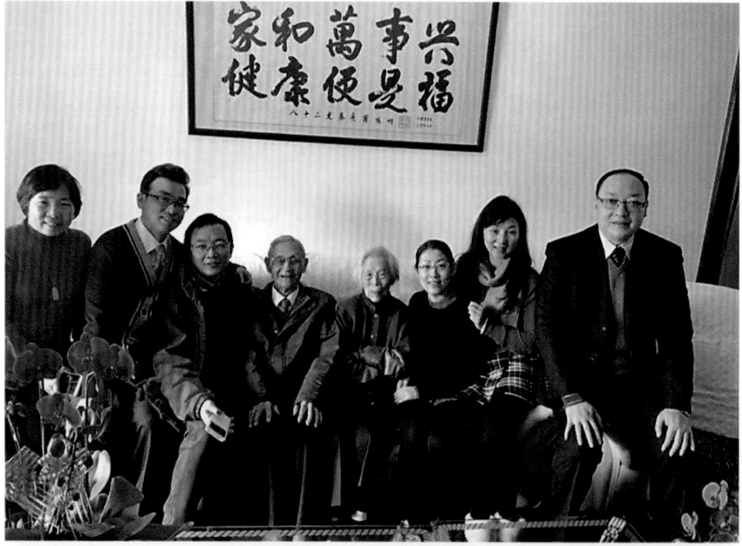

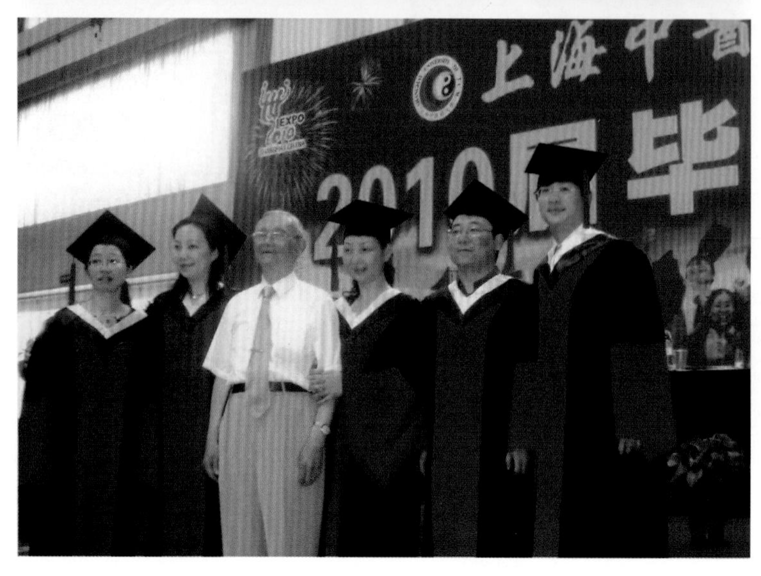

与学生们在一起（二）

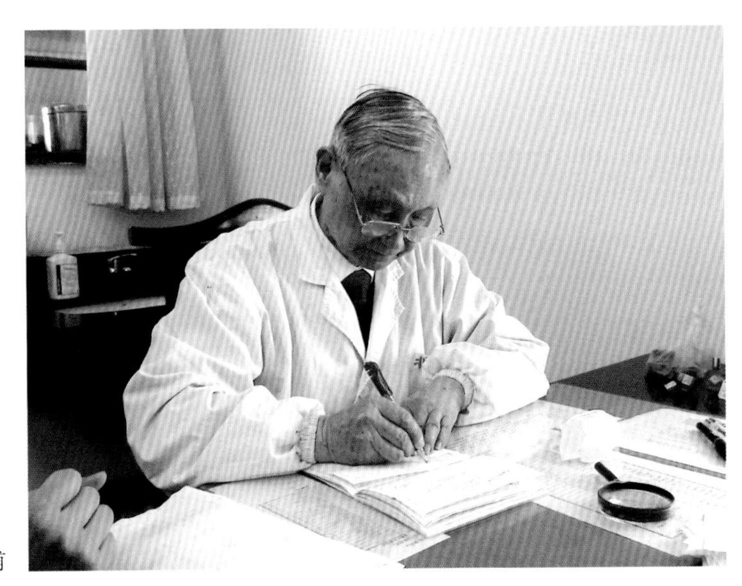

工作中的秦亮甫

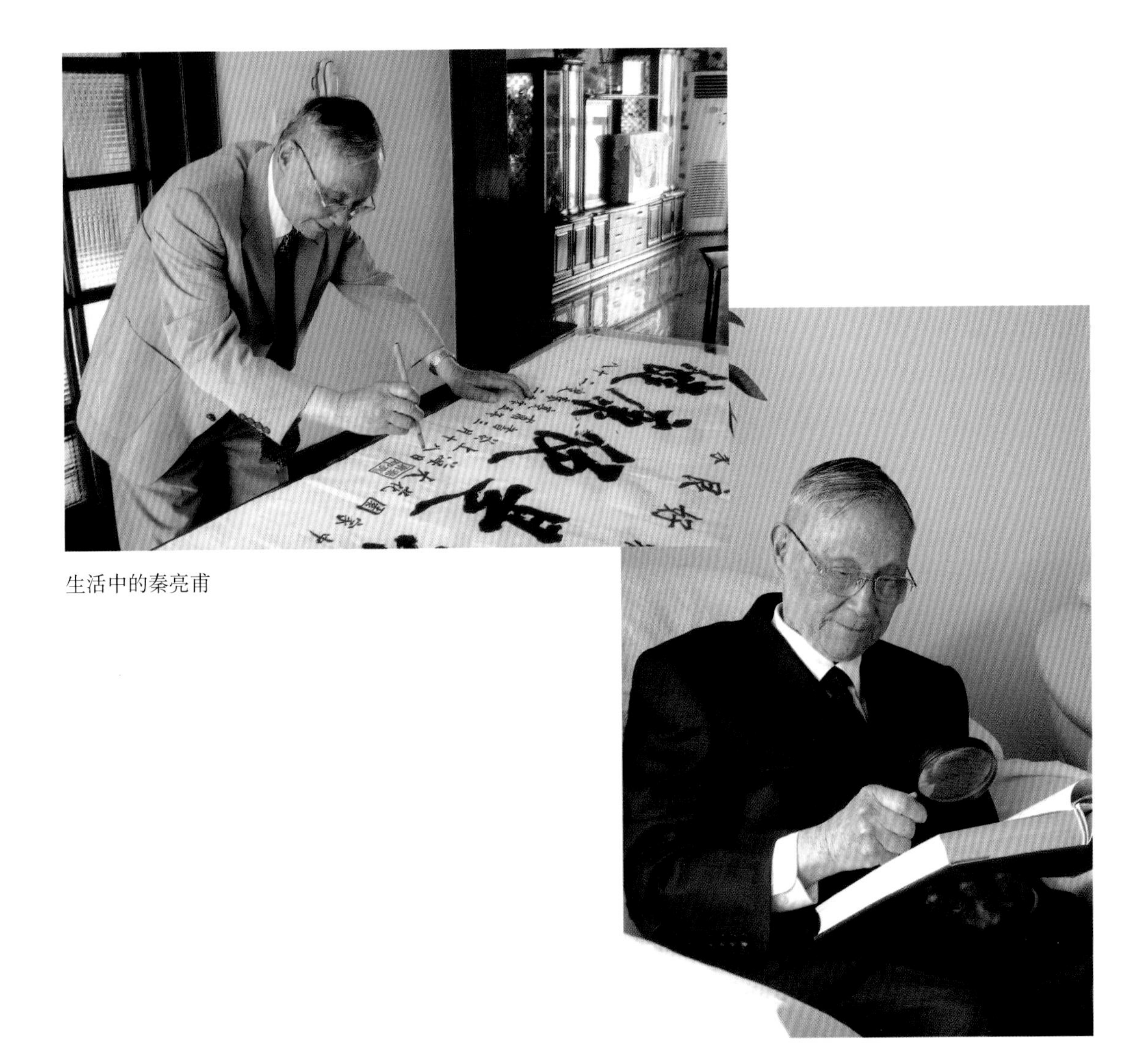

生活中的秦亮甫

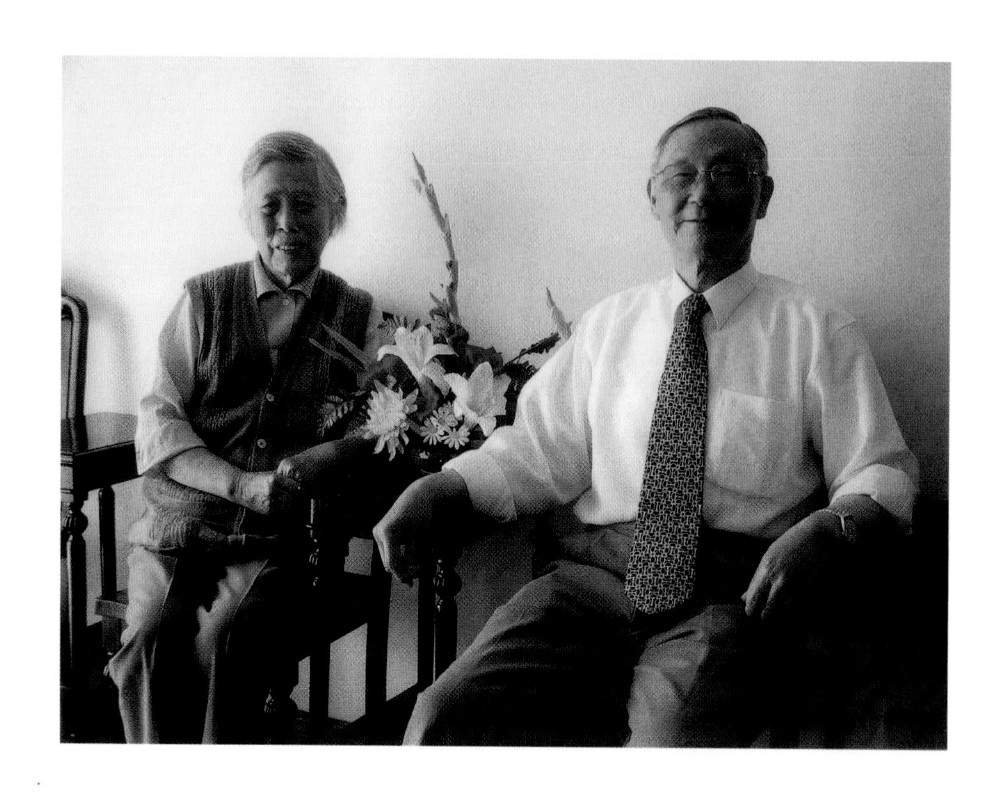

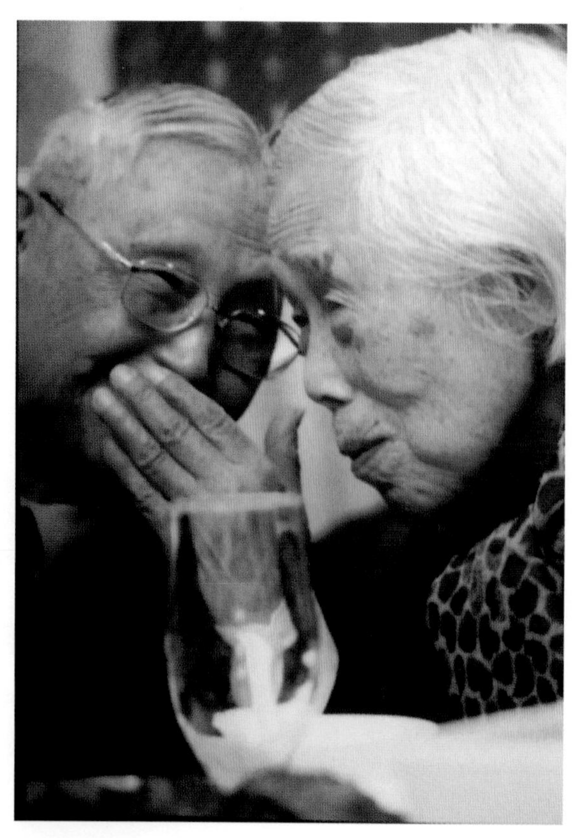

秦亮甫与妻子

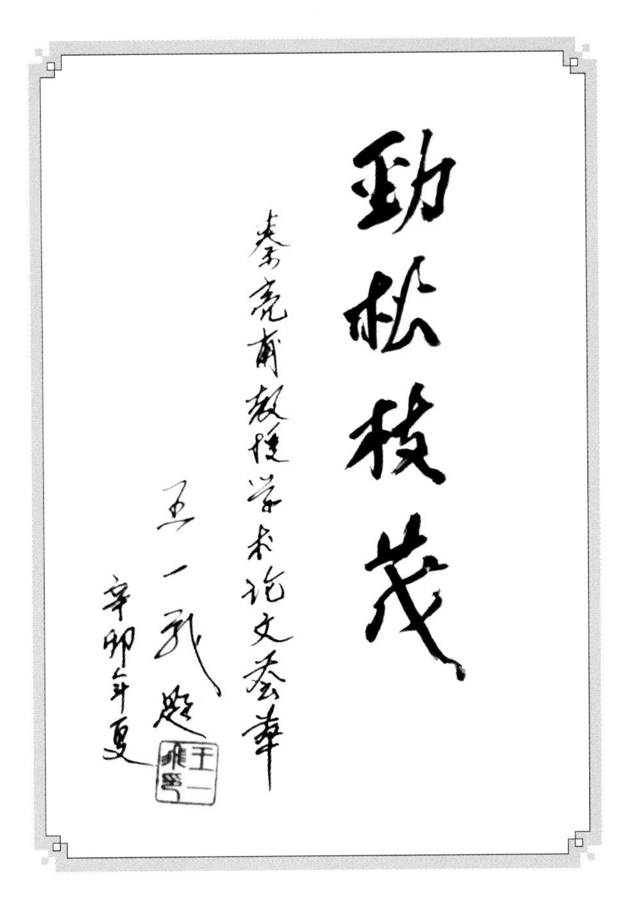

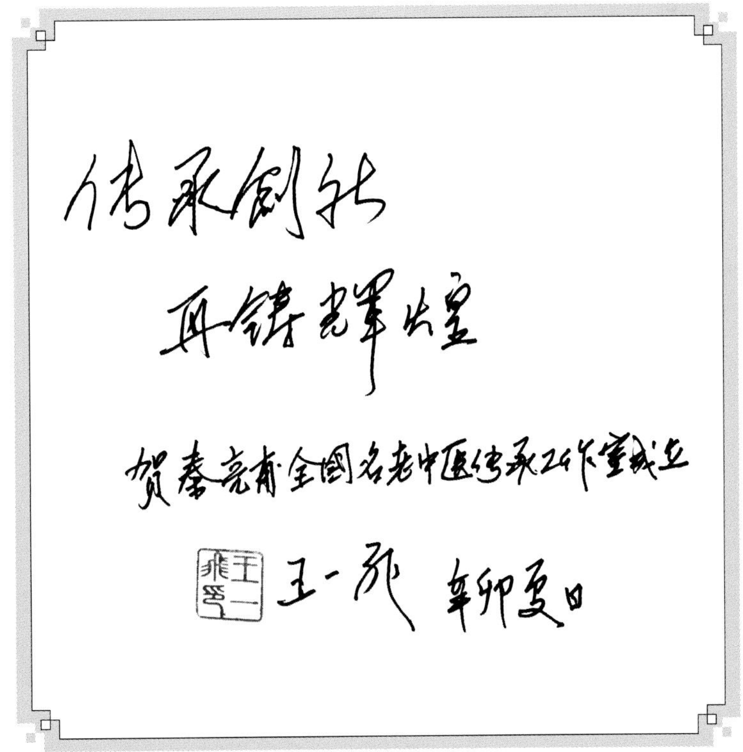

上海交通大学医学院顾问、原上海第二医科大学校长王一飞题字

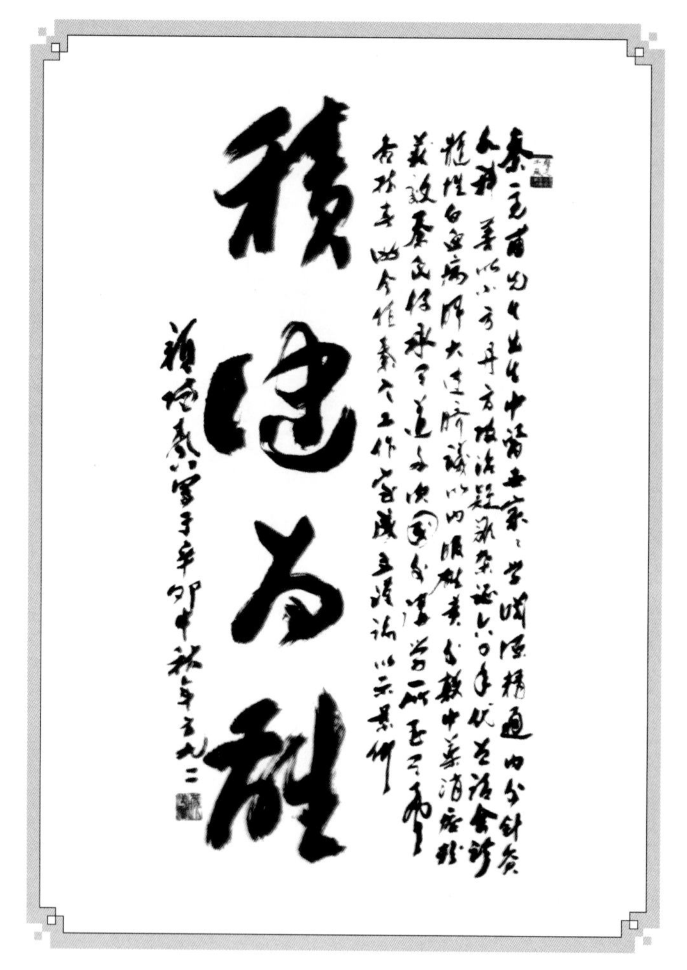

国医大师颜德馨题字

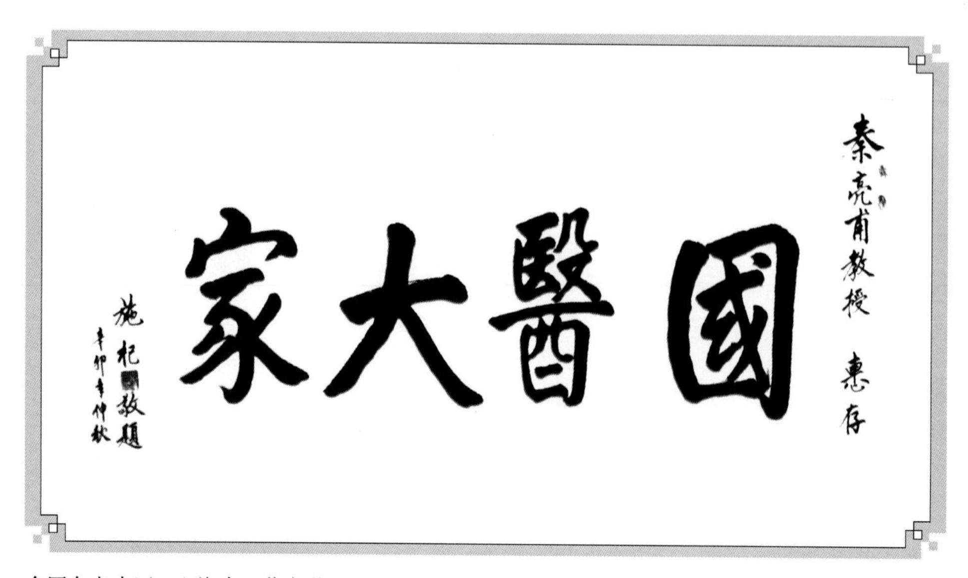

全国名老中医、上海中医药大学原校长施杞题字

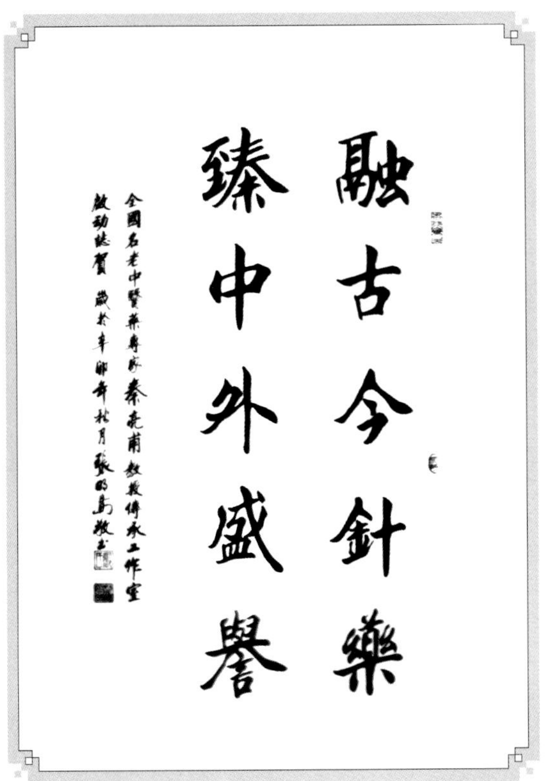

上海市卫生局原副局长张明岛题字

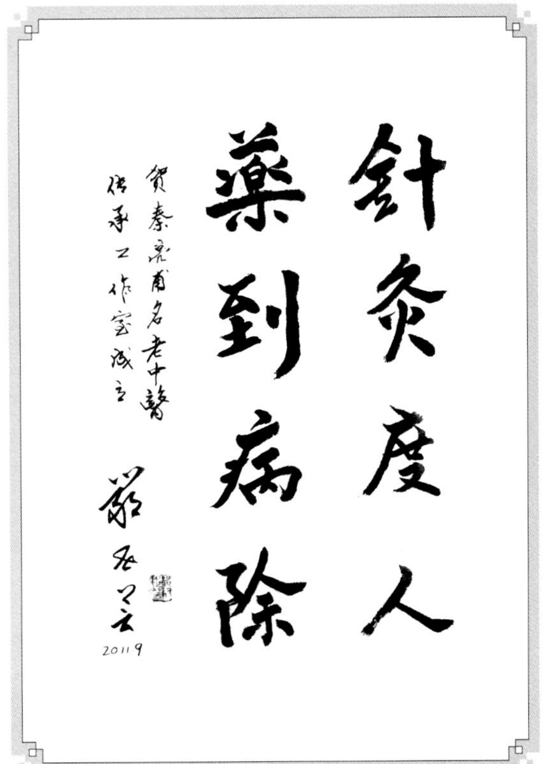

上海市中医药学会原会长、上海中医药大学原校长严世芸题字

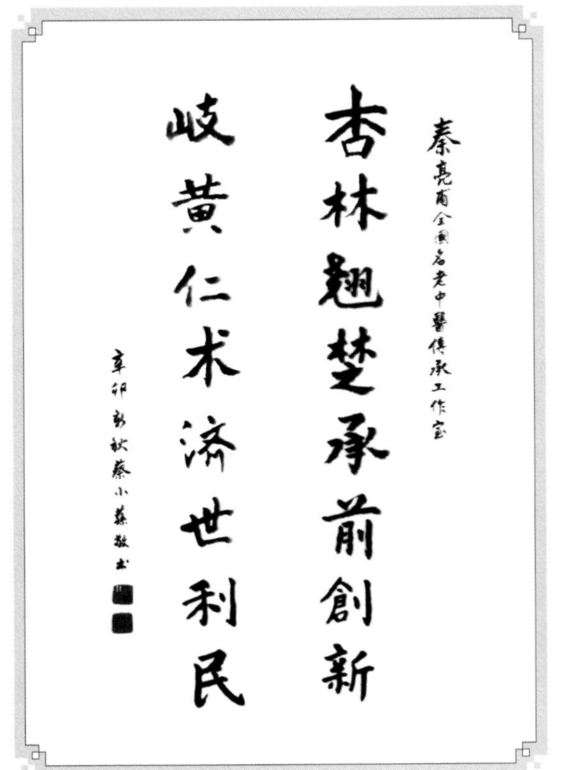

全国名老中医蔡小荪题字

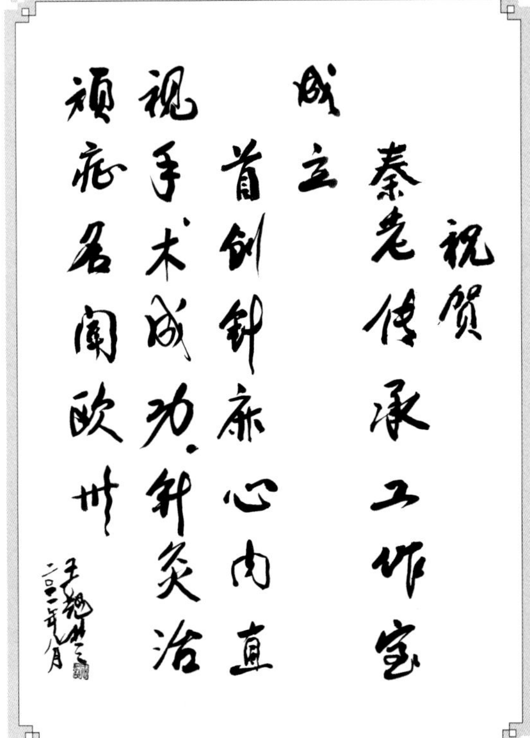

全国名老中医王翘楚题字

全國名老中醫藥專家秦亮甫教授傳承工作室

勤求古訓　博采新知

王慶其敬書
辛卯年夏月

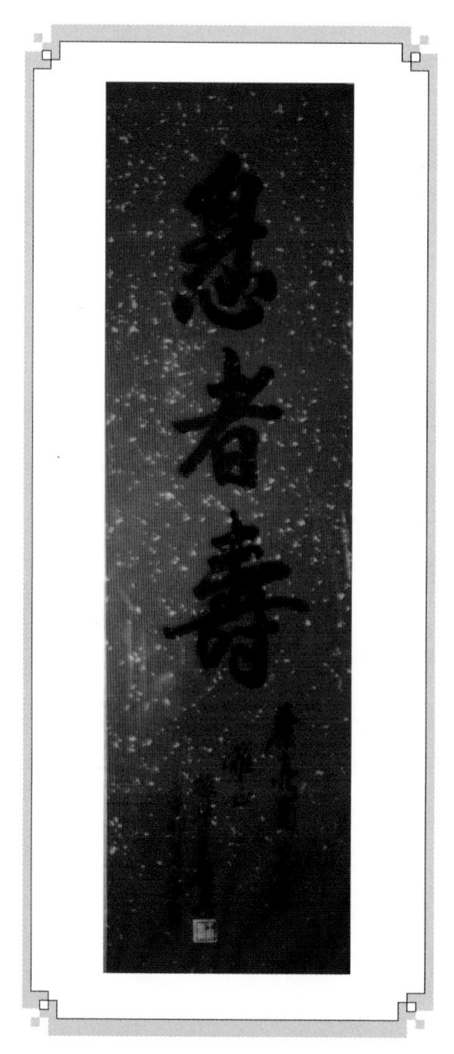

上海市名中医王庆其题字

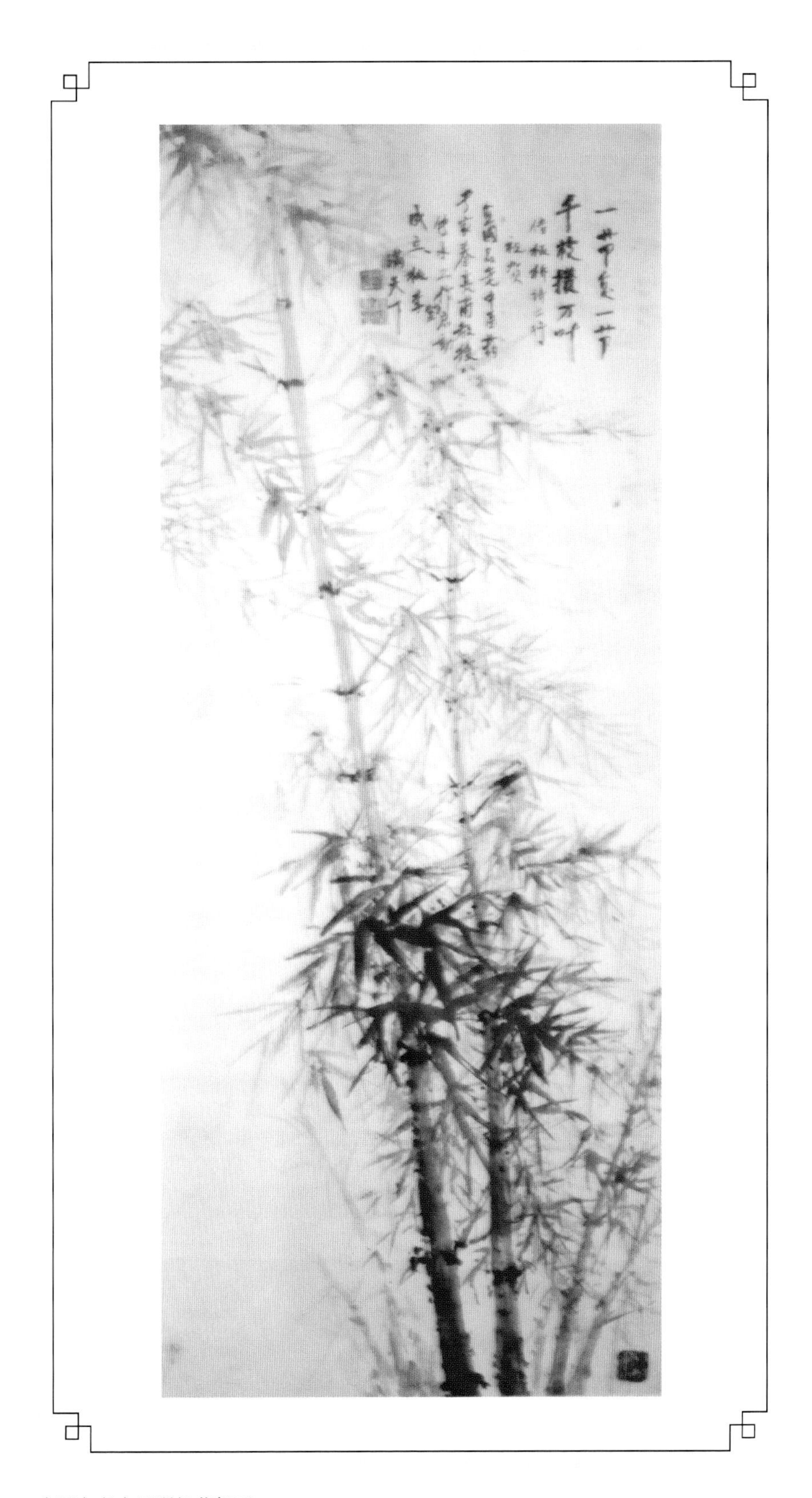

全国名老中医邵长荣贺画

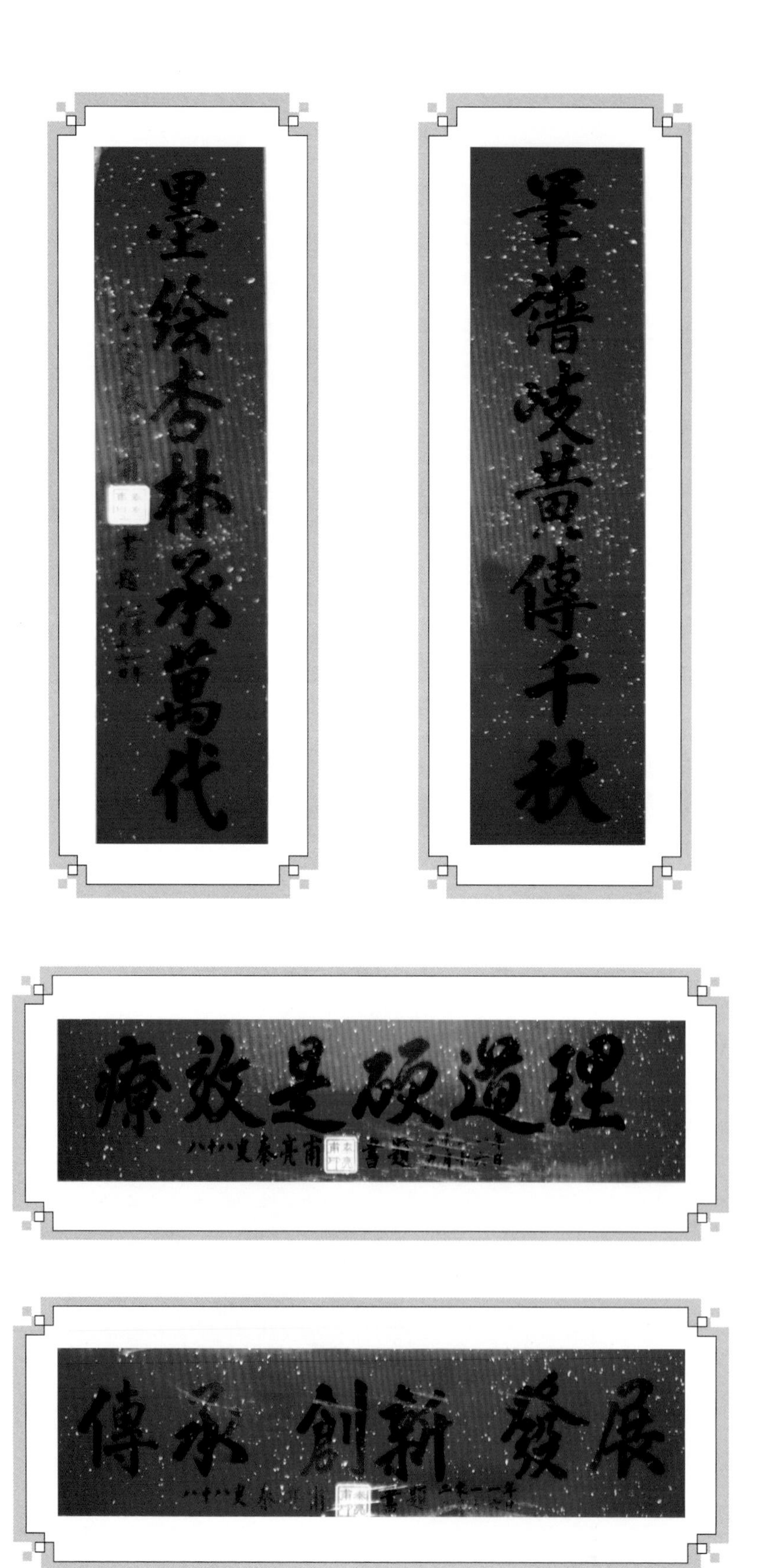

秦亮甫墨宝

内容提要

秦亮甫从医70余载，对于各种疑难杂症，针药并施，内外结合，形成了独特的学术思想和治疗理念。秦氏认为，针药结合，既可以针刺导其先，以汤药荡其后，又可联合针刺来弥补药力之不及，还可根据脏腑经络先后致病的病变途径，制定切实可行的治疗方案。

本书总结了秦亮甫学术特色与临证经验，并精选其临床治疗的典型验案，充分体现了秦亮甫临床辨证思路与处方用药心得。

本书可供中医各科医生、医学生以及中医爱好者参阅。

编委会名单

序　一

《秦亮甫临证思辨与医案集萃》一书付梓在即，有幸先睹为快，获益良多。秦老以 95 岁高龄，带领后学细致梳理、字斟句酌，始成此书。其为中医药事业呕心沥血、严谨治学的精神，令人敬佩。

秦亮甫教授早在 1946 年就通过了全国第一届高等中医师考试，获中医师考试及格证书及中医师证书，其从事中医药、针灸临床 70 余年。1986 年受法国路易斯·巴斯德大学附属医学院邀请，首次踏上了法国讲学的征途。由于其精湛的技术、显著的针灸疗效，在法国引起了很大的反响。“没有药就能治病”，这令很多西方医学专家折服，也因此获得授予教育贡献卓著者的“依堡卡特”奖章。

秦老医术精湛，硕果累累，对中医内科、外科、针灸科、皮肤科中的多种疑难疾病，诸如脊椎退行性病变、三叉神经痛、中风后遗症、哮喘、胃肠病、湿疹等有独特治疗手段。秦老在临床中不断进取，开创新的疗法，在援助摩洛哥医疗工作期间，在异国推行埋线疗法、衬垫灸，等等；自创的中药高血压药枕、铁箍散膏获得国家级奖项，并通过市级鉴定；负责施行了第一例“针麻体外循环心内直视手术”，并获 1978 年全国科学大会集体奖，在 1989 年又获国家卫生部科技进步一等奖，堪称是中国针刺麻醉心脏手术创始者之一。与此同时，他还注重临床经验的积累总结，笔耕不辍，先后发表论文 100 余篇，著有相关医学著作多部。

令人尤为敬佩的是，作为老一代的中医人，秦老非常爱护年轻人，念念不忘“传承、创新、发展”，总是鼓励、支持与激励着我们为海派中医、海派针灸的发扬光大而努力！

《秦亮甫临证思辨与医案集萃》一书是秦老多年来对传统中医不断深入研究的成果。该书逻辑严谨，行文流畅，较好地体现了秦老的学术研究成果，适合中医工作者和中医爱好者阅读。相信该书的出版能够对传统中医的研究和发展有良好的助益，故乐为推荐。

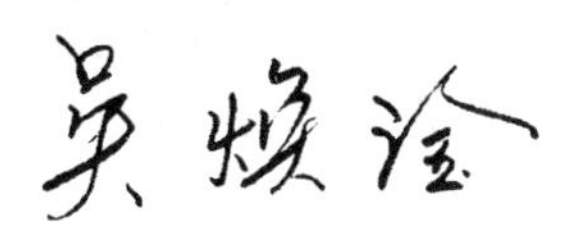

2018 年 11 月

序 二

在健康中国建设的今天,中医药学作为独特的卫生资源、潜力巨大的经济资源、具有原创优势的科技资源、优秀的文化资源和重要的生态资源,得到了前所未有的高度重视。《中华人民共和国中医药法》颁布以来,全国各地积极出台政策和措施,推动中医药的继承、创新、发展。在当前的大好形势下,在西医学快速发展的同时,中医药应该注重高质量的发展。随着社会的发展和疾病谱的变化,挖掘、弘扬既受到良好的传统文化熏陶,又接受现代医学教育、有丰富的临床经验、显著临床疗效的当代名老中医的学术思想和经验,有重要的历史意义和现实价值。

海派名医秦亮甫老先生,出身岐黄世家,善于总结历代医家的各派学说,博古融今,博采众长,衷中参西,60 岁时开始学习法语,能用流利的法语编写教材、授课、带教,东方神针,誉满法国。秦老提出并践行的"针药结合,内病外治""病证结合,衷中参西",广泛应用于临床各科疾病,并根据疾病的不同阶段发挥膏方的独特作用,临床收效显著。这既体现秦老深厚的文化底蕴,睿智博学,又充分展示了传统中医药综合治疗的优势和魅力。秦亮甫先生长期以来无私传授,弟子上海中医药大学附属岳阳中西医结合医院针灸科主任李璟、上海中医药大学附属龙华医院中医传统治疗部主任赵海音、同济大学附属东方医院针灸科主任程玲、上海市光华医院副院长何东仪,认真跟师,总结老师的学术思想和临床、教学、科研成果,编写成书,秦老在病床上亲自审改修正。全书分为学养篇、医论篇、医案篇、传承篇,既是对秦老临床经验的系统总结,又体现了后学的成长,十分值得从事中医药工作的各科医生深入学习借鉴。

2012 年我到上海市中医药发展办公室工作以后,有幸能多次见到秦老,无论是在医院休养期间,还是通过电话交流,秦老每次都首先介绍学生们学习的近况、工作室工作的进展,询问上海中医发展的现状,提出建议,从来没有说过自己的辛苦和付出;更让我深受鼓舞的是,秦老每次参加会议或是接待我们小辈,都是穿着得体，面带微笑，鼓励我们珍惜机遇，大胆工作。秦老用平易近人的言行让我们明白，做一名中医人要活到老、学到老，要有严谨的治学和工作态度，要不断传承发展“海纳百川、有容乃大”的海派中医特质。

“为弘扬祖国医药学而共同奋斗”，这是秦老在一本书中的题字，让我们以时不我待的精神向以秦老为代表的老前辈致敬和学习！

郑锦

2018 年 11 月

前 言

各种机缘，进入中医学院针灸系学习，在老师们的引导下，学习中医、热爱中医，毕业后分配到针灸科工作，针灸治疗立竿见影的临床疗效，让我信心满满，正所谓“学医三年天下无敌，行医三年寸步难行”。然而，随着临床工作的进一步深入，才发现自己的差距，于是开始了进一步的学习与拓展，广读各家学说，进入研究生阶段的学习。正如秦伯未所说：“余之教人也，先之《内》《难》《本经》，使知本也；次之以《伤寒》《金匮》，使知变也；次之以诸家之说，与以博也；终之以诸家医案，与以巧也。”希望通过学习而知本达变，既博且巧，然而临诊中遇到的问题仍旧让我充满困惑，愈发感觉到中医之难学，犹如“盲人摸象”，医家站的角度不同，学术观点各不相同，甚至是寒热、虚实、阴阳、表里根本的不一致，多年的学习仍旧如雾里看花，处于迷失中……

2006 年，因上海市卫生局“名老中医继承班”跟师的缘故，跟随秦亮甫教授学习，依照跟师传统称秦亮甫教授为“先生”。先生敢于面对临床各种疑难杂症，总是力挽狂澜、立起沉疴，甚是奥妙。最值得我们学习的是，先生为紧跟现代医学发展的脚步，特别是依据西医诊断学、病因病理学的发展而寻找治病的切入点。先生常常告诫学生们，“用药如用兵”，要明确重点，寻找突破口，不可因患者主诉的庞杂而迷失重点、泛泛而战。繁忙的临床工作之余，先生会给我们讲小课，剖析常见病与临床杂病的辨证思路及其切入点。

在 70 多年的行医生涯中，秦亮甫教授善于总结历代医家的各派学说，博古融今，衷中参西，形成了自己独特的治疗风格。他强调脏腑辨证与经络辨证相结合，提倡针药结合、内外并治的方法，对疑难疾病的治疗颇有独到见解，疗效显著。先生一生为人民群众诊治疾病，为中医药学的继承和发展奉献了毕生精力，做出了卓越贡献，是著名的专家、学者。他治学严谨，教学有方，勤求古训，博采众长；他医术高明，医德高尚，平易近人，深得同事和广大患者的爱戴和尊敬。他的治学精神、医风师德和执着的探索精神，鼓励着我将一生在中医的王国里求索翱翔。

本书是在1997年上海市教委科研课题“秦亮甫教授学术思想和治疗疑难病的临床研究”、2004年“十五”国家科技攻关计划“基本信息挖掘技术的名老中医临床诊疗经验及传承方法研究（名老中医学术思想、经验传承研究）——子课题朱南孙、蔡小荪、秦亮甫学术经验及临证经验研究”、2010年国家中医药管理局“全国名老中医专家秦亮甫传承工作室”建设的基础上，及其师传弟子根据秦亮甫教授的临证经验而完成的临床与科研课题，进行整合与编写而成，使秦氏学术思想更加完善与严谨；同时通过对近年秦氏经验的再回顾、总结，及时进行针对性的阐述发挥，传承弘扬名老中医的宝贵经验，以利后学，造福更多后人。

本书由秦亮甫教授亲自审定，由其师传弟子上海中医药大学附属岳阳中西医结合医院针灸科主任李璟、上海中医药大学附属龙华医院中医传统治疗部主任赵海音、同济大学附属东方医院针灸科主任程玲、上海市光华医院副院长何东仪担任主编。全书分为四部分：学养篇、医论篇、医案篇、传承篇。其中医论篇中秦氏针刺手法、秦氏针灸补泻、秦氏常用配穴、常见病常规方是由先生近年来的讲课笔记整理而成；医案篇以西医诊断进行梳理，体现了西医“辨病”与中医“辨证”相结合的思想。

本书重点突出秦亮甫教授的临证思辨、处方用药及其对疑难病证治疗的切入点与针药结合多方位的治疗方案。同时也体现了中医传承“原汁原味、百花齐放、与时俱进”的思考与创新。

秦氏临证思辨方法独特而有效，内容涉及各科诊疗的方方面面，我们择其精华，选取典型病案，希冀能尽量将先生的诊治精髓展现给读者，但限于编者水平有限、编写时间仓促，疏漏之处在所难免，敬请各位同仁和广大读者多多指正。

编著者

2018年11月

目录

学养篇

医论篇

医　案　篇

传承篇

学养篇

第一章　学术渊源

秦亮甫出身于中医世家，受家庭的影响，熟读四书五经，推崇经典学说，习诵诸家之说，广采各家之长。自幼随父习医，受家学熏陶，酷爱中医，1945 年即开始独立行医，以治疗疑难杂症而名誉海上。

一、出身岐黄世家

秦亮甫，江苏武进人，1924 年 12 月 26 日出身于中医世家，曾祖父秦仁歧是当地有名的中医眼科医生，祖父秦产荣除了中医眼科外还擅长中医内科病的治疗，父亲秦志成擅长治内、外科杂病，以针、药结合为专长。

秦氏自幼随父学医，受家学熏陶，酷爱中医，他天资聪颖，熟读四书五经，推崇经典学说，9 岁时就诵读《药性赋》，12 岁便学《医宗说约》、《濒湖脉诀》《医学三字经》更是熟记于心。看到其父行医疗疾，采用手段不拘一格，内外兼治，针药并施，每获良效，他便在心中暗暗下决心，将来一定要内外兼修，学会治疗各种病证，解除病家痛苦。于是，他广泛阅读《黄帝内经》《伤寒论》《金匮要略》《本草纲目》及各类临证医籍，习诵诸家之说，广采各家之长。

秦氏从 21 岁开始独立行医，70 多年来，用功甚勤，刻苦钻研，从未倦怠。每每孜孜苦诵至夤夜，汤剂、药性开口成诵，经典著作出口成章，各家医论、医案烂熟于胸，经方妙药运用自如，临床治验颇丰。

在 70 多年的行医生涯中，秦氏善于总结历代医家的各派学说，博古融今，博采众长，衷中参西，形成了自己独特的治疗风格。

二、老骥伏枥，志在千里

秦氏勤奋好学，孜孜不倦，特别喜欢曹操《龟虽寿》这首诗，诗曰："神龟虽寿，犹有竟时。腾蛇乘雾，终为土灰。老骥伏枥，志在千里。烈士暮年，壮心不已。盈缩之期，不但在天。养怡之福，可得永年。幸甚至哉，歌以咏志。"秦氏年逾六十自学法语，用法语讲课、看病、编写教材，可谓"老骥伏枥，志在千里"。

在给外国学生讲课或接待外国朋友参观访问时，那侃侃而谈的神情，不知内情的人都以为秦氏年轻时即会法语，其实他是在 20 世纪 80 年代初参加摩洛哥医疗队时，才开始学法语的。为了把中国医学向世界传播，便于与摩洛哥人民交流，当时虽年已六旬，记忆力明显衰退,但他以顽强的毅力,用比年轻人多10倍乃至20倍的精力和时间,硬是把3本医用法语课文熟读并且背诵下来。在2年多的医疗队工作结束时,他已基本可以用法语与法国上层人物进行交谈。回国后,他继续发扬蚂蚁啃骨头的精神,学习法语。在法国讲学期间,更是利用一切可能的机会学习法语,抽空找青少年聊天,积极参加当地的讲座与报告会,收看法国电视节目,直接向法国朋友请教……"老夫聊发少年狂",他几乎日日工作到深夜。

"有志者,事竟成",秦氏第3次赴法讲学时,既无同行,又无翻译,特别是讲学的教材,前2次已经讲完,于是在高级针灸班上,他自编自译讲义,用熟练的法语讲授了57种舌诊的辨证论治,寸、关、尺三部各种脉象的辨证分析以及《黄帝内经》"十二刺"操作方法,学员不但听得懂,而且记得下。通过对一些疑难病例的分析介绍,加深了学员们对中医诊治的理解,获得了令人满意的效果。目睹临床疗效的学员们也为此大受启发与鼓舞。

就这样,秦氏的法语不但说得流利,而且写作能力也大大提高,不仅编写教材与讲义,而且还撰写了法文专著《中国医学食物应用》。可是谁能想到,这位通晓法语的中国医生竟没有进过一日学堂学法语。

三、"东方神针"誉满法国

对中医理论深感玄妙而难以理解的法国医学专家们,对针灸治疗更是难以置信,他们认为针灸是一种"精神因素",患者对针灸的相信是一种迷信。于是,在法国路易斯·巴斯德大学附属医学院讨论是否邀请秦氏来法讲学时,一直争执不下。11位学术委员有8人反对,2人弃权,只有1人(院长)同意"试试",由于院长的支持,委员们才同意院长的提议,请秦氏试讲1个月,如果大家没兴趣,可请他提前回国。院长孟斯教授说,他的兴趣在临床教学,但他想看一看中医及针灸的实际疗效。于是,1986年的金秋,秦氏首次踏上了去法国讲学的征途。

去法后的一日,一位患者在施行心脏手术后,因血胸而引起昼夜呃逆不止,坐卧不安,既不能进食,也无法入睡。法国医生想尽了一切办法,补液、服药,持续了10多日仍不见好转,无奈之际,院方请秦氏会诊。在几十位高年资的法国医生陪同下,秦氏仔细询问病情,察舌切脉后,建议用针灸治疗。"没有药就能治病?"主任医生怀疑地留下这句话后便离开病房,秦氏取出细长的银针,一针针扎进相应的穴位,此时,病房里一片寂静,只有患者的"呃逆"声显得格外响亮,周围医生的目光都集中注视着患者的表情,"呃逆"声渐渐地变得舒缓,5分钟过去了,10分钟过去了,在留针到20分钟时患者的呃逆声突然停止了,他舒展一下双肩,笑了。这一切来得如此突然,就像是变魔术一般,人们情不自禁地发出赞叹与欢呼,"奇迹,真是奇迹!"这样直接针刺了3次,呃逆再也没有发作,患者很快康复出院。不久,该院收到了一封感谢信,赞扬秦氏医术高明。

又有一位19岁的孕妇,预产期已过5日,妇产科主任米勒福教授询问,能否用针灸催产,否则就将行剖宫产术。秦氏认为可以,于是他将一组银针轻轻地扎在孕妇的腹部、小腿等部位。不久,婴儿便呱呱坠地了。米勒福教授看得入迷,即拜秦氏为师。在秦氏的悉心指导下,她采用同一组穴位给11位孕妇扎针催产,10位顺利分娩。从此以后,针灸催产成了法

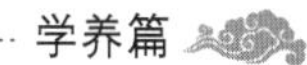

国妇产科医生的“新式武器”。

就这样，秦氏被主人恭恭敬敬地留了下来，而且一留就是 4 个月余，请他主持法国的“高级针灸班”。之后，又 8 次被医学院邀请去讲学，并被这个以细菌学鼻祖“巴斯德”命名的具有 400 多年历史的著名学府聘为客座教授，被授予对教育贡献卓著的“依堡卡特”奖章。于是，“宿舌症”“伸舌症”“啃甲症”等一系列疑难杂症被秦氏“手到病除”，他本人也被国外友人誉为“东方神针”。法国电视台专门为他摄制了录像，并在当地播放中国医生针灸教学实况，这是破天荒第一次。

秦氏回国后，每年都会受到来自斯将拉斯堡的信件与问候。信中写道：“你和我们一起的日子里，天气晴朗，生趣盎然。自从你走后，老天的面孔似乎也变得灰沉沉了。这里的医生每天都在想念你。你住的那套房间仍然保留着，等待再次迎接你……”“我们的针灸门诊开始工作了，已治愈许多患者，这更加深了我们对中医学的理解，也越发怀念你那真挚朴实的情感，优良的医德和医术……”

第二章 治学精神

一、学与思并重

秦亮甫常谓，业精于勤，行成于思。医者要想完整、全面掌握运用中医学，想要在浩如烟海、汗牛充栋的医书里翱翔，必须有良好的古典文学基础。故为医者要求必须熟读古典著作，如《内经》《难经》《金匮》《针灸大成》等经典文献。通过对古典著作的研究，领悟先辈的观念，同时也学到了古人的治学精神和治学方法。韩愈在《进学解》一文中说："纪事者必提其要，纂言者必钩其玄。"阐明了学习必须讲究方法，否则难入其门，不入其门就很难登堂，就更难提入室了。同时指出："焚膏油以继晷，恒兀兀以穷年。"指出只有通过夜以继日的学习，终年不怠，才能最大可能地掌握。总之，业精于勤，做好专业，要勤奋刻苦。所谓勤者，一要勤学习。秦氏常常说："四大经典是必读的需要熟诵的书籍，各家著作是需要浏览的需要熟记的书籍，各家医案是医者经常翻阅的需要掌握的书籍。"因此，要平时勤奋阅读四大经典及各家学说、各家医案等著作。二要勤记熟背。经典著作要熟读背诵，正所谓"书读百遍，其义自见"。只有这样，临床治疗疾病时不但能触机即发，药到病除，而且能熟能生巧，融会贯通。否则，书到用时方恨少，就难以得心应手，而束手无策。三要勤做记录。做笔记能帮助学习、帮助记忆、做好资料的积累，避免珍贵资料的流失。记录的形式有多种形式，可根据情况而定，精华段落、典型临床病例、经验方、特效方及前辈的体会、心得可以整段摘抄；散在于各篇幅中的医论，可加以疏通整理，通过自己的理解、领悟，做出分析或附以己见。注意进行分门别类，便于查阅、归纳，日久就会起到效果。四要勤于思考。秦氏常告诫学生：思考是治学的重要方法，发挥独立思考的过程，是对知识的一个消化吸收过程，读书只看不思考，等于只吃不吸收，不思考就没有分析归纳和综合，治学就难于入深入细，难于求得内在的规律，难于创新突破。先人曾说："学而不思则罔，思而不学则殆。"此言听来非常熟悉，容易理解，但真正懂其含义、实际践行者寥寥。学生们在跟师学习之后，深深被秦氏持之以恒的治学态度所感染，已到耄耋之年的秦氏还坚持每日 1～2 小时读书、写病案，思考门诊遇到的疑难病例，研究具体、有效的治疗方法，全力以赴为第 2 日的工作做准备。秦氏还常常告诫学生，学习要灵活机动，要善于思考，不但要思考，还要学会思变，真正在临床上体现医生的知识领域及思变能力，以不变应万变，才能达到医者最高的境界，取得最大的疗效。经常教导："一个好的医生，必须具有渊博的知识，多变的治疗手段，乃博与巧的完美结合。""患者是最好的老师。""勤请教，要有学问，就要不耻下问。""三人行，必有我师。""道之所存，师之所存。"以上

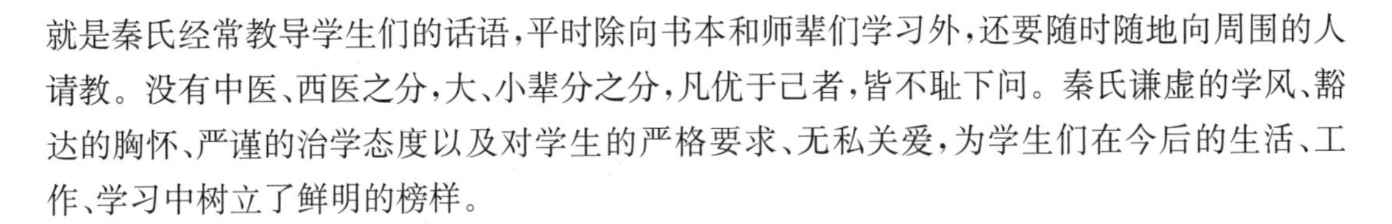

就是秦氏经常教导学生们的话语，平时除向书本和师辈们学习外，还要随时随地向周围的人请教。没有中医、西医之分，大、小辈分之分，凡优于己者，皆不耻下问。秦氏谦虚的学风、豁达的胸怀、严谨的治学态度以及对学生的严格要求、无私关爱，为学生们在今后的生活、工作、学习中树立了鲜明的榜样。

二、精诚求良效

秦氏常常语重心长地对学生们说：博大精深的中医理论和良好的临床疗效，是我们古老的中医赖以生存、永不衰败的基础和保证。每当有人对我们传统中医表示质疑，甚至诋毁时，秦氏都会非常气愤，总是告诫学生，中医被人歪曲、误解的原因，是由于有些中医未能很好地全面掌握中医理论或者没有正确辨证施治，因而没有疗效。数千年的医疗实践及其被广大民众的认可充分证明中医是科学的、是有价值的。在现代医疗领域，中医发挥了令世人瞩目的作用，更有力地说明了这一点。显著的疗效是中医生存之本，而提高中医疗效也不是一朝一夕的事，需要平时不断的学习总结和大量临床实践的积累。秦氏经常用清代名医的一句话来激励学生：“生民何辜，不死于病而死于医，是有医不若无医也，学医不精，不若不学医也。”秦氏严肃地告诫学生们：医生面对的是患者，是生命，患者把自己最珍贵的生命交付给了医生，医生一定要认真负责，丝毫不可怠慢，性命关天，否则造成的后果将不可收拾。《大医精诚》云：“故学者必博及医源，精勤不倦，不得道听途说，而言医道已了，深自误哉。”正因为如此，秦氏在临床中提出了自己独特的见解和治疗思路，认为自然界的万事万物，都有其自己的规律，都是按照自己固有的规律向前发展的，医学也不例外。一个好医生，就必须探索规律，掌握规律，然后才能临阵不慌，应手取效。譬如急性病有其发病的特点和规律，通常起病急、病程短、病情重、变化快，古有“走马看伤寒，回头看痘疹”的说法，故治必有胆有识，大剂顿服，才能挽救于危殆之倾；而慢性病的特点和规律是病程较久、病情复杂、正气已虚、量变已久、难收速效，同是虚证，有的虚则受补，有的虚极反不受补，则应缓缓调理。只有掌握了疾病的规律，临证之时，才能得心应手而收良效。所以，秦氏经常教导学生，精湛的医术、良好的疗效，方为大医。

第三章 医风师德

一、以身作则，诲人不倦

秦氏总是穿戴整整齐齐，带着慈祥的微笑出现在学生和患者面前。他朴素怀旧，多年来一直穿着的那套朴素的西装，还是 20 世纪 80 年代初他第一次出国时买的。拎着很老旧的包，学生们曾经多次劝他换一个新包，他总是笑笑说："这个包已经跟随我这么多年了，怎能舍得扔掉。"学生们这才明白，秦氏对那些即使没有生命的东西，也有着深深的感情。

除了穿着以外，秦氏一直不变的是他慈祥的微笑。每日门诊，不管患者再多、手上的事情再多，也不管身体有多大的不适，他始终带着微笑。正如《大医精诚》所云："凡大医……望之俨然，宽裕汪汪。"他常常对学生说，医术不仅仅是一门技术，同时是一门艺术，医生面对的不单纯是一位患者，同时是面对一个活生生的人。患者身患痼疾，是一苦，受针灸皮肉之痛，是二苦，所以为医者定要有仁爱之心。临诊时，他一方面非常严肃认真，另一方面有时也会用玩笑来开导患者，消除其紧张情绪或帮助其树立战胜疾病的信心；治疗时为了减轻患者的疼痛，自创"无痛进针法"。

秦氏常常教导学生们，想要成为一名好医生，首先要有高尚的医德，德高技才高。医术再高明的医生，如果缺乏崇高的医德，永远不可能成为好医生。古人认为，仁与智是人美好的品格。仁者爱人，爱人以强化素质，提升医技、医德为先，使人性在不断修养的基础上有所发展，逐渐达到自知、知人、使人知己的智者境界。就社会学的角度而言，智者最高境界是知人爱人，其次是知己爱己，再次是自知自爱。而就个人的内在涵养而言，自知自爱已是最高境界。秦氏特别推崇唐代名医孙思邈的《大医精诚》："凡大医治病，必当安神定志，无欲无求，先发大慈恻隐之心，誓愿普救含灵之苦。若有疾厄来求救者，不得问其贵贱贫富，长幼妍蚩，怨亲善友，华夷愚智，普通一等，皆如至亲之想。亦不得瞻前顾后，自虑吉凶，护惜身命。见彼苦恼，若己有之，深心凄怆，勿避险巇、昼夜、寒暑、饥饿、疲劳，一心赴救，无作功夫形迹之心。如此可为苍生大医，反此则是含灵巨贼。"

热爱事业是秦氏热爱生活的一部分，在他的生命中，事业是一条最为重要的主线，他对工作始终满腔热情。每次请教秦氏问题，他都会给学生们一个满意的答案，对于一时不能准确回答的问题，即使查遍书籍也要给学生一个正确的答案，尽管已到耄耋之龄，还经常晚上挑灯钻研。白天的门诊工作量已经非常巨大，有时忙得连午饭都顾不上吃，可他还坚持每日给学生讲解遇到的问题。生活中学生们才真正读懂秦氏治学的严谨、为人的真诚，对于学生们来说这比单纯学到科学知识更为重要。秦氏常对学生们说:“你们年轻人才是真正战斗在医疗第一线的战士,我顶多算是个指挥,发挥点余热而已。”而实际上秦氏不仅是指挥,更是战士,他始终和学生们奋战在医疗第一线,遇到困难的时候挺身而出,指导他们,并与他们并肩战斗,克服一个又一个的困难,直至成功。

秦氏身体力行,以其行医的实践证实:德高,技才高。他在几十年的临床实践中总结出的经验、手法,总是毫无保留地传授给学生。学生的培养,学习方法固然重要,但人品更是根本。所以他一直言传身教,身体力行,从思想上严格要求学生,着重培养他们的科学精神、合作精神,要求他们把发扬中医事业作为己任。

学习之余,秦氏对学生的生活也呵护有加,平时总是问长问短,关心他们的生活。有一次,他的弟子开刀住院,冒着倾盆大雨,他亲自到医院探望,鼓励其战胜病魔,还送上了贵重的慰问品,让学生感动万分。

二、心存天下,利济苍生

秦氏为人谦和仁慈,平时躬身忙碌于病患之间,如今虽已年过九旬,依然健朗豁达,每日求医者络绎不绝,临诊施治,总不厌其烦。他常常教导学生:为医者第一应该谦虚,人有一技长于我,则不论尊卑均应虚心请教,此为求实;第二应该勤于思考,要有自己的主见与创见。

在患者中流传着许多秦氏助人为乐的佳话。临床上常常会碰到很多经济非常拮据的患者,秦氏会主动地通过各种方式减免他们的负担,如尽量用价廉效佳的药物,告诫学生:要把患者当作自己的亲人,急患者所急!对于孕妇、襁褓中的婴儿、年事已高或行动不便的患者主动照顾,问寒问暖。

生活中,秦氏淡泊名利,一生清廉,始终保持艰苦朴素的作风。他常说,他的经验由三部分组成:前人经验、家族传承和临证体会,不管来自哪一方面,都是从患者的治疗过程中获得。在《秦亮甫临床经验集萃》编写中,他毫无保留地把自己的成功经验讲解出来,而且无私地把秦氏秘方,甚至将《秦氏堂簿》贡献出来。有些人得知后感到费解,劝其应有所保留,但秦氏却谢绝了他们的好意,说:“现在编这本书,不是为了宣传我自己,只是想把自己的点滴体会贡献给同行与后人,有用采之,无用弃之,起到抛砖引玉的作用。对祖先有效的方法要抢救,要继承。反之,人人都保守,大家都保留,我们的中医事业还能发扬光大?我们学到的医学知识不过是沧海一粟,患者也是医生的老师,患者用自己的病史与体检为医生提供和积累了临床经验。我们的医疗技术、诊疗经验来之于民,要还之于民,要为中医学宝库添砖加瓦,为中医走向世界贡献自己的力量。”

第四章 学术观点

一、针药结合，内病外治

秦氏临诊施治的原则是“一针，二灸，三用药”，临床擅长针药结合，强调“针、灸、药，医者缺一不可”。《素问·移精变气论》云“毒药治其内，针石治其外”，中药与针灸虽有外治和内服的区别，但针药同源，殊途同归，皆旨在调和阴阳气血，扶正祛邪。《标幽赋》曰：“拯救之法，妙者用针……劫病之功，没捷于针灸。”秦氏临床常用中药调理脏腑功能，以治疾病之本，针灸循经取穴，以治疾病之标。遇急病，首先循经取穴以针刺之，取立竿见影之效；久病、慢病反复不愈，常法不效时，不循常道，另辟蹊径，先针后药，荡前涤后，补泻从随，屡获奇效。秦氏常说，只要辨证准确，在治法上要摒弃各种学科的隔阂之嫉、各种疗法的门户之说。合理应用针刺手法和药物性味，可达到相辅相成、相反相逆、寒热反激、补泻逆从的综合治疗作用，提高疑难杂症的治疗效果。

外治法亦是中医学宝贵遗产之一，它具有悠久的历史，疗法独特，内容丰富，倍受历代医家所推崇。秦氏认为把药物应用于体表，借助药物的性能，或在药物上加热，使药物从皮肤表面或腧穴，通过经络，调整人体脏腑气血功能，从而达到扶正祛邪，调和阴阳，治愈疾病。吴师机《理瀹骈文》中说：“凡病多从外入，故医有外治法。外治之理，即内治之理，外治之药，即内治之药所异者法耳。医理药性无二。”说明外治法虽与内治法不同，但其机制、用药是相通的，也是内治法所不能取代的。

秦氏认为外治法是中医学的独特治法，因其施于体表，因此无副作用，方法简便，作用可靠，其常用外治法包括外敷法、外洗法、外枕法、药熨法等。

二、病证结合，衷中参西

医学的宗旨是治病救人，挽救人的生命，提高生命质量。所以秦亮甫认为，中医和西医不是相互矛盾、相互排斥的，而应该是互相为用、互相辅佐。在医学临证的实践过程中，通过中医的望、闻、问、切四诊理论，参考西医理论和检查手段，辨病论治与辨证论治相结合，使中医的理论水平和临床实践得到进一步的升华。

在中医的临床科研中，我们往往采用西医学的手段来验证中药、针灸、推拿以及其他中医手段的治疗效果，从而证实中医的理论、诊断、辨证施治、立方用药的科学性。所以秦氏从不摒弃西医学，一贯主张要以中医理论为基础，指导临床，中、西医有机结合，将中医的宏观和西医的微观融会贯通，这样才能拓展思路，使中医学得到不断地开拓、创新与发展。

秦氏从医70余年，在长期的临床实践中善于总结，博采众长，积累了丰富的经验，形成了具有个人特色的学术思想和治疗风格。在学术理论上，他推崇“四大经典”，尤对《金匮要略》的研究造诣颇深。在临证施治中，强调整体观念，认为治病必须“辨证求因，审因论治”，只有辨证准确，方能切中病机，直捣病所，克敌制胜。

20世纪60年代，秦氏潜心专研针刺麻醉技术，亲自参加了针刺麻醉心内直视手术，1990年获国家卫生部科技进步一等奖。著有《杂病医案录》《中国医学食物应用》(法文版)，参加编写《针刺麻醉》《新针灸疗法手册》《新编中国针灸学》等著作，先后发表了《水蛭汤治疗门脉高压脾切除后血小板增多症》等学术论文百余篇。

三、从脾论治代谢病，从肾论治老年病

随着现代生活方式的改变，人类疾病谱也在发生变化，面对疾病的不断变化，目前，肥胖被列为世界上第6位影响疾病的危险因素。秦氏认为，肥胖既是一种独立的病症，又是慢性非传染性疾病的潜在危险因素。相对于肥胖病本身，它属于“已病”范畴；而相对于与肥胖相关的慢性非传染性疾病而言，又属于“未病”范畴。因此，预防和控制肥胖已成为刻不容缓的任务。

“未病先防，既病防变”。临床上，秦氏不断地调整治疗思路，提出“从脾论治”代谢性疾病的学术思想，在治疗单纯性肥胖时提出渗水利湿，化痰消浊，以消为补而达健脾益气而降脂的目的；在治疗糖尿病时，提出降糖必降脂的观点；在所有代谢性疾病的治疗中，提出降脂为先，对症治疗为辅等学术观点。临床上治疗单纯性肥胖、痛风、脂肪肝、糖尿病等，屡获奇效，其中以中心型肥胖症疗效显著。

衰老既是一种病理变化，又是一种不可避免的生理过程。其中，肾中精气是构成人体的基本物质，也是人体生长发育和各种功能活动的物质基础。因此，肾中精气是决定人的生、长、壮、老生命过程的主要条件，主宰着人的寿命和生命质量。老年病的特点是多脏虚损，而肾衰是致病之本。在此基础上，多因邪侵，出现因虚致实、虚实夹杂的一系列病理表现。因此，秦氏认为补肾精、益肾气是祛病延年的基本法则。把补肾精与调养五脏相兼顾，可增强治疗效果，辨证要准，立法要稳，审因论补，扶正固本，慎施攻伐。并且要注重养生，通过机体调摄，动静结合，适度饮食，慎因寒暑，补肾益精来延缓衰老。

秦氏认为，不同的食品具有不同的属性，归入不同脏腑经络，这是“药食同源”的缘故。《内经》曰：“五谷为养，五果为助，五畜为益，五菜为充，气味合而服之，以补精益气。”因此，中医食疗，对人体有滋补作用，更有治疗作用。

四、主取督脉以治四肢疾病，主取督脉以治杂病

秦氏在治疗过程中，十分重视奇经八脉的应用，尤其是督脉。督脉主“一身之阳”，为“阳脉之海”。督脉行脊里入于脑髓，足少阴肾经贯穿脊柱，属肾，肾主骨、生髓，故肾经、督脉两者关系密切。人的四肢活动均为阳气所主，气行则血行，经气所达，脉络所养。秦氏根据督

脉的生理功能，结合西医学理论，于20世纪50年代提出了“主取督脉，以治四肢疾病”的观点。临床证实，针刺督脉，培补真阳，疏通经气，取督补肾，使上下贯通，阳气通达而使四肢疾病可愈，其疗效确实优于局部取穴。20世纪80年代，秦氏通过临床的不断探索、总结，提出了“主取督脉，以治杂病”之理论，用于治疗外感、高血压、支气管哮喘、慢性泄泻以及过敏性皮肤疾病，拓宽了督脉应用的思路。

秦氏善用温针灸法，强调针刺穴位的配伍，为了减轻患者进针时的疼痛，自创了一套“无痛进针法”。

第五章　中医养生观

在社会经济高度发展的今天，工作的压力、紧张的节奏、躁动的心理、环境的污染，都影响了人们的生活方式和生活质量，从而影响了工作效率，人们越来越意识到健康对于高质量生活的重要性，形象地把健康比作“1”，财富、权利、地位等比作“0”，只有在健康的支持下，“0”才会有意义。

中医养生学是中医关于人体生命养护的理论、原则及经验、方法的知识体系。中医养生学在尊重生命规律的前提下，达到保养身体、增强体质、减少疾病、增进健康、延缓衰老乃至延年益寿的目的。其中保持健康、增强体质是中医养生的核心主题。《黄帝内经》中有这样的记载：“上古之人，春秋皆度百岁，而动作不衰。今时之人，年半百而动作皆衰者，时世异耶？人将失之耶？岐伯对曰：上古之人，其知道者，法于阴阳，和于术数，饮食有节，起居有常，不妄作劳，故能形与神俱，而尽终其天年，度百岁乃去。今时之人不然也，以酒为浆，以妄为常，醉以入房，以欲竭其精，以耗散其真，不知持满不时御神。”说明了重视人与自然的关系及顺应自然的道理，奠定了中医养生学的理论基础。

中医养生植根于中国传统文化的沃土，不断地吸收传统文化的知识营养，应按照医学的需要加以改造利用。秦氏认为，中医养生观重视了儒家关于伦理道德规范和心性修养的以人格精神培养为主的养生思想，吸取了“心斋”“坐忘”等具体养生方法，而对“孜孜汲汲，惟名利是务，崇视其末，忽弃其本”的趋世之士提出严正批评；它兼容道家“效法自然，清静无为，形神兼养，众术合修”的养生思想，并广泛吸收道家、道教的养生法术，却不提倡霞外升举、神仙不死的虚幻行为；它重视释家“顿悟成佛”“心即是佛”的修炼境界，吸纳了佛教“禅定”“止观”等修炼功夫，却不主张苦行僧式的清苦生活。中医养生正是在传统文化的融会交流中，兼容并蓄、取长补短，从而不断补充、完善、发展，最终形成内容丰富而又特色突出的学术体系。

人的健康长寿，需从衣、食、住、行四方面共同协调，才能够达到强壮身体、预防疾病的目的。有人认为，只要运动，就能保持身体健康或者只需服用滋补之品，就能长寿，这都只讲对了一个方面，不够全面。古代帝王将相、达官贵人，不知服了多少补品，但真正长寿者则不多。古人说“人到七十古来稀”，现在看来，由于卫生知识、健康保健、生活条件都胜于前，因此，人的平均寿命明显增长。秦氏年逾九旬，而动作不衰，平素健步如飞，每周 6～8 个半天的门诊工作，除了良好的社会环境外，更是运用了古人的强身保健方面的经验，借以改进形成了独特的养生之法，归纳为三句话："动静结合，劳逸适度；恬淡虚无，制怒节欲；谨和五味，以安五脏。"

一、动静结合，劳逸适度

《子华子》《吕氏春秋》两书都提出了"流水不腐，户枢不蠹"的著名论断，大家都知道"生命在于运动"，因为运动能疏畅气血，和调五脏，通达六腑，舒缓筋骨，调节精神。《素问·六微旨大论》云："成败倚伏生乎动，动而不已，则变作矣。"《素问·至真要大论》："疏其血气，令其条达，而致和平。"孙思邈在《千金要方》中论述到"养生之道，常欲小劳""体欲常劳……劳勿过极"，也就是平素养生要注意"动静结合，劳逸适度"。秦亮甫年逾九旬，除门诊工作及日常教学工作之外，每日都坚持做"动静养生法活动"，其方法如下。

脑部操：用左、右双手的示指、中指、环指、小指的指端，按次序分别放在额上中央前发际（神庭、上星穴），头顶部（百会穴），后脑部（脑户穴），头角发际（头维穴），颅骨顶（通天穴），枕骨粗隆外侧旁开约 1 寸 3 分处（玉枕穴），耳上 1 寸半处（率谷穴）各按摩 10 次，最后用左、右双手由前向后轻轻按摩头部 10 次。其实质是在大脑皮层的运动、感觉、平衡区起到良好的保健按摩作用，使得脑细胞活跃，清除疲劳，增强记忆力，保持思维敏捷，步履平衡，防止脑萎缩、脑硬化。

耳部操：双手按在两侧耳部，耳朵夹在示指与中指之间，口微微张开，上下按摩 10 次，然后用中指在耳屏上轻轻按摩 10 次，称为"一回"，如此做三回，以保持听觉清聪，防止听力下降，对轻度耳鸣耳聋者有提高听力的作用。

头面部按摩：双手放在面部，闭住双目，左、右中指分别按在鼻梁两侧，由下向上按摩 10 次，可保持面部皮肤光泽。

颈椎操：头向左右缓慢活动，前后俯仰活动 10 次，按顺、逆时针缓慢旋转各 10 次，最后头向左右摇摆 10 次。然后用右手在后脑部向第 7 颈椎（大椎穴）由上向下、由下向上按摩 10 次，再用左手照此按摩 10 次。

蹲立扩胸操：早餐毕，进行全身活动，先双手交叉，由下向上缓慢升起（吸气）高举过头部，随之慢慢下降，当手降到平肩处开始呼气，双手继续下降，两腿也缓慢下蹲，然后再慢慢起立，双手交叉向上，同时吸气，运动 10～20 次。此活动可以促进气体交换，增加肺通气量，同时对颈椎、胸椎、腰椎及四肢关节起到功能锻炼，活络全身关节的作用，促进血液循环，还能增强心脏的代偿功能，防止一过性脑供血不足，出现直立性眩晕。

此外，秦氏平时利用工作之余，还打"少林燕青拳"，以消除工作的疲劳，通调血脉、活络关节。

"静"是指内养、放松之意。工作之后，可进行静养气功锻炼：坐在凳上，两目闭合，舌尖舔住上腭，两手心放在膝盖上方，全身放松，静坐 10～20 分钟，有口水渐渐咽入，可消除各组织的疲劳，此谓"内养放松功"。

静养功：每日晚上及早晨起床前，做平卧放松功，两目闭合，舌尖舔住上腭，四肢挺直，全身放松，口中默念"松"，使关节肌肉松弛，心无杂念，自我感觉处于真空状态，大脑得到充分的休息。做此平卧放松功时，并不强求意收“丹田”，只求全身放松，意识消失，如入“仙境”之感。早晨静功后做按摩，晚上按摩后再做静功。

二、恬淡虚无，制怒节欲

随着物质生活的日益提高，人们的心理需求也在增加，西医学模式的转变，即从生物医学模式向生物—心理—社会医学模式转变，一些慢性非传染性疾病的发病率也在升高，其中很重要的就是精神、情志因素。已有资料报道，心理、精神、情志因素以及应激等可引发高血压、癌症、心脏病和糖尿病等慢性疾病。《素问・上古天真论》中云：“恬淡虚无，真气从之，精神内守，病安从来？是以志闲而少欲，心安而不惧。”

所谓“恬”即是静安，“虚无”即是心无杂念。做人要胸襟宽阔，内养精神，要严以律己，宽以待人。除大是大非的问题，不过于与人争论，稍加劝说，使之接受，否则作罢。但恬淡虚无，并非自命清高，自傲自大，而应该待人和蔼，谦虚谨慎，遇事要远瞩，端正思想，安静情绪，乐观愉快，此谓“恬淡虚无”，可使“真气与精神得到保养”。

怒则乱思、孤谋，制怒可静思远虑，处事可循理纳轨，可避免妄动肝火，劳伤精神之虞。

节欲即节制各种欲念，所谓“知足者长乐”，亦寓有节欲之意。老年人消化功能减退，即使山珍海味，也只能吃七八分饱，过食会伤及脾胃，不吃刺激性和不易消化食物、不吸烟饮酒为宜。节制财欲，可免入利欲熏心、利令智昏之歧途。到了一定年龄，定要节制性欲，有些人纵欲泄精，相火妄动，伤肾损阴，久则必夭折天年。所以对性欲问题应“六十而禁，七十而绝”，固摄肾精，使先天之本，得到后天之保养，则体可健而动作不变，人尽其寿。

三、谨和五味，以安五脏

人之疾病所生是五脏不安所致，“五脏相安，正气内存，邪不可干，病从何来?”前述动静结合，劳逸适度，恬淡虚无，制怒节欲乃是使五脏相安为首要。同时要注意饮食调匀，《素问・藏气法时论》中说：“五谷为养，五果为助，五畜为益，五菜为充，气味合而服之，以补精益气。”《灵枢・五味》“五味各走其所喜，谷味酸，先走肝；谷味苦，先走心；谷味甘，先走脾；谷味辛，先走肺；谷味咸，先走肾。”一般来说，甘味食品多热性，酸、苦食品多寒性，咸味食品多寒凉，应注意饮食中的寒热，注意饮食调匀，起居有序。中医养生之道反对过进肥甘、恣食生冷，告诫人们据不同季节的气候特点来考虑饮食的宜忌，如在阳气生发的春季，应常吃一些清淡甘凉的水果、蔬菜，以免积热在里；在阳气隆盛的夏季，常遇暑湿，人体出汗较多，应常吃一些利湿消暑，养阴益气的食品；在阳气收敛的秋季，气候凉爽干燥，宜多吃一些生津养液的食品；在阳气潜藏的冬季，则宜酌食温补。饮食水谷，既是养身之本，又是致病之源，饮食失节，过饥过饱，五味偏嗜，进食不洁，均能导致疾病，养身防病必须把好“病从口入”之关。

同时，如偶有小恙小疾，即宜药物治疗，以免酿成大病顽疾。然人之生老病死是自然规律的发展，因此，自身保健得当可起到无病强身，小病即愈，延年益寿的作用。当然，各人有其个体差异，养生保健亦因人而异。

医论篇

第六章　秦氏临证要诀

秦亮甫在临证70余年的行医生涯中建立了自己独特的中医诊断方法，诊治疾病以整体观念为指导思想，以脏腑经络学说为基本点，认为疾病证候的产生，是整体功能失调、脏腑经络病理变化的反应。从这一基本论点出发，按照脏腑之间先后病以及脏腑与经络之间先后病的传变规律，辨疾病在经、在络、在脏、在腑，临证时，用四诊八纲、脏腑经络、营卫气血辨证贯通参合，按照患者症状，根据脏腑经络各自不同的病理变化和临床特征，辨别疾病的所在，正如《灵枢・官能》所载“五脏六腑，察其所痛，左右上下，知其寒温，何经所在。审皮肤之寒温滑涩，知其所苦。”

一、诊察手段，四诊合参

（一）望诊技巧

“望而知之者谓之神”，患者的面色、神态，在相当大的程度上反映出疾病的本质。如肝阳上亢者，面色潮红，易激动；肾水不足者，面色晦暗；脾胃虚弱者，面色萎黄；肺虚内热者，面色㿠白、两颧泛红；久病虚证，两眼乏神；心肝火旺者，精神亢奋等。秦氏临诊特别注重观察舌质舌苔，如苔黄有热，苔腻有湿，苔灰滑属寒，苔燥白为邪化热。舌质舌苔能客观地反映病家的虚实寒热，是辨证施治的重要依据，但也要注意某些特殊情况，如吸烟者舌苔大多灰腻、黄腻，不能作为诊断依据。

（二）闻诊技巧

临诊时患者的体味、口气、排泄物（汗、尿、粪、呕吐物）的气味，在和患者面对面接触的过程中只要稍加留意都能感觉到。如糖尿病酮症酸中毒患者口中有烂苹果味，胃肠湿热患者口气重浊秽臭，肺炎患者痰液为腥臭味，齿衄患者口气中有血腥味等，都能帮助我们诊断病情。

（三）问诊技巧

临证问诊技巧相当重要，抓住要点，围绕主症，注意鉴别。临证时既要耐心倾听患者诉说，又要适当引导，抓住要点，问清需要鉴别的内容，以便做出正确诊断。如一咳嗽为主诉的患者就诊，首先要问清咳嗽发生持续时间长短，有无喉痒，有无咳痰，痰的色、质、量，有无发热、胸痛、气促，可帮助辨别咳嗽一症的寒热虚实。另外，问诊还应包括已做过的西医学检查指标,从某种意义上讲,可弥补中医诊断上的一些不足之处,供临床诊断时参考。

(四)切诊技巧

中医诊病,脉证很注重。脉诊是中医四诊之一,中医脉诊理论很丰富细致,决不是有些人所说的,不需病家开口,按脉便可知何脏何腑得何病。但要注意四诊合参,有时也可舍脉从症。

二、临证思辨,经络与脏腑结合

秦氏诊病,依据《金匮要略》理论,强调脏腑辨证与经络辨证相结合的整体观念,临诊时首先辨清病在何脏何腑,气血孰盛孰衰,寒热阴阳,邪正偏胜。常说:当邪入人体时,由于病邪的性质不同、脏腑功能与气血盛衰的不同,致使受邪的部位产生的症状各有不同,可由脏腑功能异常或所循经络的通路表现出来。因此,秦氏认为,在临床诊断过程中,运用脏腑、经络辨证结合的诊治方法更能察病之分毫,疗疾于须臾。

(一)六经辨证与针灸选穴

历代医家对《伤寒论》六经的认识,持说纷纭,见解不一,有人以经络来解释,有人以气化来解释,有人以脏腑来解释,有人以部位来解释,有人以单纯证候作为分类方法。

1. 六经与脏腑经络系统　六经即太阳、阳明、少阳、太阴、少阴、厥阴。三阳、三阴的名称,起源很早,就经络而言,三阴三阳又各分手足,如手太阳小肠、足太阳膀胱,手阳明大肠、足阳明胃,手少阳三焦、足少阳胆,手少阴心、足少阴肾,手太阴肺、足太阴脾,手厥阴心包、足厥阴肝,手足共为十二经。这是针灸家所讲的六经。秦氏认为《伤寒论》六经,不只是针灸中所讲的六经,不是单纯指经络而言,不是指循经选穴而言,《伤寒论》六经联系着五脏六腑,即每一经都与相应的脏腑有着密切联系。《伤寒论》六经,不只是运气家所讲的六经,不是空洞地谈五运六气、气候变化、标本胜复,《伤寒论》六经是与临床紧密结合的,是与脏腑经络密切相关的,并作为辨证纲领。这样也就扩大了六经本身的内涵。

就证候分类而言,如果说:"伤寒一日,巨阳(太阳)受之,故头顶痛,腰脊强;二日阳明受之,阳明主肉,其脉侠鼻,络于目,故身热目疼而鼻干,不得卧也;三日少阳受之,少阳主胆,其脉循胁络于耳,故胸胁痛而耳聋;四日太阴受之,太阴脉布胃中,络于嗌,故腹满而嗌干;五日少阴受之,少阴脉贯肾,络于肺,系舌本,故口燥舌干而渴;六日厥阴受之,厥阴脉循阴器而络于肝,故烦满而囊缩。三阴三阳、五脏六腑皆受病,营卫不行,五脏不通,则死矣。"这是古代汤液家所讲的六经。《伤寒论》所述六经概念,不只是古代汤液家所讲的六经,不是单纯的证候分类方法。古时的六经分证,只论述了六经的热证和实证,没有具体论述六经的虚证和寒证,治法上只有简单的汗、下两法,没有具体的辨证论治和处方用药,《伤寒论》之六经分证比古时六经更为完整。

六气在天,原来是一个抽象的名词,然而六气作用于自然界万物就可以被具体地反映出来。古人以三阴三阳来解释六元之气以虚化实,孕育无穷的变化。与人体相结合,则六经作用于六气之化,六气又本于脏腑功能。两者的关系是经脉为标,脏腑为本,故张景岳总结为

“经脉者，脏腑之枝叶；脏腑者，经脉之根本”。既然经脉与脏腑互为标本，那么仲景为何以六经分篇，而不是以手足十二经脉论之？这早在《黄帝内经》中就有所论述，太阳为开，阳明为阖，少阳为枢；太阴为开，厥阴为阖，少阴为枢。由此，就生理上的开阖枢而言，开有阴阳，阖有阴阳，枢有阴阳，这就有了三阴三阳六大范畴，其各自的生理范畴，即各自所属脏腑的气化功能，通过经脉的循行联络来实现。而病理反映，也不会超越生理范畴，只是通过一定的病位表现出来，或在表，或在里，或在半表半里，从而形成表有阴阳、里有阴阳、半表半里有阴阳的三阴三阳证型。三个病位，各有阴阳两大基本类型，张仲景发现了“六”这个规律，结合六经六气，从生理到病理，又从病理到病机，再从病机探索病情，再从病情落实到病位，由此创造性地提出六经辨证。《伤寒论》从临床实际出发，把脏腑、经络、气化、部位、证候分类等方面有机地结合起来，概括人体脏腑经络气血的生理功能和病理变化，根据人体抗病力的强弱，病势的进退缓急等因素，将外感疾病演变过程中所表现的各种证候进行分析、综合、归纳，从而确定病变的部位、证候特点、寒热趋向、邪正消长、损害脏腑等，作为辨证纲领和诊断依据，是理、法、方、药完整的辨证体系。

有关六经六气的精义，因为人体“六气”本生于脏腑，通过经脉的属络，始得到阴阳二气沟通，进而循经外达手足，表达出交合的结果，由此形成脏腑经络的气化系统。如清代医家唐容川所总结的“天有六气，人秉之而有六经，六经出于脏腑，脏腑各有一经脉，游行出入，以布其化。而经脉中所络之处，名为中见也”。

2. 六经为病与针灸配穴　秦氏在针灸治疗中，宗伤寒之理、仲景之法。治疗时不是单纯的穴位选用，而是掌握全面整体，脏腑、经络配合选穴，始合规律。

(1) 太阳为病及其配穴规律：太阳包括手太阳小肠与足太阳膀胱，小肠为火腑，膀胱为水腑，火腑即日光之腑，水腑即寒水之腑。若无日光，则水纯为寒水，而不能化气。太阳寒水，为六气中之一气，如《素问·六微旨大论》中所说：“太阳之上，寒气治之，中见少阴。”寒为体，气为用，太阳寒水之化必须有赖于热力，热力来源有二：一为肾阳之蒸，一为心火之煦。其中手太阳小肠经循行络少阴心而后走手，足太阳膀胱经循行络少阴肾而后走足。通过经脉的络属而得中见少阴之化，方能成为太阳之气。太阳为表阳，足太阳膀胱经，其经脉与督脉并行于背，督脉维系一身诸阳，又维系元阳，为阳脉之海，所以太阳主表，亦必须借助督脉之阳。又因天阳由鼻吸入，而后入肺，经心火历小肠下达命门，蒸腾膀胱之水化而为气，清阳上升，至膈入肺，化生津液，此为元阳；而浊阴下降，出而为溺；又旁出腠理毫毛，敷布全身，卫固其外，是为卫气。卫气既为太阳之气，温分肉，充皮肤，肥腠理，司开合。太阳者，体表也，是人体抵御外邪的第一道防线。

由上述可见，太阳的生理既是寒水化气的过程，以脏腑经络为体，以气化为用，体用兼顾，所以若太阳为病，不病经即病腑，不病热即病水。太阳病是指外感病，特别是外感风寒的初级阶段。

太阳从经络上说，包括手太阳小肠经、足太阳膀胱经，并与手少阴心、足少阴肾互为表里。太阳统领营卫，主一身之表。外邪侵袭人体时太阳首当其冲，以致营卫不和，卫外不固，邪正交争，出现恶寒发热、头项强痛、脉浮等症，此为太阳病的主症主脉。因足太阳膀胱经在人体所占的面积最大，穴位最多，涉及人体各个部位，故内容最多，变化最多。加上受邪有深浅，人体有强弱，太阳表证又有虚实之分，而表实证与表虚证统属太阳经证。若太阳经证不愈，病邪可能循经入腑，而发生太阳腑证。腑证又有蓄水、蓄血之分。上述太阳经证（又称“表证”）与太阳腑证（又称“太阳里证”）统属太阳病正治法。太阳发病过程中，还可见到许多兼证，属太阳病变证治法。太阳病还有因失治、误治而出现的病证，属太阳病误治变证治法。仲景设麻黄汤、桂枝汤，是为风寒外袭而病在经、病在表者；设五苓散、桃核承气汤，是为表证未解而阳郁化热者；设小青龙汤，是为表证未解而犯水气者等。总之，由麻、桂两方直接派生出的方剂，构成了太阳病治疗的主体。

至于针灸的治疗，秦氏认为也须本伤寒之理、仲景之法。诊治时不是单纯的取穴问题，而是必须全面照顾，寻其来龙去脉，有先后，分层次，掌握整体情况，用法方能得当有效。如遇到太阳病之提纲脉证，用针可由手、足太阳经与督脉择其要穴，取大椎、风门、后溪、申脉相配，上下兼顾，较为合理。其兼证可选取手、足太阳经之五俞穴，从局部到远道取穴相配进行治疗。若兼见心下满，取少泽与至阴相应；见身热，取前谷与通谷相应；见身重肢节痛，取后溪与束骨相应；见喘咳寒热，取阳谷与昆仑相应；见逆气而泄，取小海与委中相应；但总刺腕骨与京骨，此为定法。又因太阳与少阴经脉络属，气息相通，若证见表里两经，针宜取腕骨与通里相配，或取京骨与大钟相配。此为太阳病加减配穴之大要。

（2）阳明为病及其配穴规律：阳明包括手阳明大肠与足阳明胃。胃与大肠主燥，因其主燥方能纳谷腐熟，传导化物。胃为燥土，惟禀燥气是以水入则消使出，不致留滞胃中；若胃之燥气不足，则水停谷滞胃中。大肠为燥金，小肠化物后所剩糟粕，移入大肠，糟粕得燥金之气，方可形成粪便；若大肠燥气不足则为溏泻；但若燥气太过又会结硬，须依赖太阴湿气以济之，湿为水火相交之气。燥与湿性相反，为水火不交之气，所谓燥气者，燥为体，气为用，燥、湿须相济，则无伤也无不及。因手阳明大肠经循行络太阴肺经而后走手，足阳明胃经循行络太阴脾经而后走足，通过经脉的络属始得脏腑息息相通，而表现出中见太阴之化。阳明为多气多血之经，两阳合明而成。手阳明从手至头，继接足阳明从头至足，经脉贯穿首尾，其气相通，以下行为顺。

阳明为病，指多种热性病处于阳亢邪热炽盛之极期阶段，即热性病的高峰期。阳明病又与经络有关，阳明腑证主要是肠胃症状，与手阳明大肠经、足阳明胃经有密切联系。除太阳经外，阳明经在人体所占面积最大。“阳明之为病，胃家实是也。”胃为水谷之海，燥热亢盛而入胃，如系无形之热邪弥漫全身，病变部位在胃，谓之阳明经证；若燥热入里与糟粕相结于肠，致使大便不通或成燥屎，病变部位在肠，则谓阳明腑证，故仲景于阳明之治，主设清、下两法，清是清热，下是通结，有存津液之义。阳明病经证，用栀子豉汤、白虎汤、白虎加人参汤、猪苓汤等；阳明病腑证，用调胃承气汤、小承气汤、大承气汤等。

至于针灸治疗，秦氏认为当掌握整体，方能取效。如诊得阳明经之盛热，见到身热、汗自出、不恶寒、反恶热、大渴引饮、鼻干不得卧、脉洪大等，可选用手阳明经之五俞穴，针刺取曲池、合谷（可配复溜）、内庭等，用泻法，清泻阳明，生津止汗。若见潮热、谵语、手足心热汗出、转矢气、腹胀满、脉沉等，属于阳明腑实，针刺取商阳、厉兑二井穴，点刺以通经泻热；再取天枢、大肠俞，用泻法，俞募相配，消食导滞，通肠涤秽。阳明病主治配穴外，若兼见心下满，则针刺商阳与厉兑相配；若见身热，则针刺二间与内庭相配；若见身重肢节痛，则针刺三间与陷谷相配；若见喘咳寒热，则针刺阳溪与解溪相配；若见逆气而泄，则针刺曲池与足三里相配；在针刺上述穴位的同时，总刺合谷与冲阳。手阳明大肠经与手太阴肺经相表里，故刺合谷与列缺相配，足阳明胃经与足太阴脾经相表里，故刺冲阳与公孙相配，可统治阳明与太阴表里相通之病。若阳明兼见其他经脉的证候，可以本经与他经联合配穴应用。

(3) 少阳为病及其配穴规律：少阳包括手少阳三焦与足少阳胆。少阳即阳之少者，乃一阳初生，由阴出阳。足少阳胆内寄相火，手少阳三焦为相火游行之地，少阳气化即体现出相火的特性。相火除辅相少阴君火义外，更有其自然之理，其功用无所不到，为游行之火。根据少阳的本义，引申到医的意思，胆与三焦之生理病理，有相通迹象。胆为中正之官，司决断，为十一脏所取决，胆气升则十一脏之气皆升；三焦发源于肾系，是原气之别使，主决渎，主枢机，内连脏腑，外通皮毛，一身上下内外皆为其所行，统领五脏六腑，主持诸经的气化。三焦与胆，经脉上下衔接，共同主持水火气机的升降。从仲景的《伤寒论》中，不难发现，少阳病影响所涉及的范围六经皆有。少阳经脉网络全身，统领脏腑诸经，病则上下左右内外皆病。也即少阳病易犯诸经，诸经病又最易触发少阳。少阳所说的“火气”，火为体，气为用，火化气则成冲和之少阳。这个转化中需要中气，《素问·六微旨大论》说：“少阳之上，火气治之，中见厥阴。”少阳与厥阴，脏腑相连，气息相通。如清代唐容川所言“足少阳胆经由胆走足，中络厥阴肝脏；手少阳三焦经，由三焦走手，中络厥阴包络，故少阳经中见厥阴。手少阳三焦、足少阳胆，同司相火，是相火者，少阳之本气也……中见厥阴，是其中有风气居之也。而其标为少阳经，则又主阳气之初动也。”少阳相火，须有赖于厥阴风木的条达，若木郁不条，则相火不宁，木火交郁，甚则炎，循经上走空窍，发为少阳病。

少阳病在临床上为半表半里证，即病变既不如太阳表证之轻浅，也不似阳明里证之重笃，它的性质是介于太阳表证和阳明里证之间的。阳明是代表体力的亢奋，少阳则意味着机体抵抗力较差，生理功能和病理变化两者相持不下的情况。少阳病可由太阳经传来，或本经自发，或阴经转阳，邪还外出。病理状况为邪热入于半表半里，正邪纷争。少阳之治，仲景设和解少阳、扶正祛邪的小柴胡汤。

至于针灸的治疗，秦氏认为诊得少阳之为病，于手、足少阳经选择主穴，如取足少阳之足临泣与手少阳之外关为主，进而随证选取配穴，若兼心下满者，针关冲与窍阴相配；兼见身热，刺液门与侠溪相配；兼体重节痛，刺中渚与足临泣相配；兼逆气而泄，刺天井与阳陵泉相配；兼喘咳寒热，刺支沟与阳辅相配。上述针刺时总刺阳池与丘墟，此为定法。足少阳胆经与足厥阴肝经相表里，刺宜先取丘墟与蠡沟相配；手少阳三焦经与手厥阴心包经相表里，刺宜先取阳池与内关相配；以统治表里脏腑相通之病。

(4) 太阴为病及其配穴规律：太阴即阴之极大者。太阴，是指机体抵抗力开始衰减之意。太阴病，指患病后机体的抵抗力开始衰减，而不能发挥其抵抗疾病的作用。太阴为病，也即太阴湿土为病。《素问·五运行大论》云：“中央生湿，湿生土，土生甘，甘生脾。”又云：“太阴之上，湿气治之。”太阴湿土即“稼穑”之土，若无湿气之化则无以成太阴，其土自无化生之能。太阴病提纲证以为“太阴之为病”，所谓“为”即不离湿之本气，言“腹满而吐，食不下，自利益甚，时腹自痛”，就明确了土位中宫，指脾而关联胃肠，即太阴“中见阳明”。太阴病之病机主要是脾虚湿盛，脾虚邪入，则运化无权，故多见腹满而吐，食不下，下利等症状。足太阴经脉属脾络胃，手太阴经脉属肺络大肠，脾与肺，一升一降，脾气升则能为胃行精微，肺气降方可助大肠传导。脾为湿土，肺为精金，同属太阴，故无金之清，不能成土之润。但在太阴病提纲中，之所以只言足经而不言手经，并不是因为手太阴不主气化，究其本寻其源，若脾土不能散精则肺金无所输布，两者的关系是母子关系。同时又突出了湿气为病。太阴病提纲也提出了其治疗大法“当温之，宜服四逆辈”。

对于针灸的治疗，秦氏认为，可以提纲证为主，取中脘、脾俞、足三里、阴陵泉，针和灸并施。再可以配取脾经之五俞穴，若见心下满，则取隐白；若见身热，则取大都；若见身重肢节痛，则取太白；若见喘咳寒热，则取商丘；若见逆气而泄，则取阴陵泉，这是配穴规律。但在应用时又可依据表里经选取穴配用。如手太阴肺经与手阳明大肠经相表里，可取太渊配偏历；足太阴脾经与足阳明胃经相表里，可取太白配丰隆。

(5) 少阴为病及其配穴规律：少阴包括手少阴心与足少阴肾。提及少阴必及心、肾，方得其要领。心属火，肾属水，一为阳中之阳，一为阴中之阴。两者为相辅相成、相互制约的关系。心为离火、居上，肾为坎水、居下，若上下不交，未济之水火不能生化。惟水上滋以行阳，火下降以行阴，形成水火相济，则阴中有阳，阳中有阴，升降不息，生化无穷。因心为火脏，肾为水脏，心主血，肾藏精，两者同属于阴质，又不纯于阴，故称作少阴。《伤寒论》云：“少阴之上，热气治之。”热为体，气为用，“热气”两字点出了先天根源，为少阴之真谛，上滋之水乃水中热所化，实际为气，以行阳用；下降之火，起亟藏阴，实际为血，以助阴为，少阴心肾，肾为阴阳之根，病及少阴即病及阴阳之根。

少阴与太阳相表里，手少阴心经中络太阳小肠，足少阴肾经中络太阳膀胱，故中见太阳之气。少阴与太阳，一阴一阳、一表一里、一热一寒，两者在属性、部位、功能上的两两相对，表明两者在生理病理上是完整的不可分割的整体。若少阴本热不充，必太阳寒水不化，因之表阳不固。

少阴病的病因为他经误治，损伤心肾阳气或心肾阳虚，风寒直中。少阴病是六经病变中的危重阶段，为心肾两脏阳气虚衰之证，它出现的“脉微欲绝”“脉微细沉”“脉不至”“脉不出”，或“烦躁四逆”“不烦而躁”“自利，复烦躁不得卧寐”，等等，均为太阴提纲脉证中生出的阴候。治疗也宜从病水或病火或水火同病入手，治则有扶阳、育阴两方面。

对于针灸的治疗，秦氏认为，宜按少阴病提纲脉证配穴。若诊得脉微细，但欲寐与自利而渴，小便色白等证候，宜灸关元、气海，又以补法刺太溪、大陵。若兼见心下满，则取少冲、涌泉相配；若见身热，则取少府、然谷相配；若见体重节痛，则取神门、太溪相配；若见喘咳寒热，则取灵道、复溜相配；若见逆气而泄，则取少海、阴谷相配。又依据阴阳表里经选穴配用。手少阴心经与手太阳小肠经相表里，刺神门、支正相配，足少阴肾经与足太阳膀胱经相表里，刺太溪与飞扬相配，可以统治少阴与太阳脏腑相通之病。

(6) 厥阴为病及其配穴规律：厥阴包括手厥阴心包与足厥阴肝。《素问・至真要大论》

云："厥阴何也？岐伯曰，两阴交尽也。"厥阴为阴之尽，阳之始，厥阴者阴尽阳生，阴中有阳，禀春木之性，借风气之流荡，反映阴阳消长进退的转折。厥阴风木必赖冲和之阳的调节，方能舒畅、条达。在人体的生理病理中，反映最为紧密的是肝与心包，最为贴切。肝膈下连于肾系，借肾水的涵养，是为水生木，而肝主疏泄，性喜条达，故肝为风木之脏；心包为臣使之官，代心行阳，而肝膈上连心包，两者合为一经，又为木生火。肝与心包的生理关系，即是"阴中之阳"，与厥阴之本义相吻合。《素问·六微旨大论》曰："厥阴之上，风气治之，中见少阳。"厥阴与少阳互为表里，手厥阴心包中络手少阳三焦，足厥阴肝经中络足少阳胆，通过经脉的属络，阴阳二气得以沟通。胆附于肝，心包以三焦为通路，故肝与心包均内寓相火。厥阴两脏须相火冲和，风木不郁，方能敷布、条达，体阴而用阳，此"阳"即是中见少阳之化。

厥阴为阴之尽，阳之始，故厥阴病为六经病之最后阶段。病至厥阴，正气衰竭，脏功能紊乱，邪正相争最剧，因此，临床上表现以寒热错杂和厥热胜复为主，以"阴阳之气不相顺接"之"厥"为特征。故厥阴之治，当以阴阳兼顾，寒温并施。

至于针灸的治疗，秦氏认为，可先于厥阴两经针其要穴，如诊得厥阴病提纲证，取太冲、内关、大陵，平肝降逆，清火开郁；再配心募巨阙调水火之升降，胃配足三里，以和中益气、升清降浊。再以五俞穴配治，若见心下满，刺大敦与中冲相应；若见身热，刺行间与劳宫相应；若见体重节痛，刺太冲与大陵相应；若见喘咳寒热，刺中封与间使相应；若见逆气而泄，刺曲泉与曲泽相应，此为定法。又依据少阳与厥阴相互表里关系，若兼见表里两经见证者，用针刺井穴外，又兼刺两经之穴，如太冲兼配光明，或大陵兼配外关，使之表里相通，阴交阳别。总之，在厥阴证中以本经取穴为主，兼见他经之证，再配以他经之穴。

3. 六经辨证与主治脉案

(1) 太阳为病

原文："太阳之为病，脉浮，头项强痛而恶寒。"

辨证：外感风寒，阳气痹阻。

治法：疏风解表，温经通脉。

取穴：大椎、大杼、风门、后溪。

这是六经病证第一条，为太阳病的提纲病证。因太阳为六经之首，主表而卫外，外邪客表，太阳首当受之，故见脉浮，太阳受病而阳气不能宣布，则表必恶寒，治当解表为先，外邪而出。

治疗太阳病，秦氏认为必不能离开督脉，《素问·骨空论》曰："督脉者……与太阳起于目内眦，上额交巅上，入络脑，还出别下项，循肩膊内，侠脊抵腰中，入循膂络肾。"督脉为诸阳之会，阳脉之海，统率一身之阳气，所以振奋太阳经气不可不用督脉之穴位。

大椎为督脉的要穴，手足之阳与督脉交会的穴位，秦氏在一切外感病，阳经病均可针之；大杼属膀胱经穴，为督脉的别络，手足太阳、少阳之会，主头痛项强，发热恶寒，咳嗽；风门是风湿寒冷外邪侵入的门户，主表病之头项腰有诸疾，与大杼相配，加强大椎疏散表邪的作用；后溪为手太阳穴位，通督脉，主治目内眦、耳后、颊、颈、肩疾患等。诸穴同用，可振荡阳气，令气血通畅，外邪自出。秦氏常应用于感冒发热、外感头痛、落枕等病，加温灸，还可治疗哮喘、慢性支气管炎等。

(2) 阳明为病

原文:“病人不大便五六日,绕脐痛,烦躁,发作有时者,此有燥屎,故使不大便也。”

辨证:热结于内,传导不能。

治法:泻热消导,逐秽通肠。

取穴:天枢、大横、大肠俞、肓俞。

此言阳明热结,屎在肠中热蒸成燥,秘结于内而不下。热邪居下脘及肠中,腑气不通,故而“绕脐痛”。

秦氏取大肠募穴天枢,通泻大肠腑气;大横乃脾经与阳维脉之会,且为大肠所过之处,是通便之要穴,配以天枢可治脐周痛;大肠俞为膀胱经之背俞穴,主调大肠津液,与大横相配可逐秽通肠,秦氏常用于大便秘结不通者。

(3) 少阳为病

原文:“伤寒,脉弦细,头痛发热者,属少阳。”

辨证:风寒客于经脉,少阳经气失宣。

治法:疏经散寒,和解少阳。

取穴:风池、丝竹空、阳池、内关。

弦脉为少阳本脉。脉细表明气血虚亏,寒邪客于少阳,而少阳经脉上头角,可见头痛,秦氏取用风池穴,为手、足少阳与阳维脉之会,能疏调少阳经气,清头目之风寒,丝竹空功能清热祛邪。针刺两穴,主少阳病的头痛与发热证。同时取三焦经之原穴阳池,以调理三焦气机,配心包经之络穴内关,以活血通络,疏肝解郁。两穴为原络相配,疏导表里经气,疏解少阳。

秦氏常加用太阳、阳白、上星、太冲等穴。在临床上治疗血管性头痛,如太阳头痛、厥阴经头痛等。

(4) 太阴为病

原文:“太阴之为病,腹满而吐,食不下,自利益甚,时腹自痛。”

辨证:脾失健运,水湿内停。

治法:健脾益胃,燥湿助运。

取穴:中脘、脾俞、足三里、阴陵泉。

这是太阴病的提纲证,脾的主要功能是运化和输送胃中水谷精微,若太阴为病,则脾阳不运,水湿留于中,寒凝气滞于中,故腹满而痛,喜温喜按,胃纳滞中而食不下。秦氏方用中脘为胃之募穴,六腑之合,主消纳水谷,运化精微,并可消导行滞;脾俞为膀胱经的背俞穴,功能健脾利湿,为治疗脾阳不振要穴。两穴相配温中燥湿,扶土益气,脾温则气运而水湿自化。次取胃经俞穴足三里,和胃降逆止呕;脾经合穴阴陵泉,健脾利湿,使水湿从小便而出。

秦氏常在取用上穴时,温灸 2 壮,以加强温补脾阳的作用,使疗效更好,常用于各种胃病虚寒证、腹痛、泄下等病。

(5) 厥阴为病

原文:“伤寒,脉滑而厥者,里有热也,白虎汤主之。”

辨证：肝阴不足，郁热内盛。

治法：养肝益阴，清泻里热。

取穴：行间、曲泉、合谷、足三里、二间、太溪。

脉滑有力属热证，主有里热，必是热邪内伏，肝阴不足，热郁化火，方用白虎汤。

秦氏取用行间为厥阴肝经之荥穴，可舒肝解郁，理气活血，二间为手阳明大肠经之荥穴，主清阳明里热。重泻手阳明大肠经之原穴合谷，清泻阳明，通经开闭，配针肝经合穴曲泉，调气活血。

秦氏常应用于治异食癖、大便秘结等病证。

(6) 少阴为病

原文："少阴病，下利，白通汤主之。"

辨证：真阳虚衰，阴寒内结。

治法：回阳固脱，温经散寒。

取穴：关元、神阙、百会、足三里。

此为命门大衰，虚寒下利不止，阳气欲脱之象。秦氏认为，少阴病，而见下利明显，必是阴寒大盛，中阳不举。方用白通汤，可见阴寒之盛。取关元、神阙温灸，灸关元能补阳益气，健脾化湿，祛湿散寒。明代张介宾云："关元主诸虚百损……但是积冷虚乏皆宜矣，多者千余壮，少亦不下二三百壮，活人多矣。"所以关元能补肾元，益命火，散寒凝。神阙位于脐中，为真气所系，有破阴回阳功效，两穴相配能温阳止泻。百会为督脉穴经穴，能升举阳气以固脱，尤其适用阴寒气虚之久泻者，配以足阳明胃经的合穴足三里。扶土健中，温运脾阳而止泻。

秦氏常用于治疗慢性肠炎、胃炎及脱肛，也用于老年人保健。

(二) 奇经八脉与八脉交会穴

1. 奇经八脉与脏腑经络系统　奇经八脉是全身经络的重要组成部分。秦氏在数十年的临床实践中，潜心研究经络理论，尤其对奇经八脉的研究，从经络的运行路线、经脉的功能到奇经八脉所主的疾病以及如何通过调理奇经八脉来治疗疾病都有自己独到的见解。

关于奇经八脉的理论，在《内经》中只有分散的记载，到了《难经》才提出了奇经八脉这一名称。

《难经·二十七难》曰："脉有奇经八脉者，不拘于十二经。何谓也？然，有阳维，有阴维，有阳蹻，有阴蹻，有冲，有督，有任，有带之脉，凡此八脉者，皆不拘于经，故曰奇经八脉也。经有十二，络有十五，凡二十七气，相随上下，何独不拘与经也？然，圣人图设沟渠，通利水道，以备不然，天雨降下，沟渠溢满，当此之时，滂霈妄行，圣人不能复图也。此络脉满溢，诸经不能复拘也。"古代各医家对奇经八脉的解释归纳如下：① 认为"脉有奇常，十二经者常脉也。奇经则不拘于常，故谓之奇。盖人之气血，常行于十二经脉，经脉满溢则流入奇经"。意思就是说，十二经是常脉，是常时气血运行的道路，奇经则不拘于常，是气血过多时溢出正经以外所行的通络。② 认为"奇者，奇零之奇，不偶之义。谓此八者，不系正经阴阳，无表里配合，分道奇行，故曰奇经"。意思就是说，奇是可以当作单独的解释，因为十二经有阴阳表里的分别，奇经的脉气并不和它一样，而是按各别的分道而行。秦氏认为，人体中的奇经，就是十二正经以外的经脉。奇经八脉就好像是放水的支路一样，当十二经气血满溢时，以免水液满溢有泛滥之患；当十二经气血衰少时，又可以通过奇经的调节而使十二经气血充盛。它的功能既不同于十二正经，但又与十二经有着不可分割的联系，奇经八脉对十二经脉起着总的联合、统率和调节气血盛衰的作用。

奇经八脉中只有督脉、任脉有本经专属的腧穴，其他六脉均只有与其他经相通的交会穴，而无自己专属的腧穴。八脉的功能和其所主的疾病与它们的循行路线和相交会的经脉关系极大。《内经》《难经》《针灸大成》《奇经八脉考》等对八脉的循行路线、交会穴及其功能均有论述，秦氏在前人对八脉的认识基础上结合临床实践，提出了自己对奇经八脉的认识观点。

(1) 督脉：历代医家，对督脉经的循行路线意见相左，不论是基本上宗《素问·骨空论》与《针灸大成》所述，如“督脉者，起于少腹以下骨中央……其少腹直上者，贯脐中央，上贯心入喉，上颐环唇，上系两目之下中央”“脉起下极之腧，并于脊里，上至风府，入脑上巅，循额至鼻柱，属阳脉之海”，还是《难经·二十八难》中“督脉者，起于下极之俞，并于脊里，上至风府，入属于脑”，有一点是相同的，即督脉的循行路线从气的产生来论是从下向上运行的。秦氏认为，从督脉营血运行的角度来说，督脉的走向应该从上而下。因诸阳经的走向均是从上而下行的，督脉为阳脉之海，亦应从上而下与任脉的由下而上相连接，这样才符合阴阳循环之常理。

督脉本经循行于头脊正中，下端与任脉、冲脉会于会阴，长强受足少阴会，其旁为会阳，于足太阳会；上部为风门，也与足太阳会；正中陶道、大椎，则与足太阳及手、足三阳会；哑门、风府与阳维会，脑户与足太阳会；百会与足太阳(一说足三阳)会；神庭与足太阳、足阳明会；水沟与手、足阳明会；龈交穴与任脉会。从督脉的循行路线以及督脉与其他经脉的联系足可以领会督脉为“阳脉之海”，有督领经脉的功用，在全身中起“都纲”、统率的作用。从交会关系中还可以看出，督脉与两旁的足太阳膀胱经联系最为紧密。而太阳为三阳之首，由足太阳扩展为足三阳及手三阳，阳维脉又联系各阳经而直通督脉的风府、哑门，所以督脉能督领全身的阳经，发挥其推动、温煦和防御作用，以供给人体各脏腑、器官等一切组织进行生理活动的能量，促进生长发育、新陈代谢以及护卫肌表，防御外邪侵入。另外，督脉属脑、络肾，肾主骨生髓，脑为髓海，因此，督脉基本上还反映脑脊髓的生理功能。《难经·二十九难》曰：“督之为病，脊强而厥。”《针灸大成》卷六亦曰：“督脉……属阳脉之海。其为病也，脊强而厥，凡二十七穴。”秦氏认为，督脉为病除可见经典所论述的“脊强而厥”症状外，还可以出现精神智力方面的异常，四肢肌肉生长发育及四肢运动失常，以及一系列机体抵抗力降低的免疫性疾病、消化道疾病与生殖系统疾病。他集几十年临床经验，从提出了“主取督脉以治四肢疾病”发展到目前的“主取督脉，以治杂病”，就是基于这种观点发展起来的。秦氏认为，督脉既为“阳经之海”，那么督脉的生理功能就应该体现阳气的生理功能，即推动、温煦、防御、气化、固摄作用，而当机体的这些功能减退或出现病态时，就可以用治疗督脉的方法加以纠正、恢复。

(2) 任脉：《素问·骨空论》曰：“任脉者，起于中极之下，以上毛际，循腹里，上关元，至咽喉,上颐循面入目。"《灵枢·经脉》曰:"任脉之别,名曰尾翳,下鸠尾,散于腹。"此指其络脉从鸠尾部散布于腹。《针灸大成》卷六曰:"任脉与冲脉,皆起于胞中,循脊里,为经络之海。其浮而外者,循腹上行,会于咽喉,别而络唇口……任脉起中极之下,以上毛际,循腹里,上关元,至喉咽,属阴脉之海。"任脉的循行路线历代医家所见略同,秦氏亦认为任脉系起于腹中,古今素有冲、任、督三经一脉而三歧,同起于胞中之说。

从任脉的交会看,它主要接受各经之会。会阴为任、督、冲三脉之会,中极、关元为足三阴之会,是少腹部的主要交会穴,天突、廉泉是阴维脉联系各阴经直通于任脉的要穴。另中脘、上脘为足阳明、手太阳会,下脘为足太阴会,承浆为足阳明会。从以上的交会关系可以说明,任脉任受诸阴,为"阴脉之海",是妊养之本。《素问·上古天真论》曰:"女子……二七而天癸至,任脉通,太冲脉盛,月事以时下,故有子……七七任脉虚,太冲脉衰少,天癸竭,地道不通,故形坏而无子也。"所以,任脉与人体的生殖功能关系是相当密切的。《素问·骨空论》曰:"任脉为病,男子内结七疝,女子带下瘕聚。""其女子不孕,癃、痔、遗溺,嗌干。"《难经·二十九难》曰:"任之为病,其内苦结,男子为七疝,女子为瘕聚。"秦氏根据自己的临床经验认为,任脉的主要功能为妊养胞胎。任脉为病,固然会影响人的生殖功能,但任脉不仅为阴脉之海,还与足阳明交会于上脘、中脘、承浆,阳明的生养气血作用与任脉也有相当关系,所以,秦氏治脾胃疾病也常取任脉之穴进行,每可取得满意疗效。

(3) 冲脉:《灵枢·动输》曰:"冲脉者,十二经之海也,与少阴之大络,起于肾下,出于气街。"《灵枢·五音五味》曰:"冲脉,任脉皆起于胞中,上循背里,为经络之海。其浮而外者,循腹右上行,会于咽喉,别而络唇口。"《素问·举痛论》曰:"冲脉起于关元。"《难经·二十八难》曰:"冲脉者,起于气冲,并足阳明之经,侠脐上行,至胸中而散也。"《素问·骨空论》曰:"冲脉者,起于气街,并足少阴之经,侠脐上行,至胸中而散也。"《针灸大成》曰:"冲脉者,起于气冲,并足少阴之经,侠脐上行,至胸中而散。"秦氏认为,冲脉之起于气冲、气街、胞中、关元,实则是同一部位而异名也,胞中为内在脏器,关元为体表投影。从冲脉之交会穴看,幽门、通谷、阴都、石关、商曲、肓俞、中柱、四满、气穴、大赫、横骨,皆属于足少阴之穴,所以冲脉当并少阴之经侠脐上行,而非侠阳明之经侠脐上行。

《灵枢·逆顺肥瘦》曰:"夫冲脉者,五脏六腑之海也,五脏六腑皆禀焉,其上者,出于颃颡,渗诸阳,灌诸精。其下者,注少阴之大络,出于上街,循阴股内廉,入腘中,伏行骭骨内,下至内踝之后属而别。其下者,并于少阴之经,渗三阴。其前者,伏行出跗属,下循跗,入大指间。"从冲脉的循行中可以看出冲脉的分布最广,其上部渗诸阳,灌诸精,下部渗三阴,注诸络,其渗灌气血的作用,四通八达,遍及全身,所以冲脉有"血海"和"五脏六腑之海"之说。冲脉有供应、调节全身气血的功能。《素问·骨空论》曰:"冲脉为病,逆气里急。"指气血不顺而见厥气上逆和胸腹里急。秦氏认为,冲脉的主要功能为渗灌气血,所以它与全身气血不足的疾病关系都较大,尤其是妇女月经病,关系最为密切,女子以血为本。《灵枢·五音五味》曰:"今妇人之生,有余于气,不足于血,以其数脱血也。"至于逆气里急之症,当是冲脉气血不畅、不顺之故,可用调理冲脉气血为治。

(4) 带脉:《灵枢·经别》曰:"足少阴之正,至腘中,别走太阳而合,上至肾,当十四椎,出属带脉。”《难经·二十八难》曰：“带脉者，起于季胁，回身一周。”《奇经八脉考》曰：“带脉者，起于季胁足厥阴之章门穴同足少阳循带脉穴，围身一周如束带然，又与足少阳会于五枢、维道，凡八穴。”秦氏认为，带脉的循行路线当宗《灵枢·经别》出自十四椎，经季胁围身一周，与足少阳腰部各穴相交会，命门、肾俞、章门穴不属带脉。因其回身一周，故纵行各经脉均受其约束。

《难经·二十九难》曰：“带之为病，腹满，腰溶溶若坐水中。”《素问·痿论》曰：“故阳明虚则宗筋纵，带脉不引，故足痿不用也。”这是指阳明等经脉受带脉约束，如带脉受损，可致腹中脏器弛缓及下肢痿软。《奇经八脉考》曰：“带脉之穴主腰腹纵，溶溶如囊水之状，女人小腹痛里急后重，瘛疭，月事不调，赤白带下，可针六分、灸七壮。”根据这些理论，秦氏认为，带脉的主要功能是约束诸纵行经脉，腰酸腰重如裹万贯，腰以下部位麻痹痿软之证，内脏下垂，赤白带下皆属带脉功能失约所致，治疗时可选取带脉。

（5）阳蹻脉：《灵枢·寒热病》曰：“足太阳有通项入于脑者，正属目本，名曰眼系……在项中两筋间，入脑乃别阴蹻、阳蹻，阴阳相交……交于目锐眦。”这是指太阳经脉于项后（风府穴所在）入脑，连系目系。入脑分为阴蹻、阳蹻，互相交会，交于目内眦。《难经·二十八难》曰：“阳蹻脉者，起于跟中，循外踝上行，入风池。”《针灸大成》曰：“阳蹻起自足跟里，循外踝上入风池。”《奇经八脉考》曰：“阳蹻脉者，足太阳之别脉，其脉起于跟中，出于外踝下足太阳申脉穴，当踝后跟以仆参为本，上外踝上三寸，以跗阳为郄，直上循股外廉，循胁后胛上会手太阳阳维于臑俞，上行肩髃外廉，会手阳明于巨骨，会手阳明、少阳于肩，上人迎，夹口吻，会手足阳明、任脉于地仓，同足阳明上行巨髎，复会任脉于承泣，至目内眦与手足太阳、足阳明、阴蹻五脉会于睛明穴，从睛明上行入发际下耳后入风池而终。”从阳蹻脉的循行路线可以看出，阳蹻脉当从风池入脑。蹻字的意义是举足行高，因其联系足跟，主身体的活动。阳蹻脉行于阳，主活动和清醒的状态。《难经·二十九难》曰：“阳蹻为病，阴缓而阳急。”《灵枢·寒热病》曰：“阳气盛，则瞋目。”临床上常见的肢体拘急与弛缓一类的疾病，如癫痫、中风偏枯等阳蹻脉疾病，可用蹻脉穴治疗，另外秦氏还认为部分精神系统方面的疾病也可用蹻脉予以医治，如狂躁证，可针申脉与风池穴，用泻法强刺激。

（6）阴蹻脉：《灵枢·脉度》曰：“蹻脉者，少阴之别，起于然骨之后，上内踝之上，直上循阴股入阴，上循胸里，入缺盆，上出人迎之前，入頄，属目内眦，合于太阳、阳蹻而上行。”《难经·二十八难》曰：“阴蹻脉者，亦起于跟中，循内踝上行，至咽喉，交贯冲脉。”《针灸大成》所载与《难经》相同。《奇经八脉考》曰：“阴蹻者，足少阴之别脉，其脉起于跟中足少阴然谷穴之后，同足少阴循内踝下照海穴上内踝之上二寸以交信为郄，直上循阴股入阴，上循胸里入缺盆，上出人迎之前，至咽咙交贯冲脉，入内廉上行，属目内眦，与手足太阳、足阳明、阳蹻五脉会于睛明而上行。”

《难经》曰：“阴蹻为病，阳缓而阴急。”《奇经八脉考》《针灸大成》亦然。意思即是阴蹻脉病见阴侧拘急而阳侧弛缓。秦氏却认为，临床上拘急抽筋一类的疾病，轻微的瘛疭当从阴蹻脉治，强直剧烈的抽搐当从阳蹻脉治，而对阴侧、阳侧的区分则不强调。因为蹻脉同主身体活动，阳为亢奋，阴为安静，所以有以上之分。另外，阴蹻脉主人的安静与睡眠。《灵枢·寒热病》曰:“阴气盛则瞑目。”所以秦氏认为,对于兴奋性患者当补阴蹻、泻阳蹻,对于嗜睡患者当泻阴蹻、补阳蹻,使其阴阳平衡,疾病得以解除。

(7) 阳维脉:《素问·刺腰痛》曰:“刺阳维之脉,脉与太阳合腨下间,去地一尺所。”《难经·二十八难》曰:“故阳维起于诸阳会也。”《奇经八脉考》曰:“阳维起于诸阳之会,其脉发于足太阳金门穴,在足外踝下一寸五分上外踝七寸会足少阳与阳交为阳维之郄,循腹外廉上髀压抵少腹侧会足少阳与居髎,循胁肋斜上肘上会手阳明、手足太阳于臂臑,过肩前与手少阳会于臑会、天髎,且会手足少阳、足阳明于肩井,入肩后会于太阳、阳蹻于臑俞,上循耳后会手、足少阳于风池,上脑空、承灵、目窗、临泣、下额与手足少阳、阳明五脉会于阳白,循头入耳至本神而止。”

从阳维脉的循行路线与各交会穴的关系,我们可以看出阳维脉维于全身各条阳经以通于“阳脉之海”督脉。卫为阳主表,阳维受邪为病在表,故苦寒热,所以秦氏认为临床上外感热病,苦寒热者当取阳维脉。

(8) 阴维脉:《素问·刺腰痛》曰:“刺飞阳之脉,在内踝上五寸,少阴之前,与阴维之会。”《难经·二十八难》曰;“阴维起于诸阴交也。”《奇经八脉考》曰:“阴维起于诸阴之交,其脉发于足少阴筑宾穴为阴维之郄,在内踝上五寸腨肉分中,上循腹内廉,上行入小腹会足太阴、厥阴、少阴、阳明于府舍,上会足太阴于大横、腹哀,循胁肋会足厥阴于期门,上胸膈侠咽与任脉会于天突,廉泉上至顶前为终。”

从阴维脉的循行路线与交会穴的关系,可以看出,阴维脉的交会穴集中在腹部与胸部,主联络各阴经通于“阴脉之海”任脉。《难经·二十九难》曰:“阴维为病苦心痛。”因阴维脉分布于胸腹各部,为里为阴,故阴维为病苦心痛。

阴阳之维,有维系维络的意思。《难经·二十八难》曰:“阳维、阴维者,维络于身,溢蓄不能环流灌溉诸经者也。”阴、阳维脉是联络各经脉、调节气血盛衰的一对经络通路。秦氏以为,阳维脉联络各阳经以归于督脉,阴维脉联络各阴经通于任脉,使全身的阴阳得以协调,反之则要成病,出现“苦寒热,苦心痛”一类的临床表现。

2. 八脉交会穴与脏腑经络　奇经八脉系十二正经之外的八条“别道奇行”的经络,它不但与十二经相沟通,对十二经起着总的联合、统率和调节气血盛衰的作用,而且十二经中也有八个穴位分别与八脉相通,以治疗奇经八脉的有关病证,又可通过治疗奇经八脉来调节十二经的气血,以治疗十二经的病证。所以,秦氏认为奇经八脉与十二正经是不可分割的一个整体,八脉交会穴则是连接这一整体的据点。

(1) 后溪穴:“督脉起自下极腧,并于脊里上风府,过脑额鼻入龈交,通手太阳小肠经,后溪是也。”(《针灸大成》)

后溪穴系手太阳小肠经穴,位于小指外侧本节横纹尖尽处,握拳取之。通于督脉,能清热疏筋,固表止汗,治疗手足拘挛战掉,中风不语,头痛项强伤寒不解,手足麻木,腰背腿疼痛等症。秦氏认为,后溪通于督脉,所以督脉之疾皆可针后溪治之,以恢复督脉的推动、温煦、气化、防御、固摄的功能。

(2) 列缺穴:“任脉起于中极之下,循腹上至咽喉,通于手太阴肺经列缺是也。”(《针灸

大成》)

列缺穴系手太阴肺经穴,位于手腕后高骨缝间,即前臂桡骨茎突部后,距腕一寸五分处。通于任脉,能宣肺、利咽、复脉,治疗痔证泄痢,唾红溺血咳痰,牙疼喉肿,溲难,心胸腹疼噎咽,产后发强不语,腰痛,死胎不下等疾。秦氏认为,列缺通任脉,所以针刺列缺穴除了可治肺经疾病外,还可以治任脉之病及任脉所经过部位之病。

(3) 公孙穴:"冲脉起于气冲,并足少阴之经,侠脐上行至胸中而散通足太阴脾经,公孙是也。"(《针灸大成》)

公孙是脾经的络穴,位于足大趾内侧,本节后一寸陷中。能理脾胃,调冲脉,治疗心疼胸闷,结胸翻胃难停,酒食积聚,胃肠鸣响,泄泻脐痛,腹痛胁胀,胎衣不下等疾。秦氏认为,公孙穴通冲脉,冲为血海,故全身的气血不足之证、气血不畅之证皆可针公孙穴以调之。

(4) 足临泣穴:"带脉起于季胁,回身一周,如丝带然,通足少阳胆经,临泣是也。"(《针灸大成》)

足临泣穴系足少阳胆经之穴,位于足小趾,次趾外侧,本节中筋骨缝中,去一寸是也。能清头目,利胸胁,祛风泻火,治疗手足中风不举,痛麻发热拘挛,头风肿痛项腮连,眼肿亦痛头旋,齿痛耳聋咽肿,浮风瘙痒,腿疼胁胀等症。秦氏认为,足临泣通带脉,除可治疗上述病证外,尚可治疗内脏下垂,赤白带下诸证。

(5) 内关穴:"阴维脉者,维持诸阴之交,通于手厥阴心包络经,内关是也。"(《针灸大成》)

内关穴系手厥阴心包经的络穴,位于前臂屈侧面,去腕二寸,出于两筋之间,即前臂屈侧面腕横纹后二寸,当桡侧腕屈肌腱与掌长肌腱之间。能宁心、安神、和胃、宽胸、降逆、止呕,治疗中满心胸疼胀,肠鸣泄泻脱肛,食难下膈酒食伤,妇女胁疼心疼,结胸里急难当。秦氏认为,内关通阴维脉,它主要用于治疗阴维脉的"苦心痛",内关与公孙配伍,还可以治疗胃肠疾病及妇女月经不调等证。

(6) 外关穴:"阳维脉者,维持诸阳之会,通于手少阳三焦经,外关是也。"(《针灸大成》)

外关穴系手少阳三焦经之络穴,位于腕后二寸两骨间,与内关相对,即前臂伸侧面腕后二寸,尺、桡骨之间,指伸肌桡侧近陷处。能疏风、清热、利胁,治疗骨节肿痛腹冷,四肢不遂,头风,背胯内外骨筋痛,头项眉棱皆痛,手足麻热,盗汗,伤寒自汗表热。秦氏认为,外关穴通于阳维脉,主要治疗阳维之疾"苦寒热",还能治疗诸骨节疼痛,尤其是身体外侧面(阳面)之疾。

(7) 照海穴:"阴蹻脉起于足跟中,循内踝上行至咽喉,交贯冲脉,通足少阴肾经,照海是也。"(《针灸大成》)

照海穴系足少阴肾经之穴,位于内踝尖直下,下缘下四分处,即内踝正下缘,与距骨相接的凹陷处。能养阴、宁神、利咽,治疗喉塞,小便淋涩,膀胱气痛,肠风下血。秦氏认为,照海穴通于阴蹻脉,它除能治疗肾经疾病外,还能治疗阴蹻脉之病"阴急而阳缓"的瘛疭证,并有较好的养阴安神作用。

(8) 申脉穴:"阳蹻脉起于足跟中,循外踝上入风池,通于足太阳膀胱经,申脉是也。"

(《针灸大成》)

申脉系足太阳膀胱经之穴,位于外踝下五分,即当外踝下缘正中凹陷处。能利腰腿,清头目,治疗腰背屈强腿肿,恶风自汗头痛,雷头赤目眉棱痛,手足麻挛,癫痫肢节烦憎,遍身肿满头汗淋。秦氏认为,申脉穴通于阳蹻脉,除能治疗足太阳膀胱经之疾外,治疗肢体的痉挛、抽搐当是首选穴位。因阳蹻脉病"阳急而阴缓",此外,还可以治疗阳气太盛的狂躁不寐证,因"阳盛则瞋目"。

3. 八脉交会穴临证应用　八脉交会穴一般两穴一组共同使用,如公孙、内关合用,治心胸、上腹部疾病;后溪、申脉合用,治疗目内眦、颈、项、耳、肩胛和上肢的疾病;外关、足临泣合用,治目外眦、耳后、颊、颈和肩部的疾病;列缺、照海合用,治疗咽喉、胸膈疾病。秦氏积数十年针灸临床经验,发展与拓宽了八脉交会穴的应用范围,治病疗疾,善于应用八脉交会穴。

(1) 八脉交会穴用于针刺麻醉:我国应用针刺麻醉成功地进行外科手术已有30年的历史,在这期间,广大医学科技工作者进行了大量的科学实验和临床实践,积累了丰富的经验。对针刺镇痛的原理,从西医学的神经传递学说、中枢递质的参与、针刺激活脑内痛调节系统到中医经络学说、脏腑功能学说,虽都不尽完善,但对指导针麻临床均有一定意义。针刺麻醉穴位的选取涉及对其理论的认识。根据中医学脏腑经络学说,认为针刺麻醉是通过穴位接受刺激和经络传输气血的功能而达到镇痛和控制生理紊乱的效果。因此,一般针麻临床取穴首先考虑的是手术所涉及的脏腑和体表、脏腑和经脉间的相互关系,经脉的循行路线和穴位的特定功能等原则,即所谓"经脉所过,主治所及"的理论。另一方面,根据针麻镇痛有神经参与传递信息的大量科学研究,以及神经解剖及神经生理学的原理,大多数的针麻工作者在选取穴位时主要是考虑到手术区域的神经支配,包括外周神经和相应中枢节段或脑区的支配,以及经络的循行路线与脏腑的生理功能。有相当一部分针麻工作者,即使是根据经络理论与脏腑生理功能取穴,在选穴时也考虑到了手术区域的神经支配。秦氏深谙经络理论,善于用经络理论指导临床实践,尤其对八脉交会穴的应用,更有其独到的见解。在针麻心内直视手术的取穴方法上,他最推崇的是按八脉交会穴理论选取的一组穴位,即内关、公孙、列缺、照海。

秦氏认为,内关穴系手厥阴心包经的络穴,八脉交会穴之一,通阴维脉,临床上大多数人也取内关穴作为心胸手术的主穴。他们的理论依据有二:一是内关穴是手厥阴心包经的络穴,有宁心安神,镇静镇痛的作用;二是根据西医学神经生理学的原理,认为取内关穴进行胸部手术,是因为内关穴的脊髓节段与支配心胸手术区的脊髓节段十分靠近,属于近节段取穴。基于这一理论,也有认为选取同一条心包经上的郄门穴同样能取得与内关穴相同的宁心镇静作用。而秦氏根据八脉交会穴的理论,认为内关为手厥阴心包经的络穴,通阴维脉,它不仅具有宁心安神,镇静镇痛的作用,而且具有阴维脉维络全身阴脉,调节气血盛衰的作用。《难经》曰:"阳维为病苦寒热,阴维为病苦心痛。"心内直视手术时,在切开心脏前要进行上、下腔静脉钳夹,阻断心脏的血流,这就造成了心肌细胞的缺血缺氧,很可能会发生心痛的症状,而阴维脉主治"苦心痛",它有调节全身气血盛衰的作用,具有保护心肌细胞,预防心肌因缺血缺氧而诱发的心痛。另外,阴维脉又主联络各阴经以通于"阴脉之海"——任脉,而任脉又恰好在心内直视手术的切口上，所以，还具有调节手术切口局部气血的作用，从而提高了手术切口处的镇痛效果。因此，秦氏认为心内直视手术选取通阴维脉的内关穴较取其他穴位更能发挥宁心安神，镇静镇痛的作用。

公孙穴系足太阴脾经的络穴，八脉交会穴之一，通于冲脉，配内关穴，主治心、胸、胃部疾病。《素问·骨空论》曰："冲脉者，起于气街，并少阴之经，侠脐上行，至胸中而散。"冲脉为十二经之海，分布最广，其上部"渗诸阳，灌诸精"；其下部"渗三阴""注诸络"，冲脉之名为"冲"，即说明其渗灌血气的作用四通八达，遍及全身，故又称"血海"和"五脏六腑之海"。中医学对疼痛的理论素有"不通则痛，痛则不通"的说法，手术时局部气血受损，血液流通不利，针麻取公孙穴以通利冲脉，使全身的气血流畅，有助于心内直视手术做体外循环时全身气血的供养。并且，冲脉起于气街，散于胸中，更有利于减轻心内直视手术撑开胸廓时的胸部气血流通受阻引起的疼痛，冲脉能和谐胸部气血，使气血流畅"通则不痛"，所以，秦氏认为选取通于冲脉的公孙穴，能加强心内直视手术的镇痛作用。

列缺穴系手太阴肺经的络穴，八脉交会穴之一，能通任脉，具有宣疏肺热，通利咽喉胸膈的作用。秦氏认为，任脉为"阴脉之海"，且任脉正好位于心内直视手术的切口上，而列缺穴系肺经的络穴，又是八脉交会穴中通任脉的穴位，所以选取列缺穴，不仅可利用其"肺主皮毛"的功能，使手术切皮时减少疼痛，而且列缺穴所通的任脉又位于手术切口处，这样就更能增强切口局部的镇痛作用。另外秦氏还认为，当手术剖开胸壁后，刺激列缺穴，能增强肺的通气功能，尤其是当手术造成胸膜破裂引起气胸时，能改善胸闷气促等不适反应，更能显示出列缺穴的作用。

照海穴属足少阴肾经，系阴蹻脉所生之处，也是八脉交会穴之一，通于阴蹻脉，有通经活络，清热泻火，利咽喉，安心神的作用。秦氏认为，阴蹻脉起于足跟照海穴，由照海穴上行，通过交信穴，经阴侧而上达目内眦——睛明穴，与阳蹻脉交会而通于脑，主要功能为主持肢体活动和睡眠。《灵枢·寒热病》曰："阳气盛则瞋目，阴气盛则瞑目。"意思是说阳蹻脉盛主目张而不欲睡，阴蹻脉盛则目闭而欲睡。心内直视手术取穴照海，不仅因为足少阴肾经的胸部分支从肺出来，散络于心，流注于胸中，取该穴以治气上逆，心内烦扰且痛，而且因为照海穴通阴蹻脉，阴蹻脉盛则能目闭而欲睡，更能增强手术中的镇静及改善手术剖胸进入心脏时患者烦躁不安的作用。

上海第二医科大学附属仁济医院（现上海交通大学附属仁济医院）从1972年起用内关、公孙、列缺、照海这组穴位，先后进行了室间隔缺损、房间隔缺损、肺动脉窦动脉瘤破裂、法乐四联症等28例针麻心内直视手术，在切口时皮下不用局部麻醉药辅助麻醉的情况下，优良率为69.2%，有效率达91.8%。手术中对部分病例进行了脑电图、心电图、肺通气量、血液酸碱度等多项生理指标观测，结果表明：术中脑电图基本活动以α节律为主，并有散见的θ节律，体外循环转流进程中，部分病例出现散见或短段的θ节律或δ节律，慢波出时，有些患者呈现睡眠状态，但当体外循环停止后不久，脑电图活动就逐步恢复正常。心电图变化在转流前除个别病例偶见房性、室性早搏或室性心动过速，其他均属正常。通过呼吸通气量的测定，结果亦说明剖胸前后和手术前后患者的呼吸通气量无明显变化。手术患者血液酸碱分析提示：体外循环转流前，转流中有代谢性酸血症，但转流停止后3小时血液酸碱分析均恢复正常，而二氧化碳分压，于剖胸前、剖胸后以及体外循环转流前后均属正常。所以秦氏认为，针麻心内直视手术，选取内关、公孙、列缺、照海这组八脉交会穴，从理论依据到临床效果都是令人满意的，尤其是取八脉交会穴这组穴位，在手术切皮时可不用局部浸润麻醉，这是较其他几组选穴方法的优点所在。

（2）八脉交会穴治疗心脏疾病：心脏疾病，包括心肌炎、心肌炎后遗症、风湿性心脏病、冠状动脉硬化性心脏病等，大多数为思虑过度，气血亏损，心失所养，或由于心气虚弱、心阳不振，或因为七情郁结、劳累受寒、饱食肥甘而导致痰湿内蕴使心血运行不畅，心脉瘀阻，出现胸闷、气短、心慌、心悸、心前区疼痛等一系列临床症状。秦氏治疗心脏疾病，常喜选用八脉交会穴中的内关、公孙两穴。他认为内关穴是手厥阴心包经的络穴，别走手少阳三焦经，有宁心安神、镇静镇痛的作用；其次内关又是八脉交会穴之一，通阴维脉，而阴维脉"起于诸阴交也"(《难经·二十八难》)，诸阴交于胸腹，且阴维脉主联络各阴经以通于"阴脉之海"任脉，"维络于身，溢畜(蓄)不能环流灌溉诸经者也"(《难经》)。阴维、阳维是联络各经及调节气血盛衰的经络通路，《难经·二十九难》称"阴维为病，苦心痛"，故心脏疾病取通于阴维脉的内关穴治疗，通过阴维脉来调节心脏气血的盛衰而达到养心活血、宁心镇痛的作用。公孙穴是脾经的络穴别走足阳明胃经，有调理脾胃、益气养血的作用。公孙穴也是八脉交会穴之一，通于冲脉。《灵枢·动输》曰："冲脉者，十二经脉之海也。"《素问·骨空论》曰："冲脉者，起于气街，并少阴之经，侠脐上行，至胸中而散也。"《灵枢·逆顺肥瘦》曰："夫冲脉者，五脏六腑之海也。五脏六腑皆禀焉。"冲脉为十二经之海，分布最广，上部"渗诸阳，灌诸经"下部"渗三阴""注诸络"，其渗灌气血的作用四通八达，遍及全身。心脏疾病选用公孙穴，既能健脾生血，又能发挥冲脉调节气血盛衰的作用，况且足太阴脾经"复从胃，别上膈，注心中"，故能使心脏的气血充足，运行正常而达到镇静镇痛，宁心安神的作用。内关与公孙两穴合用，使以上作用更加明显。

（3）八脉交会穴治疗妇科疾病：用八脉交会穴治疗妇女经、带、胎、产疾病，是秦氏辨证配穴的又一特点。妇女月经病表现为月经超前、落后，经量或多或少，经色或鲜或暗，经行腹痛乳胀等。这些症状大多由于气机不畅，气血失调所致。秦氏治此常在辨证取穴的基础上加用内关、公孙两穴。他认为，内关是心包经的络穴，与三焦经相表里，能疏通三焦之气机，又与同名经足厥阴肝经相交会，故针刺心包经络穴内关亦能激发肝经的经气，起到疏肝调经的作用，又内关穴通阴维脉，阴维脉能维络各阴经以通于"阴脉之海"——任脉，有调节各阴经气血盛衰的功能。公孙穴系太阴脾经之络穴，与任脉相交于少腹中极、关元。既有调理脾胃，又有益气生血的作用；再则公孙穴通冲脉，"冲脉者，十二经脉之海也"。上"渗诸阳，灌诸经"，下"渗三阴""注诸络"，其渗灌气血的作用四通八达，遍及全身，故有"冲为血海"之说。所以，秦氏认为，治疗月经病八脉交会穴之内关、公孙，调理冲、任二脉最为合适。治血热月经先期常选用内关、公孙加血海、三阴交，肝郁者加行间，治气虚月经先期常取穴内关、公孙加足三里、三阴交，血虚月经后期者选用内关、公孙加气海、关元、三阴交，治寒凝月经后期者常取上穴加用温灸法。

秦氏治胎气上逆、胎动不安、胎萎不长者也常喜用内关、公孙两穴。他认为，针刺内关穴能理气和胃安胎，因内关通阴维脉，而阴维脉能维络各阴经通于“阴脉之海”——任脉，“任主胞胎”“主妊养”，且手厥阴心包经与手少阳三焦相表里，心包经之络穴内关亦能疏调三焦之气机。针公孙穴能健脾生血，安胎、养胎，因公孙穴通冲脉，“冲为血海”，它能调十二经的气血盛衰，使气和血安，胎气得宁。

秦氏治疗妇女带下病亦喜用八脉交会穴。带下疾病多因体质虚弱，劳伤过度或湿热下注而使冲任受损，带脉失约而成，常取穴关元、三阴交、公孙、足临泣。他认为，关元是足三阴经与任脉之会，为三阴之气所生之处，是培肾固本，补益元气之要穴，刺之可调冲任，理下元虚损。三阴交能调理诸阴，健脾渗湿，调和气血，公孙健脾生血且通冲脉能调理血海。足临泣为足少阳胆经穴，能清利肝胆之湿热，又通于带脉，带脉者“回身一周”“阳明、冲脉皆属于带脉，而络于督脉”。内连肾气，纵行各经脉均受其约束。带下病选用足临泣既能清利湿热，又能调经止带。

(4) 八脉交会穴治疗脾胃疾病：中医学脏腑理论认为，胃主受纳，脾主运化，胃为“水谷之海”，脾气散精，为胃行其津液，以充养脏腑、肌肉。脾胃有病可表现为头晕神疲，肢软乏力，面色少华，唇舌淡白，纳呆腹胀，便溏泄泻等一系列脾胃失和，气血不足的征象。秦氏治疗脾胃病也常选用内关、公孙这组八脉交会穴。他认为，内关系心包经的络穴，与三焦经相表里，能调理三焦气机，又通阴维脉，阴维脉的交会穴大多集中在胸腹部，诸阴交于胸腹(《难经》)，阴维脉能联络各经调节气血盛衰，所以针刺内关穴能理气和胃，健脾助运，增强脾胃功能。公孙穴系足太阴脾经的络穴，别走足阳明胃经，通于冲脉，有健脾和胃，渗灌气血于周身的作用，它能荣养五脏六腑，故称冲脉为五脏六腑之海，所以冲脉同样能荣养脾胃，使脾胃发挥正常功能。反之，脾胃为气血生化之源，它吸收的水谷精微，输布全身，亦能使血海更加充足。所以脾胃疾病针刺公孙穴，既能健脾和胃，使气血生化有源，又有调节冲脉，使冲脉起到荣养脾胃的作用，促进脾胃恢复正常功能。

(5) 八脉交会穴治疗消渴证：消渴证以多饮、多食、多尿为临床主要表现。秦氏以为引起消渴的主要病机是肾阴不足，肺胃蕴热所致，养阴清热是治疗此证的大法。他治疗消渴，在辨证取穴的基础上加用八脉交会穴之内关、公孙疗效常较其他取穴法显著。他认为，内关穴是手厥阴心包经的络穴，但它通于阴维脉，所以有维络、调节全身阴经气血的功能，尤其对调节脾胃之阴血，恢复脾胃功能有其独到的作用。临床应用每能获效。公孙穴是足太阴脾经的络穴，本身就具有健脾养血之功，加上它通于冲脉，更能发挥其健脾生血，充养五脏六腑的作用。绝大多数消渴证患者有明显的阴亏症状，针刺通于阴维脉的内关穴，充分发挥阴维脉维络全身阴经，调节全身阴脉气血的作用，使阴液充足，配上公孙调理太冲脉，阴血双调，使阴亏证得到改善。

(6) 八脉交会穴治疗外感发热：外感发热多由于卫气不足，风寒或风热之邪乘虚而入，或感受非时之气所致。临床表现为发热恶寒，头、身疼痛，或咽喉痛、痒，鼻塞咳嗽等。秦氏治疗外感发热，除选用大椎、曲池、合谷、风池等穴外，总喜欢加用外关穴。因外感发热一般多与风邪有关。风为百病之长，风为阳邪，而外关为手少阳三焦经之络穴，通阳维脉。《难

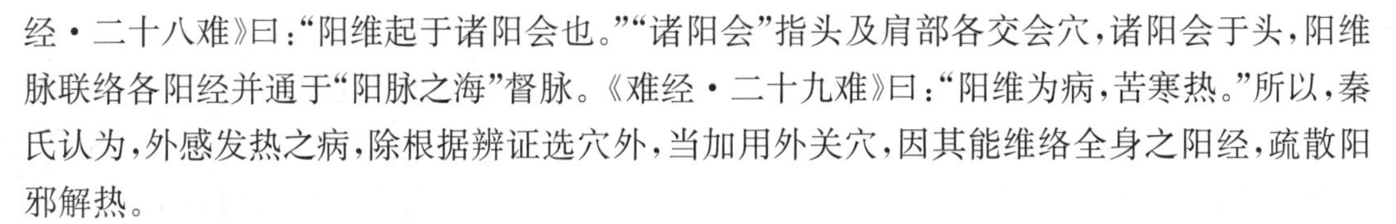

经·二十八难》曰："阳维起于诸阳会也。""诸阳会"指头及肩部各交会穴，诸阳会于头，阳维脉联络各阳经并通于"阳脉之海"督脉。《难经·二十九难》曰："阳维为病，苦寒热。"所以，秦氏认为，外感发热之病，除根据辨证选穴外，当加用外关穴，因其能维络全身之阳经，疏散阳邪解热。

(7) 八脉交会穴治疗不寐证：不寐一证多由于思虑伤脾，心血亏损，或阴虚火旺，心肾不交，或胃腑不和，停食停饮，或情志不畅，肝胆火旺，神志不宁所致。临床治疗常用健脾养血、养阴清火、消食和胃、疏肝清心之法。针刺取穴不外乎神门、内关、公孙、足三里、三阴交、太冲、行间、百会等。秦氏治不寐，在常规取穴不能奏效时，往往加取八脉交会穴之照海、申脉两穴，每能获效。

照海系足少阴肾经穴，为阴蹻脉所生之处，八脉交会穴之一，通于阴蹻脉；申脉系足太阳膀胱经穴，为阳蹻脉所生之处，八脉交会穴之一，通于阳蹻脉。《灵枢·脉度》曰："蹻脉者，少阴之别，起于然骨之后，上内踝之上，直上循阴股入阴，上循胸里，入缺盆，上出人迎之前，入頄，属目内眦，合于太阳、阳蹻而上行。"阴蹻脉起于足，沿阴侧上行，与阳蹻脉交会于目内眦而通于脑。阴、阳蹻脉联系足跟、眼睛及脑，主持肢体活动和睡眠。《灵枢·寒热病》曰："阳气盛则瞋目，阴气盛则瞑目。"阳蹻行于阳，主活动和清醒状态，阴蹻行于阴，主安静和睡眠状态，二脉会合于目与脑，正表示了这方面的功能联系。所以，秦氏认为，不寐患者补照海，泻申脉，使阴蹻脉盛而阳蹻脉衰，则能使其目闭而欲睡，达到安神宁心的作用。

(8) 八脉交会穴治疗肌腱劳伤：肌腱扭伤、劳伤大多数由于风寒之邪侵袭，致局部血凝气滞，经络不能疏通，或由于体位失常，劳作过度，经脉气血运行受阻所致。

治疗落枕、腰扭伤、网球肘等肌腱损伤疾病，秦氏也常用八脉交会穴。这类患者受风寒之邪侵袭较为多见，风为阳邪，与督脉关系较为密切。一般外风都由足太阳而及督脉，全身各阳经都与督脉有交会关系，其中督脉与两旁的足太阳膀胱经联系最为密切。太阳为三阳之首，由足太阳扩展为手、足三阳，大椎为阳经与督脉最主要的交会穴，风府、哑门是阳维脉联系各阳经直通督脉的要穴，由此说明督脉"督领经脉"为"阳脉之海"，在全身起"都纲""统率"的作用。《难经》曰"督脉为病，脊强反折。"手太阳之俞穴后溪也，系八脉交会穴之一，通督脉。针刺后溪穴，能疏通督脉，使受风寒侵袭的颈背部经络血气流通正常，而治落枕的颈项强直不得回顾。后溪配申脉治急性腰扭伤、手足麻木拘挛、腰背腿疼痛有较好疗效。因申脉为足太阳膀胱经穴，通阳蹻脉。《难经·二十九难》曰："阴蹻为病，阳缓而阴急。阳蹻为病，阴缓而阳急。"指阳蹻脉病见阳侧拘急而阴侧弛缓，阴蹻脉病则见阴侧拘挛而阳侧弛缓。急性腰扭伤、腰腿的疼痛，均在背侧为阳，故当是阳蹻脉病，所以，当针刺申脉能愈。

（三）同病异治（神经衰弱的针灸辨证论治）

神经衰弱是一种综合性疾病，主要表现的症候是失眠多梦、健忘、头昏眼花、心悸易惊、乏力腰酸、男子遗精、女子经带失常等综合虚弱症状。目前很难用客观生理、病理指标测出阳性数据。本病大多数是精神因素，病后体虚、用脑过度或房室纵欲所引起，所以对本病的治疗应进行辨证分析，才能取得治疗效果。现将针灸治疗神经衰弱病例根据辨证论治做一简单介绍。

病例❶ 男,64岁,外科教授。股骨颈囊内骨折术后7日未睡,心慌、乏力、头昏耳鸣,服安眠药仍不能入眠,要求针灸治疗,症见舌质偏红,舌尖有红刺,左寸脉超过腕横纹,浮弦有力,关尺脉沉细软。辨证:由于手术损伤阴血,引起血不养心,心阴不足,引起心火偏亢,故左寸脉超过腕横纹,浮弦有力,舌尖有芒刺,心慌不寐;由于阴血耗损,导致肾阴不足,出现头昏耳鸣。治则:泻心火,滋肾阴。取穴:泻神门、内关,补复溜、三阴交、太溪。因三阴交能滋三阴之阴;太溪为足少阴肾经原穴,能补益肾气;复溜是足少阴肾经的经金穴,具有滋养肾阴的作用;泻神门、内关以降心火,安心神。处方配穴乃是"壮水之主,以制阳光"的治法。留针20分钟,隔5分钟运针1次。第1次针刺可睡4小时。第2日按原穴针刺,当晚可睡6小时,头昏、耳鸣、乏力大为减轻。第4次针后可睡7小时,耳鸣、头昏、心慌等现象消失。

病例❷ 男,58岁,妇产科教授。由于长期思念在伊朗的儿女,1年多来未能入睡,健忘、头昏、眼花、乏力、食欲不振。由于夜间不能入眠,且常在夜间有恐惧感,故在夜间给患者施手术。白天难以入睡,故头昏、眼花、健忘。经精神、神经科医生给药治疗无效。于是来我处要求针灸治疗。患者体形虚弱,面色无华,食欲减退,大便2～3日1次,舌质淡红,舌苔黄腻,右关脉偏弦滑,左脉软弱。辨证:由于思虑伤脾、饮食入胃不能正常消化吸收,生化气血,以致积食蕴湿,湿渐化热,所以舌苔黄腻而舌质淡红;右关脉偏弦滑,为脾胃有积热,故大便秘结。曾在外院做内关、三阴交等针灸治疗,但未见效果。该病属于思虑伤脾,气血亏虚,脾失健运,积热内蕴。治则:健脾化湿,解郁醒脾为主。取穴:泻足三里,泻丰隆,两穴清理胃肠湿热,兼有疏中通便作用;补太白、三阴交以健脾化湿,佐以泻内关,共同起到解郁醒脾的作用;泻印堂、风池,以调整大脑皮层功能活动,且能治疗头昏目眩,再佐补手少阴心经原穴神门,三穴配合具有宁心安神作用。留针时患者已入睡,醒后说:"我1年来从未睡得如此香甜,现在精神好多了。"再在耳穴的神门、脾、皮质下3个穴位贴籽,嘱患者每穴按摩10次,每日3次,当日晚上又可睡2小时。第2日原穴再针,共治4次后可睡4小时。舌苔厚腻,变为薄腻,大便畅通,食欲增加。以后隔日1次,治到第8次,患者可睡6小时,头昏眼花症状消失,舌苔变薄,自述记忆力好转。前后共针治12次,患者每日可睡7～8小时。

病例❸ 男,32岁,工人,已婚。由于房事过度引起心慌腰酸、头昏乏力、睡眠不熟、多梦、思想不集中,后有阳痿,且每周梦遗2次。症见患者两颧潮红,舌质偏红,无苔,脉象细软带数。辨证:本病由于房事过度,肾精亏损,不能滋养脑髓,引起头昏耳鸣、眼花腰酸。肾精耗损,相火亢盛,上浮于颧,出现两颧潮红。相火引动君火,引起多梦寐差,梦遗,舌质偏红,脉细软数。治则:不用滋养肾阴,清火宁神,而是用巴戟天、肉苁蓉、鹿角胶等温肾壮阳的药物治疗,这犹似火上添油,只能加重疾病。嘱患者暂时停服温肾壮阳药,治疗从滋养肾阴,清心寡欲入手。一方面对患者进行思想工作,另一方面进行针刺治疗。取穴:补肾俞、复溜、太冲,此三穴主要起到益肾滋阴的作用,泻内关、神门、然谷以宁君火、相火之亢。每隔2日针1次,经过10次治疗,颧红消失、遗精停止、腰酸减轻,但仍有耳鸣眼花、乏力、睡时多梦。共治疗10次,上述症状消失。

病例❹ 女,37岁,未婚,职员。平时易感冒,咳嗽、乏力、睡时多梦、头昏、心慌、白带多,每次月经提前1周,量多如冲,来潮后乳房酸胀、腰酸心慌、纳食每餐一两,经过中西医治疗，服许多安神补脑药物无效。舌淡白，苔正常，按脉细软徐缓，手指不暖。辨证：本病是由于平时白带过多及每次月经如冲致身体虚弱，由此引起五脏功能失常，肾虚出现腰酸乏力、头昏眼花，心虚出现心悸易惊、睡眠多梦，肺虚引起容易感冒、咳嗽，脾虚引起食欲不振、气血不荣、肢末不温，肝虚引起来潮后乳房酸胀。肝虚不能藏血，脾虚不能统血，所以月经提前，量多如冲，如此造成恶性循环。脉沉细徐缓，为阴阳气血俱虚之脉。本病关键是在经带，因经带是精微气血化生而成。治则：调经止带，调摄冲任为主。取穴：补太白、公孙、关元以调冲任，使脾健能统血；补足厥阴肝经之合水穴曲泉和原穴太冲，使肝能藏血；再补具有强壮全身作用的足三里。留针 15 分钟后去针，再在背部肺俞、心俞、肝俞、脾俞、肾俞拔火罐，以激发和调整五脏的功能，留火罐 10 分钟。隔日治疗 1 次。经过 2 次治疗后，腰酸、心慌、睡眠大有好转。共治疗 10 次，白带正常，月经不再提前，经量正常，嘱患者平时忌食酒、辣等热性食物。

上面所举的病例说明治疗神经衰弱无固定处方取穴，运用辨证分析的方法，探求神经衰弱的原因，然后定出治则和处方配穴。如果头痛医头，脚痛医脚，是不会获得良好的疗效的。故治则以辨证为基础，取穴以治则为指导，配穴应以相辅相成为要点，如果配穴不当，即使辨证治则正确，穴位与穴位之间发生相互拮抗作用会削弱疗效。所以三者应运用配合得当，缺一不可，才能获得满意疗效，古人说“粗之所易，上之所难也”，因此，中医的“辨证治疗”不同于“对症治疗”，这是中医学的治病特色。

（四）异病同治（瘙痒性皮肤病从湿论治）

瘙痒性皮肤病的病机，往往主要责之于“风”，有风邪侵袭，阻于肌肤之间，诸痒属风之说，治疗以疏风或养血熄风为主。我们通过临床实践，认为湿邪也不可忽视，并以利水渗湿为治则，自拟皮疹三方，取得了较满意的疗效。即口服皮疹汤：泽泻 30 g，猪苓 30 g，苍术 15 g，炒车前 30 g，带皮苓 30 g，冬瓜皮 15 g，桑皮 15 g，木通 9 g。皮疹洗方：樟木 30 g，明矾 30 g，苦参 30 g。皮疹药粉方：枯矾 15 g，松香粉 15 g，黄连 9 g，滑石粉 30 g，炉甘石粉 30 g。

病例❶　异位性皮炎

李某，男，17 岁。皮损主要见于肘窝和腘窝，丘疹群集，瘙痒甚，伴水泡、皮肤变厚、有渗出，苔偏干，脉缓滑。中医诊断为“四弯风”，拟清利湿浊。方用皮疹汤加白蒺藜、白鲜皮、白芷、浮萍、蝉衣、黄柏、当归、生地，水煎服。外用皮疹洗方。7 剂而告愈，随访未见复发。

病例❷　皮肤瘙痒症

某患全身瘙痒 8 年，全身可见抓痕、血痂、鳞屑。中医辨证为“痒风”，拟疏风利湿。内服皮疹汤加白蒺藜、荆芥、防风、丹皮、赤芍、生地，水煎服。外用皮疹洗方加蝉衣、浮萍，煎水淋浴。共服用 28 剂而痊愈，随访未再复发。

病例❸　泛发性湿疹

某患全身见绿豆至蚕豆大丘、疱疹及暗红斑，伴糜烂、痂皮及抓痕，瘙痒难忍，尤以下肢为甚，舌裂苔白，脉弦滑。中医诊断为“浸淫疮”，拟疏风利湿。方用皮疹汤加麻黄、麻仁、白蒺藜、荆芥、防风、白芷，水煎服。外用皮疹洗方加浮萍、蝉衣，煎水洗浴。皮疹药粉方加冰片，研细末扑敷。7 剂后瘙痒大减，仍守原方，随证加减。共治疗 2 个月，皮疹大部已愈，双下肢仍有少量散在之疱疹。原方改为丸剂，外用方依旧。复诊皮疹已基本痊愈，尚存色素沉着斑，有时夜间旧瘢作痒，但可忍受。再给丸剂，嘱服 1 个月，巩固疗效。

病例❹ 丘疹样荨麻疹

徐某，女，46 岁。全身散在性丘疹似赤豆，伴抓痕、血痂等继发性皮损，口干便秘，舌红脉实。中医诊断为“隐疹”，拟清热利湿凉血。方用皮疹汤加白蒺藜、白鲜皮、丹皮、赤芍、生大黄、蒲公英、龙胆草、黑山栀，水煎服。外用皮疹洗方加蝉衣、一见喜，煎水淋浴。共 14 剂而愈。

病例❺ 神经性皮炎

章某，男，55 岁。后项部瘙痒 1 个月，可见丘斑疹、皮肤稍增厚。中医诊断为“摄领疮”，拟利水渗湿。内服皮疹汤，外用皮疹洗方加蚕沙、蝉衣、地肤子，皮疹药粉方加冰片、大黄粉。共 7 剂告愈。

第七章　秦氏针灸

针刺法古今前辈先贤已有众多叙述，各流派均有特点，秦氏流派特色主要是针、灸、药结合，内服、外治并用，无痛进针法、选穴与配穴、针刺补泻等。秦亮甫在遵古的基础上，吸收古今针灸专家特长，再结合自身的经验，整理出针刺法与艾灸法。同时为继承、弘扬针刺法，专门制作影像碟片，抛砖引玉，供学者共同切磋研究，希望能使这一世界非物质文化遗产发扬光大，以不断提高疗效，更好地为全人类的健康服务。

一、秦氏针刺手法

（一）秦氏无痛进针法

1. 单手无痛进针法

手法：先用左手拇指在穴位上揉按几下（左手拇指又称押手），右手持针，环指必须超过针尖 1 cm，对准穴位，快速进针。

解释：环指必须超过针尖 1 cm，目的在于让环指先叩击穴位周围皮肤，因为用钝刺激叩击能分散患者的注意力，并能分散患者对针刺的疼痛感受，加之快速进针，这样可达到进针无痛的效果。

适用部位：四肢、背部、腰部等肌肉较丰厚部位的穴位。

优点：进针时无痛。

注意：① 皮薄处之穴位不适用，如指（趾）尖端穴位、头面部穴位。② 当环指叩击穴位时，个别患者可能为之一惊，故针刺前先与患者解释清楚。

2. 双手无痛进针法

（1）手法一

手法：在传统押手法基础上，进行一些加工。左手拇指在穴位部位轻轻按摩一下，然后用左手拇指指甲紧压穴位，右手持针，针尖对准穴位，紧靠穴位皮肤，当左手拇指指甲放开时，皮肤向上弹时，针尖便刺入皮内。

解释：目的在于重按穴位，使局部气散，则不痛。同时，利用瞬间皮肤肌肉的反弹和张力的改变，使针尖随之自然刺入皮内。

适用部位：适用范围较广，全身穴位均可采用。

优点：针刺入的穴位比较准确，但进针时有轻微痛觉。

(2) 手法二

手法：左手拍击穴位局部部位，并令患者咳嗽一声，右手持针，针尖露出 1 cm，对准穴位快速进针。

解释：目的是使患者的注意力突然分散，拍击同时可让患者咳嗽一声。此曰“移神”，使患者之神转移于别处，以意领气，消除疼痛。

适用部位：躯干、四肢面积比较平坦部位的穴位。

缺点：患者易惊吓，术前应做解释。

3. 改良型“套管”进针法　套管进针法的套管有多种，20 世纪 50 年代秦氏在此基础上进行改良，用塑料吸管改制，套管比毫针短 0.5 cm。右手拇指和示指挟持套管，按压在穴位上，同时左手捏起穴位周围的皮肤，用右手示指叩击针尾，针尖穿过皮肤时无痛感，然后抽出套管，将毫针继续插入穴位所需的深度。目的在于利用套管管口的按压和捏起皮肤等刺激来掩盖、转移患者对针刺的疼痛感，达到进针无痛的效果。同时又可保持毫针的无菌性，针体不被手指污染，符合西医学的无菌操作要求，深受国内外医生和患者的欢迎。

4. 指舒张压手法

手法：先用左手拇指在穴位上按摩几下，然后用左手拇指、示指紧按穴位，用力，向两侧分开，同时用右手环指再向另一侧方向分开皮肤，将穴位皮肤形成三角形势态舒张，将皮肤绷紧，然后进针。

解释：目的在于绷紧皮肤，减少进针时的阻力，达到无痛进针。

适用部位：适用于肌肉比较丰厚部位的穴位，尤其是腹部、背部等部位。

优点：进针时基本无痛。

以上各法，不论是通过叩击、重按，还是套管等法，目的均为使患者“移神”，用其他刺激来分散或掩盖患者对针刺的疼痛感受，达到进针不痛，为患者所接受，有利于针灸临床施治。

（二）其他秦氏针刺法

下列针法凡进针刺前，均要用左手拇指在穴位上按摩几下，然后进针。

1. 秦氏多向透刺法　左手进针后斜刺向左右前后透刺，适用于大面积肌肉的酸痛、麻木，手足偏瘫。

2. 秦氏鸡爪刺法　毫针对准患部垂直刺入所需深度，然后将针退至皮下，再略斜针刺向上下左右，但较多向透刺法范围小，适用于四肢疼痛、麻痹、痉挛或瘫痪等症。

3. 秦氏多针刺法　患部四周垂直进针 5～7 针，适用于大面积肌肉的疼痛、麻痹、痉挛。

4. 秦氏排针刺法　针刺可以呈比较整齐的 2～3 行，甚至 4 行，每行针刺 3～5 针，适用于上肢或下肢肌肉疼痛、麻痹病证。

5. 秦氏环针刺法　围绕病变部位周围一圈针刺，适用于股骨头坏死、髋关节炎、下肢乏力。

6. 秦氏督脉针刺法　针刺在两椎体棘突之间，不宜过深或过度提插捻转，一般深度在 1 cm，以免伤及脊髓，甚至可以不施行提插捻转，每隔 3～4 个椎体针刺 1 处，适用于脊椎疾病，如强直性脊柱炎、运动神经元疾病、多发性硬化、高血压、不明原因的低热等。

7. 秦氏头八针刺法　指针对头部 8 个穴位进行针刺，百会、印堂、头临泣、率谷，以上穴

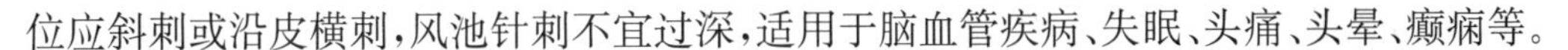

位应斜刺或沿皮横刺，风池针刺不宜过深，适用于脑血管疾病、失眠、头痛、头晕、癫痫等。

8. 秦氏腹部四门针刺法　中脘、天枢、关元，该四穴均直刺，适用于腹部疼痛、胃肠炎，但腹部肠麻痹、肠梗阻、腹水引起的腹部胀满或患者腹壁瘦薄甚者，不宜针刺，以免刺穿肠壁，肠腔内液体渗出引起腹膜炎。

9. 秦氏膝眼双针刺法　内、外膝眼可以根据情况，每个穴位针刺 2 根毫针，不要提插，可以适当小幅度捻转，适用于膝关节病变，此法比用一根毫针针刺效果明显。

10. 秦氏耳后排针刺法　完骨、头窍阴、浮白，斜针进刺，适用于三叉神经痛的耳后乳突部内血管神经粘连、面肌痉挛。

（三）秦氏针刺法的禁忌

(1) 身体虚极者勿针刺。

(2) 饥饿时勿针刺。

(3) 饱餐后，胃脘部勿针刺。

(4) 肝肿大者，上腹部及右肋弓下缘勿针刺。

(5) 脾肿大者，左肋弓下缘勿针刺。

(6) 行走来者不宜立即针刺，休息 30 分钟后方可针刺。

(7) 动脉及静脉禁针刺，若要针刺，应避开血管进针，并尽量不用提插或捻转手法。

(8) 神经禁捣刺。

(9) 腹部胀气、腹水者，腹部禁针刺。

(10) 针刺右睛明时嘱患者眼球向右看，针刺左睛明时嘱患者眼球向左看。针右侧球后或承泣时令患者眼球向上向左看，针左侧球后或承泣时令患者眼球向上向右看，以免刺伤眼球。

(11) 甲状腺肥大者，前颈部穴位禁针刺。

(12) 后项部风府、哑门针 0.5～1 cm，禁深刺及提插捻转。

(13) 有严重心脏病者禁针刺。

(14) 上背部进针不宜过深，宜斜刺，一般进针 1 cm 左右。

(15) 孕妇腹部、腰骶部及针感较强的穴位禁针刺，如合谷、太冲、委中、涌泉、劳宫、人中。

(16) 血友病及血小板过低的患者禁针刺。

(17) 前胸部穴位禁直刺，宜斜刺或沿皮横刺 1 cm 左右。

(18) 乳中、神阙禁针刺。

(19) 缺盆、肩井禁深针刺，均针刺深度小于 0.5 cm。

总之，秦氏针刺手法要点及精髓在于针刺应心细辨证为之，根据穴位部位谨慎深浅用针。虚亏者毫针宜细些、刺激要轻、取穴可少些，壮实者毫针可粗些、刺激可稍重、取穴可多些。

二、秦氏针刺补泻

人体健康是一种阴阳平衡状态，疾病是由于阴阳失衡而出现的病理状态，表现为人体气血、脏腑、经络产生虚实变化。针刺补泻是指通过采用恰当的方法针刺人体穴位，以达到补益正气，疏泄病邪，进而调节人体脏腑经络功能，促使阴阳平衡而恢复健康。所谓针刺补法，是指采用针刺方法，使低下的功能恢复旺盛，激发人体正气的方法。针刺泻法，是指采用针刺祛除病邪，使相对亢进的功能恢复正常的方法。早在《灵枢·九针十二原》提出："凡用针者，虚则实之，满则泄之，宛陈则除之，邪胜则虚之。"针刺补泻在针灸学中占有很重要的地位，历代针灸医家都非常重视这个问题。秦氏历70余年临证经验，认为针刺补泻可从以下几方面考虑。

（一）补泻的原则

秦氏认为治疗疾病就是运用各种方法，包括汤药、针刺、艾灸、推拿实现扶正祛邪，达到恢复机体阴阳平衡的目的。针刺补泻在临床治疗中的运用，应区别不同的发病时期机体的虚实状况。在疾病早期，对于单纯的虚证或实证，针刺补泻较为容易掌握，"气盛者不可补，气虚者不可泻"，此处气盛是指邪气亢盛，气虚是指正气不足。在疾病中期、后期，由于邪正相争，往往出现虚实夹杂的症候，则应四诊合参，遵循"阴盛而阳虚，先补其阳而后泻其阴，阳盛而阴虚，先补阴而后泻其阳"。注意顾护正气是临证的重要原则。在疾病的晚期，则人体阳气阴精、脏腑气血功能皆不足，此时不宜针刺，适用灸法，或汤药以调养之。

（二）补泻的依据

1. 功能状态　唯物辩证法认为事物的变化发展是内因和外因共同作用的结果，外因是通过内因发挥作用的。秦氏以为针刺刺激是一种外在因素，针刺效应的产生必须依赖于身体的机能状况。人体感受病邪后，机体会出现虚实变化。针刺治疗效应也会出现不同补泻的作用，如机体处于虚惫状态，针刺可以起到补虚的作用。若机体处于邪盛而呈现实热、闭证的情况，针刺又可泻邪，起清热泻实作用。

2. 体质状况　《灵枢·终始》篇曰："凡刺之法，必察其形气。"形，指形体；气，指气质，也指神气。因此，秦氏认为针刺的补泻必须结合体质强弱、体型胖瘦、年龄老幼及男女的生理功能的不同。如对体质虚弱，或老幼患者，即使为外感实邪，也当明本虚标实，应祛邪不忘扶正。

3. 腧穴特性　腧穴是人体经络的重要组成部分，具有相对的特异性，可以分为三种穴性，一类穴位适宜于补虚，如气海、关元等，具有强壮作用，多用于虚证患者；另一类穴位适宜于泻实，如十宣等，趋于泻实作用，多用于实证患者；第三类穴位最多，既有补虚作用，又有泻实作用，如大椎穴，既强壮体魄，又具有清热泻实的作用。临床治疗时，秦氏非常重视腧穴的特异性作用，更强调腧穴的双向良性调节作用。

（三）补泻的方法

1. 迎随补泻法　广义迎随意指逆顺，可概指各种补泻法为迎随，各种具体的补泻法都要依据人体经气的盛衰、大小、逆顺、阴阳脏腑受气的部位而采取"实者，迎而夺之，虚者，随而济之"。狭义的迎随补泻，指营卫气血的走向有顺有逆，分布部位有深有浅，据此可以针芒的方向顺经而刺为随（补），逆经而刺为迎（泻）。

2. 轻重补泻法　轻重手法是指针刺操作时用力大小，刺激强弱。一般以用力轻、小，刺激浅、弱为补法，用力重、大，刺激深、强为泻法。《医学入门》提出："补则从卫取气，宜轻浅而针，从其卫气随之于后而济其虚也；泻则从荣弃置其气，宜重深而刺，取其荣气迎之于前而泻夺其实也。"

3. 捻转补泻法　《灵枢·官能》曰："泻必用圆，切而转之，其气乃行，疾而徐出，邪气乃出，伸而迎之，遥大其穴，气出乃疾。补必用方，外引其皮，令当其门，左引其枢，右推其肤，微旋而徐推之，必端以正，安以静，坚心无解，欲微以留，气下而疾出之，推其皮，盖其外门，真气乃存。"秦氏以为，其方圆之说，盖指捻转角度，依据捻转角度可分补泻，≥360°为泻法，其捻转频率约为 180 次/分，≤180°为补法，其捻转频率约为 90 次/分。

4. 多少补泻法　秦氏认为针刺补泻当结合用针取穴数目多少，取穴少为补，用穴多则为泻。如老幼患者，体虚瘦弱之人，针刺取穴应少取为上，而体壮中年之人，针刺可依病多取数个穴位。如体虚失眠患者，头部取穴不过 8 针，而躁狂之人，头部用穴应逾 10 针。

5. 粗细补泻法　"凡刺之要，官针最妙。九针之宜，各有所为，长短大小，各有所施也，不得其用，病弗能移。"（《灵枢·官针》）春秋战国时期出现了九针，不同的针具用于治疗不同疾病。秦氏以为针具粗细所产生的刺激量是整个针刺过程中刺激量总体不可分割的一部分，用针粗细不同，其补泻效应亦有差异。新感邪气，或劳损后疾病，采用毫针中较粗规格的针具行针，可以取得显著疗效，如外感发热、肩周炎、腰椎间盘突出症等可选用 28 号、30 号针具施治。对久病体虚，慢性迁延性疾病，采用毫针中较细规格的针具行针，则有助于顾护正气，如多发性硬化、失眠、更年期综合征等可选用 32 号、34 号针具。

6. 配穴补泻法　配穴补泻是临床常用的方法，配伍精当，则效如桴鼓。如阴虚盗汗者，取复溜、合谷以止汗。因复溜是足少阴肾经的经穴，五行属金，是肾经的母穴，因肾主水，金为水之母，根据虚则补其母的理论，故补复溜，既补肾阴，又实卫表。合谷是手阳明大肠经的原穴，泻合谷以清体内之热，因里热能逼液汗出，里热清除，出汗亦止，所以补复溜、泻合谷可以止汗。再如取内关、大椎二穴可治水湿内停的水肿，以及由于水气上泛引起的胸满喘咳。内关属手厥阴心包经之络穴，但别络走于三焦，三焦主通调水道，能调节人体水液，饮水入胃，通过胃肠的消化吸收，分布于上、中、下三焦，由上焦下达下焦而出膀胱，是谓"决渎通畅，则无水湿停留之患"，如果三焦功能失司，水道闭塞，气不化行，则会水饮内停，内关有调节三焦的功能，具有决渎通畅作用。而大椎为督脉与手、足三阳经之会穴，能通调诸阳之气，又能通调足太阳膀胱之气，"气行则水自行"。针刺补泻贯穿于针刺治疗的整个过程，临床治疗时应该重虚实，辨形神，结合取穴的配伍、数目、操作手法及留针时间。秦氏临诊时，多以几种手法有机结合，随着疾病的变化及转归，针刺补泻也要做适当调整，以"法随证变"。

秦氏推崇和常用的是迎随补泻法、徐疾补泻法及五腧穴补泻法。他在法国讲学期间，应用五腧穴补泻法治疗一名昼夜呃逆不止的患者，取得满意疗效。患者心脏手术后引起血胸，再次手术发生膈肌痉挛，昼夜不停呃逆已经 10 日，寝食俱废，应用镇静剂亦不见效，头胀痛，口苦，苔黄腻偏干，脉弦滑数。秦氏辨其为肝气横逆犯胃，治拟平肝和胃，降逆止呃。针刺取穴足三里、太冲、内关，施捻转手法中的泻法，转用电针，留针 20 分钟时呃逆突然停止，30 分钟后起针。呃逆停止4小时后夜间呃逆又起，但程度减轻，稍能进流质。照前穴日针1次，连续4次即告痊愈。秦氏认为，施行补泻手法时要结合患者年龄、体质、功能状态、病因、病情等具体情况，作为补泻刺激量的选择依据。老年人补量可大些，青壮年泻量可大些，幼儿的刺激量宜小，单纯病证刺激量宜大，虚寒阴证者补量宜大，实热阳证者泻量宜大，或用三棱针刺出血。总之，施行补泻手法要因人而异，因病而施。

（四）秦氏常用补泻操作手法

表7-1　秦氏常用补泻操作手法

补泻手法	补　　法	泻　　法
徐疾补泻法	按无痛进针法右手持针将毫针刺入穴位皮肤后，按天、人、地三部（即是将针刺穴位深度分为三层），从天部（皮下）刺入人部（浅肌肉层）、地部（肌肉深部），缓慢进针，不作捻转，留针片刻，然后迅速拔针至天部再缓慢地进入人部、地部，称之为1度，患者身体较强壮者可行3度。虚弱的患者1度即可，留针时间根据病情的需要。缓慢出针，可以按住针孔，即开阖补泻法中的补法。或者按无痛进针法，进入皮肤后缓慢刺入穴位所需针刺深度，留针片刻，然后1次拔至皮下，称为1度，可以行2～3度。身体虚弱患者，从皮下缓慢刺到穴位一定深度留针片刻，1次拔出，1度即可	右手持针按照无痛进针法进入穴位皮肤，从天部较快的刺入地部（即所需穴位深度），分3度拔到天部，称为1度，可重复3次为3度，或者缓慢1次拔到天部出针，不按闭针孔，即开阖补泻法中的泻法
捻转补泻法（进针后拇指向前或向后捻转用力的轻重不同的补泻法）	进针后右手拇指顺着经脉走向，用力向前捻转，捻转角度90°左右为补	进针后右手拇指逆着经脉走向，用力向后捻转，捻转角度360°左右为泻
迎随补泻法	针尖顺经脉走向进针为补	针尖逆经脉走向为泻
提插补泻法（针尖在提插时用力轻重和快慢不同的补泻法）	进针后插针要用力重些、快些，提针必须轻些、慢些（紧按慢提）为补	进针后插针必须用力轻些、慢性，提针要重些、快些（慢按紧提）为泻
留针补泻法	进针后行补法，留针时间短，一般10分钟左右为补	进针后行泻法，留针时间长，一般在20分钟以上为泻
呼吸补泻法	进针呼气，出针吸气为补	进针吸气，出针呼气为泻
秦氏平补平泻法	进针后行捻转手法，以针柄捻转角度为标准，针柄捻转180°左右为平补平泻	

以上补泻手法在临床上可以2～3种补泻手法组合运用，称为复式补泻手法。如果患者取穴上有补有泻，一般体虚者先刺补法的穴位，再刺泻法的穴位。实证先刺泻法穴位，再刺补法穴位，以防经气逆乱。

三、秦氏艾灸

灸法是中医学最古老的疗法之一，又称灸疗。灸，《说文解字》解释为“灼也”，即是以火烧灼之意。秦氏认为灸法是我国传统针灸医学的重要部分，灸法如同针刺法一样都是通过刺激腧穴或特定部位，激发经络、神经、体液的功能，调整机体各组织、系统的失衡状态，从而达到防病治病的目的。灸法能起到温经散寒、行气通络、扶阳固脱、升阳举陷、拔毒泄热、防病保健的作用。

一般来讲，针刺取穴立竿见影，灸法却有"针所不为，灸之所宜"之功。灸法能助针除疾病，《医学正传》："虚者灸之，使火气欲助元阳；实者灸之，使邪随火气而发散也；寒者灸之，使其气复温也；热者灸之，引郁热之气外发。"灸法，有补中益气、复脉救逆、回阳固脱、固摄冲任、培元益精、培补脾胃、补肾固本的作用。秦氏常以艾条直接灸肾俞、关元治肾元亏损，体弱阳痿；常用灸百会治脱肛、子宫脱垂；灸足三里治虚寒胃痛。灸法还有通调中焦，引气和散瘀之功，温灸又有温中散寒、温通血脉、祛风止痛的作用。

（一）无瘢痕直接艾炷灸法

秦氏应用无瘢痕直接艾炷灸法，把艾绒捏成底平 1 cm 呈圆锥体的艾炷安放在穴位上，点燃其尖端以施灸，以患者能耐受为度，如患者觉灼热，即用镊子将艾炷夹去，连续 5～7 壮。直接灸一般多用于大椎、命门等穴。治疗虚证、寒证，以及保健防病之用。

（二）衬垫灸

秦氏在 1979 年 10 月至 1981 年 10 月随中国第三批赴摩洛哥医疗队在萨达特省哈桑二世医院工作期间，仿太乙针灸、雷火针灸和隔姜灸，创造了"艾火针衬垫灸"，简称"衬垫灸"，现介绍如下。

1. 衬垫的制作和操作方法

(1) 衬垫制作方法：用干净的白布 5～6 层，新旧不论(有色的布亦可，化纤布不能用)，取干姜片 15 g，肉桂 15 g，丁香 15 g，煎汤 300 ml 左右，与面粉调成薄浆糊，把 5～6 层白布制成硬衬，晒干后剪成 10 cm 左右方块备用。

(2) 施治操作方法：右手持已点燃的艾条，左手持衬垫放在施治的穴位(或部位)上，将艾条点燃的一端按压在衬垫上，5 秒钟左右，施治的穴位(或部位)即觉灼热，此时立即提起艾条，称为"一壮"。然后将衬垫稍转动，再放在原穴位(或原部位)上按压艾条，又觉灼热，立即提起艾条，称为"两壮"。如此施治 5 次，即"五壮"后，再更换其他穴位(或部位)。以施灸的穴位(或部位)的皮肤出现红晕为度。

(3) 注意事项：① 施灸前先向患者介绍衬垫灸的情况，如只有温热感，不会烫伤皮肤，不会留有瘢痕等，以消除患者的顾虑和恐惧。② 高血压患者上半身、头面部不宜应用。③ 眼部及阴部禁用。④ 孕妇不宜应用。⑤ 施灸时当心火灰跌落烫伤皮肤或烧破衣被。⑥ 施灸完毕用剪刀剪去艾条着火的一端，或用水熄灭之。⑦ 施灸部位皮肤知觉丧失者注意烫伤皮肤。

衬垫灸除适用于治疗一般虚证、寒证以外，尤宜于一些不宜针的情况，如年老体弱、婴孩幼儿以及皮肉薄的骨凸部位应用，灸至穴位局部皮肤红晕为度。

（三）药饼灸

秦氏督脉药饼灸，以温通督脉的中药为主，将附子、肉桂等药切细研末，用黄酒调和作药饼，厚 0.6～1 cm，用针穿数孔，上置艾炷灸之，一般连续五壮，以药饼发热，皮肤红晕为度。

秦氏用其温阳扶羸来治阳痿早泄等命门火衰疾病。

（四）秦氏温针法

温针法，又称温针灸，既有针刺的作用，又有温灸的作用，能够温经通络、活血止痛，比单纯针刺或单纯灸法疗效要好，是秦氏常用治疗方法之一。针刺法绝大多数可以用温针法，除眼圈处如睛明、球后，不用温针。具体方法：将艾绒搓成类似橄榄大小包裹在毫针的针柄上，冬天艾绒球距离穴位皮肤 3～4 cm，夏天艾绒球距离穴位皮肤 5～6 cm，随后点燃艾绒球。垂直毫针，最好将毫针针尾包在艾绒球中，以免燃烧时艾绒球从针柄滑下烫痛穴位皮肤，再用纸板垫于穴位皮肤上以免艾绒爆燃时火星掉下灼伤皮肤。若体温达 37.5℃以上及高血压患者(收缩压 150 mmHg 以上，舒张压 90 mmHg 以上)不宜温针。

温针灸就是针和灸结合的一种治疗方法，但须注意，如果艾绒距皮肤过远，就失去了温灸的效用，反之艾绒过于靠近皮肤，会引起皮肤灼伤或水泡。秦氏在临诊治疗中擅长使用此法。它能留针，增加针感刺激；又宜于施灸，舒通经络血脉。使之既有针的功效，又有灸的作用，在临床上常能取得令人满意的疗效。然由于有些医生认为温针灸麻烦，在针柄上粘艾绒花时间，还有些人对艾灸的烟熏刺激过敏，所以对温针灸的临床应用逐渐减少，甚至有同道不会应用，而用电针取代，但温针灸有电针不可替代的作用，它是针灸术的一种发展应用。

1. 温经通络——寒者灸之，使其气复温也　风、寒、湿三邪引起的痹证是临床上的常见多发病，关节、肌肉的酸痛多是由于寒凝经脉，气血受阻所引起。《素问·调经论》“血气者，喜温而恶寒，寒则泣不能流，温则消而去之”。如一位 70 岁吴姓女患者，中风后半身不遂，下肢为主，肌力为 0，担架抬入就诊。其患侧肢体寒冷，皮色紫暗，局部皮肤浮肿。经温针灸环跳、居髎、内外膝眼、阴阳陵泉、足三里、丘墟、昆仑、太溪、太冲等穴 12 次，患者能自行移步。再如顽固性面瘫，用温针灸治疗，即使病程长达一两年，也常能取得令人满意的疗效。

2. 活血化瘀——实者灸之，使邪随火气而发散也　由于艾叶具有活血化瘀的作用，加上针刺通络行气之功，对瘀血阻滞在局部的陈旧性扭伤、腰肌劳损有良好的疗效。顾某患陈旧性右踝关节扭伤 1 年余，用药物敷贴及电针治疗，效果不显。行走时局部疼痛、乏力，每遇阴天、劳累后发作。温针灸昆仑、丘墟、中封穴 3 次，1 年多的疼痛告愈。痛经多由于肝气郁结，经血滞留不畅所致，常因行经时食冷饮、酸醋引起。温针灸太冲、血海、三阴交穴疏肝理气，行血养血，使经血畅通下行而获效。

3. 祛寒扶阳——虚者灸之，使火气欲助元阳　针刺具有理气止痛作用，艾灸有温阳补中之功，两法相合的温针灸对慢性胃炎、慢性结肠炎确有良效。一位 43 岁沈姓男患者，有慢性胃炎史，胃痛、纳差、便溏、消瘦、畏寒，舌淡，苔薄白，脉弦缓无力。证属中阳虚寒，治以温中和胃。先后温针灸中脘、梁门、足三里穴 12 次，胃纳、大便正常，胃痛畏寒消失。法籍中学音乐老师杰克，患慢性肠炎 2 年余，每日腹泻 4～5 次，大便溏薄，时有肠鸣，面色㿠白，舌淡苔少，脉缓无力。证属脾肾阳虚，温针灸天枢、关元、足三里、三阴交，并每日艾条温灸神阙 10 分钟，每周 2 次，共治 8 次，多年宿疾，从此告愈。

4. 散结消肿——热者灸之，引郁热之气外发　温针灸可治疗部分外科疾患，其起于哪个年代，无从考证，但在江南一带广泛流行。温针灸适用于流注、流痰、阴疽、疖肿等外科疾病。

具有消瘀散结之功，如今很少有人用针灸法治疗上述疾病。

病例❶ 马某，男，65 岁。患“搭背”伴发热，35 cm×35 cm 大小，局部发紫，肿痛微热，脓液渗出，诊断为“肩背局部蜂窝织炎”。用抗生素治疗，未见缩小，准备切开引流。由于该患者有糖尿病史，不易手术。在创面上用温针，拔火罐，将瘀血、脓液拔出，起到拔毒散结之功。再用铁箍散膏消肿止痛，化瘀散结，4 次告愈。

病例❷ 张某，女，45 岁。左膝关节上方白色漫肿，酸痛难忍，中医称之“流痰”“流注”。取温针梅花刺，灸五壮，起针后拔火罐。见稀薄脓性液体，再敷阴发散，3 次告愈。实证先针刺泻法穴位，再针刺补法穴位，以防经气逆乱。

四、秦氏常用配穴

药有药性，穴有穴法。秦氏常常教导，作为一名针灸医生要做到用穴如将帅用兵，需熟知兵形、兵性，知其可为和不可为，知其所长与所短，则无往而不利。针术亦然，临证需通晓穴性，知腧穴的特性，然后选穴组方，方能运用自如，游刃有余，获得较好的临床疗效。秦氏在临床上十分重视配穴，根据穴位的主治特点和规律、穴位的特定性能和治疗作用而选穴、配穴，灵活运用五腧穴、原络穴、俞募穴、八会穴、八脉交会穴等特定穴和经外奇穴，互增功效，以提高临床疗效。

（一）秦氏配穴举隅

1. 合谷、复溜　肾主水，金为水之母，根据虚则补其母的理论，此两穴能止汗又能发汗。凡止汗时应补复溜，因复溜是足少阴肾经经穴，是肾经的母穴，且复溜又能补肾阴，以实卫表。泻合谷可清体内之热，因里热能逼液汗出，里热清除，出汗亦止，所以补复溜，泻合谷可以止汗。若要发汗，应补合谷，泻复溜。合谷属阳走表，补能发表托邪；泻复溜可衰阴而使阳盛，阳盛阴衰，使阳气流通，皮肤腠理疏展，使无汗者有汗。

2. 合谷、曲池　两穴均属手阳明大肠经，主气，合谷能升能散，曲池走而不守，两穴相合，清热散风，故风邪在上焦及头面诸窍，均可用合谷、曲池。然而，该两穴走而不守，如欲专达某处，需加局部或临近穴作为向导，则收效更速。如头昏、头痛，加取风池、风府、头维；目赤、目痛，加丝竹空、睛明；鼻渊、鼻痔，加迎香、禾髎；耳鸣、耳聋，加听会、翳风；口臭、舌干，加金津、玉液、劳宫三穴；咽喉红痛，加扶突、少商点刺出血；齿龈肿痛，上龈加下关，下龈加颊车；口眼歪斜，加地仓、颊车、阳白、瞳子髎、迎香、下关，标本兼施，头面疾患自然告愈。

3. 合谷、太冲　合谷、太冲又称四关，属经外奇穴，两穴均属原穴。合谷位于第 1、2 掌骨之间，又称“虎口”；太冲位于第 1、2 跖骨之间，亦名“足上虎口”，两者体表所处形势相似。由于此两穴都在“虎口”，如同山寨隘口，故名“四关”。合谷属阳主气，太冲属阴主血，一阴一阳和一气一血的相配，有纠正阴阳偏差、气血相逆的作用。两穴具有行气血，通经脉，调阴阳，镇癫狂的作用，临床治疗癫痫、痉挛的实证，可加丰隆、阳陵泉以除痰泻火，舒缓经筋；配百会、神门，可安神，镇静。此两穴是治疗震颤麻痹的必用穴，当然亦需配其他穴位。

4. 合谷、三阴交　合谷与三阴交相配理胎产。合谷系手阳明大肠经的原穴，善于疏风清热。三阴交为足太阴脾经之穴，足三阴经之交会穴，能调理三阴之血。补三阴交，轻泻合谷，可健脾养血滋阴，清热安胎；泻三阴交，补合谷可行血损阴，助阳动胎，从而达到催产的作用。

5. 合谷、风池　合谷与风池相配治脑部疾患。风池为足少阳胆经穴，是手少阳三焦经、足少阳胆经与阳维脉之交会穴，有通经活络，调和气血，疏解风热，清脑开窍，明目益聪的作用，合谷亦善治头面部之疾，两穴相配对外感引起的头痛、发热，高血压引起的头晕、头痛、视神经萎缩，视网膜出血引起的头痛、眼花都有良好的疗效。

6. 人中、风府　此两穴都属督脉，督脉入脑，故此两穴可醒脑开窍，凡中风、失语，可取两者治疗。实证应泻风府，搜剔舌根之风，疏通三阳之气，凡中风，牙关不开，不省人事，言语障碍所必用之穴。人中为开窍醒脑急救的常用穴位，两穴相配，多数是用于中风及其后遗症的言语障碍、舌体运动障碍，还可加刺聚泉、廉泉，以舒通舌体经脉气血。

7. 曲池、肩髃　此两穴均属手阳明大肠经，具有调理肺气的作用，手阳明大肠经与手太阴肺经具有表里关系，故外感袭肺，引起肺气失降，胸闷作咳，取两穴相配，具有通利气血，搜风肃邪的作用。凡一切经络受邪，引起气血阻滞的疾病，取此两穴均能使之舒畅调和，尤其是对中风所引起的上肢偏瘫，或上肢的麻木、疼痛、痉挛都可应用，当然还需配合其他穴位，如外关、合谷等。

8. 曲池、三阴交　曲池属阳，三阴交属阴。曲池穴性走而不守，最能清热搜风。三阴交是三阴经之会穴，为肝、脾、肾三经的枢纽，能滋阴养血。两穴相配可使曲池之阳气入于三阴之阴分，故能清血中之热。凡瘀血滞留引起的肿痛、妇科崩漏、月经不调都可应用。

9. 曲池、阳陵泉　曲池是手阳明大肠经的合穴，阳陵泉是足少阳胆经的合穴，在人体的位置均在大关节。曲池具有行气活血，通利筋脉的作用。阳陵泉为筋的会穴，有舒筋利节，宣通下降作用。故两者为治疗半身不遂的要穴，四肢痉挛、关节疼痛等痹证皆可运用。此外，曲池有疏风解表清肺的作用，阳陵泉能清肝胆郁热，疏理肝胆之气。两穴具有疏泄清利的作用，凡是木郁侮金，胸胁作痛，咳逆胸闷或肠胃积热，腹胀泄痢都可以取此两穴治疗。

10. 丰隆、阳陵泉　丰隆是胃经的络穴，别走足太阴，其穴性通降，随同阳明经而下行。阳陵泉是足少阳胆经之合穴，穴性亦沉降。两穴同用，斜针透向足三里以木(少阳)疏土(阳明)，有通便的作用。因其还有泻痰作用，故可治疗痰多癫狂，具有“承气”之功，但无“承气”之猛。

11. 气海、天枢　气海为呼吸之根，藏精之府，生气之海，是下焦的要穴，补之可益下元，振肾阳，益脏气，生精血。天枢是大肠的募穴，具有清导一切浊滞的作用。气海有振奋下焦之阳，以散群阴之效。天枢能调整胃肠之气，有分利水谷糟粕，吸收精微，排泄糟粕之力。所以两者合用能治疗各种寒痛、气喘、腹胀、小便不利、遗精、阳痿、月经不调等虚劳积寒，犹似肾气丸、右归丸的作用。

12. 阳陵泉、足三里　阳陵泉是足少阳胆经的合穴，足三里是足阳明胃经的合穴。泻阳陵泉可利胆疏泄，平肝降火，有助于胆汁输入阳明(肠)。泻足三里可通导胃中之浊，使胃气下降，清阳上升。凡是土木不和所引起的口苦、呕吐、泛酸、胁痛脘痞，都可用此两穴治疗。又两穴均在膝关节附近，对于下肢各种疾病都可运用。

13. 三阴交、足三里　补三阴交能健脾，补足三里能养胃，阴阳相配，故为治疗脾胃虚寒，

 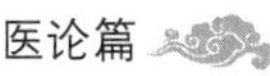

气血虚亏的要穴。如脾阳虚亏，湿浊停于胃中，应补三阴交，泻足三里；平时体弱多病，消化不良，面色萎黄，取三阴交、足三里，可补益气血。三阴交属脾经，足三里属胃经，脾胃是气血生化之源，此两穴是治疗虚损病常用的临床穴组，有四君子汤、八珍汤之功效。

14. 中脘、足三里　中脘为六腑之会穴、胃之募穴，能调整胃的消化功能，作为主穴，佐以足三里，能和胃通腑。因此，凡胃中虚寒，饮食不节，食欲不振，腹胀积聚，痰饮停滞者应温补中脘，以壮胃气，助胃阳，散寒阴；泻足三里，引胃气下行，降浊导滞，协助中脘行运水谷。若胃火过旺，消谷善饥，呕吐反胃，则泻中脘，泻足三里，以清亢盛之胃火。如遇急性胃肠道炎症，上吐下泻者，应补中脘，以升清阳，泻足三里以降浊阴，使中气调畅，则上吐下泻之症可愈，配大肠募穴天枢，则效果更佳。

15. 合谷、足三里　此两穴皆属阳明经，合谷在手，足三里在足，上下相应。合谷为手阳明大肠经原穴，能升能降，能宣能通。足三里为足阳明胃经之合穴，土中之真土(合土)，补之能益气升清，泻之能通阳降浊。如中焦之阳下陷，胃气虚弱，纳食较少，则补足三里。足三里能升下降之阳，合谷亦能升提下陷之阳气，因其穴性上行，故两穴相配，能使胃气上升，则饮食增多。如因湿热壅滞，积食停滞引起腹胀、痞闷、嗳气、吞腐，当泻足三里、合谷，则可导浊降逆，使中焦胃气通畅，湿热积滞腹胀诸症消除。

16. 劳宫、足三里　劳宫属手厥阴心包经的荥火穴，穴性清热下降，并有开郁理气的作用，尤其能清胸膈之热，使热下行，配合足三里可使心胃之火下行，故凡胸中痞满、呕吐干恶、嗳气泛酸、烦热、嗜睡等症，均可应用。

17. 内关、三阴交　内关为手厥阴心包之络穴，别走手少阳三焦，有清心胸烦闷及渗水下行的作用，配三阴交以滋阴养血，能治上焦之阳亢盛，下焦之阴虚亏而引起的失眠、多梦、骨蒸盗汗、咳嗽、梦遗、失血、闭经等症。内关主清上，三阴交主补下，一以和阳，一以固阴，上述诸症告愈。

18. 内关、大椎　内关属手厥阴心包经之络穴，别络走于三焦。心包是心脏的包膜，两者形态相似，其间有经络上的联系，互为表里。三焦能调节人体水液，饮水入胃，通过胃肠的消化吸收，分布于上、中、下三焦，由上焦达下焦而出膀胱，是谓“决渎通畅，则无水湿停留之患”，如三焦功能失司，水道闭塞，气不化行，则水饮内停。内关有调节三焦的功能，具有决渎通畅作用。大椎为督脉与手、足三阳经之会穴，能通调诸阳之气，又能通调足太阳膀胱之气，“气行则水自行”。故两穴相配可治水湿内停之水肿，以及由于水气上泛引起的胸满喘咳。

19. 内关、公孙　内关是手厥阴心包经的络穴，通阴维脉。公孙是足太阴脾经络穴，通冲脉。阴维脉从小腿内侧，向上抵达小腹沿胁肋，经过膈及前胸，到咽喉部两旁。冲脉从会阴部生殖器官起始，其向后行者沿脊柱里面向上到达第 2 腰椎处；其向前行者浮行于腹部正中旁 5 分处，向上达到咽喉部。又手厥阴心包经起于胸中心包，足太阴脾经从下肢内侧向上经小腹部，属脾络胃，经过胸肺部时挟食道，连系于舌根部，分散舌下，并从胃部有一支脉与心相连，故内关、公孙配合能治心、胸、胃病证。除此之外，还能治疗妇女经期小腹胀痛及恶心作吐。

20. 内关、照海　内关、照海相配定神安眠。照海穴系足少阴肾经穴，为阴蹻脉所生之处，八脉交会穴之一，通于阴蹻脉。阴、阳蹻脉交会于目内眦而通于脑，主持肢体的活动和睡眠。“阳气盛则瞋目，阴气盛则瞑目”，阴蹻脉行于阴，主安静与睡眠，所以内关与照海穴相配，宁心安神，使不寐患者目闭而欲睡。

21. 内关、神门、心俞　内关与神门、心俞相配治心悸。内关为手厥阴心包经的络穴，别走手少阳三焦经，通阴维脉，有宁心安神，镇静镇痛，理气和胃的作用。神门为手少阴心经的俞穴，又是原穴，有镇静安神，宁心通络的作用。心俞为心的背俞穴，有疏通心络，调理气血，安宁心神的作用。三穴相配能疏通心络，调节心脏之气血，镇静宁心。

22. 内关、中脘、足三里　内关与中脘、足三里相配止呕逆。中脘系胃之募穴，亦系手太阳小肠经、手少阳三焦经、足阳明胃经和任脉之交会穴，能理三焦之气机，和胃理肠。足三里为足阳明胃经的合穴，能强健脾胃，调和气血。此三穴相配，能理气和胃降逆，治疗胃炎引起的恶心、呕吐效果较好，胜于丁香柿蒂汤、旋覆代赭汤。

23. 鱼际、太溪　鱼际属手太阴肺经荥火穴，具有清肺中之热邪的作用。太溪为足少阴肾经的原穴，能补肾益气，润燥生津。由于肾水亏乏，不能上滋心肺，以致火热刑金而引起干咳、咯血、骨蒸潮热等，可补太溪，泻鱼际，以滋肾阴，上济心肺，清肺退热，似同喻嘉言的清燥救肺汤。

24. 太冲、阳陵泉　太冲为足厥阴肝经的原穴，阳陵泉为足少阳胆经的合穴，在针灸治疗上，五脏病取原穴，六腑病取合穴。太冲、阳陵泉相配作为主穴，专治肝胆系统的疾病，如急、慢性肝炎，急、慢性胆囊炎等，如再配合肝俞、胆俞则效果更好，因为肝俞、胆俞是肝胆之气到达背部的穴位。太冲、阳陵泉还能治疗肝阳上亢引起的头痛、眼痛、耳痛。

25. 定喘、膻中　定喘是经外奇穴，是专治咳嗽气喘的有效穴位。膻中是气的会穴，有理气平喘的作用。两穴相配为治疗哮喘咳嗽的穴组。如肺有实证加尺泽，尺泽是肺经的合水穴；肺有热证加鱼际，鱼际穴性属火，可清肺热；体虚加补足三里，足三里具有强壮身体，补益气血作用；痰多加丰隆，丰隆能降气化痰。

26. 后溪、申脉　后溪是手太阳小肠经的穴位，通督脉。申脉是足太阳膀胱经的穴位，通阳蹻脉。手、足太阳经相接在目内眦，故后溪、申脉相配能治颈项、肩背、目内眦的病证。除此之外，因后溪通督脉，督脉入于脑，又后溪与申脉都是太阳经的穴位，太阳经能输布阳气，故此两穴配用能治疗痉厥抽搐。

27. 外关、足临泣　外关是手少阳三焦经的络穴，通阳维脉。足临泣属足少阳胆经，通带脉。手、足少阳经相接在目外眦，少阳经循行于身体外侧及耳后，故能治疗耳后、颊、目外眦和身侧部病证。除此之外，因阳维脉连络所有阳经，少阳经具有协调表里阴阳的作用，所以取外关、足临泣可治疗寒热往来的半表半里证，达到协调表阳和里阴的作用。

28. 列缺、照海　列缺是手太阴肺经的络穴，通连任脉。照海是足少阴肾经的穴位，通联阴蹻脉。手太阴肺经起于肺，经气管；足少阴肾经到达肺、心、胸、咽喉，此两穴能治肺、胸、喉病证。除此之外，任脉起于会阴部，经过阴部生殖器官，由于阴蹻脉入阴部生殖器官，凡是月经不调、小腹胀痛、阴部疾病，可选用此两穴。

29. 大椎、足三里　大椎是手、足三阳经与督脉的交会穴，具总督一身之阳气作用，用泻法可解表清热，用补法可助阳，补足三里可补益气血，两穴相配同时用补法，能振奋阳气，强壮身体。临床上应用这两个穴位可以防治因放射疗法引起的白细胞减少。如加章门（左）、三阴交，对贫血也有一定疗效。

30. 大椎、后溪　大椎与后溪相配治疗落枕。后溪是手太阳小肠经的俞穴，通督脉。两穴合用可疏通督脉，使颈背部经络疏通，血气流通正常，既而落枕后颈项强直不得回顾得到纠正。

31. 大椎、曲池、外关　大椎与曲池、外关相配治疗外感发热。大椎是手、足三阳经与督脉的交会穴，统率一身之阳气，能升阳益气，退热，补虚。曲池为手阳明大肠经的合穴，有疏风解表，调和气血的作用。外关为手少阳三焦经的络穴，通阳维脉，有疏风解表，通经活络的作用。外感发热多为风邪所致，此三穴同用，能调动全身的阳经，疏邪解表退热，有银翘散、桑菊饮之效。

32. 大椎、合谷、太阳　大椎与合谷、太阳相配治疗头痛。合谷是手阳明大肠经的原穴，有较好的镇痛安神，通经活络，疏风解表作用。太阳为经外穴，有疏风散热，清头明目的作用。三穴同用，治外感头痛效果良好。

33. 大椎、曲池、血海　大椎与曲池、血海相配治疗血热。曲池能调和气血，疏风解表。血海为足太阴脾经之穴，善调气血，又有疏风清热的作用。故此三穴合用治疗血分有热之证最佳，常用于血液系统疾病、皮肤病中需清热凉血者。

34. 命门、太溪　命门，意指生命之门，其两旁为肾俞，肾气主一身之本，故名。命门有利腰脊，温肾阳，理血清热的作用。命门与太溪相配调阴阳。督脉为“阳脉之海”，命门为阳中之阳，补命门能温肾壮阳。太溪是足少阴肾经之输穴，又是原穴，肾阴为诸阴之本，补太溪能滋养肾阴。秦氏常喜用此两穴调补阴阳。

35. 命门、三阴交、关元　命门与三阴交、关元相配治月经不调。三阴交是足三阴经之交会穴，有补脾胃，助运化，通经活络，调和气血的作用。关元能益肾气，调下焦。三穴合用，益肾调经。

36. 命门、肾俞、关元　命门与肾俞、关元相配治疗阳痿。命门能培元补肾，固经壮阳。肾俞能益肾气，强腰脊。关元能培肾固本，补益元气。三穴合用更增加了培元补肾，强阳固精的作用。

37. 命门、腰阳关、肾俞、大肠俞　命门与腰阳关、肾俞、大肠俞相配治疗腰脊疼痛，尤其对虚寒型疼痛效果更佳。腰阳关为背部阳气通行之关，能利腰腿，温肾阳。肾俞为足太阳膀胱经穴，有益肾气，利腰脊的作用。大肠俞则能调肠腑，利腰腿。四穴合用有温阳通络，益肾利腰的功效。

38. 命门、关元、脾俞、足三里　命门与关元、脾俞、足三里相配治疗阳虚腹泻。关元能益神气，利下焦，回阳救逆。脾俞为脾之背俞穴，能健脾助运，化湿除满。足三里为胃经之合穴，能强健脾胃，补益气血。四穴合用温肾健脾止泻。

39. 百会、四神聪　百会与四神聪相配治疗帕金森病。百会系手、足之阳经与督脉之交会穴，又与足厥阴交会，为诸阳之会，能疏通全身阳气，具有清热开窍，健脑宁神，回阳固脱，平肝熄风的作用。四神聪能疏通经络，增强肢体运动功能。两穴合用能醒脑熄风，改善肢体震颤。

40. 百会、风池　百会与风池相配治疗头痛头晕。风池为手少阳三焦经、足少阳胆经与阳维脉之会，有通经活络，调和气血，疏风解热，清脑开窍，明目益聪的作用，与百会同用，能迅速使头目清亮，眩晕减轻。如系肝阳上亢之头痛，需加用太冲，效果更佳。

41. 百会、三阴交、太溪　百会与三阴交、太溪相配治疗神经衰弱。三阴交为足三阴经之交会穴，太溪系肾经的原穴，两穴合用能健脾益肾，滋补填精，与百会同用能益肾健脑，治疗神经衰弱。

42. 四神聪、四关、曲池、阳陵泉　这组穴位对防治帕金森病有一定效果。帕金森病属肝风内动病证。四神聪是经外奇穴，好比石块镇压全身抖动。曲池是手阳明大肠经合穴，具有行气活血，通利筋脉的作用。太冲、阳陵泉治下肢抖动，能平熄肝风内动。此外，阳陵泉是筋的会穴，能使手足肌腱活动有力。如肾虚者可加太溪或复溜。太冲、合谷合用具有行气血，通经脉，调阴阳的作用。

43. 秦氏头八针（百会、印堂、风池、头临泣、率谷）　秦氏从大量脑源性疾病临床验案的穴位组合中，反复筛选和验证，参考大脑皮层各区域在头皮的投射区，并借鉴西医学脑电图测试10极放置法的电极位置，提出了“头八针”的理论。头八针为百会、印堂、风池、头临泣、率谷，后三穴均为双侧，共八个穴位。百会属督脉，乃百脉之会，有“三阳五会”之称，位于人体最高点，为诸阳之会，百脉之宗，有清热开窍，健脑宁神，回阳升气，平肝熄风的作用，穴性属阳，又阳中寓阴，故能通达阴阳脉络，连接周身经穴，调节机体阴阳平衡。印堂属督脉，为经外奇穴，别名曲眉（《千金翼方》），有镇静安神，醒脑明目，宣通鼻窍的作用。两穴合用，体现了秦氏“病变在脑，首取督脉”的理论，贯通头部督脉，秉承其“贯通督脉，以治杂病”的治疗原则。风池为足少阳胆经和阳维脉之会，有通经活络，调和气血，疏风清热，醒脑开窍，聪耳明目的作用。头临泣为足太阳、少阳、阳维脉之会，具有祛风清热，聪耳明目，安神定志的功效。率谷又称率骨（《银海精微》）、蟀谷（《外台秘要》），别名耳尖，为足太阳、少阳之交会穴，有平肝熄风，通经活络的作用。八穴共用，较之于单一经穴，可更好地沟通头部各经脉气血流通，既可免于失之偏颇，又能在全面覆盖的基础上，提纲挈领，便于临床推广运用。

大量实验证实，上述诸穴合用可改善头部血液循环，而且可对大脑皮层各中枢广泛地进行良性刺激，如头临泣、率谷和百会分别位于相当于大脑皮质额叶、颞叶和顶叶在头皮的投射区，对相关的运动性障碍、感觉性障碍、情绪及视听言语联络等障碍，可促进康复。经过初步临床检验，头八针对于中风后遗症、震颤麻痹、癫痫、多发性硬化及失眠、眩晕、头痛等症，均有较好的疗效。

44. 腹四门（关元、中脘、天枢）　关元、中脘属任脉，具有调畅任脉，和畅胃气，理气调肠的作用。研究表明，关元为小肠经募穴，具有调理下焦，分清泌浊，助气化而利水湿的作用。中脘为胃经募穴，具有调补中气，健胃消食的作用。天枢为大肠的募穴，具有健脾和胃，化痰利湿，通调肠胃，疏导阳明经气的功能。与足三里、三阴交、上巨虚、下巨虚相配，是“从脾论治”学术观念的体现，可用于治疗肥胖伴代谢性疾病的早期干预，同时也用于胃肠功能紊乱的治疗。

（二）秦氏针灸常见病的常规取穴

1. 帕金森病、脱髓鞘病变、中风后遗症　主穴取头八针（头临泣、百会、率谷、风池、印堂）平补平泻，四肢部取曲池、外关、合谷、伏兔、风市、阴包、内外膝眼、足三里、三阴交、丘墟、太冲。头痛头晕，加太阳平补平泻；手指痉挛、麻木，加上八邪；肩部疼痛或不能上举，加肩髃、肩髎；弛缓、麻木、萎缩，用补法；痉挛、疼痛、肿胀，用泻法；背部督脉、膀胱经拔罐。

2. 头痛、头晕　后脑部取风池、百会、率谷、后溪，前额部取百会、太阳、阳白、印堂、合谷，侧头部取患侧太阳、阳白、率谷、头维、风池、中渚。虚则补之、实则泻之，根据形体强弱、脉象虚实而定。

3. 三叉神经痛、面肌痉挛　主穴取完骨、颅息、瘈脉、听宫（或耳门，或听会）颧髎、眶下、扳机点、合谷，额支取阳白、攒竹、太阳，颧支（上颌支）取下关、上迎香、迎香，颏支（下颌支）取颊车、地仓、夹承浆。局部拔罐。

4. 周围性面瘫　治宜清热解毒，祛风通络。主穴取风池、听宫、下关、阳白、攒竹、丝竹空、眶下、颊车、地仓、迎香、颧髎、合谷，均刺患侧，用补法。结合中药内服方，急性期用大青叶、板蓝根、银花、连翘、僵蚕、全蝎、蜈蚣、天麻、钩藤、蒲公英、地丁草，慢性期用大青叶、板蓝根、银花、连翘、僵蚕、全蝎、蜈蚣、天麻、钩藤、黄芪、党参、当归、川芎；中药外敷方，急性期用大青叶、板蓝根、桑叶、菊花、冰片，慢性期用桑叶、菊花、冰片、艾叶、制附子、干姜。

5. 耳鸣、耳聋　主穴取耳门透听宫、听会透听宫、下关、翳风、率谷、中渚，均取患侧。根据患者病体强弱、脉象虚实，虚则补之、实则补之。

6. 慢性鼻炎、上颌窦炎　主穴取印堂、四白、迎香、合谷，双侧取穴，平补平泻。外用滴鼻方，用辛夷、苍耳子、黄连、冰片。

7. 颞颌关节炎、颞颌关节功能紊乱、颞颌关节半脱位　主穴取听宫、下关、翳风、合谷。对于半脱位患者首先应复位，如果脱位时间长（一般不超过 1 周），应用中药热敷关节 30～60 分钟，同时按摩局部，然后进行手法复位。脱位处淤血，用热敷方，透骨草 30 g，延胡索 30 g，制川、草乌各 15 g，红花 15 g，地鳖虫 15 g，肉桂 15 g，细辛 15 g，钩藤 15 g，煎药 30 分钟，取药汁热敷两侧（颞颌关节炎也可用此热敷方）。

8. 咽喉炎　急性期风热之邪尚在咽喉，治疗以疏风、清热、消炎为主。主穴取大椎、曲池、合谷，均用泻法，或加少商点刺出血（临床用此穴较痛，故不常用），上背部拔罐。慢性期治疗以补肾养阴为主，盖因喉为肺之门户，又为足少阴肾经所达，故用清肺养阴补肾，补扶突、补复溜、补三阴交、补足三里、补列缺、补尺泽，上背部拔罐。拔罐既能清热，又能温阳，能补能泻。

9. 颈椎病　主穴取风池、颈椎夹脊、阿是穴、后溪，平补平泻。手麻，加曲池、外关、上八邪，平补平泻；头晕，加百会、率谷、太阳、阳白或头临泣，平补平泻。

10. 肩周炎　主穴取患侧肩髃、肩内陵、肩髎、巨骨、臂臑、曲池、阿是穴，均用泻法。

11. 失眠　思虑或工作过累，精神兴奋，致气血虚衰，心阳亢而肾阴亏，治疗以镇摄心阳，滋补肾阴气血为主，头部取穴用针宜多于 10 个穴以上，更有利于镇摄安神，补养肾阴气血。

主穴取百会(泻法)、印堂(泻法)、风池(泻法),或头八针(泻法)、内关(或郄门,用泻法)、神门(泻法)、四关(泻法),足三里、太溪、三阴交(均用补法)。结束后拔罐于督脉、膀胱经。

12. 不明原因发热　取头八针,用泻法;三阴交、太溪,皆用补法,以补阴抑阳,扶正达邪;曲池、合谷、太冲,皆用泻法,以清热镇静;大椎、至阳、命门,泻不留针(热则疾之,寒则留之)。针后拔罐督脉、膀胱经。发热是由于体温调节中枢失调,中医认为是由于阴虚阳亢,督阳不能正常调节人体阴阳,督阳浮于上,阳与阴不能调和,阴虚不能制阳而致发热。头为诸阳之首,故高热时可有头痛、头晕。

13. 皮肤病(湿疹、荨麻疹)　泻合谷、曲池、大椎、足三里以清阳分之热;泻委中、血海,并出血少量,可清血分、气分、肌肤之热;补阴陵泉、三阴交以健脾渗湿;拔罐背部督脉太阳,以助清热凉血,有增强自身抗过敏作用。另外,野菊花、金银花、忍冬藤、生米仁、绿豆各 50 g,煮汤喝,以清热止痛,化湿利尿。

14. 痛经　由于肝气郁滞,气滞血瘀,冲任不调,取太冲、血海、三阴交、合谷,用泻法,以疏肝活血止痛。关元用补法,月经前三四日开始针灸,每日 1 次,至月经来潮第 1 日,可停针灸,最好下次月经前 3～4 日再开始针灸。关元是任脉与三阴经交会之处,是丹田元气之所在,补关元可补气而行血止痛。

15. 噫膈、食管痉挛、食管炎　法用平补平泻中脘、泻膻中、泻郄门(或内关)、补足三里、泻丰隆,以和胃降气,宽胸解痉。中脘、膻中去针后拔罐。

16. 慢性气管炎、慢性支气管炎、哮喘　主穴取大椎、肺俞、定喘、膻中、尺泽,实证用鱼际,虚证用太渊(补),炎证用孔最,初起病者加用列缺、合谷,以上虚证宜用补法,实证宜用泻法,有热皆用泻法。肾俞、命门用补法。背部拔罐。外用通络止痛粉,用姜汁加白酒调和药粉,大椎至至阳,风门、肺俞敷药 1～1.5 小时,不超过 2 小时,用于寒性哮喘。热性者用黄芩 5 g,煎浓汁,调和药粉,外敷穴位。有发热、痰黄者,不宜敷药。羊肠线埋线疗法,取定喘、足三里(一侧)、尺泽(一侧),胸闷加膻中,3 周后羊肠线可以被吸收,左右交替。

17. 胃炎、胃胀、慢性浅表性胃炎　主穴取中脘、梁门、足三里,嗳气多,加丰隆以降气。热者寒之,寒者热之,虚者补之。实在身体虚弱者,只用迎随补泻,不用提插补泻法;身体甚虚者莫针,仅用火罐。

18. 慢性肠炎　取天枢、关元、足三里、上巨虚、曲池,足三里是全身补穴,上巨虚是大肠下合穴,曲池是大肠上合穴。另外,可用通络止痛粉,选用白酒或蜂蜜调和药粉,敷脐部 1 小时,不超过 2 小时。敷药前可先用棉球覆盖肚脐,然后再敷加药粉,或用艾条温灸脐部 15 分钟。

19. 慢性胃肠炎　穴取天枢、关元、足三里、上巨虚、曲池、中脘、梁门,另外,可以姜粉和白酒少许调敷脐部 20 分钟,不超过 1 小时。

20. 遗尿　虚证取命门、肾俞、关元、中极,不要针刺过深,否则会更甚;取三阴交、足三里、太溪用补法。实证尿路感染除用上穴外,加委中出血,针用泻法。每日可服荔枝 3～5 只,每日取金银花、野菊花、蒲公英、黄柏各 10 g,煎汤口服,待尿感愈后停服;另可配合中药金樱子 15 g,桑螵蛸 15 g,补骨脂 9 g,黄芪 30 g,茧壳 9 g。查尿常规示有白细胞者,加服消炎药，另取金银花、蒲公英煎汤代茶饮。

21. 腰腿痛（坐骨神经痛） 坐骨神经是腰神经的延伸，因此坐骨神经痛的病根大多在腰椎，可因腰椎间盘突出，或腰椎椎管狭窄等，压迫坐骨神经根部，引起病痛。主穴取命门、十七椎穴及相关腰椎夹脊穴，并结合X线片取穴，患侧取肾俞、大肠俞、次髎、环跳、承扶、殷门、风市、阳陵泉、飞扬、昆仑。

22. 腓肠肌痉挛 主穴取命门、腰阳关、肾俞、大肠俞、秩边、委中、承筋、承山。

23. 强直性脊柱炎 属于中医"痹证""骨痹"范畴，主要由于肾虚，复受寒湿侵袭脊椎而致病，表现为脊柱疼痛、变形、僵硬。主穴脊椎局部取穴，风池、颈部、背部夹脊每隔3～4个脊椎1针，隔日换穴治疗。A组：大椎、身柱、至阳、脊中、命门、十七椎穴；B组：陶道、灵台、神道、悬枢、腰阳关、肾俞。用温针，泻法，可在温针前或温针后行泻法。中药以补肾为主，佐加温阳、活络利节之药，炙鳖甲15 g，炙龟板15 g，熟地15 g，山萸肉9 g，山药9 g，附子3 g，桂枝3 g，石斛15 g，茯苓9 g，丹皮9 g，五加皮9 g，伸筋草15 g，独活9 g，桑寄生9 g，当归9 g，丹参9 g，参三七（碾粉吞服，1～2 g，每日2次），延胡索9 g，秦艽9 g，威灵仙9 g，党参9 g，黄芪9 g，可加蕲蛇9 g。

外用搽洗方（见"运动神经元损害"）。外用通络止痛粉，加生姜末，纱布包，搽患处1～2分钟，每日1～2次。

24. 运动神经元损害 秦氏认为该病是退行性病变，属于"痿痹"范畴，表现为一侧或双侧肌肉萎缩无力，患侧麻木。治疗选脊柱督脉与患侧肢体穴位为主。患者取侧卧蜷曲位为佳，能更好暴露椎间隙。上肢及腹背部病变取T1～T12，每隔3～4个椎体针刺1针，如脊椎间隙狭窄，则取夹脊穴，加患侧上肢肩髃、臂臑、臑会、天府、曲池、外关、合谷；下肢及腰骶部病变取T12～L5，每隔2～3个椎体针刺1针，如脊椎间隙狭窄，则取夹脊穴，加患侧下肢秩边、环跳、殷门、委中、承筋（或承山）、丘墟、太冲、足三里。若膝无力，取内、外膝眼。另督脉及膀胱经用梅花针轻叩3遍，再拔火罐。针灸治疗每周3次。外用药搽洗方，以温经活血通络为主，艾叶、樟木、红花、鸡血藤、桂枝、肉桂、附块、干姜、五加皮、透骨草、制乳没、威灵仙各30 g，搽背2分钟、患肢2分钟。内服中药，以补气补血，活血通络为主。十全大补汤加红花6～9 g，蕲蛇9 g或乌蛸蛇9 g，海风藤、络石藤、鸡血藤、千年健、羌独活、桂枝（有内热者不用）、桑寄生。斜颈参考上述治疗。

25. 多发性硬化（脱髓鞘病变） 秦氏认为多发性硬化是退行性病变，由于体质虚弱，加之外邪（致病源）侵袭，"邪之所凑，其气必虚"，造成体内痰瘀凝结，入于脑髓、脊髓滋生病变，故治疗宜补气补血，补肾散结。用抗病毒之大青叶、板蓝根、银花、连翘，大剂量补药制黄精、何首乌、枸杞子、参芪，舌苔腻者不用熟地，恐滞湿碍胃，可酌加焦谷、麦芽。软坚药，玄参、牡蛎、浙贝；血压高者，加羚羊角粉；活血化瘀，用川芎、参三七粉；头晕头痛，加用天麻；尿控制力差用，金樱子、桑螵蛸、茧壳；必要时加蛇类药。四肢外洗方同"运动神经元损害"方。外用通络止痛粉，加姜末，纱布包，搽患肢。主穴取百会（温针灸）、率谷（温针灸），头八针对大脑硬化治疗有帮助，不用电针，因有患者用后会觉头晕；上肢取肩髃、曲池、外关、合谷，下肢取伏兔、风市、阴包、内外膝眼、足三里、三阴交、丘墟、太冲、殷门、委中、承筋。背部拔罐可补阳补阴，兴奋中枢，督阳振奋，气血运行加强，增强正气及抗病能力。内服参粉方，朝鲜白参100 g，西洋参100 g，生晒参100 g，共研细末，每服3 g，每日3次。甲钴胺、新维生素B_1、A.T.P片，各服1粒，每日3次。

26. 带状疱疹　疱疹周围皮下横刺围针，配曲池、外关、合谷、血海、足三里、三阴交，均用电针连续波，留针20～30分钟。背部拔罐，以清热扶正。每日针治1次，3日后可隔日针治1次。

27. 输卵管不通　主穴取关元、子宫、三阴交、太冲。电针连续波20～30分钟，每周治疗2～3次。

28. 白带　若色白质稀薄如水，属肾亏，可灸关元、中极、肾俞、命门、三阴交、足三里。中药可用补骨脂、熟地、淡苁蓉、菟丝子、煅龙牡、党参、黄芪、山萸肉等。若白带色黄有异味，是由湿热引起，治以清热利湿。关元、中极用温针，足三里、阴陵泉、三阴交均用泻法。若虽有湿热，但虚实夹杂者，仍用补法，药用黄柏、知母、黄连、金樱子、煅龙牡、桑螵蛸、生熟地、粉萆薢、山萸肉、黄芪、党参、生甘草。

29. 催产　背部取穴大肠俞、次髎、膀胱俞、中膂俞、白环俞，用电针，折弯针用胶布固定后再仰卧，再取合谷、三阴交、太冲，用电针，疏密波或间断波。

30. 足底痉挛　取穴涌泉、太冲、公孙、足临泣。

31. 足底痛　取穴足底阿是穴、涌泉(咳嗽进针法)、昆仑、太溪、公孙、太冲。

32. 手掌足底冷　宜温阳补肾，并促进四肢末端血液循环，故应加用温阳活血法。手冷取外关、八邪，足冷取八风、足三里。外用搽洗方见“运动神经元损害”。

33. 动眼神经麻痹　取球后，不要深刺，针1～1.5分，不捻转、不提插、不留针。针左球后时，嘱患者眼向右看，避免刺到眼球，针刺方向稍向下方；针右球后时，则往左看，针刺方向稍向下，避免刺到眼球。针右睛明，嘱患者眼向右看；针左睛明，嘱患者眼向左看。不宜深刺，两穴均不要留针，直出直入。取太冲、太阳，平补平泻。

（三）秦氏临证施治举隅

1. 头痛

病因病机：由肝风、肝阳上扰或风邪外袭，引起头部经脉气血运行失常。

治则：祛邪熄风，舒脑通络。

取穴：选用头八针疏通头部气血，由肝风引起，加合谷、太冲；外感风邪引起，加合谷、曲池。

操作：头八针用捻转泻法，合谷、太冲、曲池用捻转迎随泻法。

2. 头晕

病因病机：由肝风、肝阳上扰或风邪外袭，引起头部经脉气血运行失常。

治则：祛邪熄风，舒脑通络。

取穴：选用头八针疏通头部气血，由肝风引起，加合谷、太冲；外感风邪引起，加合谷、曲池。

操作：头八针用捻转泻法，合谷、太冲、曲池用捻转迎随泻法。

3. 失眠

病因病机：由思虑过度造成体质虚弱，气血两亏，心阳偏亢，即心肾不交。

治则：宁心安神，补益气血。

取穴：头八针、内关、神门、足三里、三阴交、太溪。

操作：头八针用捻转泻法，内关、神门用迎随泻法，足三里、三阴交、太溪用迎随捻转提插补法。背部沿督脉、膀胱经拔罐。

4. 多发性硬化脱髓鞘病变

病因病机：由于体质虚亏，肾气不足，感受寒湿，入于经络，流于脑髓或脊髓，引起髓鞘变性发生灰白色病灶。

治则：补肾益髓，化瘀散结。

取穴：头八针、肩髃、曲池、外关、合谷、伏兔、风市、内外膝眼、足三里、三阴交、丘墟、太冲、大椎、身柱、至阳、脊中、命门、腰阳关、肾俞、秩边、环跳、殷门、委中、承山、太溪、昆仑。

操作：头八针、大椎、身柱、至阳、脊中、命门、腰阳关、肾俞、内外膝眼用捻转补法，其他穴用捻转提插补法、温针。背部沿膀胱经、督脉拔罐。

注：上述穴位较多，可分成两组，轮流针刺治疗。

5. 帕金森病

病因病机：由于肝风内动，肝风夹痰瘀上扰头窍，引起头身不能轻劲有力，面容呆板状如面具，步态前冲行如鸭步，四肢抖动无力，身重不能转辗。

治则：平肝熄风，益脑舒络。

取穴：头八针、曲池、外关、合谷、伏兔、风市、内外膝眼、足三里、三阴交、丘墟、太冲、大椎、身柱、至阳、脊中、命门、肾俞。

操作：头八针、大椎、身柱、至阳、脊中、命门、肾俞用捻转补法，其他穴用捻转提插补法。背部拔罐。

6. 强直性脊柱炎

病因病机：主要是由于肾气虚亏，外感风、寒、湿留于脊柱所引起。

治则：温补督肾，舒筋利节。

取穴：督脉胸椎、腰椎，每隔 3～4 个椎体针刺 1 针，另取肾俞、阿是穴。

操作：以上穴位均用迎随补法。温针、督脉拔罐。

7. 类风湿关节炎

病因病机：由于身体本虚，感受风、寒、湿邪，留滞于关节，血凝滞留不散，日久形成关节肿痛、畸形。

治则：活血祛瘀，壮骨利节。

取穴：命门、肾俞、局部关节邻近穴位。

操作：命门、肾俞用迎随捻转补法、温针，局部关节邻近穴用捻转泻法、温针，肉少皮薄关节可用衬垫灸，每日 1～2 次作为辅助治疗。

8. 慢性老年性支气管炎

病因病机：一般是由于长期接触异气、异味或抽烟或外感风邪，引起咳嗽经久不愈，以致肺气失降，气管痉挛，痰湿阻于肺络，发生咳喘。

治则：清肺化痰，降逆解痉。

取穴：定喘、大椎、身柱、至阳、尺泽、列缺、合谷、肾俞、命门。痰多者，加丰隆、鱼际；气喘者，加太渊、太溪。

操作：以上虚证宜用捻转补法，实证宜用捻转泻法，有热宜用捻转泻法，但肾俞、命门用补法。均可温针（上背部及腰部）、拔罐。

9. 高血压病

病因病机：主要是由于嗜食膏粱厚味或长期精神紧张，引起肝阳上亢，血压升高。

治则：平肝熄风，降压舒络。

取穴：曲池、外关、合谷、足三里、悬钟、三阴交、太冲。头胀痛者，取百会、太阳、风池。

操作：百会、太阳、风池用捻转泻法，其他穴用迎随捻转泻法。背部拔罐。

10. 低热

病因病机：主要是由于体质虚弱，感受风邪，留恋肌肤，形成阴虚内热而出现低热。

治则：扶正祛邪，养阴清热。

取穴：曲池、外关、合谷、大椎、至阳、足三里、三阴交、太溪、肾俞、命门。

操作：曲池、外关、合谷、大椎、至阳用捻转泻法，足三里、三阴交、太溪、肾俞、命门用捻转补法。背部拔罐。

11. 面瘫

病因病机：由于感受风邪，入侵面部经络，气血运行受阻，不能濡养面部肌肉。

治则：祛风通络，牵正舒肌。

取穴：取患侧阳白透鱼腰、太阳、攒竹、颧髎、听宫、四白、颊车透听会、颊车透地仓、地仓透颊车、迎香、承浆、双侧合谷。

操作：以上穴位用捻转补法。温针（高血压病者勿温针）、局部拔罐。

12. 三叉神经痛

病因病机：是由于风邪夹瘀阻滞头部相关经脉，致气血运行受阻，当发生痉挛时，则引起面部疼痛如刀割、电击、烧灼样或针刺感。

治则：疏风通络，祛瘀止痛。

取穴：浮白、头窍阴、完骨、悬颅。第一支（额支）疼痛者，加头维、阳白、头临泣、太阳、听宫、合谷、扳机点；第二支（上颌支）疼痛者，加颧髎、听宫、四白、迎香、合谷、扳机点；第三支（下颌支）疼痛者，加听宫、颧髎、颊车、地仓、大迎（避开血管向前斜刺进针）、合谷、扳机点。

操作：浮白、头窍阴、完骨、悬颅沿皮斜刺或横刺，所有穴用捻转泻法。温针、拔罐。

13. 中风后遗症偏瘫

病因病机：脑梗死或脑出血以后留下的后遗症，肢体经络血脉运行不利，引起半身不遂。

治则：疏通脑部血络之瘀塞，舒经活血，通络利节。

取穴：左偏瘫，取右侧率谷、通天、百会、风池和左患侧肩髃、肩髎、曲池、手三里、外关、上八邪；环跳、风市、阳陵泉、内外膝眼、足三里、悬钟、丘墟、昆仑、解溪、太冲。言语不利，加上廉泉；面瘫，取阳白、颧髎、听宫、下关、颊车、地仓；右偏瘫，取左侧脑头部穴位和右患侧上肢、下肢穴位。

操作：头部穴位用捻转补法，肢体穴位用捻转提插补法。

14. 胃炎、肠炎

病因病机：由于饮食不慎，或过食生冷，或食不洁食物，或嗜酒辣引起胃部发炎。急性胃炎多出现呕吐、胃痛、反酸，慢性胃炎出现胃脘部隐痛或胀痛，纳少，时有泛酸。

治则：和胃温中，健脾助运。

取穴：腹部四门、梁门、足三里。胃炎患者有呕吐，加用天突（进针时针向下刺，不宜太深）、内关；肠炎患者，加用上巨虚、足三里。

操作：以上穴位每日可用衬垫灸和艾条灸神阙作为辅助治疗，可根据患者体质寒热虚实辨证施以捻转补法或泻法。

15. 胸痹

病因病机：由于心气不足，肺气不顺，血不养心，以致胸闷不展，有时心悸隐痛。

治则：养心益肺，理气活血。

取穴：内关、神门、尺泽、足三里、三阴交。

操作：内关、神门、尺泽用针尖迎随泻法，足三里、三阴交用迎随捻转补法。

16. 痛风

病因病机：主要由于多食膏粱厚味，遂生痰湿，随经脉气血流注于四肢关节，引起红肿热痛。

治则：化痰渗湿，消肿止痛。

取穴：以局部阿是穴为主，可加用足三里、阴陵泉。

操作：以上穴位均用捻转泻法。出现红肿或体温高者，不用温针；无体温高者，关节局部可温针灸。

17. 膝骨关节病

病因病机：由于肾之精气虚亏，膝关节骨质衰退，更因膝部劳累活动过度或由寒湿滞留膝关节。

治则：补骨壮骨，舒利关节。

取穴：内外膝眼（双针法）、梁丘、血海、阴陵泉、阳陵泉、足三里。

操作：以上穴位均用捻转泻法。温针后行拔罐。

18. 股骨头坏死

病因病机：由于肾经之精气亏虚，骨质衰退，复受长期侧躺压迫髋部关节过久，或髋关节过于用力劳累，以致髋部关节气血失养，伤及髋部筋骨，形成股骨头坏死。

治则：补肾壮骨，温补气血。

取穴：围绕股骨头边缘做环针刺，一般针刺 5～6 针，同时在股骨头最高处中央加刺 1 针。

操作：环针刺用捻转提插补法，肾俞、命门用捻转补法。温针，起针后拔罐。

19. 痛经

病因病机：由于肝气郁结或感受寒邪，影响冲、任二脉正常统帅阴血，造成月经来时腹痛。

治则：疏肝理气，调理冲任。

取穴：关元、气海、子宫、列缺、合谷、三阴交、公孙、太冲。

操作：关元、气海、子宫用捻转补法，列缺、合谷、三阴交、公孙、太冲用捻转泻法。温针，小腹部拔罐。

20. 输卵管通而不畅

病因病机：由于外邪或不洁之物侵入输卵管，造成慢性炎症，引起通而不畅。

治则：消炎疏通，促进排卵。

取穴：气海、关元、子宫、合谷、足三里、三阴交、太冲。

操作：关元、子宫、气海用捻转补法，太冲、合谷用迎随捻转泻法，足三里、三阴交用迎随捻转补法，温针。

21. 单纯性肥胖症

病因病机：肥胖症是指体内能量的摄入超过能量的消耗，脂肪堆积过多和(或)分布异常，体重明显增加的一种慢性代谢性病症，目前多认为是遗传因素与环境因素共同作用所导致。

治则：健脾益气，化痰消浊。

取穴：腹四门(关元、中脘、天枢)、足三里、上巨虚、下巨虚、曲池。

操作：患者取仰卧位，穴位局部皮肤常规消毒后，腹四门(关元透中极、中脘透水分、天枢透水道)用直径 0.3 mm，长 75 mm(约 3 寸)毫针平刺 1.5～2.5 寸，使整个腹部及会阴部有明显针感，平补平泻法。

双侧足三里、上巨虚、下巨虚、曲池均采用逆经斜刺，用直径 0.25 mm，长 40 mm(约 1.5 寸)毫针斜刺 0.8～1.2 寸，均用捻转提插迎随泻法；三阴交随经斜刺，捻转提插迎随补法。

此外，取关元与中脘、天枢、足三里与下巨虚四组穴接通电针治疗仪，选择疏密波波型，频率为 50/100 Hz，强度以患者能耐受并看到身体局部及肢体有较明显的肌肉收缩为度，留针 30 分钟。

第八章　秦氏临证用药经验

秦亮甫常说，用药如用兵，医家治病，贵在用药得当，在药物的选用上，配伍得当，往往可以增进疗效。名家特色不在大同，而在小异；不在辨证有异，而在用药有别，如何调配药物十分重要。秦氏在临床上经常运用针药结合来治疗疾病，在用药方面不仅注重中药的配伍，而且注重对药、组药及经方的运用，以提高临床疗效，帮助患者早日解除疾病的折磨。现列举如下。

一、异病同治，一方多用

秦氏根据治病求本，辨证施治的原则，把握病机，一方多用，每每见效。在临诊治疗中，秦氏酷爱运用补中益气汤。因脾主运化升清，统摄血液，又为气血生化之源，乃“后天之本”，脾与胃同居中州，相互依存。同时上与心、肺，下与肝、肾，无论在生理上，还是病理上均有密切联系。脾病可以影响他脏，他脏之病亦能及脾，所以脾虚功能失常，往往可以产生全身病变。因此，通过健脾益气，以恢复中气，不仅能协调五脏的关系，而且可使水谷精微输布，全身气运流畅，生机即随之旺盛，从而可以扭转病势，使多种疾病逐渐向愈。基于这一理论基础，补中益气汤被广泛应用于虚劳之证。

秦氏认为，方中一味柴胡，气味俱轻，具升阳之性，能引中气升达于上，借助柴胡升阳之性，并配升麻、黄芪以升中焦之阳气，临床凡遇清阳下陷、中气不升、上气不足之证，每多投之。秦氏常用补中益气汤治疗清阳不展的眩晕，配以四物汤，升阳益气与养血补血同用；治疗气虚下陷的肾虚尿失禁，用补中益气汤加金樱子、桑螵蛸、芡实、莲须，即升阳益气与益肾固摄同用；治疗突发性耳聋，秦氏亦投以补中益气汤，辅以补肾聪耳之品，方中重用黄芪、柴胡、升麻，旨在益气升提聪耳，辅以菖蒲开窍；治疗重症肌无力，补中益气汤配合针、灸同用，均能喜获良效。凡此虚损之疾，秦氏每每应用补中益气汤，觅求根本。

病例❶　吴某某，女，14岁，1994年9月初诊。患者近2个月来突发右耳听力减退，电测定检查听力曲线下降，苔薄，脉缓软。秦氏认为是肾虚诱发，故治拟补肾聪耳，佐以益气升提，药用枸杞子15 g，池菊9 g，生、熟地各15 g，山萸肉9 g，炙黄芪30 g，柴胡6 g，升麻6 g，当归6 g，细菖蒲9 g，日服1剂。配合针灸取穴听宫、翳风、下关、外关、足临泣，施以平补平泻，隔日1次，10次为1个疗程。针药结合治疗3个月，听力和电测听检查均见复原。

病例❷　黄某某，女，56岁，于1994年1月24日初诊。患者1个月来，小便不能控制，伴腰酸，头胀痛，苔薄白，脉细软。秦氏认为此乃肾虚不固，治拟益气升提，补肾固摄，药用炙黄芪 30 g，升麻 6 g，柴胡 6 g，当归 9 g，太子参 30 g，枸杞子 20 g，山萸肉 15 g，大熟地 15 g，桑螵蛸 15 g，金樱子 15 g，菟丝子 9 g，金毛狗脊 15 g，川断 12 g。上方连续服用 1 个半月，诸症消失，告愈。

二、善用组药，增进药效

（一）款冬花配紫菀

款冬花，辛、微苦，温，归肺经。润肺下气，止咳化痰。具有镇咳和解支气管痉挛作用，有兴奋呼吸作用，煎剂对血压先降后升，并维持一段时间高血压。可治疗新久咳嗽，喘咳痰多，咳血。

紫菀，辛、苦，温，归肺经。润肺下气，消痰止咳。具有祛痰镇咳作用，对大肠埃希菌、痢疾杆菌、变形杆菌、伤寒、副伤寒杆菌、铜绿假单胞菌等有抑制作用。可治疗痰多咳嗽，新久喘咳，咳血。

秦氏认为此二药为肺部疾病常用药，能起到止咳润肺的作用，类似可待因，无论痰多、痰少，寒痰、热痰均可用，经常用于各种类型的咳嗽。

（二）川贝母配半夏

川贝母，苦、甘，微寒，归肺、心经。清热润肺，化痰止咳。川贝碱有持久的降血压作用，有类似罂粟碱样的解痉作用，对平滑肌有松弛作用，可引起家兔血糖升高。可治疗肺热燥咳，干咳少痰，阴虚劳咳，咳痰带血。

半夏，辛，温，有毒，归肺、脾、肾经。燥湿化痰，降逆止呕，消痞散结。具有镇咳、止吐作用，对矽肺有预防和改善症状作用。可治疗痰多咳喘，胃寒停饮呕吐哕逆，胸脘痞闷胀痛，瘿瘤痈疽，梅核气等。

秦氏认为此二药作用是化痰止咳，尤其是在治疗哮喘、慢性支气管炎，痰多时有此作用。川贝母和制半夏二味药组成半贝丸，在治疗哮喘上经常运用，往往能奏效。

（三）川贝母配浙贝母

浙贝母，苦，寒，归肺、心经。清热化痰，开窍散结。具有扩张气管平滑肌与止咳作用，有兴奋子宫作用，大剂量对呼吸、血压、心跳均有抑制作用，有升血糖作用。其长于清火散结，治疗瘰疬痈肿、肺痈乳痈，也用于风热燥热痰火咳嗽。

秦氏认为川贝母以润肺化痰为主，用于肺虚咳嗽。浙贝母以化痰散结为主，用于肺实咳嗽，其对外感引起的咳嗽效果优于川贝母。两者合用能解除气管平滑肌痉挛，减少分泌物，起到止咳化痰作用，临床运用于急、慢性支气管炎，哮喘。同时秦氏在用药上不仅考虑疗效，而且还考虑患者的经济情况，川贝母价格贵，浙贝母价格便宜。单用二味效果也可以。

（四）葫芦壳配茯苓皮

葫芦壳，味甘，性平，无毒，入肺、胃、肾经。具有消热解毒，润肺利尿，消肿散结的功效，主治水肿、腹水、颈淋巴结结核。葫芦壳有增强机体免疫功能之效，瓠瓜含有蛋白质及多种微量元素，瓠瓜中丰富的维生素 C，可以促进抗体的合成，提高机体抗病毒能力和免疫力。胡萝卜素在瓠瓜中含量较多，可抑制人体致癌物质的合成，减少癌细胞的形成，降低癌症的发病率，可以起到一定的防癌抗癌作用。另外其对胰蛋白酶有抑制作用，有一定的降糖作用。

秦氏常用于主治水肿腹水、烦热、疮毒、黄疸、肾炎、肝硬化腹水、湿疹、痈肿等病症。另外，葫芦壳外用有润肌肤作用。

茯苓皮，味甘、淡，性平，无毒，入肾、膀胱经。具有利水，消肿作用，主治水肿肤胀。《本草纲目》："主水肿肤胀，开水道，开腠理。"《医林纂要》："行皮肤之水。"说明茯苓皮的利水作用强。《中国医学大辞典》："茯苓皮行水而不耗气，胜似大腹皮。"《古今图书集成》曰："治男子妇人脾胃停滞，头面四肢悉肿，心腹胀满，上气促急，胸膈烦闷，痰涎上壅，饮食不下，行步气奔，状如水病。生姜皮、桑白皮、陈橘皮、大腹皮、茯苓皮各等分，上为粗末，每服三钱，水一盏半，煎至八分，去滓，不计时候温服。忌生冷油腻硬物。"此五味药为五皮散。

秦氏经常运用此二味药，利水消肿。其中葫芦壳长于利水，与茯苓皮合用，能明显增强利尿行水作用，用于水肿小便不利、湿疹、肌肤水肿、痛风等症，每每取得很好的效果。

（五）砂仁配豆蔻

砂仁，辛，温，归脾、肾经。具有化湿开胃，健脾止泻，理气安胎，芳香健胃的功效。可治疗脾胃虚弱、脾胃气滞、呕吐痞闷、冷滑下利不禁、牙齿痛及胎动不安。

豆蔻，辛，温，归肺、脾、胃经。具有化湿消痞，行气温中，开胃消食，芳香健脾，抗结核菌作用。可治疗胃虚寒气逆于上、胸腹满闷、舌苔浊腻、妊娠呕吐。

这二味药都有化湿健脾，理气开胃作用，属于芳香族类药。秦氏经常同用于治疗急、慢性胃炎，恶心、呕吐、嗳气。豆蔻治上焦胸闷，砂仁治中焦胀闷，二味药能促进胃液分泌，增强肠管蠕动，制止肠内异常发酵，驱除胃肠内积气，起到止呕作用。

（六）延胡索配川楝子

延胡索，辛、苦，温，归肝、脾经。活血，行气，止痛。具有镇痛、镇静、催眠作用；具有解痉作用，使肌肉松弛；具有中枢性镇呕作用。治疗各种痛症包括神经痛、头痛、腰痛、关节痛、腹痛、痛经及外伤引起的疼痛，临床上还用于镇静安眠。

川楝子，苦、寒，有小毒，归肝、小肠、膀胱经。行气止痛、驱虫。对金黄色葡萄球菌、大肠埃希菌有抑制作用；可以引起动物恶心、呕吐、下泻、呼吸困难、心悸等，其中猪最敏感，200 g可引起死亡。治疗脘腹胀痛、疝气、虫积、膏淋。

此二味药配伍在《圣惠方》中是金铃子散。秦氏认为此二药是属于疏肝理气之用，可以治疗各种痛证。而秦氏往往将它们用来治疗各种胃炎，其目的有二：① 理气，可消胃胀。② 止痛。胃属于土，土衰木盛可引起胃胀、腹胀之疼痛，可用此二味治疗。

（七）海螵蛸配浙贝母

海螵蛸，咸、涩，微温，归肝、胃经。收敛止血，涩精止带，制酸、敛疮。因其含有碳酸钙，能中和胃酸；含有甲壳质，可止血。可治疗胃痛吞酸、胃及十二指肠溃疡、胃酸过多，吐血、便血、崩漏，遗精遗尿、早泄、崩漏带下、小便白浊，外伤出血。

此二味药组成乌贝散，秦氏在治疗胃病中擅长将其用于胃、十二指肠溃疡，溃疡性结肠炎以及消化道溃疡出血。海螵蛸也称乌贼骨，不仅具有收敛、止血作用，还有生肌功效。浙贝母不仅有化痰散结作用，也有生肌的功效。二药合用可制酸，收敛，止血，生肌，适用于消化道溃疡、糜烂性胃炎。

（八）木香配黄连

木香，辛、苦，温，归脾、胃、大肠、三焦、胆经。行气止痛，健脾消食。具有解痉作用，对肠管、气管、血管平滑肌均有舒张作用；具有降压、利尿作用；对副伤寒杆菌、铜绿假单胞菌、肺炎链球菌有不同的抑制作用，对某些真菌有抑制作用。可治疗胸脘胀痛、泻痢后重、食积不消、不思饮食、泄泻腹痛等。

二味药组成的香连丸，原是治疗急、慢性肠炎，腹痛、腹泻，秦氏将其用于治疗胃病，尤其属于湿热型的各种胃病，对舌苔黄腻的胃胀痛效果更佳，也可治疗胆囊炎、原因不明的久泻不止。秦氏应用香连丸不仅治肠炎，而且治胃炎，异病同治，一方多用。

（九）香附配郁金

香附，味辛、微苦、微甘，性平，归肝、脾、三焦经。行气解郁，调经止痛。用于肝郁气滞，胸、胁、脘腹胀痛，消化不良，胸脘痞闷，寒疝腹痛，乳房胀痛，月经不调，经闭痛经。郁金，性味辛、苦，寒，入肝、心、肺经。具有活血止痛，行气解郁，清心凉血的功效。

秦氏常以香附配郁金治胸痹。郁金入血则散瘀，入气则疏肝，入心则开窍。香附曾被《本草纲目》誉为气病之总司。两者相配，既取郁金利血中之气，也取香附行气中之血，合用疏肝宽胸，活血行气，是治胸痹之佳乘之侣。

（十）黄芪配当归

黄芪，味甘，性温，归脾、肺经。具有补中益气，升阳固表，托毒生肌，利水消肿的功效。当归，味甘、辛、微苦，性温，归肝、心、脾经。香郁行散，可升可降，具补血，活血，调经止痛，润肠通便的功效。

“黄芪与当归，有相须之理。”黄芪大补肺脾之气，有固外之能。当归益血和营，是血家气药，以辛升运行为用，温和辛润为功。二味合之，能阳升阴长，如《本经逢源》言：“当归补血汤，曷不用地黄之属，仅用此三倍于归，其意何居？盖阴血之虚而发热，明系阳从阴亢，自必峻用阴中之阳药为君，兼当归引入血分，自然阳生阴长，阴邪退而亢热除矣。”故秦氏调治杂病时，无论气虚血亏，多用归、芪相配。

（十一）杏仁配蔻仁

杏仁，味苦，微温，有小毒，归肺、大肠经。具有止咳平喘，润肠通便作用。豆蔻，辛，温，归肺、脾、胃经。化湿消痞，行气温中，开胃消食。具有芳香健脾，抗结核杆菌作用。治疗胃虚寒气逆于上，胸腹满闷，妊娠呕吐，舌苔浊腻者。

秦氏调治杂病，注重痰瘀兼顾，常以杏仁、蔻仁配合活血之剂。杏仁，辛开苦降，宣通肺气以利上焦。二仁配伍同用，宣通化浊，再合活血之剂，共奏化瘀祛痰之功。

（十二）附子配肉桂

附子，味辛、甘，大热，有毒，归心、肾、脾经。具有回阳救逆，补火助阳，散寒止痛作用。肉桂，味辛、甘，性热，归肾、脾、心、肝经。具有补火助阳，散寒止痛，温通经脉，引火归原的功效。

附子外达皮毛，里达三焦，上益心阳，下益命水，能温通诸经，使阴从阳而复。肉桂温而不燥，守内不走，引导阳气，宣通血脉，温里温血，使气血同行。秦氏以附子、肉桂配用，调治各类杂病，既能温通气血经脉，又能补益元阴真阳，使气血阴阳俱调，疾自愈也。

（十三）青皮配陈皮

青皮，味苦、辛，性温，归肝、胆、脾、胃经，可疏肝破气，消积化滞。陈皮，味辛、苦，性温，归脾、胃、肺经，可健脾理气，和胃化湿。

两者虽均为理气之要药，然正如前贤云："青皮如人当年少，英烈之气方刚；陈皮如年至老年，躁急之性已化。"故青皮、陈皮相配，既能入肝经而治肝经郁滞之证，也能和胃调中，祛瘀降逆，宽胸利气，是治肝郁犯脾之良药。秦氏屡在治疗各类胸痹中运用得心应手，原因就在于活血药治各种瘀证中引入此二味，使其既能助活血之功，也不会因行气过于峻烈而破正气。

（十四）赤芍与白芍

赤芍，味苦，性凉，归肝、心经。具有化瘀，止痛，凉血，消肿的功效，对肠风下血、月经不调、自汗盗汗、目赤肿痛、腹痛、胁痛等症，有较好的治疗效果。白芍，味甘、酸、苦，性凉，归肝、脾、心经。功效与赤芍基本相同，传统上多用于阴虚发热、自汗盗汗，主治头晕、头痛、胸胁疼痛、痢疾腹痛、阑尾炎腹痛、腓肠肌痉挛、痛经和月经不调等症。

芍药一名最早记载于《本经》中，赤、白芍在古时是通用的，到南北朝陶弘景开始将其分为两种，陶弘景的《本草经集注》言："今出白山、蒋山、茅山最好，白而长大，余处亦有而多赤，赤者小利。"赤芍和白芍，同为毛茛科植物，以其根入药，赤芍多为野生种，白芍为栽培种。

秦氏通常运用赤芍清热凉血，解毒透疹作用，治疗荨麻疹、斑疹、湿疹、虫咬性皮炎、血热妄行诸证、闭经痛经、血瘀腹痛、肿痛、烫伤、肝炎等。运用白芍补血平肝，缓急止血，止汗作用，治疗血虚痛经、腹痛、胸痛、肝阳上亢的头痛、肋胁脘腹、四肢拘急疼痛、虚汗证、更年期潮热、虚火所致的口腔溃疡和齿龈肿痛、类风湿关节炎等。赤、白芍二药同用，一泻一补，一散一敛，能增强散瘀止痛，清热退热，凉血养血，柔肝敛阴的作用。治疗冠心病、心绞痛、痛经、胃溃疡、急性乳腺炎、血管炎等。

（十五）天冬与麦冬

天冬，味甘、微苦，性寒，归肺、胃、肾经。具有养阴清热，润肺滋肾的功效。麦冬味甘、微苦，微寒，归心、肺、胃经。具有生津解渴，润肺止咳之效。

天冬、麦冬的功效既有相同之处，也有不同之处。《本草蒙筌》："天、麦门冬，并入手太阴经，而能祛烦解渴，止咳清痰，功用似同，实亦有偏胜也。麦门冬兼行手少阴心，每每有清心降火，使肺不犯于贼邪，故止咳立效。天门冬复走足少阴肾，屡屡滋肾助元，令肺全得其母气,故消痰殊功。盖痰系津液凝成,肾司津液者也,燥盛则凝,润多则化,天门冬润剂,且复走肾经,津液纵凝,亦能化解。麦门冬虽药剂滋润则一,奈经络兼行相殊,故上而止咳不胜于麦门冬,下而消痰必让于天门冬尔。先哲亦曰,痰之标在脾,痰之本在肾。又曰,半夏惟能治痰之标,不能治痰之本。以是观之,则天门冬惟能治痰之本,不能治痰之标,非但与麦门冬殊,亦与半夏异也。”

秦氏指出天冬清火润燥之力强于麦冬,并入肾滋阴。麦冬滋阴润燥和清火之力弱于天冬,其腻滞性也小,兼清心除烦,益胃生津。麦冬清养肺胃之阴多去心用,滋阴清心多连心用。但需注意外感风寒和脾胃虚寒泄泻引起的咳嗽忌用二冬。

(十六)皂角刺配穿山甲

皂角刺,味辛,温,入肝、胃经。具有消肿排脓,搜风拔毒之功效。穿山甲,味咸,微寒,归肝、胃经。可活血消痈排脓,搜风活络,通经下乳。

两者均有消肿透脓之功,是秦氏治疮痈的常用对药。秦氏临证治疗疔疮疖肿,尤其是白血病并发肛痈,尤为常用,二味相须为用,共奏消肿透脓之功。

(十七)全蝎配蜈蚣

全蝎,味辛,平,有毒,归肝经。可祛风止痉,通络止痛,攻毒散结。蜈蚣,味辛,温,有毒,归肝经。可熄风止痉,解毒散结,通络止痛。

两者均为虫类药物,为秦氏治疗肝风内动所致的动风之证、中风后遗症及面肌痉挛、三叉神经痛等常用之药。临证常配用天麻、僵蚕等共研细末,每次 3 g,日服 3 次,常与汤药共进或于疾病后期固本。

(十八)乌梢蛇与金钱白花蛇

乌梢蛇,味甘,性平,归肝、脾经。善行走窜,可祛风湿,通经络,熄风止痉,止痒解毒。金钱白花蛇,味甘、咸,温,有毒。可祛风,通络,止痉。

两者均为蛇科动物。秦氏认为乌梢蛇善透骨搜风,消肿解毒,能治手足麻木、骨节疼痛、痿证、痹证、中风后遗症等,起痿疗瘫,多为偏寒所用。在顽固性皮肤病的治疗中,也为常用之品,临床研粉吞服为多。

(十九)柴胡配升麻

柴胡,味苦、辛,微寒,归心包络、肝、胆、三焦经。可疏散退热,疏肝解郁,升举阳气。升麻味辛、甘,微寒,归肺、脾、大肠、胃经。可发表透疹,清热解毒,升举阳气。

柴胡、升麻气味俱轻,具阳升之性,能引中气达于上。秦氏临诊常用二药相配加黄芪、党参、当归补中益气,广泛应用于虚劳之证。治疗遗尿症,在益肾固摄之中伍以升阳之柴胡、升麻,常常能增进疗效。

(二十)黄连、黄芩、鱼腥草

黄连,苦,寒,归心、脾、胃、肝、胆、大肠经。清热燥湿,泻火解毒。小檗碱及其水煎剂有广谱抗菌作用,故对革兰阳性、革兰阴性多种细菌有不同的抑制作用;具有利胆、保肝、降谷丙转氨酶作用;具有降压、增加冠状动脉流量作用;具有抗癌、消炎作用。治疗细菌性菌痢、肺结核、白喉，用于上焦火热，湿热痞满，呕吐吞酸，泻痢黄疸，高热神昏，心火亢盛，心烦不寐，血热吐衄，目赤，口疮，牙痛，消渴，痈肿疔疮，外治湿疹，湿疮，耳道流脓等。《本草正义》："黄连大苦大寒，苦燥湿，寒胜热，能泄降一切有余之湿火，心、脾、肝、肾之热，胆、胃、大小肠之火，无不治之。上以清风火之目病，中以平肝胃之呕吐，下以通腹痛之滞下，皆燥湿清热之效也。又苦先入心，清涤血热，故血家诸病，如吐衄溲血，便血淋浊，痔漏崩带等证，及痈疡斑疹丹毒，并皆仰给于此。但目疾须合泄风行血，滞下须兼行气导浊，呕吐须兼镇坠化痰，方有捷效。仅恃苦寒，亦不能操必胜之券，且连之苦寒，尤以苦胜，故燥湿之功独显。凡诸证之必需于连者，类皆湿热郁蒸，恃以为苦燥泄降之资，不仅以清热见长，凡非舌厚苔黄，腻浊满布者，亦不任此大苦大燥之品。即疮疡一科，世人几视为阳证通用之药，实则惟疔毒一证发于实火，需连最多，余惟湿热交结，亦所恒用。此外血热血毒之不挟湿邪者，自有清血解毒之剂，亦非专恃黄连可以通治也。"黄连在西医学中也常常用于治疗肺结核、大叶性肺炎、肺脓肿、百日咳、白喉等疾病。

黄芩，苦，寒，归肺、胆、脾、大肠、小肠经。清热泻火，燥湿解毒，止血安胎。对革兰阳性、革兰阴性菌有抑菌作用，对流感病毒有抑制作用；具有解热、镇静，抗过敏性哮喘，降压、利尿、利胆、保肝、抗凝、降血脂作用。治疗感冒、上呼吸道感染、急慢性肝炎、急性肠炎，治疗壮热烦渴，肺热咳嗽，湿热泻痢，吐衄崩漏，目赤肿痛，胎动不安，痈肿疔疮。《滇南本草》："上行泻肺火，下行泻膀胱火，(治)男子五淋，女子暴崩，调经清热，胎有火热不安，清胎热，除六经实火实热。"

鱼腥草，辛，微寒，入肺经。清热解毒，消肿排脓，利尿通淋。具有抑菌作用，对卡他球菌、流感杆菌、肺炎球菌、葡萄球菌有明显抑制作用，能促进人外周血白细胞吞噬金黄色葡萄球菌的能力；对流感病毒有抑制作用；可增强免疫力，增强白细胞吞噬能力。可镇痛、镇咳、镇静、止血、抑制浆液分泌、利尿、促进组织再生作用。治疗细菌性肺炎、支气管炎、小儿腹泻、子宫糜烂、肺脓疡、热痢、疟疾、水肿、淋病、白带异常、痈肿、痔疮、脱肛、湿疹、秃疮、疥癣，另外还有抗肿瘤作用。临床报道鱼腥草广泛用于治疗上呼吸道感染、流感、肺脓疡、癌性胸水、肺癌、宫颈糜烂、急性细菌性痢疾、急性黄疸性肝炎、流行性腮腺炎等多种病症。国外报道鱼腥草除对胃癌有效外，并对中晚期肺癌、绒毛膜癌、恶性葡萄胎、直肠癌也有一定的治疗作用。

上述三味药，秦氏经常用于治疗肺部炎症，尤其在急性肺部炎症方面，能起到独特的疗效，比单味用药效果好。三味药都具有解毒功能，也具有抑菌作用，其中黄连的广谱抗菌作用要大于黄芩与鱼腥草，联合用药可加强抗菌、抑菌功效，清肺部燥热，解毒泻火，秦氏曾用于铜绿假单胞菌感染引起的慢性肺炎。黄连寒性重，临床上经常用炒黄连，以减轻寒性，黄连能清心火，通常还适用于胃肠道炎症。

(二十一) 板蓝根、大青叶、金银花、连翘

板蓝根，味苦，性寒，归心、胃、肝、胆经。功能清热解毒，凉血利咽。主治温毒、温热所致的疾病，如流感、发热、头痛、喉痛、斑疹、颜面丹毒、热病发斑、上呼吸道炎症、流行性脑膜炎、腮腺炎、急性肠炎、菌痢、肝炎等。药理研究表明，板蓝根具有体外广谱抗菌作用(包括痢疾细菌、沙门氏细菌、溶血性链球菌)，是抗菌消炎、止痛退热的传统中草药。故对多种病毒与

病菌有明显的抑制作用,往往用来防治流行性乙型脑炎、感冒,治疗传染性肝炎、扁平疣、非典型性肺炎等。值得注意,儿童不宜长期或超量服用,体虚而无实火热毒者忌服。体质素虚,经常感冒、慢性胃肠炎、低血压、循环系统疾病、胃下垂、消化性溃疡、甲状腺功能减退、心律失常等疾病患者,也要慎用板蓝根。由于板蓝根内含有多种抗病毒物质,对感冒病毒、腮腺炎病毒、肝炎病毒及流脑病毒等有较强的抑制和杀灭作用。板蓝根与贯众、金银花、野菊花等合用,用于治疗某些传染病及热性病。

大青叶,味苦,性寒,归肝、心、胃经。具有清热解毒,凉血止血的作用。用于治疗温病热盛烦渴、丹毒、吐血、衄血、黄疸、痢疾、喉痹、口疮、痈疽肿毒、流行性感冒、急性传染性肝炎、菌痢、急性胃肠炎、急性肺炎。《本草正义》:"治瘟疫热毒发狂,风热斑疹,痈疡肿痛,除烦渴,止鼻衄、吐血,杀疳蚀、金疮箭毒。凡以热兼毒者,皆宜蓝叶捣汁用之。"大青叶有抗病原微生物作用,实验表明有广谱抗菌作用;有扩张血管作用,对免疫功能有影响,能使白细胞对细菌的吞噬作用增强,吞噬指数提高;有兴奋平滑肌作用。现在经常用于治疗流行性乙型脑炎、流行性感冒、慢性支气管炎、急性传染性肝炎、细菌性痢疾及急性胃肠炎,防治上呼吸道疾病等。《本草经疏》:"甄权云大青味甘,能去大热,治温疫寒热。盖大寒兼苦,其能解散邪热明矣。《经》曰:大热之气,寒以取之,此之谓也。时行热毒,头痛大热口疮,为胃家实热之证,此药乃对病之良药也。"脾胃虚寒者忌服。《本草经疏》:"不可施之于虚寒脾弱之人。"《得配本草》:"虚作泻者禁用。"

金银花,味甘,性寒,入肺、心、胃经。具有清热解毒,补虚疗风的功效,主治头昏头晕、口干作渴、多汗烦闷、胀满下疾、温病发热、热毒痈疡等病证,对肠炎、菌痢、肺炎、流行脑膜炎、急性乳腺炎、皮肤感染、丹毒、腮腺炎、化脓性扁桃体炎等病症有一定疗效。实验研究表明金银花有抗病原微生物作用和抗炎解热作用,能加强免疫功能,兴奋中枢神经系统,降血脂等。秦氏经常用于小儿湿疹、皮肤瘙痒,预防和治疗温病发热、风热感冒、丹毒、蜂窝织炎、咽喉炎症、肺炎、痢疾等症均有相当好的作用。金银花还可祛暑明目,配连翘可治外感发热咳嗽,配以连翘、板蓝根可治腮腺炎。

连翘,味苦,微寒,归肺、心、小肠经。具有清热解毒,消肿散结的作用,主治痈疽、瘰疬、乳痈、丹毒、风热感冒、温病初起、温热入营、高热烦渴、神昏发斑、热淋尿闭。现代研究其有抗炎作用,有解热、保肝、轻微的利尿作用。连翘长于清心火,散上焦风热,《珍珠囊》云"连翘之用有三:泻心经客热,一也;去上焦诸热,二也"。金银花、连翘无疏风解表之功,主要是清热解毒,主治痈疽疮疡诸症,两者苦寒均入肺经,擅清上焦心肺之热,配对为用,则可增强清肺泻火解毒之功。

秦氏常运用上四味药治疗湿毒引起的皮肤病、呼吸系统炎症、脉管炎、泌尿系统感染、癌症的防治等。

三、临床用药经验举隅

(一)天麻平肝熄风,通络止痛

天麻是古今医家常用的名贵中药,至今已有 3 000 多年的临床应用历史。清代姚江《得配本草》:“天麻即赤箭,一名定风草。辛温,入足厥阴经气分,止风虚眩晕,通血脉九窍,制痫定惊,制风疏痰,有自内达外之功。配川芎,治肝虚头痛;配白术,去湿。肝虚则劲,胆不滋养,则风动于中,此肝胆性气之风,非外感天气也。天麻定肝胆之内风,但血虚者,畏其助火,火炽则风益劲。宜于补血之剂,加此为使,然亦不可久用,多则三四服而止。”

天麻为主药的传统方剂有天麻丸(《普济方》),治疗偏正头痛,神昏眼花;天麻钩藤饮(《杂病证治新义》)治疗肝阳上亢,头痛头晕;天麻丸(《本草纲目》魏氏家传方),天麻、胆南星、全蝎、僵蚕,研末为丸,荆芥汤下,治疗小儿诸惊;半夏白术天麻汤(《医学心悟》),治疗头痛眩晕,恶心呕吐。此外,在著名方剂玉真散、五虎追风散中,天麻也是主药。

秦氏把天麻的功效归结为:天麻能平肝熄风,擅治一切脑病,如失眠、眩晕、多发性硬化、小儿抽动症及秽语症、中风后遗症等;天麻平肝熄风而镇痉,以天麻为主药治疗癫痫抽搐、小儿惊风等;天麻平肝祛风,通络止痛,为治疗头痛、三叉神经痛的主药。

(二)外用铁箍散膏消炎退肿

痈肿疮疖大多数由于多食膏粱厚味,热毒壅结内脏,外发于肌肤所致;或湿热毒邪着于肌肤,留而不去逐生。临床表现为内热熏灼,局部皮肤红肿热痛,口干喜饮,大便秘结,舌苔黄腻。秦氏治疗此疾,常内服金银花、连翘、蒲公英、紫花地丁、大黄等清热解毒,通腑泄热之剂,外用自家祖传配方“铁箍散”,以老月黄、芙蓉叶、地丁草、藤黄四味药等分研末,加凡士林和匀制成膏剂,敷于局部皮肤,能迅速消除局部皮肤的红肿热痛,对已溃破的痈疖用之亦佳。临床使用70余年,疗效确凿,深受同道及病家欢迎。

乳腺炎是乳头导管因感染而阻塞,致乳汁不通,瘀乳内蕴,逐渐发炎化脓。中医治疗方法有:其一,乳头导管阻塞,可用酒精棉球揩净,毫针拨乳头,可去乳头瘀阻,之后并用火罐,可充分吸出宿乳或脓液。其二,中药除能清热解毒以外,还有通乳排瘀的作用,此乃中药之长,可选取适当中药治疗。其三,外用铁箍散膏帮助消炎退肿。其四,用针刺取阳明经脉,以清乳房之热毒。本案针药并治后,能速痊愈。

(三)金银花清热解毒,不仅仅为诸疮要药

金银花,又名银花、金花、忍冬花、金藤花等。甘,寒,归肺、胃经。据有关文献记载,金银花在我国已有2 200多年栽植史。早在秦汉时期的中药学专著《神农本草经》中,就载有忍冬,称其“凌冬不凋”。金代诗人段克诗曰:“有藤鹭鸶藤,天生非人有,金花间银蕊,苍翠自成簇。”《药义明辨》:“金银花,味甘,微寒。凡肝家血虚有热以为病者,或脏腑、经脉、肉里,皆可用以撤其壅热,散其聚毒,不但为诸疮要药而已。”《本草求真》:“金银花,诸书皆言补虚养血,又言入肺散热,能治恶疮、肠澼、痈疽、痔漏,为外科治毒通行要剂。按此似属两岐。殊不知书言能补虚者,因芳香味甘,性虽入内逐热,而气不甚迅利伤损之意也;书言能养血者,因其毒结血凝,服此毒气顿解,而血自尔克养之谓也。究之止属清热解毒之品耳,是以一切痈疽等病,无不藉此内入,取其气寒解热,力主通利。如谓久服轻身延寿,不无过谀。凡古人表著药功,类多如是,但在用药者审认明确,不尽为药效所惑也。”

古方常用金银花治疗外感发热,温病初起发热,咽喉肿痛,疮疡肿毒等症。常用的传统方有银翘散(《温病条辨》),主治风温初起;银花解毒汤(《疡科心得集》),治疗湿热火毒,疔疮初起;另外仙方活命饮、五味消毒饮,金银花均为重要的药物。现代药理研究表明,金银花具有抑菌、抗病毒、抗炎、解热、调节免疫等作用。

秦氏认为金银花虽然是最常用的抗感染药,且其抗菌力并不是很强,但是具有消除内毒素的作用,其解毒的作用在临床上则更为突出。故常用金银花配连翘、大青叶、板蓝根治疗各种原因的发热、月经先期、输卵管通而不畅之不孕症、皮肤病及神经系统性疑难病症如三叉神经痛、面瘫等,每获良效。

(四)海螵蛸收敛止血制酸

海螵蛸又名乌鲗骨、乌贼骨。《本草经疏》:"乌贼鱼骨,味咸,气微温,无毒,入足厥阴、少阴经。"《本草纲目》:"乌鲗骨,厥阴血分药也,其味咸而走血也。故血枯、血瘕、经闭、崩带、下痢、疳疾,厥阴本病也;寒热疟疾、聋、瘿、少腹痛、阴痛,厥阴经病也;目翳、流泪,厥阴窍病也。厥阴属肝,肝主血,故诸血病皆治之。"《素问·腹中论》云:"有病胸胁支满者,妨于食,病至则先闻腥臊臭,出清液,先唾血,四肢清,目眩,时时前后血,病名曰血枯,得之年少时,有所大脱血,或醉入房中,气竭肝伤,故月事衰少不来,治之以四乌鲗骨一藘茹……所以利肠中及肝伤也。"《现代实用中药》:"乌贼鱼骨,为制酸药,对胃酸过多、胃溃疡有效。"秦氏常用炙海螵蛸配煅瓦楞、浙贝母治疗消化性溃疡及并发出血,如胃溃疡、溃疡性结肠炎、萎缩性胃炎。炙海螵蛸配荸荠粉(1∶1),加少量冰片,不仅可祛翳明目,还可清热化痰治疗食管癌早期。此外,炙海螵蛸配水飞炉甘石可化湿收敛,治疗脓性疮面。

第九章　秦氏常见病常规方

秦亮甫常说：一名好医生，必须探索规律，掌握规律，然后才能临阵不慌，应手取效。如急性病有其发病的特点和规律，通常起病急，病程短，病情重，变化快，古有“走马看伤寒，回头看痘疹”的说法，故治必有胆有识，大剂顿服，才能挽救于危殆之倾；慢性病的特点和规律是病程较久，病情复杂，正气已虚，量变已久，难收速效，同是虚证，有的虚受补，有的虚极反不受补，则应缓缓调理。只有掌握了疾病的规律，临证之时，才能得心应手而收良效。精湛的医术，良好的疗效，方为大医。

所以，在繁忙的临床工作之后，秦氏会给学生讲授关于疾病的临床诊断，中医的临证思辨以及治疗的突破口。此章为常见病临证思辨、常见病常规方，由秦氏的讲课笔记整理而成。

一、中风

1. 脑出血

治则：止血安神，护脑化瘀。

方药：茜草炭 15 g，蒲黄炭 15 g，天麻 15 g，石决明 30 g，三七片 6 g，杭甘菊 9～15 g，苍耳子 9 g，细菖蒲 9 g，羚羊角粉 0.6 g。

分析：田七片止血化瘀止痛，参三七“金不换”止血不留瘀，景天三七活血化瘀安神，无止痛作用；天麻护脑，调节高血压；生石决明偏凉，煅后无凉性，煅石决明能明目祛翳障，用于白内障、黄斑变性，血压高用生石决明 15～30 g；苍耳子为引经药，细菖蒲芳香开窍，益智；羚羊角粉平肝降压熄风，用于血压高患者面色鲜红；羚羊角烧碎金刚石，双向调节，脑出血、脑梗死均可用。

注意：选药不用祛风开窍药，可用止血安神药，护脑化瘀。此外，冰片、麝香不能用，不可强用安宫牛黄丸、紫雪丹。凉开三宝之鉴别：“乒乒乓乓紫雪丹，不声不响至宝丹，糊里糊涂牛黄丸。”三方均有清热解毒，安神开窍，熄风镇痛作用，均属凉开之剂，主治热病神昏，痛厥之症，但其作用各异。清热解毒之力安宫牛黄丸最强，紫雪丹次之，至宝丹最弱。安神开窍之力至宝丹强于安宫牛黄丸、紫雪丹。镇痛熄风之力紫雪丹强于安宫牛黄丸、至宝丹。另外，安宫牛黄丸、至宝丹兼有化痰作用，紫雪丹兼有通便作用。

安宫牛黄丸长于清热解毒，多用于热毒内陷心包，热毒深重，神昏谵语等症。至宝丹长于开窍安神，多用于中暑、中风、温病等一切内闭昏厥，不省人事者。紫雪丹长于镇痛熄风，多用于热陷心包，神昏而兼有抽搐者。

2. 血栓引起大面积脑梗死

治则：化瘀通络，开窍解痉。

方药：羚羊角粉2支，生蒲黄15 g，五灵脂15 g，川芎9 g，天麻15～25 g，蔓荆子9 g，苍耳子9 g，细菖蒲9 g，可加僵蚕9 g，全蝎6 g，蜈蚣5条，水蛭1.5～3 g。

分析：失笑散（包煎）治疗冠心病、心绞痛。安宫牛黄丸每次1丸，每日2次，口服，内有麝香、冰片、羚羊角、犀角等平肝潜阳，熄风开窍药。昏迷患者用鼻饲。鲜菖蒲清热，开窍，解痉；细菖蒲清热作用弱，开窍，解痉作用强；九节菖蒲作用最强，价格偏贵，可开窍，解痉，醒脑；缩泉丸中有菖蒲，取醒脑开窍之义。

注意：紫雪丹以清热为主，方有芒硝，腹泻患者不宜用。水蛭，又称"蚂蟥"，含抗凝毒素，用炒水蛭或炙水蛭，生水蛭不能用，否则蚂蟥子在腹中，很危险。脑出血后期，可用此方，但是量要控制。若再出血，可加仙鹤草30 g。

3. 中风后遗症（中经络）

治则：活血化瘀，通经扶正。

方药：黄芪30 g，党参30 g，天麻15 g，羚羊角粉0.6 g，山羊角15 g，僵蚕9 g，全蝎6 g，丹皮9 g，赤芍9 g，红花9 g（甚至可加三棱9 g，莪术9 g），川芎9 g，羌活9 g，独活9 g，当归9 g。

分析：天麻解痉，祛风，又叫"定风草"；羚羊角（山羊角片）平肝潜阳；丹皮、赤芍、黄芪、党参、川芎、当归益气，活血，凉血。可用独活寄生汤，甚则加三棱、莪术；大便不通，加杏、蒌仁各15 g，火麻仁15 g，枳、实壳各9 g，带皮槟榔15 g（槟榔皮6 g、槟榔9 g）；营养神经药黄芪、党参、枸杞子、当归，益气养阴活血。

注意：中经络之中枢性面瘫治疗同上；周围性面瘫则以祛风解毒为主，兼益气通络。

二、迎风流泪

1. 实证

治则：祛风清热。

方药：桑叶9 g，菊花9 g，荆、防各9 g，川连3 g，密蒙花15～30 g，青葙子15～30 g。

分析：密蒙花祛翳障，散风清热；青葙子明目清热；两者均治疗目疾。

2. 虚证

治则：补肾，明目，清热。

方药：杞菊地黄丸加桑叶、密蒙花、青葙子。

分析：杞菊地黄丸补肾明目，桑叶、密蒙花散风清热，青葙子明目清热。

三、水耳

1. 中耳炎症见出脓

治则：化脓消炎，收涩止血。

方药：秦氏银杏散。银杏30 g，海螵蛸粉50 g，东丹5～10 g，枯矾3～5 g，冰片3 g。

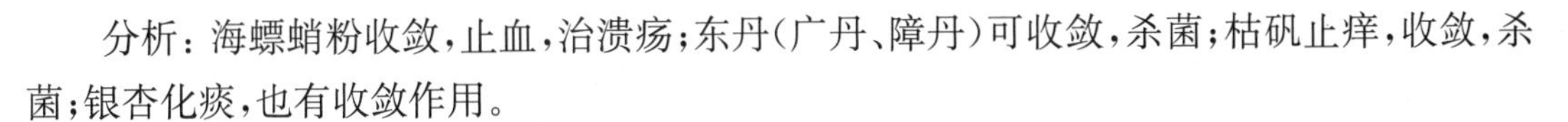

分析：海螵蛸粉收敛，止血，治溃疡；东丹(广丹、障丹)可收敛，杀菌；枯矾止痒，收敛，杀菌；银杏化痰，也有收敛作用。

2. 中耳炎症见耳痛

治则：清热解毒，祛风止痉。

方药：八将丹。五倍子 30 g，蜈蚣 7 条，地龙 2 条，全蝎 7 条(有尾全蝎)，麝香少许，冰片少许，雄黄 10 g，犀黄 1 分，共研细末。

分析：麝香、冰片、雄黄、犀黄可清热解毒，退肿；蜈蚣、全蝎内服可祛风解痉，外用可解毒；八将丹可消块，红肿热痛可用。

四、咽炎

1. 急性咽炎

治则：清热泻火养阴。

方药：川连 6～9 g，挂金灯 9 g，山豆根 9 g，人中黄 3～6 g，煅人中白 9～15 g，僵蚕 9 g，桔梗 9 g，胖大海 9 g，玄参 9 g，可用西瓜霜粉剂喷喉。

分析：僵蚕可防治黏膜溃疡；桔梗上行走肺，咽为肺之门户；胖大海清热消炎，祛浮风；玄参养阴清热，补肾水；挂金灯具有清肺利咽，化痰利水之功效；煅人中白、人中黄有消炎清热，治疗糜烂的作用；上方加芦根，能使热从小便走。

2. 慢性咽炎

治则：养阴生津，扶正消炎。

方药：增液汤为主。生地 15 g，玄参 15 g，麦冬 15 g，芦根 30 g，桔梗 6～9 g，南、北沙参各 15 g，僵蚕 9 g，炙甘草 6 g，胖大海 9 g。咳嗽，加川贝粉 3 g，蜜冬花 15 g，蜜紫菀 9 g，蜜枇杷叶 9 g；便秘，加火麻仁 15 g；口干，加石斛 15 g。

分析：生地、玄参、麦冬、南北沙参养阴生津；芦根清热养阴；甘草、桔梗、胖大海清热利咽；僵蚕疏风散热，化痰散结，防黏膜溃烂。

注意：禁发物，注意休息，平时可用枫斗或石斛泡水喝。此方适用于慢性疾病，中医认为肾水不足，阴液亏虚，需养阴，亦可用秦氏猴枣散。

五、鼻渊

治则：清肺消炎，通窍利鼻。

方药：辛夷 9～15 g，藿香 9 g，苍耳子 9～15 g，生石膏 30 g，白芷 9 g，麻黄 6 g，鹅儿不食草 9 g，桑叶 9 g，菊花 9 g，薄荷 6 g。

分析：藿香引药上行到鼻腔。鼻涕黄，加黄芩、川连；鼻涕臭，加萆薢；鼻塞，加菖蒲；头痛，加川芎、天麻，如属风热所致的血管痉挛加羌活；温病用白芍酸寒，酸甘化阴，麦冬甘寒养阴。

注意：霍胆丸为古方治疗急、慢性鼻炎，由猪胆汁加藿香粉制成。胆热会导致鼻炎，猪胆汁有清热消炎作用；鼻为肺之门户，反复感冒亦导致鼻炎，所以治以清肺消炎。

六、甲状腺疾病

1. 瘿瘤(甲状腺腺瘤、甲状腺囊性变)、瘿气(甲状腺肿大)、石疽(淋巴肉瘤)

治则：疏肝化痰，软坚散结。

方药：秦氏棱术玉壶汤。三棱 9 g，莪术 9 g，煅牡蛎 30 g，玄参 15 g，象贝母 15 g，夏枯草 9 g，槟榔 9 g，柴胡 9 g，半夏 9 g，胆南星 9 g，生甘草 3 g，香附 9 g。

分析：用三棱、莪术、槟榔破气散结，煅牡蛎、玄参、象贝母软坚散结，夏枯草膏能治疗甲状腺炎等甲状腺疾病，胆半夏、南星化痰散结，柴胡、香附疏肝理气。诸药合用，共奏疏肝化痰，软坚散结之功。

2. 桥本甲状腺炎

治则：清热解毒，软坚散结。

方药：秦氏棱术玉壶汤加黄芩 9 g，大青叶 15 g，板蓝根 15 g，银花 9 g。

分析：海藻、昆布、三棱、莪术、煅牡蛎、玄参、象贝母能软坚散结，加黄芩、大青叶、板蓝根、银花清热解毒。

3. 甲状腺癌

治则：活血化瘀，散结止痛。

方药：犀黄醒消丸。乳香 50 g，没药 50 g，犀黄 5 g，麝香 3 g，共研细末，半糊为丸，如绿豆大，每服 3～6 g，每日 2 次，口服，也可外敷以止痛活血，化瘀散结。

分析：犀黄醒消丸主治由火郁、痰瘀、热毒壅滞而发之病。方中犀黄清热解毒，化痰散结；麝香开经络，行气滞，散瘀血，消痈疽肿毒；乳香、没药活血祛瘀，消肿定痛；黄米饭调养胃气，以防诸药寒凉碍胃。

注意：甲状腺癌手术治疗效果好。书本用黄酒 1～2 匙吞服犀黄醒消丸，微微汗出，可治肿瘤，但临床上对肿瘤效果并不好。

4. 甲状腺功能亢进

治则：化痰散结，镇静化瘀。

方药：二陈汤加三棱、莪术、槟榔。三棱 9 g，莪术 9 g，槟榔 9 g，半夏 9 g，胆南星 9 g，陈皮 9 g，柴胡 9 g，木香 6 g，白芥子 9 g，茯苓 9 g，生龙齿 30 g，生石膏 30 g，生龙、牡各 30 g。

分析：方中二陈汤、白芥子、胆南星化痰散结；三棱、莪术、槟榔破气化瘀；柴胡、木香疏肝理气；生龙齿、生石膏、生龙牡清热潜阳；此外，柴胡加龙、牡可以和解清热，镇惊安神。

注意：甲状腺功能亢进、甲状腺囊肿、甲状腺腺瘤，中医均属于“气瘿”“瘿瘤”，甲状腺功能亢进症见心慌，出汗，急躁，脉弦滑数。女性患病率高于男性。属实证，多由瘀血与痰相结而成。

5. 甲状腺功能减退

治则：补气补血补阳。

方药：十全大补汤为主方加柴胡。人参 15 g，白术 15 g，茯苓 9 g，甘草 6 g，熟地 9 g，白芍 9 g，当归 9 g，川芎 6 g，黄芪 30 g，肉桂 3 g，柴胡 6 g。

分析：人参、白术、茯苓、甘草四味为四君子汤，能益气补中；当归、熟地、白芍、川芎四味为四物汤，可以养血滋阴；黄芪为补气之良药，与四君子同用增强益气之功；又用肉桂温阳；柴胡疏肝而调和营卫，妇女常用，男性亦可用。

注意：甲状腺功能减退属虚证，症见无力、少汗，不明原因的咳嗽，舌淡红，苔薄或少，脉软缓或滑。特别是甲状腺术后，西医服甲状腺素，中医以十全大补汤为主方加柴胡治疗有良效。

七、石疽、阴疽

治则：化痰散瘀，疏肝解凝。

方药：急性子 9～15 g，三棱 9～15 g，莪术 9～15 g，制南星 9 g，姜半夏 9 g，延胡索 15 g，当归尾 9～12 g，川芎 6 g，桃仁 9 g，白芥子 9 g，海藻 15 g，昆布 9～15 g，浙贝母 9 g，玄参 15 g，煅牡蛎 30 g，葫芦壳 15 g，茯苓皮 15 g，黑白丑 9 g，柴胡 6 g，香附 9 g。

敷药：阴发散。生南星 30 g，生半夏 30 g，北细辛 30 g，白芥子 30 g，猪牙皂 30 g，硫黄 30 g，甘遂 30 g，槟榔 30 g，三棱 30 g，莪术 30 g。上述药物研成粉末，用蜂蜜或饴糖调药粉，取原浆敷于局部。

分析：三棱、莪术、制南星化瘀；急性子软坚化痰；柴胡为引经药；葫芦壳、茯苓皮属淡渗药，在肿瘤治疗初期有效，肿瘤可变小，后无效；制南星化瘀作用强，而胆南星清瘀化痰作用强。

注意：文献指出用阳和汤，用热性药，秦氏认为不对，临床上用阳和汤，能引起口干、舌燥，阴转为阳是顺，阳转为阴是逆。而石疽、阴疽由痰瘀（为阴邪）凝结而成。阴病阳治，希望能转为红肿（红肿化脓，刚开口，放脓）。红、肿、热、痛转为不红、不肿、不热、不痛为逆，所以不能使用热性药。

八、肺部感染、肺炎

治则：宣肺消炎，止咳化痰。

方药：以麻杏石甘汤为主方。蜜麻黄 3～6 g，石膏 30 g，黄芩 9 g，杏仁 9 g，炙甘草 6 g，蜜冬花 9 g，蜜紫菀 9 g，鱼腥草 15～30 g，枇杷叶 15 g，姜半夏 9 g。

分析：蜜麻黄发表；石膏清肺胃之热；黄芩清肺，消炎；杏仁宣肺止咳化痰，有降气作用；炙甘草调和诸药兼能镇咳；蜜冬花润肺止咳；蜜紫菀止咳，治肺咯血；蜜冬花、蜜紫菀为对药，镇咳化痰，患者有痰不能用。口干舌红加芦根，大叶性肺炎典型症状有铁锈样痰可加茜草炭、丹皮炭、蒲黄炭、藕节炭 9～15 g。

注意：禁用三七粉，肺部咯血，见血休止血，应以抗炎为主。所有肺部感染，包括急性气管炎，如有外感则需用大青叶、板蓝根。

九、慢性支气管炎、支气管性哮喘

治则：清肺化痰，止咳解痉。

方药：在治疗肺部感染的处方中加功劳叶15 g，天将壳15 g。

分析：功劳叶常用于久咳、气急、慢性咳嗽，能补肺；天将壳用于咳嗽、气急，能平喘；麻黄用于表证、咽部不适，能发表祛风寒，平喘发汗。

注意：老年患者，可加太子参30 g，黄芪30 g；小儿患者用药如上方，也可加用太子参30 g，黄芪30 g，为了方便小儿服药，可制成糖浆服用，具体如下：在药汁中加入蜂蜜500 g，冰糖250 g，将其浓缩成半流质，每次1汤匙糖浆外加川贝粉1包，每日3次，口服。哮喘可用洋金花，有毒，但有清喉化痰作用，含东莨菪碱，为中药麻醉药，临床用量1.5 g，可入煎剂，或放入糖浆，其不成瘾，不止泻。若咳嗽厉害，痰不多，可加罂粟壳1.5～3 g，有镇咳作用，但会上瘾，可止泻，无化痰作用。

十、肺痨

治则：清肺抗炎，止咳养阴。

方药：南、北沙参各15 g，蜜百部15 g，川贝粉9 g，川百合9 g，马兜铃9 g，甜杏仁9 g，五味子9 g，麦冬9 g，太子参15～30 g，款冬花15 g，紫菀9 g，枇杷叶9 g。

分析：37.0℃以上发热，加黄芩、石膏；37.5℃以上发热，加地骨皮、柴胡；肺结核，有虚热，可用银柴胡、鳖甲15 g；夏天出现低热，加青蒿6～9 g，青蒿鳖甲汤则用于秋天虚热；气虚，加黄芪、太子参；咯血，加止血药如茜草炭、蒲黄炭、藕节炭、阿胶；低热37.5℃以上，并有炎症，加消炎药如鱼腥草、板蓝根、大青叶。

注意：肺结核又称“痨瘵”，以补为主，加清热消炎杀菌药，用链霉素、异烟肼常规杀菌。

十一、心脏病

中医属“胸痹”，《金匮要略》“胸痛彻背”，属于典型“心绞痛”，另外，中医还有“怔忡”“心悸”等病名。冠状动脉堵塞、瓣膜关闭不全、肺动脉病、法氏窦破裂、法洛氏三联症、四联症可手术治疗，导管未关闭、风湿性心脏病不能手术治疗者，可中医辨寒、热、虚、实论治。

1. 冠心病

治则：理气活血，化瘀止痛。

方药：以大乌头汤、瓜蒌薤白汤、麝香保心丸为主加延胡索9～15 g，郁金9 g，川楝子15 g，木香6 g，丹参9 g，红花9 g，枣仁15 g，远志9 g。

分析：上方中多用理气药，“气行则血行”，理气可化瘀止痛，可加太子参15～30 g，黄芪15～30 g，起到扶正，保护心肌功能作用。

注意：热证，面潮红，口干，心慌，脉数，可加麦冬、五味子(即生脉散)；心肌病无发热，可加石斛。寒证，舌淡暗，脉缓及心动过缓、血压高，不能用温药。虚证，症见不能听见响声，血压不高或偏低，阵发性心动过速，梦多，失眠，胸闷，气少，脉软无力，可在上方中加龙齿30 g，龙、牡各30 g，珍珠母30 g，太子参30 g，五味子9 g，麦冬15 g，黄精15 g，枸杞子15 g以补心气，当归9 g，熟地9 g以养血。实证，症见胸闷，有时心痛，血压正常，心慌，夜寐不好，口干，脸部潮红，脉弦滑，需活血化瘀理气，在上方中加三棱9 g，莪术9 g，黄连3 g。

2. 高血压、心脏病

治则：重镇潜阳，清热安神。

方药：需用重镇药龙齿 30 g，煅龙、牡各 30 g，珍珠母 30 g，石决明 30 g，桑寄生 9 g，黄芩 9 g，生槐花 15 g，黄连 3～6 g。发绀明显，加桃仁 15 g，赤芍 9 g，丹皮 9 g。

分析：龙齿、龙牡、珍珠母、石决明重镇潜阳，宁心安神；桑寄生补肝肾，降血压；生槐花清热凉血，降压降脂；黄芩、黄连清热抗炎；桃仁、赤芍、丹皮凉血活血。

注意：若无症状，仅 ST－T 段改变，平时可丹参、红花泡茶饮。

3. 心包积液

治则：利水养心，理气解闷。

方药：葫芦壳 15 g，茯苓皮 15 g，生米仁 30 g，泽泻 9 g，猪苓 9 g，木香 6 g，川楝子 15 g，延胡索 15 g，香附 9 g，郁金 9 g，八月札 15 g，炒枣仁 15 g，远志 9 g，太子参 15～30 g，麦冬 15 g，五味子 9 g。

分析：葫芦壳、茯苓皮、生米仁、泽泻、猪苓利水渗湿，温阳化气；川楝子、延胡索活血行气解痉；香附、郁金、八月札疏肝宽胸，活血行气；炒枣仁、远志、太子参、麦冬、五味子益气养阴安神。

注意：气急，咳嗽严重，可加葶苈子；咳嗽，痰多，可加瓜蒌、半夏、杏仁、川贝粉；苔白腻，加苍术、川朴；四肢凉，加桂枝，但血压高不可用桂枝；阴虚内热，加芦根、石斛。

4. 心包炎

治则：清热消炎，养心理气。

方药：川连 6～9 g，石膏 30 g，大青叶 15 g，板蓝根 15 g，银花 9 g，连翘 15 g，佛手 9 g，白蔻仁 3～6 g，郁金 9 g，木香 6 g，炒枣仁 15 g，远志 9 g。

分析：川连清心热；大青叶、板蓝根清热消炎；木香行气止痛；炒枣仁、远志养心保心。心动过速，可加生龙牡、生龙齿、珍珠母；体温下降，再加生脉饮；口干，加石斛、玄参、麦冬。

注意：广郁金色黄而透明，理气为主；川郁金色灰，可理气化瘀。动脉导管微闭、动脉瘤可手术治疗。

十二、胃脘痛

中医胃脘痛，即西医浅表性胃炎、糜烂性胃炎、萎缩性胃炎、胃溃疡、十二指肠球溃疡、十二指肠、胃手术后。古代谓“五脏难治，六腑宜治”，六腑“以通为用”，故少用补法，宜用通法。

治则：理气和胃，疏中健运。

方药：煅瓦楞 30 g，炙海螵蛸 15 g，焦鸡金 9 g，焦谷、麦芽各 9 g，焦山楂 9 g，延胡索 15 g，川楝子 15 g，砂、蔻仁各 3 g，白术 9 g，陈皮 9 g，香附 9 g，木香 6～9 g。

分析：煅瓦楞味咸，能软坚，化痰，止酸；炙海螵蛸味咸，能软坚，生肌，止血，治溃疡；延胡索疏肝理气；川楝子解痉；砂、蔻仁消食，能温脾，理腹部之气；白术燥湿健脾。苔白腻，可加苍术、厚朴、半夏；有溃疡，加用止血药，槐花炭 15 g，地榆炭 15 g，煅龙骨 30 g，阿胶珠 9 g。

注意：建议一定做胃镜检查，如有肿瘤要早期手术。

十三、胆囊炎

胆囊炎是因胆汁滞留而致细菌感染，以右上腹痛为主的常见急腹症。

治则：清热利湿，疏肝利胆。

方药：茵陈 30 g，栀子 9 g，大黄 9 g，柴胡 9 g，黄芩 9 g，金钱草 15 g，川连 3 g，延胡索 15 g，川楝子 15 g，三棱 9 g，莪术 9 g，葫芦壳 15 g，茯苓皮 15 g，泽泻 9 g，猪苓 9 g。

分析：方中茵陈、栀子、大黄清热利湿退黄，兼通大便；柴胡、黄芩和解清热，以除少阳之邪；金钱草能消炎利胆；川连清热燥湿解毒；延胡索、川楝子行气疏肝，活血止痛；三棱、莪术祛瘀行气，消癥止痛；葫芦壳、茯苓皮、泽泻、猪苓清热利水渗湿，通利小便。可加木香 6 g，以松弛 Oddi 括约肌而止痛。

注意：遵"不通则痛"之要，以疏肝和络止痛为原则，结合肝胆喜条达等生理特点灵活运药，宜疏肝、柔肝并举，以免辛燥劫伤肝阴。

十四、胆石症

胆石症可分为胆囊、胆管、肝管及肝内胆管结石等。由于胆石阻塞，胆汁郁结可并发胆囊炎。急性炎症期症状、治疗均同胆囊炎。炎症消退、疼痛缓解，则应利胆排石，促进胆石排出体外。

治则：疏肝利胆，排石止痛。

方药：在治疗胆囊炎的处方中加入海金沙 15 g，鸡内金 9 g，郁金 9 g，芒硝 6～9 g。

分析：海金沙、鸡内金可利水通淋排石；郁金能疏肝解郁，利胆止痛；芒硝可化七十二石。

注意：急性胆囊炎伴泥沙样结石、阻塞性黄疸均可用上方，如舌苔黄厚腻，可加苍术、厚朴。

十五、急性肝炎(甲型、乙型)

治则：清热利湿，疏肝利胆。

方药：茵陈蒿汤为主加减。茵陈 30 g，金钱草 15 g，田基黄 15 g，山栀 9 g，大黄 9 g，板蓝根 15 g，大青叶 15 g，柴胡 9 g，黄柏 9 g，车前子 9 g，葫芦壳 15 g，茯苓皮 15 g，泽泻 9 g，甘草 6 g。

分析：慢性肝炎转氨酶不降，加保肝药；五味子磨成粉，每次 3 g，每日 3 次，对于降谷丙转氨酶有效；也可加枸杞子、黄精、红枣，三者可增加糖原，具有保肝作用；慢性肝炎伴牙龈出血，因凝血酶原缺失，可加蒲黄炭、茜草炭、阿胶各 3～9 g。

注意：慢性肝炎伴腹泻，不用大黄。慢性病用丸药、粉剂治疗比汤药效果好，7 日后见效。

十六、肝硬化

中医属"癥瘕"，肝硬化可导致门静脉高压、食管静脉曲张、慢性消化道出血(胃及食管出血)。

治则：软坚化瘀，养肝滋阴。

方药：汤药可控制其病程的发展。① 软坚化瘀药：柴胡 9 g，当归 9 g，三棱 9 g，莪术 9 g，丹皮 9 g，桃仁 9 g，茵陈 15 g。② 保肝养肝药：枸杞子 15 g，黄精 15 g，当归 9 g，红枣 9 g，白芍 9 g，川芎 6 g，木香 6 g。①②可合在一起制成丸方。

分析：软坚化瘀重以莪术、三棱软坚散结，配以当归、丹皮、桃仁调血行气化瘀，佐以茵陈消除瘀热，柴胡疏肝并调和诸药。养肝方中重以阴阳、肝肾双补，以枸杞子、当归、红枣、白芍养阳养血，调血行气，川芎、木香引肝经直达病所，配以黄精滋肾养阴。

注意：肝木过旺，克脾土，肝硬化患者大便次数多，所以不能用大黄，需加健脾药白术、扁豆、神曲、四君子汤、六君子汤、煅龙牡。因为大便次数多，可影响正气，即元气，所以清补并用；如肝硬化出现腹水，可加葫芦壳、茯苓皮、泽泻；也可用肝硬化腹水药粉方一欢散（蟾蜍、砂仁），需禁盐 100 日，当腹水没有后才能吃。

十七、急性（慢性）黄疸肝萎缩

治则：清热疏肝，退黄利湿。

方药：茵陈 30 g，金钱草 30 g，黑山栀 9 g，黄柏 9 g，葫芦壳 15 g，茯苓皮 15 g，黑白丑 9 g，车前子 15 g，柴胡 9 g，大青叶 15 g，板蓝根 15 g。

分析：黄疸病机在湿，故治法主要以化湿邪，利小便。化湿可以退黄，故而茵陈、金钱草利肝胆，退身黄之余，重以茯苓皮、黄柏清热燥湿，再以车前子、黑白丑通利小便，大青叶、板蓝根清解内热，柴胡合药兼以疏肝。

注意：疏利胆汁（清热解毒药），适当加三棱 9 g，莪术 9 g；久病需扶正，可加太子参、黄芪、枸杞子、黄精。

十八、肝硬化伴食管胃底静脉出血

治则：软坚保肝，化瘀止血。

方药：牡蛎 30 g（先煎），象贝 9 g，玄参 15 g，牡丹皮 9 g，茜草炭 15 g，血余炭 15 g，金钱草 15 g，茵陈 30 g，柴胡 6 g，龙骨 15～30 g，龙齿 30 g，三七粉 3 g，炒槐花 9 g。

分析：牡蛎、象贝、玄参软坚；牡丹皮化瘀止血，用药不能过猛，以防出血；茜草炭、血余炭、炒槐花亦能加强止血；金钱草、茵陈、柴胡疏肝清热；龙骨、牡蛎、龙齿降低血管肌力，重能降逆，降血压，平肝，安神，使食管动脉压力不变；三七粉止血止痛化瘀，偏于化瘀；炒槐花中含芦丁可软化血管及降压。

注意：秋季更易吐血，因为气候变化，血管收缩、曲张，动脉压力高而导致血管破裂。

十九、脂肪肝

治则：化瘀疏肝，祛痰散结。

方药：茵陈 30 g，金钱草 15 g，柴胡 6 g，决明子 30 g，生山楂 9 g，姜半夏 9 g，陈皮 9 g，茯苓 9 g，川楝子 15 g，延胡索 15 g，莱菔子 9 g。

分析：肝郁日久，常合瘀、热相结，故以茵陈、金钱草清利湿热；柴胡、决明子兼以疏肝，清肝火；为祛痰则当以健脾化湿，故而以山楂、莱菔子消食健脾；合以姜半夏、陈皮、茯苓补脾健运，以助湿祛。

注意：根据患者体质，实证用三棱、莪术，虚证用党参、黄芪、枸杞子以扶正养肝。脂肪肝（晚期肝脏萎缩），伴肝硬化，不能饮酒并且宜吃低脂食品。茵陈有去陈生新，利湿清热的功效，为肝胆疾病常用药。

二十、肥胖症

治则：健脾渗湿。

方药：三棱 9 g，莪术 9 g，葫芦壳 15 g，茯苓皮 15 g，泽泻 9 g，白术 9 g，党参 15 g，延胡索 15 g。

分析：肥人多痰湿，故而重以泽泻、葫芦壳利水渗湿；茯苓皮利湿同时兼以补脾，以助脾气健运，痰湿得以清化；延胡索能促排卵，如果输卵管通而不畅，可疏通输卵管。

注意：本病在病变过程中常伴有病机转化，既有虚实转换，又兼有多种病邪致病因素，如病久而化热生成郁热、痰热等。常并发他病，故在辨证时，也需将其与其他疾病相关联。

二十一、痛风

治则：祛寒胜湿，化瘀通络。

方药：龟鳖地黄汤或独活寄生汤为主方。炙龟板 15 g，炙鳖甲 15 g，熟地 9 g，山萸肉 9 g，山药 15 g，丹皮 9 g，泽泻 9 g，茯苓 9 g，羌、独活各 9 g，鸡血藤 15 g，千年健 15 g，防己 9 g，秦艽 9 g，乌梢蛇或蕲蛇 9 g，延胡索 15 g，红花 9 g。

热痹伴红肿用外用浸泡方：黄柏 15 g，黄连 9 g，黄芩 15 g，大黄 9 g，马齿苋 30 g，茯苓皮 30 g，葫芦壳 30 g，黑白丑 30 g，麻黄 15 g。

热痹不红肿用秦氏阳和通络方，热痹局部红肿可用金黄膏、铁箍膏。

内服参粉方：胎盘 100 g，生晒参 100 g，朝鲜白参 100 g，西洋参 100 g，陈皮 60 g，砂仁 30 g，每次 1.5 g，每日 3 次，口服。

分析：寒痹、着痹、虚痹，加祛风湿药或祛寒湿药；热痹，熟地改为生地，加黄芩、黄柏；羌独活、鸡血藤、千年健、防己、秦艽能搜风通络化瘀；外用浸泡方中用麻黄，是因为“麻黄中空，善治骨节之风”，如在内服方中需用麻黄则用 3 g；若患者舌苔腻，则加苍术、厚朴。

注意：“痛风”病名在中医文献中早有记载，该病属中医“痹证”范畴，又称之白虎历节，除凉血、清热、祛风、除湿等治法外，注意控制高嘌呤食物的饮食习惯，避免吹风受寒和过度劳累等都是日常调摄中应当注意的。

二十二、糖尿病

治则：降糖必须降脂，运脾还需养阴。

方药：① 降脂属泻法：葫芦壳 15 g，茯苓皮 15 g，泽泻 9 g，三棱 9 g，莪术 9 g，山楂 9 g，决明子 30 g，莱菔子 15 g，生米仁 30 g，半夏 9 g，陈皮 9 g。② 养阴（如舌苔黄腻，不用养阴药）：黄精 15～25 g，生地 9 g，沙参 15 g，山药 15 g。

分析：降脂之法重以下、清、泻，故而多药合用以消食和胃，清泻脾胃，清肠不忘分利太过，合用涩肠之药，以纠其性。养阴之法中，黄精、沙参共兼滋肾润肺之效，生地滋阴同时清热凉血，配合山药健脾补气兼以滋阴，养阴不忘补脾。

注意：本病中医称消渴，分为上、中、下消，早期多伴肥胖，后来消瘦，可无明显症状，不一定有口干。

二十三、高血压

治则：多由肝阳亢盛而致血压高，治以平肝潜阳为主；有些血压高，无症状，以平肝熄风为主。

方药：石决明 30 g，生石膏 30 g，生龙齿 30 g，生龙、牡 30 g，珍珠母 30 g，天麻 15 g，钩藤 9 g，夏枯草 15～30 g。

分析：石决明、生石膏、生龙齿、生龙牡、珍珠母能平肝（凡重皆镇），宁心安神；天麻、钩藤、夏枯草熄风为主，其中夏枯草有消散化瘀，清热平肝作用，入厥阴，与益母草相比无活血作用，可清热解毒。治疗术前高血压可用夏枯草、桑寄生 9～15 g，黄芩 9 g，槐花 9～15 g，杜仲 9 g，地骨皮 9 g；其中槐花含大量芦丁，可降压，软化血管；杜仲补肾平肝，保护血管，十分有效。

注意：高血压实证常见于平素喝酒，或爱吃肥肉（肥胖），或工作紧张（如驾驶员，血压升高）人群。常见症状有头晕，头痛，脾气急躁，脉弦滑；也有人因肾虚肝旺，脉沉软。当血压降低后，用杞菊地黄丸外加平肝熄风药调理。

二十四、便秘

治则：年轻者偏于内热，而致肠内津液干燥，治以泻热导滞，润肠通便；年老者属于肠液干枯，治以增液润肠通便。

方药：年轻者用辛凉通降药承气汤加减，成药可用麻仁脾约丸。生大黄 6～9 g，玄明粉 3～9 g（冲服），枳实 9 g，火麻仁 15～30 g，白芍 9 g，槟榔 9 g，决明子 15～30 g，生甘草 6 g。

年老者：淡苁蓉 9 g，火麻仁 9 g，瓜蒌仁 9 g，制大黄 6～9 g（后下），枳实 9 g，槟榔 9 g。

分析：年轻者，生大黄通腑泄热；玄明粉咸能软坚，泻下作用大，熬药后则力减，大便会稀薄或不成形；枳实能下气散结，然攻下不够，故配以火麻仁、决明子、槟榔以加重通便之力；白芍养阴和营，主养脾阴。年老者，如用大黄，需用制大黄，泻下作用缓和，不易伤胃气；枳实、槟榔下气破积；火麻仁、瓜蒌仁润肠通便；苁蓉温阳补肾，兼有润肠通便之功，对老年便秘患者常有疗效。

注意：本病中医属于肠燥有内热而大便不通，西医属于肠蠕动慢。故平素患者应少吃热性食物，如辣味、酸味之物，多吃滋润肠道、养阴生津的食物。老年患者如果没有糖尿病，服药时可加蜂蜜。平日可用决明子 15 g 加蜂蜜，开水泡服，代茶饮，每日喝，有润肠通便之功。此外,用生首乌泡茶亦可通大便,平日多吃粗纤维,吃生茶,皆能帮助排便。

二十五、肠梗阻(包括不完全性肠梗阻、麻痹性肠梗阻)

治则:理气,攻下,润肠。

方药:木香 6 g,延胡索 15 g,川楝子 9 g,大黄 9～15 g,玄明粉 9～15 g,枳实 9 g,香附 9 g,槟榔 9～15 g,火麻仁 30 g,青皮 9 g。上述药物熬成 150 ml,分 5 次送服,每 2 小时服用 30 ml。同时,另熬一包药 150 ml,保留灌肠 24 小时,每每见效。

分析:方中重以行气通调,故以木香、川楝子、延胡索行气调中;重用大黄、枳实、青皮消积破下;玄明粉泄热通便,合以槟榔、川楝消积止痛;气得行,食得消,佐以火麻仁润肠通便使之得以去处。

注意:《医学正传·腹痛》中载,"浊气在上者涌之,清气在下者提之,寒者温之,热者清之,虚者补之,实者泻之,结者散之,留者行之,此治法之大要也",是故以"通"字立法,通法之上,再寻求因,是以清热通腑或是温通,以症而治之。

二十六、肠炎

1. 急性肠炎

治则:初期宜通,清肠、清热、调气;2 日后以健脾助运为主。

方药:木香、川连各 3～6 g,淡吴萸 1.5～3 g,炒白芍、白头翁各 15 g,槟榔 9 g,白术 9 g,青、陈皮各 9 g,秦皮 9 g,枳实、壳各 9 g。2 日后换方,以健脾助运为主。木香 6 g,川连 3 g,炮姜 3 g(大便无血可用),淡吴萸 1.5～3 g,白术、焦扁豆、石榴皮、煅龙牡、茯苓、党参、焦鸡金、焦谷麦芽、焦山楂 9 g。

分析:急症之初,当以清利为要,故以枳实、枳壳通利导滞;白头翁、秦皮清热解毒止痢;木香、川连、茱萸共济燥湿止泻,以涩肠之用;槟榔行利水止痛之功,清泻之余更兼补土,故合白术、青陈皮。分利少日后,重以补脾,故合石榴皮、扁豆、吴茱萸涩肠止泻;木香、川连、炮姜温阳燥湿,助脾运气;茯苓、党参、白术健脾补中益气;鸡内金、谷麦芽、山楂消食和胃,邪去则正安。

注意:急性肠炎属病从口入,食不洁食物,痢疾伴发热,病情较重,不能止,应通因通用,否则会发热。

2. 慢性肠炎

治则:清热利湿,健脾止泻。

方药:木香、川连、焦扁豆各 15 g,石榴皮 15 g,焦鸡金 9 g,焦谷、麦芽各 9 g,煅龙、牡各 15 g,白头翁 15 g,党参 15 g,白术 9 g,茯苓 9 g。舌苔白腻者,加用焦山楂、炮姜、苍术、厚朴,舌质红不用;如有便血、溃疡性结肠炎或伴有息肉,则加地榆炭 15 g,炒槐角(或槐花)15 g;如溃疡面结好,可用炙海螵蛸 15 g,象贝母 9 g。

丸方:煅龙、牡 30 g,焦扁豆 15 g,石榴皮 15 g,焦白术 9 g,炒茯苓 9 g,炒党参 15～30 g,炙黄芪 30 g,木香 6 g,砂、蔻仁各 3 g(后下),炒莲子肉 15 g,3 个焦、炮姜 1.5 g(汤剂 3 g,丸剂 1.5 g),麦冬 9 g。

分析:虚证治泻需表里虚实兼顾,表以石榴皮、扁豆、莲子涩肠止泻,里以黄芪、党参补中益气,白术、茯苓助脾健运,砂蔻仁、木香共兼助气得以运行,炮姜调和之余,佐以龙牡、麦冬养阴,使脾土可健可运。

注意:急性肠炎(结肠炎),湿热或积食留于肠道,致脾虚湿盛,脾运失司,故而升降失调,然久病体虚,久泻易劫阴液,故而治泻同时不应忽视补脾滋阴。

二十七、阑尾炎

治则:初期用泻法。

方药:属于中医"肠痈",据《金匮要略》记载:初期用大黄牡丹汤,已长成肠痈用附子败酱散。如有发热、白细胞升高,以上方合用。木香 6 g,川连 6~9 g,丹皮 9 g,赤芍 9 g,槟榔、红藤各 30 g,大黄 9 g,芒硝 3~9 g,枳实 9 g,川楝子、延胡索、银花各 9 g,连翘 9 g,生甘草 9 g。外用用生大黄末、皮硝,调酒后敷,敷于局部。如果已成阑尾包块,于上方加用三棱、莪术、炙甲片 9 g,并去芒硝。

分析:本证多由湿热郁蒸,气血凝聚,热结不散所致。初期治疗当以泻热破结,散结清热为主,《金匮要略》中载:"肠痈者,少腹肿痞,按之即痛如淋,小便自调,时时发热,自汗出,复恶寒。其脉迟紧者,脓未成,可下之,当有血;脉洪数者,脓已成,不可下也,大黄牡丹汤主之。"故以该方打底,清化热结,再加以香连丸(川连、木香)清热化湿,枳实助气运行滞,后期发展常伴血瘀,遂添赤芍、红藤、元胡补血止血,槟榔、川楝子兼以止痛,因热毒常易深入,故加之连翘、银花清热解毒,甘草与之调和。以清热,祛湿,行气,调血,止痛几点并驾齐驱。

注意:初期虽以泻法为要,但清化之余仍需对热象和瘀血象加以辨证,以辨衡变。

第十章　秦氏杂病治验

有谓：一针，二灸，三服药，是为医者应有之技。忆《史记·扁鹊仓公列传》中有扁鹊运用针药治愈虢国太子"尸厥"之症。今回顾该事其中之大意：扁鹊途经虢国，闻知该国举国上下正在为太子之死举办丧事，遂晤见太子侍从和国君，详细询问太子症情后，入诊。辨太子之症是"尸厥"，扁鹊令弟子子阳磨针后，刺太子头顶部三阳五会，太子苏醒。叫弟子子豹煎药后，热熨两胁下方。再给服汤药二十日，身体康复。这就是最早的针药结合用于急救的成功案例的文字记录。

又《伤寒论》中有关针药并用及针灸应用和禁忌的条文有26条之多，今举例如下。

"太阳病，头痛至七日以上自愈者，以行其经尽故也；若欲作再经者，针足阳明，使经不传则愈。"此是用针刺作为预防疾病进一步传变之例。

"太阳病，初服桂枝汤，反烦不解者，先刺风池、风府，却与桂枝汤则愈。"此是用针药结合的治疗法则，使疾病的疗程可以缩短。

"妇人中风，发热恶寒，经水适来，得之七八日，热除而脉迟身凉，胸胁下满如结胸状，谵语者，此为热入血室也，当刺期门，随其实而取之。"此是针刺治疗妇人月经期，热邪乘虚而入于血室，发生胸胁下胀满，或下腹部硬满，伴有神志异常，胡言乱语的治法。

秦亮甫为了提高临床治疗疑难病症的疗效，缩短治病的疗程，探索和弘扬中医学针药结合、内外合治的理论和医技，数十年来一直运用经络学说，针药结合、内外合治治疗疑难疾病。

一、主取督脉以治杂病，主取督脉以治四肢病

（一）推崇督脉理论

督脉理论在中医经典著作中论述的篇幅甚少。《内经》中有关督脉的理论尚未成熟，记叙分散于各篇，到了《难经》才有完整的说法。以后各医家众说纷纭，各有建树。秦氏博览群书，并融会自己的临床经验，对督脉的循行，与脏器、经脉的联系以及督脉的功能有其独特见解。

1. 督脉的循行路线　《素问·骨空论》说："督脉者，起于少腹以下骨中央，女子入系廷孔，其孔，溺孔之端也，其络循阴器合篡间，绕篡后，别绕臀，至少阴与巨阳中络者，合少阴上股内后廉，贯脊属肾，与太阳起于目内眦，上额交巅上，入络脑，还出别下项，循肩髆内，侠脊

抵腰中，入循膂络肾；其男子循茎下至篡，与女子等；其少腹直上者，贯脐中央，上贯心入喉，上颐环唇，上系两目之下中央。”王冰注：“起，非初也，亦犹任脉冲脉起于胞中也，其实乃起于肾下，至于少腹，则下行于腰横骨围之中央也……系廷孔者，调窈漏，近所谓前阴穴也，以其阴廷系属于中，故名之。”

《素问·骨空论》：“其少腹直上者……系两目之下中央。”王冰注：“自其少腹直上，至两目之下中央，并任脉之行，而云是督脉所系，由此言之，则任脉、冲脉、督脉，名异而同体也。”《类经·任冲督脉为病》谓：“按此自少腹直上者，皆任脉之道，而本节列为督脉。”《灵枢·五音五味》曰：“任脉、冲脉皆起于胞中，上循背里，为经络之海。然则前亦督也，后亦任也。”

从《素问·骨空论》可以看出，督脉是由少腹出于体表之后，分为两支。一支向下向后背循行，女子入系前阴，男子循茎下至篡。其支络遍布阴器，再会合于会阴，又分开绕过肛门，合少阴经上股内后廉，贯脊络肾。此为督脉背侧之行支。一支循腹直上，通过脐中央，贯心入喉，再上行经过下颌环绕口唇，再向上分布于两目之中。此为督脉腹侧上行支。另有一支，与足太阳膀胱经同起于目内眦，上额，两侧经脉在巅上交会，一起入颅络脑，再从颅内还出，分别下项，循肩膊内侧，夹脊下行，抵腰中，入络肾。与膀胱经背侧下行支所行一致。由此而知《内经》所言的督脉包括了全部的任脉，与部分冲脉的循行线。

自《难经》开始，对督脉的认识发生了重大变化，《难经·二十八难》云：“督脉者，起于下极之俞，并于脊里，上至风府，入属于脑。”出于体表的部位已不同于《内经》，分布的范围只限于背部，其循行方向是由下往上，且行于脊背之中央。这样《内经》所载，督脉那样整体性的三段式，被一条连贯的循行路线所取代。

《奇经八脉考》谓：“督脉起于肾下胞中，至于少腹，乃下行于腰骨围之中央，系溺孔之端，男子循茎下至篡，女子络阴器和篡间，俱绕篡后屏翳穴，别绕臀至少阴与太阳中络者，合少阴上骨内廉，由会阳贯脊会于长强穴。在骶骨端与少阴会并及里上行历腰俞、阳关……陶道、大椎，与手、足三阳会合上哑门，会阳经入系舌本上至风府，会足太阳、阳维同入脑中，循脑户，强间……与任脉、足阳明交会而中。”又谓：“督脉起于会阴，循背而行于身之后。”

由此可见，明代李时珍在论述督脉时，以《难经》之督脉为主干，将《内经》的三段式作为支络。

由于《内经》《难经》在督脉循行论述上的差异，带来了一些认识上的混乱。宋代王唯一所著《铜人腧穴针灸图经》基本遵循《难经》之督脉而论述，专把《内经》的内容包括进去。而元代医家滑伯仁却认为：“任与督，一源而二歧，督则由会阴而行背，任则由会阴而行腹。夫人身之有任、督，犹夫天地之有子午也。人身之任、督以腹背言，天地之子午以南北言，可以分，可以合者也。分之于以见阴阳之不杂，合之于以见浑沦之无间，一而二、二而一者也。”他没有理解到《内经》和《难经》所论之督脉的本质差异，在继承《难经》督脉理论的前提下，又引用了《内经》督脉的理论。

正因为这些医家的混淆，其影响之广，迄今仍未分明。

秦氏认为，督脉起于会阴，并于脊里，上至风府入于脑，上行经百会前顶为素髎与任脉、足阳明交会于水沟而终。也就是说秦氏赞同《难经》之督脉循行路线。但是《内经》督脉整体性的三段式的路线，不无道理。《内经》的三段式路线正说明了督脉与任脉、督脉与膀胱经的密切关系。

2. 督脉与任脉的关系　任脉起于会阴，循腹而行于身之前；督脉起于会阴，循背而行于身之后。督脉与任脉于水沟穴而终，因此任、督同源，任、督相接。任、督脉循行成为一个循环无端的小周天，督脉为阳脉之海，任脉为阴脉之海，阴阳循环，阴阳互根，形成气血运行的一个循环。

3. 督脉与膀胱经的关系　督脉本经循行于头脊正中，上部风门与足太阳会，风府与足太阳会，百会与足太阳会。神庭与足太阳会，督脉的 28 穴有 4 穴与足太阳膀胱经会，说明督脉与膀胱经关系之密切。再则，膀胱经的部分为督脉之络脉，《灵枢・经脉》："督脉之别，名曰长强，挟膂上项，散头上，下当肩胛左右，别走太阳，入贯膂。"以上均说明督脉与两旁的足太阳膀胱经的联系最为紧密。

由此可见，《内经》的督脉循行路线是后世医家论述督脉的循行、交会关系、生理功能的理论基础。

4. 督脉与脏腑、经脉的联系

(1) 与脏腑的联系：一般针灸学教材，均将奇经八脉与十二正经的主要区别归之于有无脏腑的联系，但督脉同脏腑有着不可分割的关系。这正是秦氏应用督脉理论在临床上系统治疗脏腑疾病的理论根据。

《素问・骨空论》谓"督脉者，起于少腹以下骨中央……合少阴上股内后廉，贯脊属肾；与太阳起于目内眦，上额交巅上，入络脑……其少腹直上者，贯脐中央，上贯心"，说明督脉属肾，络脑，贯心。《难经・二十八难》认为"督脉者，起于下极之俞，并于脊里，上至风府，入属于脑"，说明督脉贯于脑。《奇经八脉考》："其脉起于肾下胞中。"又因督脉与膀胱经最为密切，而人体五脏的背俞穴均在足太阳经上，督脉又通过膀胱经与各脏腑联系。督脉又与足厥阴会于巅，与脾、心二脉会于心脏，与肺、心包及阴维脉也通过任脉而有联系。由于秦氏认为督脉与肾、脑、心有着直接的联系，与肺、脾、肝亦有间接的联系，因此，经常应用这些理论治疗各种脏腑疾病。

(2) 与经脉的联系：秦氏认为督脉除了与任脉、膀胱经的关系较密切外，尚与人体的其他多条经脉有联系。

1) 督脉与带脉：《素问・痿论》："阳明者，五脏六腑之海……而阳明为之长，皆属于带脉，而络于督脉。"《灵枢・经别》："足少阴之正，至腘中，别走太阳而合，上至肾，当十四椎，出属带脉。"此说明带脉当两肾之间"十四椎"处出来，与督脉相接。

2) 督脉与阳蹻脉：《难经・二十八难》说："阳蹻脉者，起于跟中，循外踝上行，入风池。"此指阳蹻脉从足太阳分出，出于脚跟，沿外踝下方的申脉穴上行，最后到目及脑，而阳蹻在目内眦处与督脉相交。

3) 督脉与阴蹻脉：《灵枢・脉度》曰："蹻脉者，少阴之别，起于然骨之后，上内踝之上，直上循阴股入阴，上循胸里，入缺盆，上出人迎之前，入頄，属目内眦，合于太阳、阳蹻而上行。"阴蹻脉在目内眦处与督脉相交通。

4）督脉与阳维脉：《难经·二十八难》谓："故阳维起于诸阳会也。""诸阳会"，在《新编中国针灸学》注称："诸阳会，指头及肩部各交会穴，于风府、哑门入于督脉。"

5）督脉与十二正经的关系：《素问·骨空论》强调"（督脉）至少阴与巨阳中络者合……贯脊属肾，与太阳起于目内眦"，说明了督脉与足少阴、与足太阳经的联系。《难经集注》："督脉与手、足三阳经会于大椎穴。"

从督脉的交会穴而论，督脉的28穴位有10个穴位与9条经脉相交会。督脉的长强穴与足少阴相会，陶道与足太阳会，大椎与手、足三阳会，哑门与阳维脉会，风府与阳维脉会，脑户与足太阳经会，神庭与足太阳、阳明经会，水沟与手、足阳明经会，龈交与任脉会，而百会有三阳五会之称，与足太阳、手少阳、足少阳、足厥阴之所会。手太阳小肠经上的后溪穴通督脉，明代高武《针灸聚英》谓"后溪通督脉"。

秦氏认为督脉与十二经脉，与奇经之间均有联系，而以督脉与两旁的足太阳经联系最为紧密。太阳为三阳之道，由足太阳扩展至足三阳及手、足三阳，并与足少阴有联络，因此，《素问》王冰注"所以谓之督脉者，以其督领经脉之海也"，是不无道理的。

（二）重视督阳调动

1. 督脉的功能

（1）统督作用：许慎《说文解字》曰："督，察视也。"段玉裁注："督脉以中道察之。"杨玄操云："督之为言都也，是人阳脉之都纲。"《奇经八脉考》言："督脉……为阳脉之总督。"《素问》王冰注："督脉者，以其督领经脉之海也。"秦氏认为"督"有总督、统率之意，有统领制约和影响全身的阳脉及阴脉的功能。如十二经之纲领及动力，为阳脉及全身经脉之海，主阳气，调节阴阳。因此，在临床上，秦氏首推督脉之功为协调阴阳。

（2）元气所生之地：《奇经八脉考》指出，"督者，都也，为阳脉之都纲；任者，妊也，为阴脉之妊养"，"任、督二脉，此元气之所由生，真息之所由起，修丹之生不明此窍，则真息不生，神化无基也"。

（3）阳脉之海：《难经·二十八难》："其奇经八脉者，既不拘于十二经……比于圣人图设沟渠，沟渠满溢，流于深湖，故圣人不能拘通也。而人脉隆盛，入于八脉而不环周，故十二经亦不能拘之。其受邪气，畜则肿热，砭射之也。"《奇经八脉考》："督乃阳脉之海。"秦氏认为人体经脉中气血隆盛则溢于奇经八脉，而督脉为诸阳经之会，督脉犹如堤坝，将各阳经之余汇集为"阳脉之海"。湖满则海满，湖干则海来灌。因此，人体阳气亢盛时，首先通过督脉来泄阳，阳气虚弱时，应填补督海来补益阳气。

（4）养生尽年：《庄子·养生主》："缘督以为经，可以保身，可以全生，可以尽年。"意思是经常意守人身中间的气血通道，可以使人健康，充满活力，延年益寿。而气功大师练功打通小周天，亦是打通任、督通路。新中国成立后出土的战国初年文物《行气玉佩铭》所描述的导引中行气过程"行气，深则蓄，蓄则伸，伸则下，下则定，定则固，固则萌，萌则长，长则退，退则天"。整个行气过程亦是任、督二脉循行路线。

《奇经八脉考》亦有"人身气血往来，循环昼夜不停，经书有任、督二脉，人能通此二脉则百脉皆通"，"皆在心内运天经昼夜存之自长生，天经乃吾生之黄道，呼吸往来于此也。鹿运尾闾能通督脉，龟纳鼻息能通任脉，故二物皆长寿”之说。

秦氏认为任、督二脉为养身生息主要干道，因此，协调任、督有抗衰老养身长寿的作用。

(5) 主生肾气、交通心肾：秦氏认为《内经》所言的督脉二支络脉都与肾络属，与肾关系甚密切，是肾气、肾水之通路，主生肾气。而《奇经八脉考》所谓的“任、督二脉人身之子午也，乃丹家阳火阴符升降之道坎水离火交媾之乡”，也正是寓言其为心肾交通之肯綮。

(6) 生髓益脑：《难经·二十八难》：“然，督脉者，起于下极之俞，并于脊里，上至风府，入属于脑。”由于督脉分布于脑、脊的部位，秦氏认为督脉络属于脑，督脉之气通元神之府，有生髓益脑之作用。

秦氏对督脉的认识确切地说是从经典著作中所论的督脉理论之中，领会其精髓，从而悟出或者说延伸出许多道理来，并且把这些理论赋予临床实践，并渐渐地形成自己的思路，形成自己治病的特色，这就是他的一大经验。

2. 取经用穴的特点

(1) 与经同用的特点：秦氏主取督脉治疗杂病具有两大特点，一是主取督脉亦同用膀胱经，取其督脉别走太阳之意。《灵枢·经脉》：“督脉之别，名曰长强，挟膂上项，散头上，下当肩胛左右，别走太阳，入贯膂。实则脊强，虚则头重，高摇之，挟脊之有过者，取之所别也。”因此，秦氏常常以督脉与足太阳同取，目的是加强督脉的功效。主取督脉同用膀胱经也因为督脉与膀胱经关系最为密切，督脉的 28 穴位中有 4 处与膀胱经交会，而督脉与膀胱经同用亦为增强督脉之疗效。

二是主取督脉，往往任、督脉同用，取其“一源三歧”之意。其理论渊源基于《内经》，且在《难经》时期做了重大的修改，即督脉由少腹出于体表之后分为两支，一支为督脉背侧之行，一支循腹直上，通过脐中央，贯心入喉，而上为督脉腹侧上行支。另还有一支，是与足太阳膀胱经同起于目内眦，并同是夹脊下行。其中膀胱经为督脉的别络，暂且不提。而其余两支中包括了全部的任脉与部分冲脉的循行环线。王冰注称：“然任脉、冲脉、督脉者，一源而三歧也，故《经》或谓冲脉为督脉也，何以明之？今《甲乙》及古《经脉流注图径》以任脉循背者谓之督脉，自少腹直上者谓任脉，亦谓之督脉。”“任脉、冲脉、督脉，名异而同体也。”因此，任、督同出一源，原归同条脉络，任、督同用道理亦居其中。

(2) 取穴特点：秦氏取督脉治病重用百会、大椎两穴。治疗神经系统疾病重用百会，治疗内脏病、外风、热病多重用大椎，在急症中往往多重用百会与人中。

百会是督脉的主穴，与足太阳膀胱经、手少阳三焦经、足少阳胆经、足厥阴肝经 5 条经脉之所会，故又有“三阳五会穴”之称。百会者，既言其经脉交会之最，又言其治病范围之广，故《资生经》云：“百会百病皆主，人身有四穴最急应，四百四病皆能治之，百会盖其一也。”

《针灸大成》曰：“百会……主头风中风，言语謇涩，口噤不开，偏风半身不遂，心烦闷，惊悸健忘，忘前失后，心神恍惚，无心力，痃疟，脱肛，风痫，青风，心风，角弓反张，羊鸣多哭，语言不择，发时即死，吐沫，汗出面呕，饮酒面赤，脑重鼻塞，头痛目眩，食无味，百病皆治。”可见，百会为治疗一切风病之要穴，该穴具祛风醒脑，宣闭开窍及泄热之功能，对于肝阳上越，卒暴中风，以及各种风火上扰疾病在该穴施以泻法，可清泻诸阳，疏散头目风热。百会属督

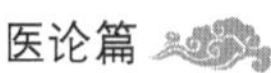

脉，又与任脉相通，故百会又能治疗诸阴经之疾。在临床上该穴能针能灸，对于血脱气散之虚脱证，施以灸法，可提举一身之阳，临床常用来治疗急性虚脱，气虚血亏之眩晕，心气不足之惊悸、怔忡、泄泻、脱肛等疾。

大椎穴是督脉上最主要的交会穴，《针灸大成》曰："大椎，一椎上，陷者宛宛中。手足三阳、督脉之会。《铜人》针五分，留三呼，泻五吸，灸以年为壮。主肺胀胁满，呕吐上气，五劳七伤，乏力，温疟痎疟，气注背膊拘急，颈项强不得回顾，风劳食气，骨热，前板齿燥。"由此可得出，大椎是督脉与手、足三阳经联系的中枢，是督脉得以统率诸阳的将军之穴，从大椎功能来析，治一切虚劳，有"百劳"之称。同时又具有疏风散寒，解表通阳，理气降逆，镇静健脑的作用，得以治疗肺胀胁满、温疟、结胸、眩冒之证。

秦氏用督脉穴位时，讲究穴位的配伍，使两穴相配起到协同作用或者说是增效作用。如人中配涌泉可使阳气回升，经血涌动有抗休克作用，为急救生命的一对重要的穴位，大椎配足三里有振奋阳气，补益气血，强壮身体的作用；大椎配曲池、合谷具有清热解表的作用。

（三）临证脉案举隅

1. 主取督脉以治精神疾病　精神疾病是以精神活动异常为主要特征的疾病，在中医学中属"癫狂""郁证"范畴，它的主要病机为阴阳失调，痰迷心窍，神不守舍或为肝郁化火，心火亢盛，扰乱心神。脑为元神之府，心主神明，而督脉"上贯心，入络脑"，贯通于心、脑之间，因此，秦氏提出"病变在脑，首取督脉"的观点，以针刺督脉穴位来达到醒脑开窍，安神定志的目的。

秦氏常用督脉穴为百会、大椎和印堂。癫证配内关、足三里，狂证配太冲、间使，郁证配太冲、肝俞、足三里。百会乃是百脉所会，具有"三阳五会"之称，又位于人体的巅顶之高处，对于阴阳失调，尤以"登高而歌，弃衣而走，越垣上屋，非力所能"之癫狂之证，虽可因阳明实火所引起，但因火实而阳盛，阴阳失调，取其百会以泻之，泄其盛阳，泻其火实，清热开窍，醒脑定志。大椎是督脉与手、足三阳经之会，具有清热，镇静，安神，降逆的作用。印堂虽为经外奇穴，但也有人把它归为督脉穴，具有镇痉，安神作用。其三者是秦氏治疗精神功能异常必取之穴。同时根据辨证以配穴，三者配内关泻心火，治疗癫证；配太冲、间使泻肝火，治狂证；配太冲、肝俞、足三里疏肝理气，解郁健脾，治郁证。

2. 主取督脉以治脊柱病　此处所言脊柱病，包括脊椎退行性病变、强直性脊柱炎、脊髓空洞症、脊髓蛛网膜炎、外伤后脊髓损伤等。患者往往以颈腰骶关节活动障碍，四肢活动受限为主要症状，中医学属"痹证"范畴。秦氏认为，脊柱乃督脉所过，在受风寒湿邪侵袭时易导致督阳阻滞，气血瘀滞，脉络失养，因而出现局部的酸冷板滞等症状，中医素有"经脉所过，主治所及"的观点。因此，据"督脉生病治督脉"以温煦督脉，活血通络为治疗原则，主取大椎、陶道、身柱、脊中、腰阳关、命门、十七椎，施针加灸，以祛风寒，化瘀滞和畅督脉之阳气，使气血流畅而痹痛自息。同时内服温通督脉中药，以振奋督阳，率诸阳而祛邪。对于突发性外伤引起的脊柱损伤，是暴力所致气血逆乱，使脉络失养，督阳阻截，气滞血瘀，秦氏采用皮刺法，用丛针叩刺督脉，使之微微出血，祛瘀化气，调和气血，气血畅通，脉络顺畅。

秦氏主取督脉以治脊柱病亦有西医学之理论依据，督脉行背部之中，又别走太阳，正是脊神经分布区域,采用针刺督脉穴位,或丛针叩刺,能强有力地激发神经冲动传导,从而恢复神经传递,松解压迫,改善症状。

3. 主取督脉以治哮喘　哮喘分为支气管哮喘和哮喘性支气管炎两种,症状不外乎气急、哮喘、咳嗽、多痰。中医分型有风热、风寒、痰饮、脾失健运、肺肾气虚等型,临床上多以大、小青龙汤治疗为主。秦氏认为哮喘病因,或为卫阳虚弱,外邪侵入,或为脾肾阳虚,阴邪内恋,或为痰湿之体,助饮停留,虽后可转化为虚实夹杂证,但其主要病因外涉卫阳不固,内涉肺、脾、肾三脏。秦氏取督脉治哮喘,其理有三:其一,主取督脉以固卫阳,督脉是阳脉之海,统率一身之阳,具有保卫体表的作用。其二,取督脉以取其别走太阳之意,哮喘涉及的脏腑为肺、脾、肾,而人体五脏的背俞穴均在足太阳经上,因此取督脉,同取足太阳膀胱经,对肺、脾、肾三脏均有直接的治疗作用。其三,取督脉重在取穴,秦氏以大椎、陶道、身柱为主穴。大椎为手、足三阳经之会,为周身阳气之所聚,又与足太阳膀胱经最为密切,对太阳经证的外邪表证,具有疏风散寒,解表通阳的作用。大椎又有"百劳穴"之称,具有治疗各种虚损之作用,西医学对大椎穴的研究证明,该穴有双向免疫调节作用,其"阳气所会""百劳穴"之意可能均亦在其中了。陶道系足太阳膀胱经之会,有解表退热作用,身柱具有降逆,止咳,平喘,退热之功,三穴共用有散寒通阳,清热解表,平喘之功效。在治疗方法上秦氏以穴位直接灸来预防哮喘的复发,以毫针刺穴来治疗哮喘发作,又以温通督脉,配以定喘化痰中药制成外敷药,敷于督脉与膀胱经上,以治疗顽固性哮喘。

4. 主取督脉治疗高血压　高血压在西医中分为原发性高血压和症状性高血压,临床表现为头晕、头痛、失眠、记忆力减退等症。在中医学中归属于"眩晕""头痛"范畴,其根本病机是阴阳平衡失调,偏盛偏衰,而且互为因果。秦氏认为阴阳失衡是高血压病的主要病机。督脉为阳脉之督,通达手、足三阳经,因而对于人体的阴阳协调,应首推督脉之作用,潜阳应先潜督脉之阳,应着重于督脉的调理,乃至人体阴阳的平衡。《内经》有言"奇经八脉者,则不拘于常……盖以人之气血常行于十二经脉,其诸经满溢则入奇经焉"。人体阳气亢盛时,阳有余则会入督脉,因此,首当其冲应泻督脉之阳。在治疗取穴上主取百会、大椎、风府,配太冲。百会为巅上穴,据《针灸甲乙经》所述为督脉足太阳之会,《类经图翼》补充作:督脉,手足少阳之会,并与足厥阴之会处。因此,泻百会有平肝潜阳之功效。大椎、风府均为主治头痛眩晕的主穴,配太冲以施泻法,以泻肝。而阴虚阳亢者,配以三阴交。在治疗手段上秦氏不仅用针刺的方法,亦采用平肝潜阳,养阴潜阳合芳香醒脑等中药,做成外用药包,嘱患者睡时枕于后脑颈项,使药物作用于督脉的风府、大椎,脑户部位,其芳香性味透达百会,从而达到养阴潜阳的作用。秦氏另一种方法是丛针叩打督脉与膀胱经,使其微微出血,以泄阳平肝。

5. 主取督脉治疗男性病　此言男性病为男子性功能障碍性疾病、遗精、早泄、阳痿、男性不育症。男性病的病机虽有不同,但归结起来不外乎几点:肾气虚弱,肾气不固,命门火衰;脾气虚弱,肝郁气滞;下焦湿热,心火亢盛,心肾不交;虚证往往是脾肾不足,实证多见肝气郁结,湿热下注之证。秦氏认为男子为阳刚之体,阳气不足,命门火衰为男性病之根本,虽有湿热下注,肝火郁结实证,也应属该病之标。因此,男性病的治疗应培补元阳元阴。督脉是阳脉之海,是蓄阳之处,育阴之地,针刺督脉穴来培补真阳;又因督脉与肾脉贯通,主取督脉以益肾，使阳气通达，元阴充养而达到治病之目的。在临床上虽有偏实之证，也应标本同治，不可偏废。在治疗上秦氏以任、督同用的方法，主取命门、腰阳关、关元和中极。命门为生命之门，有温补肾阳之作用，古籍素有治疗阳痿、早泄、遗精的记载；腰阳关为阳气通行之关，针刺该穴有温补元阳，通达督脉之阳气的功效；关元，任脉之会，为男子藏精之处，是真元之所存，人生之关要，具有培补真阳，益肾气，利下焦的作用；中极具有理气固精之作用。任、督四穴同用为阴阳互补，气血同调，是治疗性功能障碍性疾病的要穴。如见有实证，配加他穴；心火亢盛，配心俞、间使；肝郁火旺，配太冲；下焦湿热，配膀胱俞。

6. 督脉在急症中的应用

（1）昏迷的治疗：昏迷指在较长时间内神志不清。导致昏迷的原因复杂，中医学认为多因温邪内陷，热毒熏蒸，痰火内阻等以致清窍被蒙，神明失用。昏迷初期往往出现闭症，表现为牙关紧闭，两手握固，大小便闭，肢体强痉抽搐；如正不胜邪，可由闭转脱而危及生命，往往表现为手撒肢冷，汗多体软，目合口张，大小便自遗。秦氏认为昏迷的原因种种，最终人体阴阳离决，气血逆乱，阴虚阳脱，因此主取督、任脉的人中、百会、关元、气海四穴来调和阴阳，通达气血，回阳救逆，开窍醒脑。在辨证分型上，他不赞同古人所云"闭口握拳属实证，张口撒手属虚证"的分型，认为"闭口握拳"与"开口撒手"不能绝对地作为虚、实证的鉴别。临床上昏迷患者，往往病因复杂，虚实夹杂，因此他主张审因论治，辨清寒热虚实，分析标本缓急。昏迷属实证、热证，应清热开窍，熄风潜阳，或通腑泄毒，主取百会、大椎，配合谷、太冲、十宣。昏迷属虚证、寒证，应回阳救逆，扶正固本，主取人中、百会、关元、气海、足三里。虚实夹杂，则以补虚为主，泻实次之。

（2）晕厥的治疗：晕厥是指各种原因引起的脑组织暂时性缺血、缺氧所产生的突发而短暂的意识丧失，中医学属"晕厥"范畴。秦氏认为导致晕厥的原因，多由于经气出现一时性紊乱，致十二经脉的血气不能循头濡脑，阳气不能通达于四末，营卫之气逆乱于经脉所致，主取督脉经穴，用督脉贯通手、足三阳经之生理功能来回阳升阳，引动十二经脉的阳气，使阳气归经，气血顺畅。以苏厥和中为治则，主取人中、涌泉穴。人中回阳救逆，涌泉为肾经井穴，促脉气从足底升发，"脉气，营气也"，气血贯通，经脉得养，从而达到苏厥和中之目的。

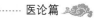

二、秦氏外治法——内服与外治结合

秦氏认为，针灸与中药，各有所长，不能偏废，针药结合，既可以针刺导其先，以汤药荡其后，又可用针刺治疗来弥补药力之不及；还可根据脏腑经络先后致病的病理途径，制定切实可行的治疗方案。秦氏常说，只要辨证准确，在治法上要摒弃各种学科的隔阂之嫉、各种疗法的门户之说。除了采用药物治疗外，还可使用针灸疗法和饮食调养。在剂型方面，既有汤、丸、药、酒等内服药剂，又有熏、洗、坐、敷等外治药剂。合理应用针刺手法和药物性味，可达到相辅相成、相反相逆、寒热反激、补泻逆从的综合治疗作用，提高对疑难杂症的治疗效果。

吴师机《理瀹骈文》中说："凡病多从外入，故医有外治法。外治之理，即内治之理，外治之药，即内治之药所异者法耳。医理药性无二。"说明外治法与内治法虽不同，但其机制、用方用药是可以相通的,也是内治法所不能取代的。

外治法是中医学的独特治法,施于体表,方法简便,作用可靠。内病外治是秦氏治病的又一特色,其常用外治法包括外敷法、外洗法、外枕法、药熨法等。

（一）外敷法

1. 外敷法治疗慢性支气管炎、支气管哮喘　慢性支气管炎、支气管哮喘是严重危害人类健康的常见病,以胸闷、气喘、咳嗽、痰多为主要临床症状,中医学属于咳喘门。其主要病因为风寒犯肺、痰浊阻肺、肺肾两虚等,治疗上以宣肺化痰,温肺化饮,补肺益肾,止咳平喘为常法。秦氏根据慢性支气管炎、支气管哮喘的病因病机,结合脏腑经络理论及内病外治理论,用辛温发散之麻黄、细辛、陈皮、半夏等平喘逐饮之品,加工成粉末,用姜、酒作佐剂做成外用药膏,敷贴于患者督脉经的大椎到至阳穴,及膀胱经背俞穴的风门、肺俞,每周1次,每次1～2小时,10次为1个疗程,临床总有效率达到80%左右。

秦氏认为,此类患者大多为阴寒之邪阻肺,取“阳脉之海”督脉,旨在调动督阳。膀胱经主一身之表,肺俞穴为肺气转输之处,用辛散、祛痰、平喘之药外敷于此,能使药力透过肌肤,经穴位经络作用于脏腑,达到宣肺平喘,化痰止咳之功效。

2. “通络除痹”外敷法治疗痹证　痹证是指气血为病邪阻闭而引起的疾病,由于人体肌表经络遭受风、寒、湿邪侵袭后,使气血运行不畅,引起筋骨、肌肉、关节酸痛、麻木、重着、屈伸不利等症。痹证的内因是气血、阴阳、脏腑功能失调,同时与居处环境、营养状况、先天禀赋、饮食劳倦、妇女经产等因素有一定关系,外因与风、寒、湿、热四邪关系甚为密切,正如《素问·痹论》所云“风、寒、湿三气杂至,合而为痹”。秦氏认为,由于风、寒、湿之邪,侵入肌体,使得关节局部疼痛难忍,屈伸不利,风、寒、湿邪留滞关节,局部气血运行不畅是痹证的关键,因此,用散寒化湿,活血通络的中药研成粉末(外用通络止痛粉),佐以姜、酒,调敷局部,以祛除凝滞在局部的寒邪,从而促进血液循环,在临床应用中均能取得满意的疗效。

3. “健脾益气”外敷法治疗婴儿腹泻　婴幼儿腹泻多由于婴儿消化功能薄弱,喂养不当引起,临床表现为小儿食欲不振,厌食,大便次数增多,肌体瘦弱等症状,中医学认为此为脾气虚弱,脾失健运,肌肤失养所致,治疗当以健脾益气,消谷助运。中药煎剂煎取麻烦,服用量较多,不易为婴幼儿及家长接受,秦氏崇先师内病外治之法,用健脾益气,消谷助运之中药,令患儿家长煎汤后用纱布或毛巾蘸药汁后温湿敷于腹部,一日数次,加上局部按摩腹部,同样取得了很好的疗效。一幼儿陆某,腹泻日久,多方求治疗效不显,家长慕名前来求治,秦氏授以此法,仅7剂则愈,患儿家长感激万分。

4. “清热解毒”外敷法治疗痈肿疮疖　痈肿疮疖大多数由于多食膏粱厚味,热毒壅结内脏,外发于肌肤所致或湿热毒邪着于肌肤,留而不去逐生,临床表现为内热熏灼,口干喜饮,大便秘结,舌苔黄腻,局部皮肤红肿热痛。秦氏治疗此疾,常内服金银花、连翘、蒲公英、紫花地丁、大黄等清热解毒,通腑泄热之剂,外用自家祖传配方“铁箍散”,以老月黄、芙蓉叶等药研末加工制成膏剂,敷于局部皮肤,能迅速消除局部皮肤的红肿热痛,对已溃破的痈疖用之亦佳,临床使用70余年,疗效确凿,深受同道及病家欢迎。

（二）外洗法

外洗法即以经辨证配伍后的中药，煎取汤汁后，洗涤局部，以治病祛邪。

1.“清热渗湿”中药外洗治疗皮肤疾病　皮肤疾病以皮肤受病邪侵犯后，局部出现皮疹、瘙痒、渗水及并发感染为主要症状，常见有痤疮、荨麻疹、湿疹、皮炎等。秦氏认为，这些疾病的病机大多为风热或湿热蕴于肌肤，治疗上当以疏风清热，利水渗湿为主，且应内服与外洗相结合，内服治其本，外洗治其标。秦氏认为，中药外洗能使药力速达病所，接触病变面广，能加强疗效，迅速缓解症状。治皮肤的外洗方剂除辨证选用疏风清热，凉血渗湿等中药外，常加白蒺藜，取其轻扬疏散，善祛在上在表之风邪的特点，且常与白及合用，取其消肿，善治疗痈疽肿毒，且有润肤嫩肌，令人肌滑之特点，临床效果颇佳。一女青年童某，患痤疮3年，四季皆发，满面皆是，痒痛不适。曾在西医皮肤科诊治，未见效果，近年越发越重。查面部痤疮大小不等，大似赤豆，小似绿豆，局部伴有感染，并有脓性分泌物渗出，舌红，苔薄，脉细。秦氏以内服、外治结合，内服用疏风清热，凉血解毒之中药，加生大黄通腑清热，外洗用野菊花、地肤子、苦参、蛇床子、樟木、黄芩等煎汤外洗，每日数次，二诊时即见症状控制，前法再治，先后五诊，历时近2个月，面部痤疮基本痊愈，仅留脸部色素沉着，续服丸方巩固。

2.“疏风明目”外洗法治疗眼睑水肿　秦氏认为，眼睑水肿系眼睑局部气血瘀滞，水液不能流畅所致，治疗上当以理气活血，利水退肿为主。中药外洗眼睑局部，一方面能使药力直达病所，另一方面温热的外洗汤剂，能使眼睑局部受温热刺激后，气血流畅，停留之水液亦能相继消散。治这类疾病，加用外洗法，疗效常明显优于单纯内服治疗。患者孔某，甲状腺功能亢进突眼，做眶内减压术后引起双眼皮不能闭合，眼球暴露，形成严重眼裂，必须常用眼膏滋润，已经几家医院用中西医药物治疗3个月，未见奏效，遂来就诊。诊查患者上、下眼睑水肿，皱纹消失，突眼露睛，眼睑小静脉怒张，舌淡，苔薄，脉细数而浮。秦氏以疏风利水明目药煎汤局部热熨外洗，每日3～4次，2日后眼睑水肿减轻，再以原方续治，3日后眼睑水肿明显消退，眼睑小静脉怒张消失，患者恢复原来的“双眼皮”，双目皆已能闭合，前后历时15日，数月疾痛消失无踪。

（三）药枕法

1、“安神降压”药枕法治疗高血压　高血压病是一种常见病，多发病，临床上常有头痛、头晕、心悸、失眠等症，病因繁杂，其中较为重要的一个因素是高级神经中枢调节障碍，特别是精神紧张引起大脑皮质功能紊乱是形成高血压的一个重要因素。中医学认为高血压病，大多是肝肾不足，肝阳上亢所致，根据这一病机，秦氏选用平肝潜阳，镇静安神的中药配方，制成药枕，睡眠时枕于头部，使药物通过对风府、风池、大椎等穴位的作用，起到安神降压作用，临床应用后，高血压患者症状都得到不同程度的改善。

2.“益肾宁心”药枕法治疗神经衰弱、失眠　神经衰弱的主要临床症状为头晕、神疲乏力、寐差、梦多，中医学认为主要是由于气血不足或心肾不安引起，治疗上以益气养血，补肾宁心为主，秦氏根据这一治疗原则，选用益肾宁心安神，补益气血的中药配方，嘱患者装入透气布袋之中，睡眠时枕于头部能促进睡眠，改善神衰症状。

（四）药熨法

秦氏不但精于针刺，还善用药熨法。秦氏认为，药熨能使药物的作用通过肌肤、穴位渗透至病所，使疾病恢复得更快。尤其是对一些不适宜内服中药的患者，治疗效果更理想且易被患者接受。秦氏所用药熨有把药物炒热熨于局部，有把药物煎汁后用布浸湿后局部敷熨，往往起到意想不到的效果。一女患者阑尾术后，痛势不减，经多种治疗均少效，来秦氏处求医时，诊得脐之两旁疼痛，喜按腹软，饮食、二便尚调，脉象软缓。辨证为无形之寒邪郁于阳明、厥阴、少阳三经脉，不通则痛，治拟辛温散寒，辛温通气。温针加药熨痛处，每日早、晚各治疗1次，15日后，8年宿疾竟获痊愈。

三、秦氏针灸法——针、药与灸结合

孙思邈曰："若针而不灸，灸而不针，皆非良医也；针灸不药，药不针灸，尤非良医；知药知针，固是良医。"《金匮要略》论治杂病，是以整体观念为指导思想，以脏腑经络学说为基本论点。在治疗方法上，除了用药物治疗外，还采用针灸和饮食的调摄。张仲景针药并用，内外结合的治法，深得秦氏的推崇。秦氏在临诊中，擅长针药并用，认为"针、灸、药，医者缺一不可"。《素问·移精变气论》曰："毒药治其内，针石治其外。"针灸与中药虽然有外治与内服之区别，但针药同源，其理相通，都是以调和阴阳气血，扶正祛邪，治愈疾病为目的。秦氏在临床上常用中药调理脏腑功能，以治病之根本，用针灸循经取穴，以治疾病之标。

《标幽赋》曰："拯救之法，妙用者针，祛病之功，莫捷于针灸。"凡遇初病、急病，首先针刺，以针刺取效立竿见影，顿挫病势之猛烈。在病邪亢盛而正气不足之时，如汤水难进的顽固性呃逆或神经性呕吐，先针内关、中脘、足三里，以求得病势缓解，再予以和胃降逆的旋覆代赭汤或丁香柿蒂汤等，进行脏腑功能调节，针药结合，使病势得以控制。凡遇久病、慢性病反复不愈，常法不效时，秦氏常先针刺，后再施药。如慢性泄泻患者，病程反复迁延不愈，先温灸中脘、足三里、天枢，然后再施以健运脾胃的参苓白术散或温补脾肾的四神丸等。秦氏常用针或灸，施以补泻手法，结合中药内服、外敷综合治疗。如三叉神经痛患者，根据累及三叉神经的分支，施以针灸配合祛风通络的中药内服和活血通络的中药外敷。

针刺取穴立竿见影，灸法亦能助针除疾。《医学入门》谓："虚者灸之，使火气欲助元阴；实者灸之，使实邪随火气而散也；寒者灸之，使其气复温也；热者灸之，引郁热之气外发。"灸法有补中益气、复脉救逆、回阳固脱、固摄冲任、培元益精、培补脾胃、补肾固本的作用。秦氏临诊，常用艾条直接灸肾俞、关元治肾元亏损，体弱阳萎；灸百会治脱肛、子宫脱垂；灸足三里治虚寒胃痛。

第十一章　秦氏从肾论治老年病

衰老既是一种病理变化，又是一种不可避免的生理过程。长期以来，一直有许多医家在探讨衰老的原因与机制，并提出了各种学说，如阴阳失调说、元气不足说、脏腑虚衰说、精气神亏损说、气虚血瘀说、肾衰痰瘀说等，众说纷纭。秦亮甫认为，虽各有其理，但究其根源，肾虚是人体衰老的根本原因。

一、肾中精气，主宰人生

肾为先天之本，肾中精气是构成人体的基本物质，也是人体生长发育和各种功能活动的物质基础。故《素问・金匮真言论》曰："夫精者，身之本也。"人体的生长、发育、衰老及体质强弱与先天精气的盛衰强弱有着密切的关系。先天之精禀受于父母，即"以母为基，以父为楯"，以孕育新的生命。精气的盛衰决定了人的寿命，即"凡此形体血气，既已异于上寿，则其中寿而尽，固有所由，此先天之禀受然也"（《景岳全书》）；"禀气渥则体强，气薄则其体弱，体弱则命短，命短则多病、寿短"（《论衡・气寿》）。

人在出生之后，由于先天之精不断得到后天之精的充养，肾中精气不断充盛，促进着幼儿骨骼及智力的发育；随着肾中精气的不断充盛，进而化生促进性腺发育成熟的物质"天癸"，男子产生精子，女子月经来潮，具备了生殖力。因此，当肾中精气充足，则精力充沛，骨坚牙固，耳目聪明，毛发润泽，二便自调，从而提高了生命质量。以后随着肾中精气由充盛逐渐转向衰退，"天癸"的生成减少直至耗竭，生殖能力下降，以至消失，人也就从中年转入老年，出现骨枯髓减脑空，身矮背驼腰酸，耳鸣齿摇，发白枯萎等老态，正如《素问・上古天真论》所述："女子七岁，肾气盛，齿更发长。二七天癸至，任脉通，太冲脉盛，月事以时下，故有子。三七肾气平均……七七任脉虚，太冲脉衰少，天癸竭""丈夫八岁，肾气实，发长齿更。二八，肾气盛……三八，肾气平均……五八，肾气衰。"反映了肾中精气与生命过程有着密切关系，它是决定人生、长、壮、老、已，决定生命活力的重要条件。故虞抟曰"肾元盛则寿延，肾元衰则寿夭"（《医学正传》）。

《类证治裁》记载："人身所宝，惟精、气、神，神生于气，气生于精，精化气，气化神，故精者身之本，气者神之主，形者神之宅也。"由此可见，精、气、神是生命的根本，肾中精气为之根本。精足则气盛，气盛体充形健，形健则神旺。如《景岳全书》所云"精为气之根""精盈则气盛，气盛则神全，神全则身健，身健则病少，神气坚强，老而益壮，皆本于精"。而今，人到晚年，肾精先衰，精不化气，气不生精，精气不足则形坏神伤而致衰老。正如《素问·上古天真论》所云："肾脏衰，形体皆极。"

总之，秦氏认为，精、气、神为生命根本，肾之精气为三者中坚，它的盛衰不仅主宰着人的寿命和生存质量，而且先天之精决定人体寿命的极限，人只能通过后天调摄保养，避免其额外耗损，争取达到极限，而不能超过极限，这种认识和西医学寿命生物钟学说相吻合。

二、多脏虚损，肾衰为主

人体内脏腑、经脉是一个有机整体，通过五行生克制化。肾与其他脏腑紧密联系，相互资生，相互制约，维持机体的平衡调节。随着年龄的增长，人体内阴阳逐渐失去平衡，"五十岁，肝气始衰……六十岁，心气始衰……七十岁，脾气虚……八十岁，肺气衰……九十岁，肾气焦，四脏经脉空虚"（《灵枢·天年》）。秦氏认为："肾为脏腑之本，十二经脉之根，呼吸三焦之源，而资之以为始者也。"肾为先天之本，肾藏精，精属阴，为人体生命活动的物质基础，人体脏腑、经络、四肢百骸，皆靠其濡养，五脏六腑之阴舍此不滋；肾精化肾气，气属阳，为激发和推动脏腑经络之气的源泉，是维持人体生长发育的原动力，五脏六腑之阳非此不长。流行病学调查亦表明，中老年脏腑辨证属肾虚者高达80.4%，调查自然人群中，有虚证表现者，以肾衰占首位。因此，肾阳之温煦、肾阴之化生是各脏腑经络生理功能与血液化生、循环、津液输布的重要保证。人到老年，肾中精气渐衰，肾精不足可致化气无源，无力温煦、激发和推动脏气，精不化血或阴血不充，可致阴亏血少，诸脏四肢百骸失其濡养，从而产生三焦气化不利，气机升降失常，造成多脏器功能损害，气血阴阳亏损，"五脏之伤，穷必及肾"，从而进一步导致肾气渐衰，精气亏耗。正如许叔微曰："肾经虚则乃至五脏六腑衰极而渐至肾。"因此，肾衰是致病之本，而多脏虚损是老年人发病的重要因素。《素问·上古天真论》曰："肾者主水，受五脏六腑之精而藏之，故五脏盛，乃能泻。今五脏皆衰，筋骨解堕，天癸尽矣。故发鬓白，身体重，行步不正，而无子耳。"出现以肾衰为主的多脏器虚损，心肾亏虚，阴虚火旺，水火不济；肝肾虚衰，风阳上扰，下虚上实；脾肾两虚，火不生土；肺肾亏虚，气虚失纳等。肾虚不仅可致其余四脏虚损，亦可与数脏合病，如肾与心、肝，肾与心、肺，肾与心、脾同病，从而引起多种老年性疾病。

三、虚实错杂，肾衰为根

秦氏常说，老年病虚证多见的病理特点与肾的精气阴阳有着密切的关系。早在《黄帝内经》中就有"肾藏精""肾者主蛰，封藏之本，精之处也"的记载，强调了精气的充盈是维持健康的根本。精藏于肾，为身之本。《医学入门》指出："人至中年，肾气自衰。"老年人肾精逐渐衰竭，真气逐渐耗散，五脏日益虚弱，各种虚损性疾病产生，气机衍滞，升降失司在所难免。如若再受外邪侵袭、精神刺激、饮食不当、劳累过度等，则会使脏腑功能衰退加快，气血阴阳失调，从而发生因虚致实，虚实夹杂等一系列病理表现。如水亏木旺，风阳上扰，阳随气升，气血壅滞，脉络瘀阻，心肾气虚，气虚血涩而致瘀血内停，血脉失畅，肾阳虚衰，阴寒内盛，寒则气收，血行不畅而致血瘀；肾气亏虚，气不行水，水湿内停，肾虚阴伤，阴虚火旺，炼液成痰，痰浊内阻等，以至气逆、风阳、血瘀、痰饮、食滞等诸般郁积由此产生，导致脏腑组织器官功能活动异常，耗伤机体正气，从而加速机体老化。临床上可见慢性支气管炎、冠心病、高血压病、高脂血症、老年性痴呆、肿瘤等疾病，有时可使病情发生大的起伏，甚至酿成危重症威胁生命。

四、补肾益精，延年祛病

人体生、长、壮、老、已的生命过程是肾气盛衰的演变过程。进入老年，体质状况发生显著的变化，诸脏腑功能多为脆弱，表现为抗病能力和自我调节能力低下，易于发病，易于传变，脏腑精气易损而难复，其中以肾中精气衰少为根本。因此，对于老年病的治疗应重视护养正气。“老衰久病，补虚为先”，使脏腑功能振奋，体质增强，正气存内，达到祛邪治病，益寿延年之功。

秦氏认为肾精亏损，可以直补，但肾气是由肾精所化生，由肾阳蒸化肾阴而成。补益肾气必须依据“精中生气”“阴中求阳，阳中求阴”之原则，采取补肾填精，助阳化气之法。若单纯滋阴填精，不仅药之甘味，难以化成肾中精血，而且精血不生，反易成阴凝之邪伤伐元气。若纯使用壮阳之品，或获一时之效，但势必耗损精血，使虚损益损。所以必须采取补肾填精，助阳化气之法，使精生气，气生精，精气充足，从而推动脏腑功能，达到神聪形健，延缓衰老之目的。

然而，老年人的生理特点是“五脏俱虚”，因此，对于脏腑虚损的治疗要立足于老年人肾虚精亏之全局，又要着眼于脏腑病变之局部，只有把补肾法与调养五脏相兼顾，才能更好地发挥作用。由于肾与五脏是相互资生的关系，所以通过调养五脏气血，可以达到治肾之目的。

五、扶正固本，慎施戕伐

老年病以本虚为主，且以慢性、危重病症多见，脏腑功能虚弱，气血不足，痰湿凝滞，邪易聚而难散，出现正虚不能胜邪，虚实夹杂之证。正虚遭邪侵，邪滞更伤正，形成一种恶性循环。因此，邪结不去则正气难复，邪实之患不可不治。但治疗之法不可与年轻体壮之人同日而语，老年疾病无论何证，都难以承受攻伐。此时治疗上尤以重视正气，老年人之正气，需刻刻固护。因损之极易，培补甚难，但不可过。一般应在扶正的基础上进行祛邪，如活血化瘀，化痰利湿，通腑泄浊等。这样有利于病邪的消除，有利疾病的转归和预后。但补时必须结合老年人的体质，针对病因，审因论补，切忌滥补，最忌广络原野，以求中的做法补益。治病用药以防攻邪伤正，扶正恋邪，稍有偏差，使虚者更虚，实者更实，遗祸无穷，正如《灵枢·本神》所说“以知其气之虚实，谨而调之也”，宜缓缓调补，长期渐进，抓主要矛盾，中病辄止。有些老年慢性病也不可急于求功，认准后贵在守方，切忌变法变方过频。年迈之体，辨证要准，立法要稳，选方要精，用药要轻，宁可再剂，不可重剂，对症下药，多可起力挽千斤的作用。

六、健脾益气，注重食疗

秦氏认为肾衰是衰老的根本原因，肾气盈亏决定了人的寿夭。肾为先天之本，脾胃为后天之本，老年人肾气已衰，更赖脾胃，何况老年人脾胃也衰？秦氏对《素问·示从容论》的“年长则求之于府”颇有体悟：老年人脏腑气血渐虚，脾胃也日渐虚弱，胃纳趋少，推动无力，府（腑）病多，故老年人治病、调理，更宜从治腑入手。

老年人肾气已虚，更赖脾胃运化水谷精华，需以后天补先天。老年人虽然肾虚，但若脾胃还健，则身体尚不致于大病，反之如若脾胃失调，肾又怎能不损伤？所以老年病以治肾为原则，又当以调护脾胃为抓手。胃气的护、养，是秦氏对老年疾病防治的重要原则性治疗措施。《素问·平人气象论》：“人无胃气曰逆，逆者死。”李东垣《脾胃论·脾胃虚实传变论》：“元气之充足，皆由脾胃之气无所伤，而后能滋养元气。若胃气之本弱，饮食自倍，则肠胃之气既伤，而元气亦不能充，而诸病之所由生也。”具体而言，对于老年患者用药，除了分虚实、辨阴阳，秦氏药味求精，药量偏轻，无论病在何脏，健脾护胃，顾护后天思维贯彻始终。对于虚证施补，药味和剂量多由少起始，逐渐加量，观察患者的脾胃承受度，随时调整，避免补益过猛而脾胃不受的情况发生；反之，对于实证的攻泻，药量也要轻于常人，避免驱邪未成，脾胃既损，两端皆失。

鉴于脾主升、胃主降的升清降浊生理特性，尤其是降浊功能，须维持脏腑功能、腑气通畅、津液濡润，保持大便通畅。葛洪称：“若要长生，肠中常清；若要不死，肠中无屎。”秦氏认为后一句略有夸张，但前一句值得借鉴，尤其是对于老年人，肠常清的确是长寿之道。根据阴阳气血的虚实、瘀滞情况，辨证施治，疗护后天，又不忘腑气通、浊气降，方能达到“以通为补”之妙界。

和胃消食、通便调腑是秦氏调护脾胃两大法则，而在实际临床实践中，又常将和胃药、导泻药联合运用，诸如枳实导滞、木香槟榔等方化裁，践行“胃宜降则和”“六腑以通为用”原则，屡获佳效。

秦氏认为老年人必须重视食疗，不但是因为民以食为天，更因为“老人之性，皆厌于药，而喜于食，以食治疾胜于用药……宜先食治，食治不愈，然后命药”（《养老奉亲书》）。秦氏对山药等健脾助运的药食两用食物，颇为推崇，常予推荐。对于《医学衷中参西录》的：“无论何物作粥，皆能留恋肠胃”说法，也较为认可，除了糖尿病患者，常建议脾胃虚弱的老年（包括中年）患者食粥，并对症辅以山药、莲子等食材。

另外，社会的发展、生活方式的改变，均会对人的饮食结构发生影响，最终可能通过生理、病理的变化，对疾病谱发生影响，甚至对人个体生命活动和社会产生相互影响和作用。对于脾胃病的调摄，虽不离辨证论治的法则，但也应注意脾胃病的疾病谱的变化，以及造成的影响。数十年前，我们国家尚在一穷二白阶段，大多数人的生活水平较低，饱暖不保、食物不洁、饮食无规，难免冷暖失调，伤及脾胃，脾胃虚亏，受纳升降失司者居多，到老年时期症状会更明显。近年来，人们物质生活极大丰富，又易恣纵口腹之欲，如过食肥甘辛辣厚味，久而久之，脾胃不堪负担，运化失司，痰湿内生；久蕴生热，湿热阻滞，气机升降失司，脾脏本恶湿喜燥，久浸湿邪，使脾之运化更加受阻，湿阻气机，升降失司，故有脘腹满闷，倦怠乏力，苔白厚腻，或黄厚腻，脉濡或滑等症，或兼口苦，口中积腻，纳食无味，嗳气等症状。秦氏对于老年脾胃病患者不但对症施以针药，还常从其生活经历及与现在病情的内在联系，抽丝剥茧，寻

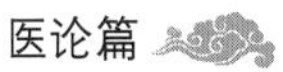

找其规律性，让学生们有醍醐灌顶之感。

病例　戚某，男，69岁，初诊时间2010年3月10日。右侧三叉神经痛反复发作5年，本次发作2周余，以右侧前额、太阳穴部为主，烧灼样疼痛，连及囟门，疼痛会影响睡眠，易怒，胃纳、二便尚可，舌质暗红，舌苔薄白，脉略弦滑，血压140/90 mmHg。证属气滞血瘀，肝火偏旺。治拟通经活络，清肝泄热。治疗以针刺三叉神经痛Ⅰ组常规穴。内服：羚角粉0.6 g/支(吞服)，石决明30 g(先煎)，川芎9 g，白芷9 g，羌活9 g，藁本9 g，延胡索30 g，防己15 g，丹参9 g，桃仁9 g，红花6 g，三棱9 g，莪术9 g，银花9 g，连翘9 g，野菊花9 g，谷、麦芽各9 g，天麻15 g。外敷秦氏阳和通络外用方，2剂。经过1周2次针灸治疗及内服、外敷用药，症状缓解，夜寐趋安，惟近2日觉胃脘有嘈杂感，余舌脉同前。上方改谷、麦芽为焦谷、麦芽，加煅瓦楞30 g，煅海螵蛸30 g，再续上法治疗，胃嘈顿消，面痛续减，4周后几无痛症。

本病三叉神经痛属于中医“面风”“面游风”“偏头风”范畴，又兼素疾再发，最为适合采用秦氏针药结合、内服外治法。风池、太阳、丝竹空等穴为针对Ⅰ支神经痛的穴位配伍；桃仁、红花、三棱、莪术、延胡索、丹参、川芎功在通经活血，防己、藁本、羌活、白芷祛风止痛，羚羊角粉、石决明清肝，泻热，祛风，银花、连翘、野菊清热。患者虽未主诉脾胃不适，但考虑到久病用药较重，中有诸多活血、寒凉等碍胃之品，辅以谷、麦芽等护胃。再诊主症虽解，但患者脾胃不耐之症显，与其老年脾胃既衰，难当妨胃之药有关，增改焦谷麦芽、瓦楞、海螵等针对性固护脾胃之药，以保证内服汤药得以延续，最后收功效于面痛之主症。

七、注重养生，延缓衰老

《素问·上古天真论》称人的寿限为“天年”，指出“尽终其天年，度百岁乃去”；《尚书·洪范》亦曰“一曰寿，百二十岁也”。然人到中、老年时期，由于肾气衰退，精气内虚，出现了无法抗拒的生理性衰老过程，许多老年病在生理性衰老的基础上发生发展，病理性衰老又可促进衰老过程。秦氏认为要延缓衰老的过早到来，就要平时注意顺应自然，谨慎起居，调理饮食，药饵调养，运动锻炼等养生方法，以期避免肾精的额外消耗，降低其耗损的速度，从而达到强身防病，延缓衰老之目的。诚如《类经》所说：“故善养生者，必宝其精，精盈则气盛，气盛则神全，神全则身健，身健则病少，神气坚强，老当益壮，皆本乎精也。”

（一）精神调摄

《素问·上古天真论》指出：“夫上古圣人之教下也，皆谓之虚邪贼风，避之有时，恬淡虚无，真气从之，精神内守，病安从来。”即要避免内部过分的情志刺激，经常保持欢畅愉快，借以保养精、气、神，反之则影响肾气，尤其是惊恐思虑之下，更能损及肾之精气。故“凡治身者，太上养神，其次养形也”(《类经·卷三》)。同时要陶冶自己的性情，例如要丹青书画，习书楷字，或引吭高歌，使精神安逸行畅，如孙思邈所云，善养性者，“性即自善，内外百病皆悉不生”。

（二）动静结合

“动”是指运动，活动；“静”是指内养，放松之意。老年保健应充分休息，保证充足睡眠，以聚精养神。但若一味静卧不动，气血流动不畅，亦损天年。尤其是进入中老年，由于脏腑功能衰退，抵抗力下降，虚邪贼风乘虚而入，极易发生各种疾病，因此“养性之道，常欲小劳，但莫大疲及强所不能堪耳”（《备急千金要方》）。应注意劳逸结合，尤其需要进行一些适度的体育锻炼活动，活动肢体，流通气血。例如早晨行体操、打拳等活动，晚上练一些放松类功法。做到以静为主，兼以运动，动静结合，使人体各组织细胞得以整复，可延缓细胞衰老，保持肾之精气充实，却病延年。

（三）饮食有节

人之寿命与肾气关系密切，肾气乃“先身生之精气也，非胃气不能滋”（《脾胃论》）。“高年阴阳气乏”，老年脾胃虚弱更为突出，由于胃肠功能的减退，不宜暴饮暴食，不宜偏嗜五味、生冷、肥甘之品，不宜食用不易消化的硬性食物（如油煎食品）。《老老恒言·饮食》中说：“大饥伤脾，大饱伤气。益脾借于谷，饥则腑无以运而脾虚；气转于脾，饱则脾过于实而气滞。故先饥而食，可以给脾；食不充脾，所以养气。”无论过饥过饱，均可伤害脾气。五味偏嗜，酒肉过盛，亦可伤脾滞气，影响水谷的吸收，导致脏腑功能紊乱，引起诸病和早衰。故《素问·生气通气论》说：“是故谨和五味，骨正筋柔，气血以流，腠理以密，如是则骨气以精，谨道如法，长有天命。”

（四）慎应寒暑

寒暑是四时气候变化的规律，既是人体赖以生存的条件，又是导致疾病的一大因素。人上了一定年纪后由于肾气衰退，对外界环境变化的适应性、应激性较差，极易受到外邪的侵袭，更伤肾气，引发疾病。《灵枢·本神》曰：“故智者之养生也，必顺四时而适寒暑。”热了少穿衣，冷了多加衣，但出汗时，不可当风脱衣。应处处顺应自然变化，与之相应，养生不逆其时，真气内守，腠理致密，邪无由伤人。

（五）节制性欲

肾之精液是构成人体生育繁殖的基本物质，到了一定年龄，定要节制性欲，如纵欲泄精，使相火妄动，伤肾损阴，引起一系列肾亏症状，久而夭折天年。故《素问·上古天真论》提出：“以酒为浆，以妄为常，醉以入房，以欲竭其精，以耗散其真，不知持满，不时御神，务快其心，逆于生乐，起居无节，故半百而衰也。”为此秦氏提出，对性欲问题应“六十而禁，七十而绝”。固摄肾精，使“先天之本”得到“后天之保养”，则体可健而动作不变，人尽其寿。

（六）补摄营养

营养之补可分为食补、药补两大类，食物之补可有鸡汁、甲鱼之类，但不宜过分油腻，药物之补可有人参、燕窝、鹿茸、银耳等等，当因人因时而异。孙思邈说“四十岁以上……须服补药，五十岁以上四时勿缺补药，如此乃延年得养生之术耳”。即用药物补益肾之精气，延缓衰老就成了与积极保健方法相辅相成的重要方法之一。抗衰老药物除了具有治疗疾病作用外，还有针对老年人气血亏损，肝肾不足和阴阳容易失调的特点，分别用补气益血、调补肝肾、滋阴壮阳药物以达到强身保健、益肾固精之功。值得一提的是，中药不仅可作补药，也是很好的营养食品，如补肝肾，强筋骨的杜仲；补肺健脾，固肾益精的怀山药等可做菜吃，具有

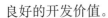

良好的开发价值。

总之，衰老是一个很复杂的生理退化过程，其根本决定于肾中精气之盛衰，为了达到延缓衰老的目的，养生是重要手段之一，秦氏概言之曰："动静结合，劳逸适度；恬惔虚无，制怒节欲；谨和五味，以安五脏；颐养天年，乃能长寿。"

八、临证思辨举隅

(一) 从肾论治老年性脑病

中医与西医的脑病概念不完全相同。西医脑病，多指脑的病变，如高血压脑病、肺性脑病、肝性脑病等。中医脑病的范畴较广，中医认为"诸髓者皆属于脑"(《素问·五藏生成》)，精汁之清者，化而为髓，由脊骨上行入脑，名曰"脑髓"，故有"脑为髓海"之说。脑是人身至精至粹之处，为诸阳之会，诸神之聚。秦氏常言道"脑者，精神之主也"，是人的精神、意识、思维活动的器官。

脑髓的生成来源于肾精，脑的功能须依赖肾精不断化生，脑为诸阳真气汇聚之处。人到老年，天寿所至，衰老自成，肾精亏耗，脑髓空虚，脑失所养。如《素问·上古天真论》云："七八，肝气衰，筋不能动，天癸竭，精少，肾脏衰，形体皆极。"《类证治裁》："人之神宅于心，心之精依于肾，而脑为元神之府，精髓之海，实记性之所凭也……老人健忘者，脑渐空也。"治疗以补肾填精，益髓健脑为主。

1. 老年性痴呆 老年性痴呆是指60岁以上的老人因大脑器质性病变或持续代谢性损害而出现的感知、记忆、抽象概括能力和创造性思维的慢性进行性严重精神衰退性疾病。其病理改变呈大脑弥漫性萎缩。脑回变窄，脑沟增宽，神经细胞内脂褐质增多，神经原纤维缠结和颗粒空泡变性。其发病率高，65岁以上老人约占5%，且随年龄增长而有所增加，80岁以上老人可达到20%，老年性痴呆归属中医文献的"癫痫""错语""善忘""文呆"等疾病门中，元明以后，始有"痴呆"病名。

秦氏认为，老年性痴呆的病位在脑，其本在肾。因人至老年，肾精亏耗无以化生，脑海失养，或缘肾水不足，水不涵木，肝阳挟痰，上扰神明；或因下元不足，心火独旺，水火不济，神明被扰，或兼有肾气亏损，火不生土，脾虚不适，痰湿内盛，导致浊阴不降，清阳不升，清窍被蒙，或肾精亏少，肾气衰弱，气血运行乏力，血瘀阻脑，以致为患。

治疗上首重补肾益脑，并根据其病因，佐以开郁化痰，或佐以开窍，或佐以健脾通气，或佐以活血化瘀。正如清代陈士铎所言："不去填肾中之精，则血虽聚生，而精乃长涸，但能救一时之善忘，而不能冀长年之不忘也。"秦氏强调在治疗老年性痴呆过程中，要抓准时机，"不治已病，治未病"，即在病之早期，应及时治疗，已成痴呆，较难恢复。

方药：生地黄12 g，熟地黄12 g，枸杞子15 g，山萸肉9 g，菟丝子9 g，补骨脂9 g，何首乌15 g，龟板胶6 g(烊化)，鹿角胶6 g(烊化)，桑葚子12 g，女贞子15 g，川芎12 g，丹参20 g，炒枣仁12 g，远志9 g。

补肾贵在"阴中求阳，阳中求阴"，阴阳相济，方可肾气充盛。方选生地黄、熟地黄、枸杞子、山萸肉、菟丝子、补骨脂、女贞子、桑葚子、何首乌等补肾药，温而不燥，滋而不腻。"精不足者，补之以味”，故选鹿角胶、龟板胶等血肉有情之品，大补精血，配以丹参、川芎活血通窍，酸枣仁、远志养心安神。针取百会、风池、印堂开窍醒脑，内关、神门养心安神。除了针药治疗外，秦氏还嘱患者加强脑力训练，增强思维能力，提高记忆，注意调节饮食起居，饮食清淡而富有营养的食物及加强脑部按摩，肢体功能锻炼。

2. *震颤麻痹*　震颤麻痹包括帕金森病和特发性震颤。帕金森病，西医学认为该病是中脑的黑质及黑质与纹状体通路的变性，纹状体中多巴胺含量显著减少，而出现四肢震颤，肌肉强直及运动减少等为主要特征的锥体外系疾病。本病起病缓慢，逐步加重，往往先见一侧上肢震颤，以后发展到同侧下肢，慢慢累及对侧下肢。手部震颤如搓丸状，静时尤为明显，入眠即止，醒则复发。患者一般表情呆滞，呈面具脸，步态慌张，动作迟钝。中医学无此病名，但根据其临床症状，归属于“肝风”“内风”范畴。特发性震颤是临床最常见的运动障碍性疾病，发病率约为5%，老年人群可升至20%，临床主要表现为姿势性或动作性震颤，部分可见头部或声音震颤。既往研究显示，特发性震颤是一种功能性疾病，仅表现为震颤这一运动症状，被认为是一种进展缓慢、症状单一、良性运动障碍性疾病。然而，越来越多的研究显示，特发性震颤是一种累及多系统的疾病，包括运动症状，如意向性震颤和共济失调，以及非运动症状，如认知功能障碍、情感障碍和听力下降等。此外，特发性震颤并非呈良性病程，Louis等的流行病学调查研究显示，特发性震颤患者病死率增加45%。Benito-León等对年龄≥65岁的特发性震颤患者随访发现其进展为帕金森病的概率增加4倍。

秦氏认为该病病机是各种病因导致肾精不足，阴血亏损，不能上荣于脑，阴血亏耗，血不养筋，阴虚阳亢，乃至肝风内动。本病多为本虚标实，其之所以难治，常因本病患者年事偏高，先天之本已衰，故本病的治疗宜以补肾益精，平肝熄风为先。取熄风与舒筋通络相结合，潜阳与活血化瘀相结合，药物与针灸按摩相结合，调节精神与动静相结合，本病初期疗效较佳，晚期则难治。治疗以杞菊地黄汤为基本方，合黄芪、党参、茯苓以补益肾精，天麻、石决明、炙白僵蚕、炙全蝎、炙蜈蚣诸药平肝熄风，佐以川朴、苍术以化湿。针灸本病可疏松筋节，减轻震颤。针刺取穴首选四神聪，该穴为经外奇穴，位于头顶部，百会穴周围，针刺范围较大。患者反映，针后即有轻松感和清醒感，配以曲池、外关、合谷、足三里、阳陵泉、太冲，以疏通上下经脉气血。叩针督脉，以治四肢，取督补肾，填补肾精，使之上下贯通，阳气通达，元阴充养而肝风自熄，针药合治，相得益彰。

（二）从肾论治老年性心血管疾病

心血管疾病，隶属中医“心病”范畴，然秦氏从肾论治常获良效。秦氏认为心与肾之间存在着十分密切的关系。① 功能方面：肾为脏腑精华之所舍，内寓元阴元阳，主持人体一身的阴精与阳气，五脏之阴气非此不能滋，五脏之阳气外此不能发。心之所以能维持正常的功能，需赖肾之滋润、温煦，如心血的运行虽赖心气的推动，但心气却要赖肾之阳气的生发和温煦。心之气尚需赖肾精的滋养。② 五行生克方面：心、肾同属少阴之气。心在五行属火，位居上而属阳；肾在五行属水，位居下而属阴。生理状态下，心火下降于肾，肾水上济于心，水火既济，心肾相交，从而保证心主血脉，主神明，肾主藏精，主水纳气等生理功能的正常发挥。病理状态下，心火不能下降于肾而独亢，肾水不能上济于心而凝聚，水火失济，临床上出现心肾不交之证候。《灵枢·经脉》指出,“肾足少阴之脉……心惕惕如人将捕之……烦心心痛”。③ 经络方面:心肾经络,均名少阴,阴阳之气本有契同,而“肝、肾开窍耳,心寄窍于耳”,“心开窍于舌”,“肾脉亦通舌本”(《医原》)“心之脉上挟咽喉,络于舌本”(《血证论》),肾足少阴之脉“循喉咙,挟舌本”(《灵枢·经脉》),是以经络气血,流注汇通,病机宜乎相关。④ 西医学研究方面:肾脏通过下丘脑—垂体—甲状腺和肾上腺皮质轴来调节心肌细胞氧化速率和脂肪代谢,控制和调节细胞外液量和血浆钠水平,并通过肾素—血管紧张素—醛固酮系统调节细胞外液量和离子浓度,控制血管的舒缩功能。

心血管疾病多发于中老年,正值肾中精气逐渐衰败之时,故秦氏认为,肾中精气亏损,阴阳失调是导致心病的重要因素。张景岳指出,心本于肾,上下不宁者,由乎下,心气虚者,因乎精,“凡治此者,速宜养气养精,滋培根本”。明代周慎斋也强调“欲补心者,须实肾”。因此,秦氏在临诊中,对老年性心血管疾病从肾论治为主,配以养气养血,益气化瘀,通阳化浊,疏气通络等法,取得满意的疗效。

1. 风湿性心脏病　病位虽在心,但至关肾阳。心肾阳虚为本,痰、瘀、水内结为标,阳气衰微,无力鼓动血运,而致血脉瘀阻,肾阳式微,蒸化无力,水湿内停,泛溢肌肤,蕴聚生痰,凌心犯肺,而成此证。用附子、肉桂、仙灵脾、干姜温肾煦心,党参、黄芪、甘草益气复脉,丹参、防己、茯苓活血利水,瓜蒌、半夏、代赭石宽胸、化瘀、降逆。

2. 高血压　高血压是老年常见病,多发病,我国的高血压患病率为7.73%,60岁以上的老年人患病率为20.6%。本病多属中医学之“头痛”“眩晕”和“肝阳”范畴,并与“心悸”“中风”有一定联系。

老年患者年事已高,或疾病缠身,或长期情志郁结,或虚劳内损,因此,老年高血压本质为本虚标实,阴阳失衡是其主要病机。虽病变在肝,然根源在肾。一般在早期偏于阳亢,中期多见阴虚阳亢,后期多为阴阳两虚,或以阴虚为主,并兼挟有风、痰、瘀等症,气阳两虚较少见。

老年高血压的治疗,通常着重于以血压降低为唯一标准。而直接降压的结果,有时反而诱发体内升压机制,实际起着加剧高血压的恶性循环作用。秦氏认为治本在肾,治标在肝,调正阴阳,平肝潜阳,兼以调和气血。针灸治疗取泻百会、大椎、风府、太冲,补三阴交。睡时,外用药包枕于后脑颈项。

督脉络肾为阳脉之海,通达手、足三阳经,与足厥阴肝经交于百会穴,对于人体的阴阳协调,首推督脉;泻百会、大椎、风府、太冲,平肝潜阳;补三阴交以滋养肾阴。配以由枸杞子、菊花、桑寄生、夏枯草、钩藤、灯心草等19味中药组成的高血压外用药包,睡觉时枕于脑后,主要枕于大椎、风府、风池等穴位,其芳香味透达百会穴,共起育阴潜阳之功。

(三)从肾论治老年糖尿病

糖尿病,中医称“消渴”,是一种临床上常见的老年性疾病,如得不到及时治疗,可出现眼盲、心血管疾病、肾功能衰竭及肢体坏疽等并发症。对于糖尿病,古今医家多采用消渴的分消论治,而秦氏从肾论治则更为贴切,取效更捷。

肾为先天之本,主藏精而寓元阴元阳。老年人肾之精气不足,阴阳失衡致肾阴亏损,虚火内生，上燔心肺则烦渴多饮，中灼脾胃则胃热消谷。阴虚阳盛，以致肾之开阖失司，固摄无权，则水谷精微直趋下泄，从小便而排出体外，故尿多甜味或混浊如脂膏；水谷精微不能濡养肌肉，故形体日渐消瘦。因此肾阴亏损，燥热内生是糖尿病发病基本机制。追溯渊源，秦氏首推六味地黄丸、白虎加人参汤等。王焘在《外台秘要·消渴消中门》中谓之“消渴者，原其发动此，则肾虚所致”，《石室秘录·内伤门》称“消渴之症虽分上、中、下，而以肾虚致渴则无不同也”。赵献可更是力主消渴肾虚学说，提倡当以治肾为本。在《医贯·消渴论》中说“故治消之法，无分上、中、下，先治肾为急，惟六味、八味及加减八味丸，随证而服，降其心火，滋其肾水，则渴自止矣”。由此可见，以肾为主，从肾论治是治疗老年性糖尿病的正治法。从中西汇通理论来看，治肾药物可使胰岛β细胞产生良性转变，刺激胰岛素分泌，调节体内糖代谢，改善血流微循环，增强机体免疫力，提高人体对碳水化合物的耐受性，最终达到降低血糖的功效。临床验证，佐以益气活血之品后，大多数患者形体消瘦、乏力和血瘀症状，可得以改善。

方药用六味地黄丸、左归丸加减滋肾，以填真阴，仙灵脾补命门，益精气，取阳中救阴之意，黄精益气生津；石膏、知母滋阴清热；丹参活血化瘀；太子参、山药、白术、玄参两对药一气一阴，一脾一肾，对降血糖有卓效。

然糖尿病控制较难，常因饮食服饵失宜，贪图安逸，怒气上逆，耗乱精神，过讳其度等因素复发或加重。所以在治疗同时要让患者了解糖尿病的严重程度，和对自己身体产生的影响，注意心理的修养，情志的消遣，身体的锻炼和饮食的调节。

（四）从肾论治老年慢性支气管炎

慢性支气管炎是临床上常见病、多发病之一。临床以咳嗽多痰，气急喘促，动则益甚，秋冬加剧，甚至不能平卧，往往由急性感染而诱发为特征，多见于中老年期患者，属中医“咳嗽”“痰饮”或“哮喘”范畴。

秦氏认为老人肾中精气虚衰，更因久病及肾，使肾虚不能纳气，故肺气失于通降，治当补益肺肾。在治疗中除内服药物外，更多使用辛温发散，化痰逐水之品外敷督脉经和膀胱经加以治疗。督脉为阳脉之海，统率一身之阳，而督脉络肾，与任脉相连，故取督脉治老年慢性喘息性支气管炎是通过振奋督阳而起到温肾助阳，调节阴阳的作用。人体的五脏之背俞穴均在足太阳膀胱经上，故药敷此二经可直接起到治肺、肾之作用。

方药用麻黄、细辛等药温肺平喘，陈皮、半夏等药化痰除饮，重点敷于大椎、身柱、陶道。大椎又称“百劳穴”，为诸阳之会，可治疗各种虚损疾病；身柱具有降逆，止咳，平喘之功；陶道为督脉经与膀胱经之会穴，除解表祛热作用外，更有治虚之功。诸药合用敷于两经，共起温肺化饮，补肾纳气之作用。

此外，用麻黄、细辛、陈皮、半夏等10种药共研细末，姜、酒调，敷于督脉经大椎与至阳之间，同时敷膀胱经的大杼至膈俞，呈三条状。每周1次，每次敷1小时左右，10次为1个疗程。

（五）从肾论治老年前列腺肥大

目前，国内外医学界较为统一的观点认为，老年性前列腺肥大的形成与产生，大多因睾丸发生萎缩，使体内性激素失去平衡，纤维组织增生，从而导致前列腺肥大。其症因脉治多散见于中医“癃闭”“淋证”(劳淋、气淋)等记载中。据西医学记载,男性40岁以上前列腺均有不同程度的增生,50岁以上出现症状,60岁以上之人,由于年老体衰,更易患此症。临床常见排尿困难,淋沥不畅,伴有夜尿频频,体倦乏力,腰背酸冷等,一般冬季症状加重,严重时可发生尿潴留、尿闭。

秦氏认为引发该病的病机多为年老体衰,肾气亏虚,膀胱气化不利,瘀浊互积,阻滞下焦气道,日久则前列腺增生肥大,后尿道畸形狭窄,充血水肿,引起排尿困难等症状。治疗上,强调“消补并用”,根据“腑以通为用”“急者散之”的原则,治用通之法,使肥大的前列腺缩小。老年人虚损为主,气虚肾亏,故用补肾益气之品为主,佐以活血消散之药,常获得较好的效果。方药取黄芪30 g,党参30 g,熟地黄15 g,怀山药9 g,山萸肉9 g,海藻9 g,昆布9 g,三棱9 g,莪术9 g,玄参9 g,浙贝母10 g,煅牡蛎30 g。针灸治疗,温针取穴关元、中极、肾俞、膀胱俞,每周2次。

方中黄芪、党参、怀山药、山萸肉补肾益气,海藻、昆布、玄参、浙贝母、煅牡蛎软坚散结,三棱、莪术活血祛瘀。并选用两对俞募配穴,采用温补之法,即关元为人身元气之根,与肾俞相配,具有温肾壮阳,培补元气之功;中极为膀胱经之募穴,与膀胱俞相配,具有利膀胱,清下焦之功。经1周治疗,小便渐爽,尿次减少,诸症大减。嘱其做放松功,晨起排尿后按摩小腹部,少吃雄鸡、动物睾丸类食品,减少雄激素的增长。前后治疗6周,排尿接近正常,精神转振。肛指检查,前列腺接近正常。

(六)从肾论治老年骨质疏松症

骨质疏松是一种伴随着老化而引起的全身性的骨量减少而骨组织结构改变,伴有骨脆性及易导致骨折的疾病。多发于老年人,尤其是绝经后的妇女,可出现腰背四肢酸痛,步履艰难,体态改变以至出现驼背,甚至骨折。中医学将其归属“腰痛”“骨痿”“骨痛”范畴。

骨质疏松症多见于中老年。秦氏认为肾主骨生髓,肾受五脏六腑所传之精,封而藏之,充实于骨,濡养于骨。“肾气足,则轻劲有力。”人至老年,肾精虚少,肾气日衰,骨髓化源不足,骨失所养,脆弱无力,便可出现腰背疼痛,腰膝酸软,甚至脚痿不能行动。治疗当以补肾壮骨为主,佐以活血通络。补肾养阴,益精生髓,使肾精足,髓腔充,骨骼得以滋养,其韧性密度增加,疏松的骨质得以改善。常以六味地黄丸为基础方,配以龟板、鳖甲、鹿角等药品,以骨质补骨,往往取得较好的效果。常用的临床加减为,偏阳虚者,适当加入少量附子、肉桂等温阳之品,偏阴虚者当加石斛、玄参之类。但骨质疏松者非一二剂药能治愈,需长期服药才能奏效。方药:熟地黄12 g,怀山药9 g,山萸肉9 g,牡丹皮9 g,茯苓12 g,鹿角胶6 g(烊冲),龟板胶6 g(烊冲),制黄精20 g,续断9 g,桑寄生12 g,炙僵蚕9 g,延胡索12 g。针灸治疗,温针取穴腰阳关、命门、肾俞、大肠俞、三阴交、太溪穴,均用补法,隔日1次。

方取六味,滋补肾阴,“精不足者,补之以味”,用龟鹿二胶填补肾精,续断、桑寄生、黄精补肾益气,共起补肾壮骨之功;佐以白僵蚕、延胡索活血通络。“经脉所过,主治所及”,秦氏温针腰阳关、命门,温煦督脉,活血通络,使肾阳得以通达;补三阴交、太溪,滋补肾阴,使肾阳、肾阴得以调正;温针肾俞、大肠俞,使局部症状得以改善。嘱其少食酸醋之类,多吃骨头汤、猪爪汤,并服龟板胶、鳖甲胶,以骨补骨,补充钙质,纠正缺钙现象。每日逐渐加强体育锻炼，以强壮筋骨。针药结合治疗2周，患者自觉症状减轻，续治半年，其形体健旺如若二人。

（七）从肾论治妇女更年期综合征

妇女更年期综合征是因女性从中年进入老年的转折时期，由于卵巢功能衰退，内分泌激素紊乱而出现的诸如月经失调，烘热汗出，颜面阵发性潮红，五心烦热，眩晕耳鸣，失眠心悸，胸闷气急，烦躁易怒，忧郁悲啼，神倦浮肿等一系列以自主神经功能失调为主的症候群。因这些症状出现在绝经前后，故称之为“绝经前后诸症”。

秦氏认为，肾为先天之本，元气之根，主藏精气，精化血，血生精，精血同源。“年四十，而阴气自半也，起居衰矣”（《素问·阴阳应象大论》）。人到更年期，肾气渐衰，天癸将竭，“经脉虚，太冲脉少”，出现肾阴不生，阳失潜藏，或肾阳虚衰，冲任失养，从而使阴阳偏盛偏衰，心、肝、脾、肺、肾脏腑功能紊乱，气血失顺，导致本病的产生。

更年期综合征临床表现错综复杂，症状多样，涉及气血、津液、脏腑、经络病变。秦氏指出，其本质为肾之阴阳虚衰，在临床辨证中要“谨守病机，治病求本”，抓住一个“虚”字，处方用药应以补其不足为主，不可损其有余。补肾益精，调正阴阳，通过补阴配阳，或补阳配阴，使阴阳重归平衡而达到治疗的目的。除药物治疗外，还要授以妇女生理卫生知识教育，适当的体育锻炼和保持心情欢愉。治拟滋肾活血，平肝潜阳。方药用知母9 g，黄柏9 g，当归9 g，生地黄15 g，桑寄生15 g，杭白芍15 g，石决明30 g（先煎），巴戟天9 g，仙灵脾9 g，仙茅9 g，红花9 g，牛膝9 g，五味子9 g。

方取二仙汤合桑寄生、牛膝补益肾气，调正阴阳，佐以石决明、红花、白芍药、五味子平肝潜阳安神。

（八）从肾论治老年性面部黄褐斑

面部黄褐斑属中医“皯黯”“面黑皯”等范畴，其病机多以情志失调，肝气郁结，血脉瘀滞，精气不能上荣颜面所致。《诸病源候论》称“五脏六腑十二经血，皆上荣于面……人或痰饮渍脏，或气血不和，或涩……不能荣于皮肤，故发黑皯”。本病以青春期、妊娠期及绝经前后的妇女常见。

秦氏认为老年期黄褐斑多发生于绝经期前后，此期生理变化大，肾气易受戕损，肾气不足，五脏失充，血脉瘀滞，头面肌肤失濡而发为黄褐斑。宜补肾为主，辅以活血通络之品。治拟补肾益精，活血通络。方药用熟地黄12 g，怀山药9 g，山萸肉9 g，菟丝子9 g，肉苁蓉12 g，牡丹皮9 g，泽泻9 g，茯苓12 g，丹参30 g，鸡血藤15 g，炙白僵蚕9 g，何首乌9 g，知母9 g，黄精30 g。

方以六味地黄丸合黄精、知母补益肾气，养阴清热；肉苁蓉、菟丝子补肾气，温润肌肤；加丹参、鸡血藤、白僵蚕、何首乌化瘀通络，诸药合用，瘀滞去，阴血足，肾气充沛。连服7剂，褐斑色略淡。嘱患者注意调畅情志，少食肥甘，多进果蔬，慎用外用药。连服3个月，病斑色素基本消除。

第十二章　秦氏从脾论治肥胖伴代谢性疾病

一、肥胖病的治疗

（一）针刺治疗

取腹四门（关元、中脘、天枢）、足三里、上巨虚、下巨虚、丰隆、三阴交，其中关元、中脘属任脉，具有调畅任脉，和畅胃气，理气调肠的作用。研究表明关元为小肠经募穴，具有调理下焦，分清泌浊，助气化而利水湿的作用。中脘为胃经募穴，具有调补中气，健胃消食的作用。天枢为大肠的募穴，具有健脾和胃，化痰利湿，通调肠胃，疏导阳明经气的功能。足三里为胃经的合穴，《灵枢·顺气一日分为四时》指出“病在胃及以饮食不节得病者，取之于合”，具有较强的补益脾胃，助运消滞之功。实验研究显示，针刺足三里、内庭等穴可以使肥胖大鼠下丘脑腹内侧核（即饱中枢）自发放电频率显著升高，使饱中枢兴奋水平升高，抑制了饥饿中枢的活动，从而降低食欲。上巨虚、下巨虚为大肠、小肠的下合穴，足三里、上巨虚、下巨虚合用可益气通腑，化痰消浊。丰隆为足阳明胃经的络穴，起着沟通足阳明胃经和足太阴脾经的作用，具有通腑化痰浊的功能。三阴交为足太阴脾经、足厥阴肝经和足少阴肾经的交会穴，具有健脾利湿，调肝益肾的功能，现代研究证明针刺三阴交，可直接增强输尿管蠕动，增加尿量而调整机体水液代谢。耳穴取脾、胃、三焦、内分泌、大肠、神门等具有较好的调整胃肠、内分泌及全身代谢的作用，研究表明，耳穴可以改善交感神经的抑制和迷走神经的亢进状态，加强脂肪分解，促进新陈代谢，并且可以增强肥胖患者的下丘脑—垂体—甲状腺系统功能，促进新陈代谢，使肥胖者食少，又无乏力、体倦之感，而获得减肥之效。

（二）中药治疗

秦氏认为，本病主要是水湿痰浊聚于体内而发胖，故治疗以健脾助运为主，佐以利水渗湿，理气通便为基本原则。自拟减肥方，方中茯苓、山楂、莱菔子健脾助运，生米仁、荷叶清热化湿，葫芦壳、茯苓皮、赤小豆、决明子、泽泻、大黄利水通便。诸药合用可平衡精微物质的转化和贮存，从而预防和治疗单纯性肥胖症。

另外可配合服用赤豆羹（赤小豆 30 g，枸杞子 5 g，红枣 5 g），方中赤豆又名赤豆、小豆、红豆，药性甘、酸，微寒，归心、小肠、脾经。《食性本草》“久食瘦人”，《本草新编》“赤小豆，暂用以利水，久用以渗湿”，王好古，“治水者惟知治水，而不知补脾胃，则失之壅滞。赤小豆消水通气而健脾胃，乃其药也”。《本草经疏》：“凡水肿、胀满、泄泻，皆湿气伤脾所致。小豆健脾燥湿，故主下水肿胀满，止泄，利小便也。”血脂高的患者可用决明子泡水当茶服。

（三）行为疗法

对肥胖症的治疗中医虽然有丰富的经验与治法，但是单纯性肥胖症，多是由于经济富裕、生活条件优越、多食肥甘厚味、疏于运动所造成，所以医者治疗的同时，应嘱托患者减少热量的摄入，饮食有节，提高能量消耗(适当运动)。

秦氏认为，要想控制体重，成功减肥，必须做到以下原则：① 少食多餐，睡前3小时避免进餐。② 适当多吃富含蛋白质的食物，如瘦肉、鱼和乳制品，特别是酸奶制品。100 g 酸奶总共56 cal，而且含有5种乳酸酶，有助于消化和新陈代谢。③ 适当多吃杂粮，少吃含大量脂肪和碳水化合物的食品，特别是面粉做的食物和甜食。④ 少吃盐，也就是说口味不要太重。当然，也得少吃咸菜和腌制食物。⑤ 黄瓜、西红柿等糖分低的果蔬可多吃，而其他如西瓜等糖分高的水果应适当少吃。⑥ 每日喝1～1.5 L水。尽量戒酒，戒酒有利于减肥。⑦ 坚持运动，每周总运动量不少于2小时。

二、早期糖尿病的治疗

早在2 300多年前，中医对糖尿病就有了初步认识，《黄帝内经》中就有“消渴”病的病名记载，随着后世医家的不断探索研究，中医对糖尿病的病因病机、临床表现、并发症以及治疗都有进一步的补充和发展。其主要病机是阴津亏虚，燥热偏盛，故常采取养阴生津，清热润燥的治疗原则。

而在糖尿病的治疗过程中，秦氏不仅运用石斛、麦冬、芦根等养阴生津药物，尤其还注重患者的生理、病理特点，对糖尿病的治疗提出了独到的见解。

（一）糖脂并行，降脂为先

《素问·奇病论》曰：“此人必数食甘美而多肥也，肥者令人内热，甘者令人中满，故其气上溢，转为消渴。”糖尿病患者长期过食肥甘厚味，一般血脂较高，多数会合并高脂血症，故要加强防治，防患于未然。用生山楂、莱菔子可达到去油降脂的功效，并辅以山药、桃树胶降糖。

（二）渗水利湿，降低血糖

消渴病是以多饮、多食、多尿、身体消瘦或尿有甜味为特征。糖尿病患者因摄入体内的葡萄糖利用率降低，导致体内葡萄糖大量游离于人体血液中，当血糖超过正常范围时，则从小便排除，故“每发即小便至甜”。所以，去除血液内多余葡萄糖是当务之急，常用葫芦壳、茯苓皮、泽泻、黑白丑、茵陈利水渗湿，使体内多余糖分随尿排出。

（三）破血行气，疏通胰岛

糖尿病患者发生高血糖的机制主要是胰岛素分泌和活性不足，使葡萄糖利用减少和肝糖输出增多所致。秦氏认为，胰岛素分泌相对不足或绝对不足是糖尿病的根本原因，而除了胰岛细胞自身问题外，还与胰岛内导管畅通与否有密切的关系，故运用槟榔、三棱、莪术以破血行气，疏通胰岛。

第十三章　秦氏膏方临证思辨

中医的膏方历史久远，由外用膏发展成内服膏。起于汉唐，在《黄帝内经》中有马膏的记载，马膏以外用为主。东汉《金匮要略》中最早记载内服膏剂，如大乌头膏、猪膏发煎。到了唐代《千金方》中的苏子煎，“煎”与现代膏方已经大致相同，王焘的《外台秘要》有“煎方六首”。南宋《洪氏集验方》的琼玉膏，沿袭了唐代风格，用途也日趋广泛，同时膏中开始运用动物类药物。如《圣济总录》瓜蒌根膏，此膏方不仅有治病的作用，还有滋养的功效。明代记载膏方的书多而广，有洪基的《摄生总要》“龟鹿二仙膏”、龚廷贤的《寿世保元》“茯苓膏”和张景岳的“两仪膏”，其组方简单，流传至今。到了清代膏方在宫廷和权贵中广泛使用，如《慈禧光绪医方选议》有内服膏方近 30 首。同时在民间也广泛流传。从晚清、民国膏方流传至今，组方也从简单到复杂，如张聿青《膏方》中膏方用药已达二三十味之多。膏方中用阿胶、龟板胶、鹿角胶等胶类动物药收膏。目前膏方已经被老百姓接受，作为预防保健，防病强身的一种治疗方法，在我国的南方越来越使用广泛。

膏方，又叫膏剂，以剂型命名，是中医八种剂型（丸、散、膏、丹、酒、露、汤、锭）之一，《山海经》曰“言味好皆滑为膏”。膏剂有外敷和内服两种，外敷膏剂是中医外治法中常用剂型，除用于皮肤、疮疡等疾患外，还在内科和妇科等科中使用。内服膏剂，我们称为膏方，具有滋补作用，俗称“滋补膏”，适用于内、外、妇、儿、骨伤、五官科、亚健康及大病后体虚者。

膏方是一种营养滋补品和治疗预防保健作用的成药，它是根据不同体质、不同症状表现，经过辨证和药物的配伍原则而确立组方，经过浓煎后掺入上等地道滋补中药、动物胶和一些辅料而制成的一种稠厚状半流质或冻状剂型。

膏方中药物的作用可分为滋补药、对症药、健脾药和辅料四部分。滋补药有人参、黄芪、熟地、麦冬、党参、杜仲、虫草、胎盘等，具有益气，补血，养阴，温阳等功效，但要配合理气化湿药，以减少膏方的滋腻，增强滋补的效果。对症药是根据服用者的主要病症，对症下药，以祛病为主兼以滋补。健脾药有陈皮、砂仁、焦山楂、炒麦芽、炒谷芽、白术、香附等健脾药，起到补而不滞的功效。辅料有饴糖、蜂蜜、阿胶、鹿角胶等，起到收膏的作用，同时辅料也有滋补作用。如阿胶养血止血，滋阴润肺；鹿角胶温肾助阳，生精补髓，活血散结；糖类不仅可以改善口感，还可补中缓急。

秦氏在膏方运用上有自己独特的见解，主张膏方最好是一人一方，要根据人的体质，量体裁衣，辨证施治制定膏方，充分发挥膏方补虚和治病的特点，通过调节人体生命活动，使得机体阴阳脏腑气血平衡，则健康无恙，延年益寿。

一、临床经验

（一）补肾益精，延缓衰老

《素问·金匮真言论》曰："夫精者，身之本也。"人体的衰老是一种病理变化，又是一种不可避免的生理过程。其中，肾的精气是最主要的物质之一，肾为先天之本，肾中精气是构成人体的基本物质，也是人体生长发育和各种功能活动的物质基础。先天之精禀受于父母，"以母为基，以父为本"孕育出新的生命。

精气的盛衰决定了人的寿命，《景岳全书》曰："凡此形体血气，既已异于上寿，而其中寿而尽，固有所有，此先天之禀受然也。"《论衡·气寿》："禀气渥则其体强，气薄则其体弱，体弱则命短，命短则多病、寿短。"人从出生后，"先天之精"不断得到"后天之精"所养。精、气、神为生命之根本，肾之精气的盛衰不仅主宰着人的寿命和生存质量，而且人的寿命极限也是由先天之精所决定的。肾为脏腑之本，十二经脉之根，不是孤立存在的，是通过脏腑的五行生克与其他脏腑紧密相连，相互资生，相互制约，维护机体的平衡调节。肾为先天之本，肾藏精，脏腑、经络、四肢百骸皆倚其濡养；肾精化肾气，是激发和推动脏腑经络之气的源泉，是维系人体生长发育的原动力。所以膏方的制定原则当从补肾出发，补益肾气必须依据"精中生气"，"阴中求阳，阳中求阴"为准则，采用补肾填精，助阳化气之法，使精生气，气生精，精气充足，从而推动脏腑功能，达到神聪形健，延缓衰老的目的。

中年早衰或年老体弱者均为膏方适应证。老年人脏气衰退，精力不足，中年人脏器功能日趋下降，加上工作、家庭与社会等多方面压力，容易导致未老先衰，若在冬令进补膏滋药，可以抗衰延年。如头发早白，头晕眼花，齿摇耳鸣，腰膝酸软，神疲乏力，心悸失眠，记忆衰退，痹证，更年期综合征，脱发，黄褐斑等衰老现象，均可通过膏滋方来强肾补体，抗衰延年。

秦氏常选用六味地黄丸、左归丸补肾，龟鹿二仙膏益气养血，填精补髓。常用熟地、黄芪、太子参、杜仲、桑寄生、制首乌、黄精、枸杞子、仙灵脾、狗脊、牛膝、山萸肉、女贞子、天麻、钩藤、羚羊角、鹿角胶、龟板胶等药。

（二）健脾和胃，养生防病

《景岳全书·杂证谟·脾胃》云："凡欲察病者，必须先察胃气，凡欲治病者，必须常顾胃气。胃气无损，诸可无虑。"脾主升清，胃主和降，胃主受纳，脾主运化，因而在制定膏方时一定要注重对脾胃的调养，健脾和胃，使得谷气充，元气盛，正气强，邪气不能侵袭人体，达到养生防病的目的。膏方可用于消化系统功能失常，如腹胀便溏，神疲乏力，头晕目眩，内脏下垂，月经过多，崩漏，便血尿血，肌衄，糖尿病，代谢综合征等症。

秦氏常选用四物汤、参苓白术散、归脾丸、八珍汤等健脾和胃，助运化。常用药物有党参、茯苓、白术、山药、鸡内金、焦山楂、鸡内金、砂仁、蔻仁、焦六曲、炒麦芽、炒谷芽等。糖尿病者可辨证选用具有降糖作用的药物如淮山药、苍术、玄参、生地、黄连、天花粉、石膏、知母等，合并高脂血症者可辨证选用决明子、粉葛根、泽泻、山楂、荷叶、莱菔子等具有降血脂作用的药物。

二、防治优势

膏方的优势符合“治未病”的理念，同时为中医养生保健，防病治病的手段之一。

（一）未病养生，欲病防微

《素问·四气调神大论》云：“是故圣人不治已病治未病，不治已乱治未乱，此之谓也。”朱丹溪云：“与其救疗于有疾之后，不若摄养于无疾之先……是故已病而不治，所以为医家之法。未病而先治，所以明摄生之理。夫如是则思患而预防之者，何患之有哉？”《素问·上古天真论》阐述“未病先防”，提出“虚邪贼风，避之有时，恬淡虚无，真气从之，精神内守，病安从来”。在未病之前先预防，对可能导致疾病的各种原因采取针对性措施，预防疾病的发生。

在疾病无明显症状之前采取措施，治病于初始阶段，可以避免症状增多，病情加重。《素问·八正神明论》云：“上工救其萌芽……下工救其已成，救其已败。”《素问·刺疟》云：“凡刺疟，先发如食顷，乃可以治，过之则失时也。”即强调在疾病发生的初期，应及时采取措施，防微杜渐，积极治疗，防邪传变。

膏方适用于神疲乏力、腰膝酸痛、四肢怕冷、睡眠轻度障碍、头发发白、心悸等，可用于纠正亚健康状态，使人体恢复到最佳状态，着重在于调节人体的阴阳平衡，提高机体的免疫力，防患于未然。

（二）防病治病，平衡阴阳

中医理论认为，人的生命活动以阴阳、脏腑、气血为依据，阴阳、脏腑、气血平衡则健康无恙，延年益寿，《素问·生气通天论》曰：“阴平阳秘，精神乃治。”病邪有阴阳，人体正气也有阴阳之气，疾病的发生就是阴阳失去相对平衡，阴阳在人体中偏盛偏衰产生一系列的症状表现。故利用药物的四气五味升降，来纠正人体阴阳气血的不平衡，“阴平阳秘，精神乃治”，是中医养生和治病的基本思想，也是制订膏方的主要原则。

临床中许多中老年人脏气渐衰，运化失常，出现虚实夹杂的复杂状态，我们不可一味投补，补其有余，使得邪实正气虚，往往反行其道。所以秦氏认为膏方用药，既要考虑“形不足者，温之以气”“精不足者，补之以味”，又要根据患者的具体情况，合理用药，可加行气、活血之品，理气活血，令其条达，而致阴阳平衡，气血顺畅。

膏方能防病治病，补虚纠偏，调和气血，平衡阴阳，调节脏腑，多用于虚证，慢性病缓解期或稳定期，如慢性支气管炎、肺气肿、肺心病、哮喘、冠心病、贫血、消瘦、糖尿病、代谢综合征和中风后遗症等疾病，在缓解期与稳定期服用，对提高机体免疫能力，改善心脑血管供血，减少急性发作有一定的作用。更年期综合征、老年脏气功能衰退、处于康复期的癌症患者，在冬令服食扶正膏滋药，不仅能提高免疫功能等，而且有助于防复发、抗转移。膏方可以通过补肾调肝，益精补血来调节冲、任二脉，治疗妇科疾病和男性病，如月经不调、痛经、子宫肌腺症、盆腔炎，遗精、早泄及性功能障碍等疾病。另外可以美容养颜益智，治疗痤疮、黄褐斑，增强记忆力等。

（三）扶正补虚，防其复发

我国民间素有冬令进补的习惯，阴阳理论主导着人们的日常生活。以天地而言，天为阳，地为阴，天以阳生阴长，地以阳杀阴藏。天为阳，阳主升，升则向生，天以阳生阴长，是阳中有阴。地为阴，阴主降，降则向死，地以阳杀阴藏，是阴中有阳。若以一年而言，上半年为阳，下半年为阴，上半年为阳升，故春生夏长；下半年为阴降，故秋收冬藏。故有“三九补一冬，来年少病痛”，“冬令进补，来春打虎”。从西医学理论来分析，冬天气温低，热量耗散多，胃肠道功能相对较其他季节强，生理功能的旺盛有利于营养物质的吸收利用。人体在冬季新陈代谢速度减慢，正适合补养，可改善人体各器官的生理功能，增强机体免疫力，达到防病、治病、抗病的目的。

人的体质不同，而体质每因年龄、性别、生活境遇、先天禀赋、后天调养等不同而各有差异，故选方用药也因人而异。如老年人脏气衰退，气血运行迟缓，膏方中多佐行气活血之品；妇女以肝为先天，易于肝气郁滞，故宜辅以疏肝解郁之药；小儿为纯阳之体，不能过早服用补品，如果确实需要，多以甘淡之品调养，如四君子、六味地黄等；中年人负担堪重，又多七情劳逸所伤，治疗时多需补泻兼施。除此以外，又有诸多个体差异，均需详细分析，根据具体情况，制订不同的治疗计划。

疾病初愈之时，邪气未尽，正气未复，五脏亏虚，气血不足，阴阳虚损，体质虚弱，所以要通过培补正气，调理脏腑功能，使机体得以恢复。扶正先从后天入手，使脾胃健运，气血化生，先天之本得以滋润充养，补肾固精。如外科手术之后、妇女产后以及大病、重病、慢性消耗性疾病处于恢复阶段出现各种虚弱证候，均为适应证。可通过膏方调补滋养，有效改善虚弱症候，恢复健康，增强体质，提高生活质量。

三、医案精选

病例❶　阴挺（子宫脱垂）案

李某某，女，50岁，2008年11月6日初诊。久患子宫脱垂，近月患急性胃肠炎，愈后稍进生冷之食物即胃脘不适，大便不实，舌暗，苔淡，脉沉细软。时届冬令封藏之际，施以补肾健脾，温中益气，以冀来年体健耳。处方：

高丽参100 g，另煎汁收膏时和入　生晒参100 g，另煎汁收膏时和入　奎潞党300 g　炙绵芪300 g　焦白术150 g　云茯神150 g　炙甘草30 g　高良姜30 g　缩砂仁30 g，后下　白蔻仁30 g，后下　广陈皮100 g　姜半夏100 g　焦山楂100 g　焦鸡金100 g　焦扁豆150 g　石榴皮150 g　广木香60 g　绿升麻300 g　煅龙骨300 g　煅牡蛎300 g　嫩柴胡150 g　金樱子300 g　巴戟肉150 g　仙灵脾150 g　补骨脂150 g　白归身100 g，炒　大熟地150 g　萸肉150 g　炒白芍100 g　大川芎100 g　淮山药150 g　福泽泻100 g　大麦冬100 g　川石斛100 g　桑螵蛸300 g　奎红枣500 g　龙眼肉100 g　陈阿胶300 g　建文冰500 g　陈黄酒100 g，后三味收膏时用

按照传统方法熬膏。如有感冒发热，消化不良等，应暂停服，愈后再服。

按：阴挺，又称阴脱，指妇人阴中有物下坠，或突出阴道口外的一种病证，早见于《针灸甲乙经》。本病与西医学之“子宫脱垂”相当。子宫下垂一般的症状为少腹部下坠感（下腹有

东西要掉出来的感觉)，平时腰酸背痛，严重时累及膀胱及直肠，出现频尿、小便解不尽或大便不畅之感。本病病因与气虚关系密切，或因素体虚弱，中气不足，无力系胞，或因生育过多，损伤胞络，肾气亏损，失于固摄等，导致脱出不收。本案肾气亏虚，加上患者近来患急性胃肠炎，脾胃虚寒，加重阴挺之症，故在治疗上理当补肾健脾，温中益气。

病例❷　胃窦炎案

王某某，男，38岁，2009年11月23日初诊。曾患胃窦炎，有时胃中嘈杂，中上腹胀，夜睡盗汗，血压、血脂偏高，自感乏力，舌苔薄白，脉略弦滑。今年夏季患大腿部带状疱疹，现有疼痛后遗症。做过甲状腺瘤手术。治以益气扶正，和胃止酸，平肝降压，降脂解毒。处方：

西洋参100 g，另煎汁收膏时和入　生晒参150 g，另煎汁收膏时和入　太子参150 g　南沙参300 g　北沙参300 g　潞党参300 g　炙黄芪300 g　云茯神150 g　炙甘草60 g　白归身100 g　生地黄150 g　熟地黄150 g　大川芎100 g　炒白芍100 g　茱萸肉100 g　补骨脂100 g　淮山药150 g　福泽泻100 g　粉丹皮100 g　煅瓦楞300 g　炙海螵蛸150 g　浙贝母100 g　川楝子100 g　延胡索100 g　广陈皮100 g　缩砂仁30 g，后下　白蔻仁30 g，后下　焦谷芽100 g　焦麦芽100 g　焦鸡金100 g　炒川连30 g　制香附100 g　石决明300 g　广木香30 g　罗布麻300 g　明天麻150 g　浮小麦300 g　碧桃干300 g　煅龙骨300 g　煅牡蛎300 g　糯稻根150 g　北五味100 g　大麦冬100 g　湘杞子150 g　制黄精150 g　生山楂150 g　决明子300 g　炒莱菔子300 g　杭甘菊150 g　金银花100 g　板蓝根300 g　黑玄参100 g　干芦根100 g　生米仁150 g　熟米仁150 g　茯苓皮150 g　车前草300 g　葫芦壳150 g　奎红枣500 g　陈阿胶300 g　建文冰500 g，后二味收膏时用

熬膏不用酒，按传统方法熬膏滋。如有感冒发热、消化不良等，应暂停服用，愈后再服。

按：胃窦炎是以胃黏膜的非特异性慢性炎症为主要病理变化的疾病，属中医“胃脘痛”范畴。本病多因饮食不节，饥饱失常，脾胃受损，合并高血压，为肝气横逆，犯胃克脾，又因手术后体虚，故膏方的制定原则当从脾胃着手，脾胃和则脾气强，谷气充则元气盛。同时佐以理气降浊清热之药以抗邪毒，共同起到益气扶正，健脾和胃的作用。

病例❸　胆囊多发性结石案

陈某某，女，48岁，2008年12月3日初诊。饥饿时胃脘部不适，时有头晕，有子宫肌瘤，偶有早搏，疲劳感，舌偏淡，苔薄，脉缓软。平时有高血压史，以药物控制。体检报告提示肝囊肿，胆囊多发性结石，右侧脑血管流速轻度降低，慢性鼻炎。治以疏肝理气，利胆排石，健脾化湿，活血散瘀，益气补肾。处方：

西洋参100 g，另煎汁收膏时和入　生晒参100 g，另煎汁收膏时和入　太子参300 g　炙黄芪300 g　制黄精300 g　制首乌300 g　生地黄150 g　熟地黄150 g　茱萸肉100 g　淮山药150 g　福泽泻100 g　粉丹皮60 g　潞党参300 g　焦白术100 g　云茯苓150 g　炙甘草60 g　焦白芍100 g　大川芎100 g　白归身100 g　五味子100 g　大麦冬100 g　香白芷100 g　明天麻150 g　冬桑叶150 g　杭甘菊100 g　罗布麻叶300 g　石决明300 g　炒枣仁150 g　炙远志100 g　焦鸡金100 g　焦山楂100 g　焦谷芽100 g　焦麦芽100 g　缩砂仁30 g，后下　白蔻仁30 g，后下　干芦根100 g　川石斛100 g　绵茵陈300 g　金钱草300 g　苍耳子100 g　冬葵子100 g　海金

沙 300 g,包　煎葫芦壳 150 g　茯苓皮 150 g　川楝子 100 g　延胡索 100 g　京三棱 100 g　莪术 100 g　奎红枣 500 g　核桃肉 100 g　陈阿胶 300 g　建文冰 500 g,后二味收膏时用

熬膏不用酒,按传统方法熬膏滋。如有感冒发热、消化不良等,应暂停服用,愈后再服。

按:胆依附于肝,胁为胆之分野,肝失疏泄,脾之运化受阻,水停化湿生热,湿热之邪熏蒸肝胆,致使胆亦受累,久则胆汁受煎熬,凝结成石。本方中健脾补肾为基本方,尚着重于疏肝理气,利胆排石,清利湿热,选用茵陈、金钱草、冬葵子、海金沙、葫芦壳、茯苓皮、川楝子、延胡索,川楝子、延胡索有能使肝胰括约肌放松的作用,同时兼以平肝降压,活血散瘀。

病例❹　面部痤疮案

王某,女,34 岁,2010 年 12 月 9 日初诊。经常失眠,胃纳不佳,心慌,面部痤疮,大便三四日一行,舌偏淡,苔少,脉缓软。治以清热解毒,除湿清肠。处方:

西洋参 150 g,另煎汁收膏时和入　生晒参 150 g,另煎汁收膏时和入　太子参 300 g　炙黄芪 300 g　制黄精 300 g　制首乌 300 g　生地黄 150 g　熟地黄 150 g　茱萸肉 100 g　淮山药 150 g　福泽泻 100 g　粉丹皮 60 g　潞党参 300 g　焦白术 100 g　云茯苓 150 g　炙甘草 60 g　焦白芍 100 g　大川芎 100 g　白归身 100 g　五味子 100 g　大麦冬 100 g　地丁草 150 g　冬桑叶 150 g　杭甘菊 100 g　白鲜皮 150 g　地肤子 150 g　蒲公英 150 g　炒枣仁 150 g　炙远志 100 g　焦鸡金 100 g　焦谷芽 100 g　焦麦芽 100 g　焦山楂 100 g　干芦根 100 g　缩砂仁 30 g,后下　白蔻仁 30 g,后下　川石斛 100 g　葫芦壳 150 g　茯苓皮 150 g　火麻仁 200 g　全瓜蒌 150 g　制川军 30 g　荆芥 100 g　防风 100 g　炒杜仲 150 g　炒狗脊 150 g　仙灵脾 150 g　奎红枣 500 g　核桃肉 150 g　建文冰 500 g　陈阿胶 300 g,后二味收膏时用

熬膏不用酒,按传统方法熬膏滋。如有感冒发热、消化不良等,应暂停服用,愈后再服。

按:面部痤疮往往由于生活习惯和饮食结构的改变而反复发作,多由素体蕴湿,饮食不节,过食肥甘之物,加上情志内伤,使中焦积热,湿毒凝聚,肠胃燥结,而郁于面部皮肤。在治疗上理应清热解毒,除湿清肠。注意在膏方上的用药,以偏凉性药为主,少用燥性药和热性药。在饮食上痤疮患者应避免酒、咖啡、辛辣刺激与油炸的食品,饮食应清淡,多吃水果蔬菜,可多吃绿豆、冬瓜、莲子、苦瓜等清热利湿排毒食品。改变不良的生活习惯,减轻压力,让心情舒畅,可以减少痤疮的复发。

四、专病膏方

(一) 类风湿关节炎——秦氏搜风蠲痹膏方

潞党参 300 g　炙黄芪 300 g　焦白术 100 g　云茯苓 100 g　粉猪苓 100 g　炙甘草 60 g　全当归 100 g　生地黄 150 g　熟地黄 150 g　炒白芍 100 g　大川芎 100 g　淮山药 100 g　福泽泻 100 g　枸杞子 150 g　制狗脊 150 g　木防己 100 g　左秦艽 100 g　羌活 100 g　独活 100 g　川黄柏 100 g　炒桑枝 150 g　焦苍术 100 g　桑寄生 100 g　川牛膝 150 g　葫芦壳 150 g　茯苓皮 150 g　黑白丑 100 g　炒车前子 100 g,包煎　延胡索 100 g　制首乌 300 g　骨碎补 150 g　奎红枣 250 g　冰糖 500 g　陈阿胶 500 g,后二味收膏时用

熬膏不用酒,按传统方法熬膏滋。

（二）强直性脊柱炎——秦氏补肾舒督膏方

路党参 300 g　炙黄芪 300 g　焦白术 100 g　云茯苓 100 g　炙甘草 60 g　全当归 100 g　大熟地 200 g　炒白芍 100 g　大川芎 100 g　炒杜仲 300 g　川断肉 100 g　炒狗脊 300 g　羌活 100 g　独活 100 g　淮山药 100 g　延胡索 100 g　茱萸肉 100 g　杜红花 100 g　紫丹参 100 g　补骨脂 100 g　骨碎补 100 g　鹿角霜 100 g　仙灵脾 100 g　左秦艽 100 g　黑玄参 100 g　川石斛 150 g　奎红枣 500 g　建文冰 500 g　鹿角胶 250 g　龟板胶 250 g　陈黄酒 100 g，后四味收膏时用

按传统方法熬膏滋。

（三）痛风——秦氏祛痛清利膏方

路党参 300 g　炙黄芪 300 g　焦白术 100 g　炙甘草 60 g　葫芦壳 150 g　茯苓皮 150 g　福泽泻 100 g　粉猪苓 100 g　淮山药 100 g　大生地 150 g　延胡索 150 g　汉防己 100 g　生米仁 300 g　车前子 150 g，炒　大青叶 150 g　板蓝根 150 g　忍冬藤 150 g　马齿苋 150 g　豨莶草 150 g　斑虎杖 100 g　川黄柏 100 g　肥知母 100 g　锦茵陈 150 g　枸杞子 100 g　制黄精 100 g　生甘草 60 g　奎红枣 100 g　陈阿胶 300 g　建文冰 250 g，后二味收膏时用

熬膏不用酒，按传统方法熬膏滋。

（四）老年性骨质疏松——秦氏补肾壮骨膏方

高丽参 100 g，研粉加入膏中　路党参 300 g　炙黄芪 300 g　焦白术 100 g　云茯苓 100 g　炙甘草 60 g　全当归 100 g　大熟地 150 g　制首乌 300 g　茱萸肉 150 g　淮山药 150 g　粉丹皮 100 g　巴戟肉 100 g　淡苁蓉 100 g　仙灵脾 100 g　炒白芍 100 g　大川芎 100 g　炙鳖甲 300 g　炙龟板 300 g　鸡血藤 150 g　煅龙骨 300 g　煅牡蛎 300 g　补骨脂 100 g　五味子 100 g　骨碎补 100 g　焦谷芽 100 g　焦麦芽 100 g　炙鸡内金 100 g　大麦冬 100 g　黑玄参 100 g　干芦根 100 g　川石斛 100 g　奎红枣 500 g　鹿角胶 100 g　龟板胶 100 g　陈阿胶 150 g　建文冰 250 g　陈黄酒 100 g，后五味收膏时用

按传统方法熬膏滋。

中医学认为上述 4 种疾病都是属于“痹证”范畴，均为骨质关节疾病。根据肾主骨理论，这 4 种疾病的根源均在于肾之精气不足或虚亏，骨节坚实次于常人。长期感受风、寒、湿、热之邪，侵袭于骨节，留而不去，气血失荣，瘀凝着于骨节，遂致骨节发生变性及病变。由于发生病变的部位及症状不同，故病名不同，可谓“异病而同源”。治则均应以补肾壮骨，益气养血为主。再根据寒、热、虚、实不同的症状辅以对症之方药。

在类风湿关节炎、痛风、强直性脊柱炎的方剂中均加入渗利之药，使风、寒、湿、热及瘀凝之邪从小便中排出，有利病证较快缓解或者减轻，但对于老年性骨质疏松则不宜用渗利之药。

第十四章　秦氏外科病辨证施治

一、外科辨证

（一）辨证

外科在临床辨证方面和内科一样，也是以四诊八纲来分析病情而辨证施治的，所不同的是辨证的内容更多于内科，除一般全身情况以外，尚有外证局部情况也是主要辨认之内容。在四诊方面需望局部是否高肿、皮色如何、疮及脓之颜色，如烂皮火焰疽之疮口周围即不同于一般而有红紫黑白硬软圈，脓的色泽可判其虚实寒热等。在闻诊方面除听患者诉说病情之外，尚需要闻脓之气味，即不只用耳闻而且要用鼻闻。问诊时亦须兼外证情况，如疼痛是持续性的、阵发性的，还是跳胀痛等，在辨证上都有重要意义。切诊对一个外科医师来说更有特别重要意义，是诊断必不可少的一步。不但要切脉还要切诊（即触诊）局部情况，因为外证总是要通过医者的手才能真正诊得病情，如局部是否发热、根盘及硬块的大小、是硬是软、有无波动、肿块是否可活动、有无压痛等，都是辨证至为重要的内容。

1. 八纲辨证　《经》云："虚者补之，实者泻之，寒者热之，热者寒之。"故欲得病之痊愈，必得施治用药及手术之正确，而欲得施治正确，则又当先辨清诸证之属虚、属实，属寒、属热，由此可知辨证之重要性。

（1）辨表里

1）表证：表证多见于病之初起，时有恶寒发热，甚或头痛、身痛等症，舌苔薄，脉象浮，局部肿胀疼痛，发红或不红，此为邪在表。表邪又可挟风、挟湿，如皮色赤红疼痛此为火毒，而其发于头面者则为风火，发于足膝者则为湿火，乃风邪侵上，湿热渗下之故也，但总为在表。见表证可用解表法，如祛风，透邪，发汗而发散之。

2）里证：可分为里热、里寒，里虚、里实等（里虚寒者外科较少），其见症亦各有不同，如口渴思饮，烦躁便闭，舌苔黄厚，脉沉数而有力者，此乃里有实热也，疔毒走黄，邪毒内陷，即属于此，乃为病已入里。虽其外证发于肤表不能用表法施治，不能投以表散之药，可用泻热之法以泻其在里之实热。属于里之虚寒者，如疮疡已溃脓而不收口，疮口色淡，新肉不生，身已无热，精神不佳，食欲不振，倦怠思眠，此则为明显之虚象，若再见苔薄或舌光，脉沉细，则为里虚明矣，决不可用表散，而当调理中气也。

此外尚有半表半里之证，其证有热不高，全身症状不明显，局部肿块化脓慢，或中间一点出脓四周仍僵硬，溃后难收口，如奶痰、颊疡、瘿瘤等证属之，其治亦当辨寒热虚实而随证施治。

(2) 辨虚实

1) 虚证：局部肿胀平坦，不红不痛或痛不剧烈，肿胀软蔓，脓稀而少，脓色白或有极臭，疮口溃后不易愈合。全身症状有自汗色脱，肠鸣泄利，食少呕吐，小便自利，大便滑利，语音低微，精神不佳，不发热或有微热，安静倦卧，无力嗜眠，舌苔薄淡，脉微细而软，此等具为虚象，常见于老年体弱而多病者，或慢性病患者，如流痰瘰疬等证，《经》云，"久病必虚"此即是也。见此等虚证则当用托补之品，促毒邪外出，而补已亏之正气，《经》云"正气夺则虚"虚则当补，否则将会日益消耗，以至不治。

2) 实证：其局部证为肿胀高起而红，坚硬疼痛，脓稠，色黄而多无臭味。全身症状有发寒热，大便硬或便秘，小便涩，饮食如故，胸满胀闷，肢节疼痛，身热脉实大，头目昏重，神昏谵语，或大声呻吟，举动狂躁，舌苔燥厚等(实证亦有热实、寒实之分，然实多与热同见，寒实之证极鲜)。此症多见于体强而又感实邪之初期，《经》云"邪气盛则实"，故以急泻其实邪，此等实证临床较为多见。

(3) 辨寒热

1) 寒证：寒证多与里证、虚证同见，虽然亦有表寒、寒实之别，但极为少见，故从略不论，只论寒而兼虚者，其见证多与虚证有相似之处。怕冷而身不发热(亦有发微热者为表邪寒证，旋即热退不复再有)，面色苍白，眼自发青，食不消化，大便溏泄，小便清利，肢冷畏寒，脉象迟涩，舌苔多白，如挟湿则白腻，与虚证同见则自薄。其局部症发生及成熟均极慢，平塌不肿不红，时感酸楚而不痛，脓稀而色白，蔓延日久不易收功。此多见于慢性消耗性病之晚期，或病已久而不愈者，如乳癌之晚期，或攀藤流注，全身发数十处，接连发生延至数月，体力消耗殆尽者均现此等寒象，当急以温热之剂投下，或可挽千钧于一发，所谓寒者热之是也。

2) 热证：热证多与实证同见，虚热亦有如流痰之日晡潮热，但较少见。热证同样可见于表证之时(表热)，亦可见于病已入里之时(里热)，但其热之见证多相同，不过在表在里之不同而已。故见热证后，再以表里之别而辨之，则可确定热之证在也。

热之实证有身发壮热，面色潮红，目赤唇裂，口苦，烦渴思饮，易消食而大便燥结，小便短赤，舌苔黄燥，甚或焦黑，脉多洪数。局部症状发病甚快，肿胀迅速高突，根盘大，周围浮肿，皮色红赤，目灼热，疼痛剧烈，拒按而压痛甚著，很快即可成脓；穿清后脓多且色黄稠，无臭味，出脓后肿块消失而软绵，腐肉易脱，患者精神佳，局部红，新肉易生，疮口易敛，体力壮实者，多有此过程。此证在初期当辨其热在表、在里而用发表散热法或泻热以和里，至溃脓后多不需服药亦可自愈。

(4) 辨阴阳：阴阳是代表着两种(或两组)互相矛盾而又互相依赖、相互制约的概念。它在辨证中，甚至在整个中医理论中，是包括了一切的概念名称，所以在八纲中阴阳包含了表里、虚实、寒热诸证。

阳证包括表证、热证、实证，代表着身体抵抗力强，表现症状为兴奋亢进，机体对疾病有积极的反应，如局部有红、肿、热、痛等急性炎性症状。能促使局部病灶很快的化脓，排脓后能很快痊愈者，谓之阳证，它概括了一般急性病而经过良好者。

阴证包括里证、虚证、寒证，代表着身体抵抗力差，表现症状为抑制、宁静、衰弱、抗病功能消极，局部无急性炎症现象，如寒性脓肿。病灶发展很慢，病程较长，患者身体表现为一派虚弱之象，它包括了所有慢性病。此类病治疗很难见效，且多预后不良。

表 14－1　阴阳局部辨证

类　症	阳　　证	阴　　证
快　慢	三五日疮即成形	半个月甚至月余尚未成形
深　浅	发于肤表，不引起功能障碍	发于肌肤深层，推筋着骨而运动不便
肿　胀	高突红肿(周围浮肿)，连缘明显	平塌陷下(组织虚软)，边缘不明显
疼　痛	胀肿迅速，疼痛剧烈	麻木酸楚，不觉疼痛
脓　水	稠黏色黄，多而不臭	稀淡而薄，时常自渗，多少不定
皮　色	潮红	不红
硬　度	初起坚硬，溃后渐软	初起不硬或坚硬如石，不易消
局　部	灼热充血	微热或不热
性　质	局部性，发作迅速	多蔓延，发作缓慢
预　后	良好(顺证)	不良(逆证)
病　程	短	长，甚至有数年不愈者

2. *五善七恶*　五善七恶即辨疮疡之顺逆及预后之标准也，五善证见则为顺而预后好；反之七恶，为逆而预后多凶。

(1) 五善

1) 心善：即指一般情况好，精神佳，疮虽痛而起居如常，语音清楚，即无心脏及循环方面不良现象。

2) 肝善：无身重无力之象，动息安宁，无易怒、暴躁、痉挛或黄疸之象。

3) 脾善：脓色黄而稠，饮食有知时，食欲正常，大便如常，消化系统正常而无其他合并症。

4) 肺善：说话声响有力，皮肤润泽，即无咳痰、气短等呼吸系统之合并症。

5) 肾善：小便正常，无泌尿系统病变或循环不良所致之现象，溃脓后局部胀肿即行消退者。

五善同见则为正气足，精、气、神均在，可抵抗疾病。

(2) 七恶

1) 一恶：精神不好，神志不清、语言呢喃(或为舌强现象)，疮形发紫黑色(或为坏疽性)。

2) 二恶：腰身强直不灵，吊睛，疮口流血水，易受惊而发。

3) 三恶：为消化力减弱，不思饮食，消瘦脱形，脓稀而臭，不知害痛(或为消耗性病之晚期)。

4) 四恶：有脱水现象，皮肤干枯，痰多而喘，说话上气不接下气，声音嘶哑(或为有肺结核、气管炎、肺炎、肺脓疡、支气管哮喘等之合并症)。

5）五恶：合并有消渴者，饮多、尿多、日渐消瘦（此或即糖尿病合并痈疽预后不良之记载）。

6）六恶：身显浮肿，泄泻大便（此为合并心脏或循环系统疾病所致，发生水肿；便泻为肠黏膜亦有水肿而吸收不良所致，及晚期之败象也）。

7）七恶：疮口黑暗，凹陷不出脓而流臭水，四肢厥冷（此亦为循环系统之合并症，或为慢性溃疡，为气血虚亏及循环不良之体征）。

七恶见者乃正气不足，毒邪内移，精、气、神均失，则危在旦夕。

总之，凡不合并各系统之症状者均为五善，有重要脏腑合并症者则为七恶。古人虽不能明确指出其所以然，但已从经验中总结出预后不良的症情，特别对糖尿病合并痈疽，由此可见古人观察病情之详细也。

（二）症状

1. 肿

（1）原因：主要是由于身体某一部分气血凝滞，阻塞不通而形成的。

（2）种类：有虚肿（漫肿）、实肿（高肿）、火肿（红肿焮热）、寒肿（色青木硬）、湿肿（下压有凹陷）、风肿（不发红）、气上（因七情而引起的），还有外伤跌扑的瘀血肿等。

（3）肿与诊断及预后的关系：① 下肢成片红肿并且发亮为湿火，或上肢及颜面一大片红林如丹为热毒，即丹毒。② 颜面疔毒之肿毒重。③ 脑后脑疽之红肿剧时毒重。④ 肿势漫肿无头，周围有波动，是气血已衰，正气不足的表现，是病属危险的征象。⑤ 如四周坚硬，中间已软，触之有波动，表明中间已有化脓现象。⑥ 局部不红肿，只觉酸胀痛，或酸而不胀痛，经过一个时期发现有肿块，皮色不变，要注意是流痰阴疽。⑦ 肿疡高突，根盘收缩，容易治疗，不收缩者难治疗。⑧ 纯红高实其毒浅，暗红色者毒深，暗而陷凹为险证，要特别注意，此为毒陷之象。

2. 痛

（1）原因：通则不痛，痛则不通，是由于气血凝结，是机体正常状态被破坏的标志。

（2）种类：有轻痛（皮肤痛）、重痛（筋骨痛）、局部性痛、游走性痛、放射痛、压痛、夜间痛、跳痛、钝痛、刺痛、寒痛、热痛、脓胀痛、血瘀痛、风痛、气痛、灼痛、过敏性脱痛等。

（3）疼痛与预后的关系：① 局部先肿后痛，说明其病势较浅，容易治愈。② 局部先痛后肿，说明病势深，治疗较困难。③ 肿与疼痛同时逐渐增加，说明其内部已成脓，较难消散，必须施行切开排脓，后用祛腐拨脓生肌剂。④ 肿势较软，有疼痛感觉，其证较轻。如不知疼痛，其证较重。⑤ 隐隐作痛，病深，预后较慢、较差。⑥ 只酸不痛，其证根深蒂固，症状亦较严重。

3. 脓

（1）原因：因腐肉与正气相结所化而成。

（2）种类：有稠脓、稀脓、黄脓、白脓、稀黄水、败浆水等。

（3）脓与预后的关系：① 脓色明净，病轻，说明正气充沛，容易治愈。② 脓色浊而稠厚，色鲜明，病深，其正气尚有余，色黄纯莹洁，其预后也好。③ 如脓色青绿稀薄，是正气较弱。

④ 如脓兼有郁血，色紫成块，乃血瘀不能化脓，症状较重。⑤ 如脓兼鲜血，乃腐损血络，是急性症候及重症。⑥ 如脓血不分，脓质不稠，色汁不纯，多是恶症，正气已衰。⑦ 如脓汁成粉浆状，是正气已衰，此为不良之兆。⑧ 如脓汁成紫黑晦滞、烂糜，为正气衰竭，死症之兆。

4. 痒

(1) 原因：有风燥与湿热两种，只痒不出黄水属风燥，痒兼出黄水属湿热。

(2) 症状：① 如疥癣、游风湿、臁疮、黄水疮、阴部瘙痒、肛门痒等，多数皮肤疾患均有痒的症状。② 一般疡证没有痒的症状，但是疔毒肿大剧烈时，有作痒的症状，这是将要走黄的征象；脑疽、背疽发痒，是发展的征象；疮疡到后期收口时发痒，是生肌收口，气血流通的表现，是良好征象。

二、外科治疗

(一) 内服药

外科使用内服药的原则，一般说来与内科相仿，惟外科在用药时既要考虑到全身情况，同时又要考虑局部表现，这是与内科略有不同的地方。所以外科用药时，除了根据内科辨证施治外，还要着重斟酌"气血"二字。一般认为外证多数是由于"营气不从，逆于肉里"所致，故行气活血破瘀之剂用时甚多。因此，外科内服药方面，分两点来讨论，即汗、吐、下、和、温、清、补、消作法在外科的应用及行气活血破瘀之剂在外科的应用。

1. 汗法　在外证初起3～5日以内，兼有表证时多用，如乳痈初起，往往有发热恶寒现象，重者用荆、防，轻者用苏、藿梗。又如小儿暑天热毒、疮节、满身焮热无汗者，则可加用鸡苏散，往往能收发汗退热之效。在局部表现方面，如外证初起，局部浮肿，焮红热甚者，认为在表有风，用祛风疏表药。又如赤游风之红块移动者，此亦视为有风，应用祛风药。总的来说，汗法在外科的应用即用疏表之法来内消疮证，所谓"汗之则疮已"，"宣通发表散邪气，使疮内消也"，"疏导腠理，通调血脉，使无凝滞也"，但对为时较久之疮疡则不可发汗。

2. 吐法　此法现在内科、外科均少应用。

3. 下法　"若其脉见滑实洪数而焮痛，其烦热痞积，内外俱壅者，方是大实之证，此其毒在脏腑，非用硝黄猛峻等药逐之，则毒终不解，故不得不下。""大凡治疗疮疽之要法，初觉热毒发热，郁结而作疮疽，一二日宜荡涤邪气，疏通脏腑，令内消也。""肿硬痛深，脉沉者，邪在内也，宜下之。""大便秘燥，通利相宜。"总结以上前人在外科采用下法，有下列3种情况：① 火毒盛，如疔毒有走黄现象，或疔毒初起热盛者，均可以使用。② 用于肿块硬痛而深者，此乃瘀血所致，下法作为逐瘀内消之用，如山黎峒丸之用于流注，大黄牡丹皮汤之用于肠痈等。③ 一般外证无表证而便实者，可加用润肠药或泻下药以通利大便，如乳痈之不恶寒而壮热者，可加用瓜蒌仁、天花粉等，又如防风通圣散用于热盛而便实之外证。

4. 和法　在内科遇半表半里证时，用小柴胡汤和之。在外科虽然很少有机会用于寒热往来的半表半里证，但可作为和肝气或引经药用小柴胡汤或逍遥散等和剂。

5. 温法　"寒邪所袭，痉挛疼痛，或遍身痛，宜温经络，养气血。""外无热肿，内则便利调和者，邪在经络也，当调营卫。""气虚不能逐毒者，温补兼托，阴分凝泣之滞，自能凝解。"外科用温法有 2 种情况：① 温经散寒：适用于寒湿凝滞经络及外无焮红热痛之阴证，如流痰之用阳和汤。② 温补托毒：用于外证日久，消耗气血，出现虚象者，如缩脚流注，日久阳虚，用鹿角霜或附片助阳化湿；又如发背坚而难溃，服用鸡汁及补托之剂；补虚托毒或溃而不敛者，加用党芪、黄芪等。

6. 清法　根据“热者寒之”原则，加上外科多属“火毒之证”，故在外科清法最为常用，一般在外证起后五七日，表证已去，即可用清法。疔或无表证之痈疽，初起亦可用清法，直至出脓以后，若余毒未清，此时还可以用清热解毒药物。当然火毒炽盛，更应用清法，如病势不断进展，高热神烦或局部红肿剧痛，肿势扩散无脓，即走黄或内陷之前期，当多用凉药清火。清法常用的药物，一般在热度不重时，可以用银花、连翘、丹皮解毒清热；湿火重者，用苦寒之药，如黄连、黄柏、知母等；至热极神昏谵语者，要用犀角、生地、两黄等凉药清火。

7. 补法　补法在外科中比清法要用得少些，一般外证若能及早做适当处理，就不至于使人亏损，也就可以免用或少用补法，但如果本来体弱或久病耗损气血，则亦可用补法。补法又有清补、平补、温补之分，清补多用于阴虚之证，常用药如玄参、何首乌、熟地黄、龟板、茱萸肉等；温补多用于阳虚之证，常用药如鹿角霜、附片、葫芦巴等；平补多用于气血亏损或衰弱体虚之人，常用药如党参、黄芪、当归、白芍等。

8. 消法　消法包括消导和消散，消导之剂如神曲、山楂、木香、青皮等消食理气之剂，具有运化的性质。消散具有尅伐的性质，常用来消散痰核结块等，常用药物有山慈姑、海藻、昆布、三棱、莪术、半夏、土贝等软坚破瘀化痰之剂，其次如斑蝥、全蝎、蜈蚣等以毒攻毒，解毒攻坚之药，可谓消散之又一类型。透法，在消不散时，用透脓之法，使之出脓，此法现已被开刀代替，但溃破前后还是可加用角刺、甲片等透脓之剂。托法，即溃后之补托，此在温、补法中已提及。由此可知，各种治疗原则，都是基于辨证施治，外科的治疗法则与内科的治疗法则有着密切联系。

（二）外用药

1. 外用药的分类

(1) 按作用分：以消散、祛腐、生肌三大类药物最为重要。

(2) 按剂形来分：有膏药、粉剂、油膏、糊剂之分。

2. 消散药的种类及作用：周文平曰“疮有缓急，毒有冷热，则用药亦有寒热之异。如焮肿甚者，当用寒性药敷之。肉包不变而肿势深暗者，当用温性药散之。如不热不凉者，是用冲和膏敷之”。说明外科用药要辨别寒热。在临床应用时，除了遵循此原则外，还要注意 3 点：① “大凡气血，得热则散，得冷则敛，不可不知。”热证、阳证虽一般采用清凉解毒之剂，如大黄、青黛、天花粉、山慈姑、川柏等“以寒胜热”，但为避免寒凉过反致凝结瘀血不退，由阳转阴，故于凉药中还应加少量温通之药，如金黄散中之白芷、南星等。② 一般用于漫肿不红之温药如白芷、干姜、肉桂、川乌、草乌等，除有温通气血，以止痛散结之功用外，尚有发赤发泡作用，故应用之时，应注意勿过量，且皮肤已有破损时，不能应用。③ 消散敷贴药中，除了凉药与温药之外，尚有他类药物也起着甚为重要的作用。如芳香类药，“香物能窜”，香窜之剂善走能散，可活血行气，破瘀消肿，如伍氏曰“气血闻香则行，闻臭则逆，大抵疮疡多因营气不从，逆于肉理，凝聚力脓，得香味则气血流行”。芳香药中有麝香、冰片、木香、丁香等，其中以麝香疗效最好，故为外科要药，芳窜药中虽多数均为辛温，但疔疮初起均可用此消散，如雄麝散用于面部风火。咸味药，“咸能软坚”，如硇砂散中之硇砂，雄黄牡蛎散中之牡蛎，均有行瘀软坚消肿之功。

总结以上所述消散药，可分为香窜、软坚、温通及清凉四大类。由于疮疽均为营卫不足，气血凝结，经络阻隔引起，故用药以行气活血，破瘀消肿之香窜药及温通药为主，又由于临床之症状有寒、热、不寒不热或寒热互见之不同表现，故应该同时考虑其寒热之轻重，掌握温药与凉药之比例。

消散药主要适用于化脓性疾患之早期，不论块之大小，只要尚无波动、尚未成脓且没有穿头者，均可用消散膏药，用后肿块减轻、缩小、消失，且在贴膏药后多数患者疮口疼痛均见减轻，或只觉贴膏药处有发痒的感觉。其次，对某些非化脓性疾病，如奶痰，或一般较少化脓之疾病，如亚急性淋巴腺炎、淋巴管炎、丹毒及无名肿毒等亦常可应用消散药，敷贴可消散红肿或缩小硬块，减轻疼痛，确有疗效。

3. 祛腐药和生肌药的种类及作用　常用提脓祛腐药，有黄升、红升，其次是轻粉、广丹。在生肌方面主要是石膏，有收湿生肌作用。由于人体病理变化往往是祛腐与生新同时进行，即祛腐作用的同时，组织同时在进行生新作用，为此特将腐药与生肌药放在一起讨论。一般疮口初溃，可用提脓祛腐之剂，至脓尽之时即可用生肌散。在脓逐渐减少而未尽之时，则可以减轻祛腐药，并逐渐掺入生肌之药，一面减轻祛腐药对新生肉芽的刺激，一面加生肌药祛腐同时进行生新。故在溃后疮口处理上，虽然有很多种药，如五虎丹、五五丹、九一丹、生肌散、桃花散、八宝丹等，但事实上只是祛腐、生肌两种药不同比例的组成而已。

4. 中医外用药的剂型　在我国古代，中医外科外用药物，已经能按照病变不同，选择各种不同的剂型。某些剂型已接近现代医药常用的剂型，如糊剂、油膏、粉剂等，且某些剂型在国际上至今未有，如膏药的外敷，是中医学的独创之法。当然由于时代的限制，对皮肤的病理、生理的认识不够，因此某些给药方法的原则，还掌握不够，但这些缺点，已经随着时代的进步、中医界的努力，逐渐克服。而其中很多优势，在今后必然将不断发扬。

中医外用药，粉剂有黄柏粉、滑石粉等。用粉剂与油类适当配合，粉的成分大于20%～30%时，称之为糊剂，如黄柏粉、金黄散粉以麻油调敷，此即属糊剂之类。若粉剂在油膏中，所占成分不足10%～20%者，即称为油膏。生药捣烂湿敷为中医特有的疗法，常用药物有新鲜芙蓉叶、马齿苋等。膏药是由麻油与东丹在高热下混合配合而成，称为膏药肉，药肉中又可加入其他药品或单以药肉摊在油纸或布上，至临床应用时加其他药品粉末。因此药肉只能算是一种基质，在加入其他药物以后，才是用于临床之膏药。

膏药有固定药物的作用，浸软皮肤使药肉中的药物易于透入而发挥作用，又因其对皮肤的刺激作用，可使局部疼痛减轻，炎症改善，厚的膏药中为发散膏药，常用于深部炎症的消散，须加热后敷贴。因此，除了上述作用以外，还有热敷作用。薄的膏药，常作为固定药物的敷料而用，而现今可以被纱布及胶布所替代。另有夏天小儿暑疖，所用之红膏药，亦可属消散膏药。粉剂一般用于轻度湿润，无大量渗液时。用粉剂可增加接触面，吸收少量水分，减少机械刺激,使皱褶部皮肤干燥凉爽,并以此保护皮肤,一般常用如夏日之痱子粉、薄荷粉等。油膏可使结痂皮肤及鳞屑软化脱落,使皮肤润滑,缓和摩擦与刺激,对糜烂、皲裂肉芽创面,能保护损伤,促进表皮形成,并可限制水分蒸发,防止干燥。中医常用油膏为麻油与蜂蜡混合而成的腊膏。糊剂应用范围最广,亚急性、慢性皮损均可应用。除有油膏的作用外,由于含有粉剂,尚可吸收少量水分,对汗腺的分泌不受影响,作用亦较油膏温和。不论在中、西医,临床均为最常使用,如黄柏膏、湿毒丹(油调)、金黄膏等均属之。生药(新鲜的药)捣烂湿敷,可使皮肤浸软,药物中有效成分透入皮肤,达到杀菌消炎作用。有炎性渗出物时,有吸收作用,但因湿敷生药,往往将干时即刻换去,故而并没有像粉剂吸收了渗液后那种干痛结块、渗出液壅沛等情况。

(三)针灸法(附水针)

针灸是外治类的一门科学,适应范围广泛,常与其他各科密切配合,能提高临床疗效,唐代孙思邈说“若针而不灸,灸而不针,皆非良医也;针灸而不药,药而不针灸,尤非良医也”。这里仅作针灸外科方面的扼要介绍。

1. 针灸前的准备　① 尽量让患者取卧位,然后行施针灸。② 应给患者施针部位皮肤消毒。③ 以 28 号及 30 号粗针为适宜。④ 检查针身是否弯曲或损折,以及针尖是否钩钝,如有发现应即调换。

2. 操作方法　以右手拇、示、中指三指持针柄,以左手按压穴位,为防止压手的手指污染针身,舒张按压手法为最合外科消毒隔离要求,即以左手拇、示二指向穴位之两侧撑开,使皮肤绷紧,将针刺入。肌肉丰厚部位垂直进针,皮肉薄部位(如头面部)宜横针,胸肋部位宜斜针。

3. 取穴方法　以患者自身骨骼或关节作标志取穴,如取前臂孔最穴,在腕关节桡侧横放直上 7 寸(前臂自腕关节横纹至肘关节横纹作 12 寸)。四肢穴位都可采取折算法取穴。头部百会穴取两耳尖直上。胸肋部以肋间隙为取穴标志,如取至阳在第 7 胸椎下,第 7 胸椎平肩胛骨下角。如取命门或腰阳关,平髂前上棘是第 4 腰椎,上 2 椎为命门,第 4 腰椎下方为腰阳关。

4. 补泻法　补法,针尖略顺,随经络循行方向进行,进针宜慢,旋捻角度要小,刺激要轻,一般不留针,如要留针,时间一般不超过 10 分钟,出针要快,急按针孔。泻法,针尖略迎,逆经络循行方向进针,进针宜快,旋捻角度要大,刺激要重,留针时间一般在 10 分钟以上。灸补法,艾壮要松要小,如米粒大小,不吹火即刺激轻。灸泻法,艾壮要紧要大,如黄豆或枣核大,要吹火即刺激重。

5. 常用针灸种类　针类包括冷针和温针。冷针,即针柄上不烧艾炷,适用于阳证、热证。温针,即针柄上烧艾炷,适用于阴证、寒证。灸类包括直接灸和间接灸(如隔姜灸)。直接灸,先用凡士林少许涂于穴位上,将艾炷直接放在穴位上烧之,称为瘢痕灸(若体虚而施补法者,在灸炷烧去 2/3 时将艾炷除去。如此灸数壮,以使皮肤红润为止,不必使皮肤起泡),灸毕后敷玉红膏。隔姜灸,先用厚姜片放在穴位上,再将艾炷放在姜片上,使热透入肌肤,称为无瘢痕灸(如寒性瘘管可用附子饼代替姜片)。

6. 水针　又称为“药针”疗法，是运用经络学说，在针灸穴位中注入药水。穴位注入药水后，药水从穴位通过经络而发挥作用。其疗效初步看来比非穴位注射好，并且用药量小，患者痛苦少，操作简单，尤其是用于手术麻醉。

(1) 操作方法：用注射器配 18 号针头 1 副，吸取应用的药水刺入已经消毒的穴位内，按照穴位的深度注入药水，药水注入完毕后拔出注射器即可。

(2) 药水的用量：药水的用量一般是非穴位注射肌肉(肌内注射)量的 1/10～1/2，如青霉素非穴位注入 1 日量为 40 万 U，穴位注射 1 日量仅 4 万 U，分配几个穴位注射即可。每个穴位注入以 0.5～1 ml 为最适宜，但水针手术麻醉时每穴可注入 2 ml 以上。

(3) 应用范围：消炎，以抗生素为基础加适量生理盐水。止痛，以杜冷丁为基础加适量 1%普鲁卡因。镇静，以杜冷丁或巴比妥为基础加适量 1%普鲁卡因。麻醉，以 2%普鲁卡因为基础加少量杜冷丁。补益，以维生素为基础。

(4) 临床应用介绍

1) 喉蛾(急性扁桃体炎)

取穴：合谷。

方法：用青霉素 10 万 U 加 1%普鲁卡因化成 4 ml，每穴注 1 ml，每日 1 次。

2) 外感痰喘(肺炎)

取穴：肺俞、孔最。

方法：用链霉素 0.5 g 或青霉素 20 万 U 化成 4 ml，每穴注入 1 ml。小儿入量减半。

3) 消化不良(慢性肠胃炎)

取穴：中脘、天枢、足三里。

方法：用复方维生素 B 加 1%普鲁卡因 3 ml，每穴注 1 ml。

4) 妇女少腹隐痛(盆腔炎)

取穴：三阴交、次髎、归来。

方法：用 1%普鲁卡因，每穴 1 ml。

5) 胸腔手术后疼痛

取穴：内关。

方法：用盐酸哌替啶 0.2 ml 加 1%普鲁卡因 0.8 ml，每穴注 0.5 ml。

6) 腹腔手术后疼痛

取穴：足三里。

方法：用盐酸哌替啶 0.2 ml 加 1%普鲁卡因 0.8 ml，每穴注 0.5 ml。

7) 手术后失眠

取穴：内关、三阴交。

方法：用 0.5%普鲁卡因 4 ml(其他安眠药亦可)，每穴注 1 ml。

8) 手术后头痛

取穴：合谷。

方法：用盐酸哌替啶 0.2 ml 加 1%普鲁卡因 0.8 ml，每穴注 0.5 ml。

9）手术后尿闭

取穴：三阴交。

方法：用呋塞米 0.2 ml，每穴注 0.1 ml。

10）肠痈（急性阑尾炎）

取穴：足三里、阑尾穴。

方法：用 95%乙醇 1 ml 加 1%普鲁卡因 1 ml，每穴注 0.5 ml。

11）右胁痛（胆囊炎）

取穴：足三里、阳陵泉。

方法。用 95%乙醇 1 ml 加 1%普鲁卡因 1 ml，每穴注 0.5 ml。

12）胰腺炎

取穴：足三里、阳陵泉。

方法：用 95%乙醇 2 ml 加 1%普鲁卡因 2 ml，每穴注 1 ml。

13）麻痹性肠梗阻

取穴：足三里、气海、天枢。

方法：用蒸馏水 5 ml，每穴注 1 ml。

14）溃疝（睾丸炎及附睾炎）

取穴：太冲、三阴交、归来。

方法：用青霉素 4 万 U 加普鲁卡因 3 ml，每穴注 0.5 ml。

15）恶心呕吐

取穴：内关、足三里。

方法：用 1%普鲁卡因 2 ml，每穴注 0.5 ml。

16）鼻中隔手术麻醉

取穴：合谷、迎香。

方法：用 1%普鲁卡因 2 ml，每穴注 1 ml。

17）甲状腺手术麻醉

取穴：合谷、足三里、天突。

方法：用 2%普鲁卡因 4.8 ml 加盐酸哌替啶 0.2 ml，每穴注 1 ml。

18）疝气手术麻醉

取穴：合谷、太冲、关元。

方法：先给患者注盐酸哌替啶 2 ml，再用 2%普鲁卡因 16 ml，每穴注 2 ml。

19）膀胱镜麻醉

取穴：合谷、太冲、阴陵泉。

方法：用 2%普鲁卡因 6 ml，每穴注 1 ml。

20）气管镜麻醉

取穴：内关、孔最。

方法：用 2%普鲁卡因 4 ml，每穴注 1 ml。

（四）其他外科疗法

1. 火针法

(1) 方法：左手持酒精灯，右手持针，靠近施术部位，烧针后，迅速针刺。用此法时，不可过深，过深恐其筋，过浅又恐不克病，要深浅适度。

(2) 适应证：凡用消散药不得内消者，如瘰疬、横痃等症。

2. 吸血法

(1) 方法：用三棱针或铍针(12 号注射针头亦可)根据患病面积大小，点刺或多或少，任其出血。

(2) 适应证：红丝疔(生于手腕内侧面)，有红丝渐渐行至关节势将疔毒攻心，先以线扎住红丝之处，次将三棱针在红丝上砭刺去恶血，再以药涂敷之。丹毒，用三棱针向红肿处密刺出血。重舌、木舌、喉风、喉蛾，以三棱针向患处点刺出血。

3. 火罐法　火罐治疗方法在我国很早开展，但过去仅用于外科痈肿吸脓之类，以后随着经验的积累，此法亦扩大范围，目前已用于内、外、伤、针灸科等。

(1) 拔罐方法：投火法，用长条状白纸直折燃烧后即速投入火罐内，按在应拔的部位即成。抵架法，用纸一张，裹硬币一枚，将纸的四角折转向上 2 寸，如毽子式样，置于选定部位，上燃点后将火罐罩上即可。闷火法，用镊子挟着燃烧的酒精棉球(或纸条)迅速在罐内侧闪一下，立即将挟着燃烧的酒精棉球的镊子迅速从火罐内抽出，把火罐迅速按压在应拔的部位上。蒸气法，用水壶将水烧沸，热的水蒸气从水壶口喷出，火罐罩在水壶口上，立即离去，按于应拔罐的部位上吸住。

(2) 拔罐时间：一般 10 分钟左右，皮肉厚处可延长，皮肤肌肉薄处宜短。

(3) 起罐：用一只手指按于火罐口的皮肤上，让空气进入，火罐即落下。

(4) 拔火罐处若有皮肤拔破，可用玉红膏或龙胆紫。

(5) 适应证：拔罐因有止痛，祛寒，消散之作用，故应用范围较广。

(6) 拔罐部位

1) 内科：头痛，取太阳、阳白、风池。咳嗽，取肺俞、身柱、心俞。感冒，取大椎、风门。腰痛，取肾俞。肩、膝关节炎，可吸在局部。胃痛，取中脘、足三里。腹痛，取天枢、足三里。气喘，取风门、肺俞、膏肓、肾俞、关元、中府、膻中、足三里。胁痛，吸局部。腿痛，吸局部。肾脏病，取肾俞、大肠俞、三阴交。落枕，吸患侧颈部。肝阳上亢，取肝俞、肾俞。背部寒冷，吸背心。

2) 外科：深部脓肿先用三棱针刺三五下再拔火罐；痈疖初起先用三棱针刺几下再拔火罐；痈已成脓，吸去脓液，未破可先切开后拔；阑尾炎，在局部压痛处吸，吸住后摇动火罐；胆囊炎，在胆囊部吸住后再轻轻摇动几分钟；丹毒，先于红肿处用三棱针刺出血再拔；哺乳期急性乳腺炎初起者，在乳头上拔；伤科，凡属扭伤疼痛者可拔。

3) 针灸科：凡针后皆可吸拔，但灸后不宜，因灸后皮肤已破，再拔可更损皮肤。

(7) 禁忌证：局部有皮肤病，或全身枯瘦，肌肉失去弹性者，有全身剧烈抽搐症状，血管密集处、心搏动处、眼鼻口耳，妊娠腹部、下肢部、腰部禁用。

4. *腐蚀法*　腐蚀法是运用腐蚀性的药物，使局部组织发生坏死或脱落，用来替代刀割的一种疗法。如《外科精义》云“盖疮疽痈溃烂之前，头尚未破，疮口未开，或毒气未出，疼痛难忍，可以用腐蚀法，使毒外泄而不内攻，恶肉易去，好肉易生也”。

(1) 适用范围：疮疽痈脓已成而未溃者，又畏惧开刀者，用蚀腐药贴于疮顶，使局部组织坏死而脓出。结核生于皮里肉外而可活动者，消之不散，托之不脓，如瘰疬，用腐蚀药贴于结核上，将核腐去。疮口新生的芽肉突出，如胬肉用腐蚀药替代剪除。瘘管不愈而又不适挂线者，如瘰疬瘘管、脚底瘘管，用腐蚀药使管道蚀去，然后用生肌收口药。息肉、痔核、粉瘤，点涂可使腐去。

(2) 非适用范围：结核坚硬根脚散浸而附筋骨者，如癌肿，血管瘤周围超过三分者，大血管，眼区，对腐蚀药有过敏反应者，如头晕、恶心、耳聋、发疹、尿少等现象。

5. *洗涤法*　用药物煎汤洗涤于患处，使疮疖消散，从内达外，易深为浅，大缩为小，红肿蔓延洗之则收，紫暗黑洗之则红，用于溃后，能止痛去腐，清洁疮口，疥癞风癣瘙痒不堪之症，洗之祛风除湿，杀虫止痒。凡阴证或冬日洗药必须温热，阳证或夏日则洗药尚可用冷。

在洗涤时尚须注意下列禁忌：勿用口吹，勿以手接触疮口，洗时避风，不许人入病房，医者或患者勿饿肚洗疮。

6. *挂线疗法*　挂线疗法是中医治疗瘘管(以不通胸腔、腹腔为限)的一种治疗方法。优点是手术简单易行，手术过程出血极少，手术没有禁忌证，无论结核性或是化脓性瘘管都可以应用挂线来治疗，一般不需要住院。

(1) 手术前的器械准备：银丝数根，探针，挂线，血管钳 1 把，尖头镊 1 把，剪刀 1 把，消毒剂，消毒纱布数块，挂子 1 个，橡皮筋 1 根。

(2) 操作方法：患者侧卧于手术台上暴露瘘管；局部消毒后给以局部麻醉，再用探针探明瘘管窦道行径；探至瘘管底用刀尖开一个新口，如根部已有口则不必开新口；同时将橡皮筋扎在探针的体外一端，探针从新口穿出，将橡皮筋两头打紧结；在橡皮筋打结前先用刀在瘘管口与新开口中间的表皮上呈直线划破皮层即可，如直肠、肛门瘘管则不必划。

(3) 手术后的处理：手术后敷玉红膏；一般 7 日可挂开，挂开后掺九一丹、敷玉红膏，5 日后再掺桃花散、青凉散(各等分，和匀)，外敷玉红膏直至收口，如有疼痛可服止痛药片。

7. *开刀法*　中医的开刀主要以排出脓液为目的。开刀之前首先要辨脓之生熟、深浅，若脓浅刀深则伤好，脓深刀浅则脓毒不出，所以开刀时要全神贯注，胆大心细，才能得心应手。

(1) 探脓

1) 指触探脓法：用大拇指的指面在脓疡面的中心高头处按压，按压指力由轻而重，拇指面如蚕之餔行，由中及边，再由边及中，如此反复触诊。指面按压时觉有凹陷如罅隙，且有波动状者，此为脓道，又称脓路，乃开刀之出脓处。如若色白阴疽软如棉团，指面探到有一点似豆大小而有硬心一粒，此即脓迹，是开刀出脓之处，疮形浅应轻按压，疮形深应重按压。此项指触探脓法须多临床实习，积累触觉经验，方得指下了然。

2) 探脓触诊法：用两手分别按于脓疡左右，右向左轻推压，左向右轻推压，彼此互相推压，皮下呈波动感觉，同时局部热度增高，此为有脓。

3）针刺探脓法：对深部脓疡肿胀不高，波动难以探得时，或不能做出肯定时，用1号注射针头装在注射器上，先用指触探脓法，探至似有脓路之处，用2%普鲁卡因1 ml给其局部麻醉，然后将针头刺入适当深度而抽吸，根据抽出的液体而做出有脓与否的决定。

（2）开刀方法及注意：切口应该阔大，使脓引流畅通，但勿切至周围硬结组织以外，以防止大量组织坏死。切口尽量直切，则愈合较易。切口应选择地位较低处，使脓液容易流出排出，若切口在高处，容易引起脓水蓄积现象，出脓不畅形成袋脓，易成瘘管。在皮肉薄处刀头略向上刺切，以免伤骨，如额部眼区。深部脓疡刀头也应略向上刺切，以免深入内腔的发生。口唇周围疮疡，应先用左手指塞患者口内，相当疮疡后壁，然后开刀。开刀时应避去重要的神经或血管。浅在性脓肿直刺方法来切开容易愈合，深部脓肿切口应大，脓液易于排出，否则厚脓，脓栓及坏死组织的脓不易排出，延迟治愈期，甚至会重新发生肿痛，其旁处再起溃口。

三、外科常用药

（一）消散类

消散类药用于痈疽未成时或溃后，作为收缩四周根盘所用的皮肤贴用药。

红肿焮热阳证

1. 铁箍散（膏）（秦氏家传方）

［适应证］ 凡阳证疮疖未成或已溃，四周根脚弥漫者，用之消炎退肿。

［处方］ 芙蓉叶30 g，紫地丁30 g，月黄12 g，冰片5 g。

［制法］ 先将芙蓉叶、紫地丁、月黄研细末，后再加入冰片研和，即成粉剂。如做膏型，用铁箍散50 g与凡士林100 g调匀即成铁箍膏。

［用法］ 粉剂可用蜂蜜调敷，或用铁箍散膏敷贴，每日换药1～2次。

2. 八将丹（秦氏家传方）

［适应证］ 治痈疽根脚散漫或用于疔疮。

［处方］ 五倍子50 g，蜈蚣7条，蝉衣7只，全蝎7只，地龙7条，腰黄12 g，梅片3 g，麝香0.9 g。

［制法］ 梅片、麝香2味药另研，其余6味共研细末，然后再和匀即成。

［用法］ 蜜或开水调散。

3. 火烫油（秦氏家传方）

［适应证］ 水火烫伤、红肿、疼痛发泡。

［处方］ 大黄125 g，地榆125 g，麻油500 g。

［制法］ 上药放入麻油内浸一夜，共倒入锅内熬至药枯黑，滤渣用油。

［用法］ 用毛笔蘸油涂干患处，每日3次。

4. 一笔消（秦氏家传方）

［适应证］ 红肿硬块不散，溃后根盘坚硬。

［处方］ 月黄 30 g，银珠 3 g。

［制法］ 共研极细末，注意研药时工作人员戴口罩，以防药物中毒。

［用法］ 作为外敷用冷水调，也作为疮口内掺之，每日换药 1～2 次。

5. 拔疔千槌膏（秦氏家传方）

［适应证］ 疔疮、热疖，有消散祛腐解毒作用。

［处方］ 嫩松香 100 g，蓖麻子肉 250 g，银珠 50 g，东丹 50 g，轻粉 25 g。

［制法］ 将以上药物共槌 3 000 次，以不见白星为度，即成膏状。

［用法］ 摊于纸上，疔疮热疖未溃者，加拔疔散、八将丹掺于药膏上贴之。如疔疮热疖已溃者，加九一丹、拔疔散于膏药上贴之。

6. 木鳖子散（秦氏家传方）

［适应证］ 痔未成瘘管者，有止痛消炎作用。

［处方］ 木必子 25 g，五倍子 25 g，熊胆 1.5 g，梅片 1.5 g。

［制法］ 晒干，共研细粉。

［用法］ 用蜜调和厚糊上，涂于肛门内外，每日 2～3 次。

色白不红阴证

1. 阴发散（秦氏家传方）

［适应证］ 一切白色蔓肿坚硬阴证，横痃、瘰疬、跌打损伤，凡未溃之阴疽均可用之。

［处方］ 生川、草乌各 15 g，生南星 15 g，生半夏 15 g，炙甲片 15 g，白芷 15 g，甘松 15 g，白芥子 15 g，硫黄 5 g，火硝 10 g，延胡索 15 g，细辛 5 g，牙皂 10 g，樟脑 10 g，肉桂 10 g，丁香 10 g，白附子 10 g，三棱 15 g，莪术 15 g，蜣螂虫 15 g。

［制法］ 共研极细末，加麝香 1.5 g，冰片 5 g，再共研匀，装于瓶内勿泄气。

［用法］ 凡坚硬阴证，用醋蜜调敷。凡跌打损伤，用高粱 1/3，蜂蜜 2/3 调药末，敷于患处。一切色白阴证都用蜜或凡士林调敷。

2. 四麻散

［适应证］ 半阴半阳痈疽及跌打损伤而无红色者。

［处方］ 生川、草乌各 50 g，生南星 50 g，猪牙皂 50 g，细辛 50 g。

［制法］ 晒干，研细末。

［用法］ 半阴半阳痈疽用蜜或凡士林调散，跌打损伤用高粱酒 1/3 及蜜 2/3 调散。

3. 加味消核膏

［适应证］ 一切坚硬结核、瘰疬、乳疽等。

［处方］ 乳香 40 g，没药 40 g，轻粉 30 g，血竭花 18 g，甘草 10 g，芙蓉叶 30 g，五倍子 30 g，三七 20 g，广丹 30 g，樟脑 40 g，朱砂 10 g，红花 15 g，香油 1 斤半，雄黄 15 g，甘遂 50 g，大戟 50 g，白芥子 20 g，藤黄 15 g，南星 40 g，半夏 40 g，僵蚕 40 g，朴硝 40 g。

［制法］ 先将乳香、没药、三七、血竭花、朱砂、雄黄、藤黄、朴硝、樟脑、广丹研成粉末，将香油熬开 5 分钟作为药油，将广丹放入药油内熬剂滴水成“珠”，离火稍冷，加入上药粉调匀。

［用法］ 摊干布上贴患处，每 5 日换药 1 次。

4. 丁桂散

［适应证］ 阴寒腹痛、色白阴疽、结核。

［处方］ 上肉桂、公丁香各等分。

［制法］ 晒干，共研细末。

［用法］ 阴寒腹痛，将药掺于脐内，用普遍膏药盖之。如色白阴疽结核，掺于消核膏上贴之。

（二）腐蚀类

1. 消管膏

［适应证］ 瘘管不深者及疮口胬肉突出。

［处方］ 蓖麻子肉 50 g，白信石 1.5 g，银朱 3 g。

［制法］ 先将白信石放在面粉圆子内，用炭火烧至枯黑，然后将白信石取出研细末，再与其余药物共捣千下即成。

2. 枯痔散

［适应证］ 痔核、胬肉。

［处方］ 白信、白矾、制乳香、雄黄。

［制法］ 先将白信 75 g，白矾 100 g，放入罐内，炭火上煅枯(白烟尽为度)，冷却研细末，每 50 g 净末加入乳香 3.6 g，雄黄 7 g，同研细，蜜芷并内，勿受潮，越陈越好，煅药时人稍离开，因有砒质气味挥发，研药时要戴口罩，以免吸入。

［用法］ 先用绵纸镶嵌于痔核或胬肉内根部四周，使与健康组织分隔(避免健康组织受枯痔散的腐蚀刺激)再将枯痔散加普鲁卡因调成泥状涂于痔核或胬肉上，以不见痔核或胬肉为宜，然后将隔离用的棉纸反褶，将痔胬部包裹，如此每日换药 2 次，共 5～10 次后，痔核或胬肉变黑、硬、坏死，以尖镊子戳刺也不出血，这时可停药，每日敷玉红膏 1～2 次，1 周后痔核或胬肉即全部脱落，脱落后仍敷玉红膏即可痊愈。

［注意］ 发现患者有发烧，头痛，恶心，小便短少等现象，应立即停。在制砒石时，应要烧至白烟尽为度，否则容易发生砒中毒现象。

3. 三品一条枪

［适应证］ 瘘管，作为痔核根部插入枯痔之用。

［处方］ 用枯痔散。

［制法］ 用枯痔散粉加厚糊调和，搓成线条阴干。

［用法］ 凡瘘管将药条捻入，每日 1 次用至 7 日，孔大停药，改用九一丹、桃花散，自然瘘管消除。瘰疬如欲将其烂出者则先用小刀刺孔，然后纳入药条。

4. 脚茧药粉

［适应证］ 脚上生茧。

［处方］ 脑砂 10 g，硼砂 10 g，蜈蚣 2 条。

［制法］ 研成细末。

［用法］ 将药粉掺于脚茧上，用橡皮胶封固5日即落。

5. 咬头膏

［适应证］ 咬穿疮头。

［处方］ 铜青、松香、乳香、没药、杏仁、制木鳖粉、蓖麻仁各等分，巴豆（不去油）倍用。

［制法］ 研末共打成膏，每两膏内加入煅白砒一分，再搅匀（白砒煅法见消管膏内）。

［用法］ 取绿豆大1粒，放疮顶用膏掩之，溃破即揭下洗净，换其他药物贴之，胎前产后禁用。

6. 蚀疣膏

［适应证］ 寻常疣、脚茧、痣、牛皮癣、皮肤角化硬厚。

［处方］ 苦参子肉56 g（研细），生石灰100 g，碱100 g，粳米10 g。

［制法］ 先将生石灰、碱放在瓷器内用冷水化开1夜，研细后，加粳米及苦参子肉，再研和即成膏。

［用法］ 将蚀疣膏涂在患处，用胶布贴盖15～30分钟，除去蚀疣膏，洗涤，连贴5～7日自然枯落。

（三）拔脓毒类

1. 50％红升丹

［适应证］ 疽已溃，腐肉不脱厚脓。

［处方］ 红升15 g，熟石膏30 g（水飞）。

［制法］ 共研细末。

［用法］ 用纸捻蘸入疮口内，外盖太乙膏。

2. 九一丹

［适应证］ 痈疽、疮脓已溃，能拔出脓，并能生肌收口。

［处方］ 煅石膏15 g（水飞），黄升3 g。

［制法］ 共研细末。

［用法］ 疖肿小者，不必用纸捻蘸入，只需用药粉敷少许掺疮面，外盖太乙膏。较深入的疮口，可用纸捻拌蘸粉少许，插入疮口，每日换药2次。

3. 青凉散

［适应证］ 疮口脓水不厚不多，有拔毒生肌作用，是拔毒药中轻剂。

［处方］ 煅石膏30 g（水飞），轻粉6 g。

［制法］ 共研成细粉末。

［用法］ 疮口深者，用纸捻拌药插入疮口内，每日换药1～2次。

4. 抽脓散

［适应证］ 疮口内腐肉不脱，脓水不多，用之能使腐肉脱去，并能用于瘘管。

［处方］ 炙蜣螂15 g，白芷15 g，甲片15 g。

［制法］ 共研极细末。

［用法］ 掺于疮口内，腐肉自落，脓浊自出。

5. 拔疔散

［适应证］ 疔疮已破时能拔毒，未清时能消散，并能治疗痔疮。

［处方］ 蜒蚰干 30 g，上腰黄 6 g，银砂 3 g。

［制法］ 共研极细末，再入大梅片，再共研成极细末。

［用法］ 掺于拔疔千裍膏上贴之，该药常与八将丹配用。

6. 八将丹 见消散类。

7. 辛消散

［适应证］ 发背对口疮已溃者，用之祛腐拔脓，一直可用至收口，用于阴疽未溃，有消散作用。

［处方］ 白川 30 g，银朱 3 g，月黄 12 g。

［制法］ 共研极细末，研药时工作人员应戴口罩。

［用法］ 掺于疮口内，每日换药 2 次。

(四) 生肌类

1. 桃花散

［适应证］ 凡疮口脓将尽，生肌收口时用之。

［处方］ 煅石膏 30 g(水飞)，东丹 6 g，冰片 1.5 g。

［制法］ 共研极细粉末。

［用法］ 掺于疮口内，外盖太乙膏，常与青凉散同用。

2. 八宝生肌散

［适应证］ 生肌收口。

［处方］ 炉甘石 30 g(水飞)，真血竭 18 g，制没药 18 g，煅石膏 30 g(水飞)，赤豆脂 30 g，制乳香 18 g，梅片 1.6 g，轻粉 15 g，东丹 9 g。

［制法］ 研成极细末。

［用法］ 掺患处，上盖太乙膏。

3. 还原散

［适应证］ 凡疮口生肌而不生皮者。

［处方］ 人脚底老皮(浴室取之)。

［制法］ 将脚皮放在新瓦上煅炭，加梅片少许共研细末。

［用法］ 用麻油调搽于疮口上外盖玉红膏，每日换 1 次。

4. 玉红膏

［适应证］ 一切痈疽溃烂，恶腐不去，新肉不生。

［处方］ 当归 60 g，白芷 15 g，甘草 36 g，紫草 6 g，轻粉 15 g，白蜡 60 g，血竭 15 g，麻油 1 斤。

［制法］ 除白蜡、麻油、轻粉、血竭外，其他药物浸入麻油内 3 日用，文火熬枯去渣、滤清，再熬至滴水成珠，下白蜡烊化，再入血竭粉，轻粉研细，搅透，瓷器收贮。

［用法］ 摊于纱布上贴之，每日换药 1～2 次。

（五）洗涤类

1. 熏洗汤

［适应证］ 凡红肿疼痛的阳性炎症，皆可熏洗。

［处方］ 银花 9 g，羌活 9 g，独活 9 g，川乌 6 g，草乌 6 g，防风 6 g，苍术 6 g，薄荷 6 g，苏叶 6 g，桑叶 30 g，桃叶 30 g，槐叶 30 g，樟叶 30 g。

［用法］ 将药共煎水，先熏后洗，洗后敷药。

2. 葱归塌肿汤

［适应证］ 凡痈肿诸疮，初肿将溃之时，用此汤洗之，以疮内热痒为度。

［处方］ 葱头 7 个，当归 9 g，独活 9 g，白芷 9 g，甘草 9 g。

［用法］ 将药共煎浓，去渣用汁，以药棉蘸汤热洗，如凉再热之。洗时切忌吹风。

3. 猪蹄汤

［适应证］ 凡痈疽诸毒流脓者，用之能消肿，脱腐，止痛，去恶肉，活死肌，润疮口。

［处方］ 黄芩、甘草、当归、赤芍、白芷、蜂房、羌活各二钱。

［用法］ 先将猪蹄 1 只，用水 6 碗煮至蹄软为度，将汁澄清，撇去上面浮油，将药物投于汁中，再用微火煎十数沸滤去渣用汤，候微温，用药棉煎汤淋洗疮上，并入孔内，轻手捺尽内脓，使败腐宿脓随汤而出，以净为度，再以纱布叠七八层，蘸汤勿令太干，复于疮上，两手轻按片时，纱布凉再换，如此再按四五次，可以流通血气，解毒，止痛，洗毕，用绢帛揩干，即随症以应用之药掺之。

4. 黄连菊花水

［适应证］ 阳性疮肿疔疮，毒势盛者，不论已溃、未溃皆可用之。

［处方］ 菊花 9 g，黄连 3 g。

［用法］ 用水 1 碗煎至半碗，微温洗之。未溃者可使疮势缩小，已溃者能清洁疮口，洗毕，再随疮掺敷所用之药。

5. 风疹块洗方

［适应证］ 风疹发时，搔痒难受。

［处方］ 樟木 50 g，蚕沙 50 g，苦参 50 g，浮萍 50 g，地肤子 50 g，白鲜皮 50 g。

［用法］ 用纱布一大方块将药包裹放在锅内加水煎一大锅，倒在浴盆内，候温洗浴，洗后避风，每日洗 2 次，该药水用后不必倒，下次要洗，温之即可。配药 1 次可洗 3 日。

6. 除湿止痒洗方

［适应证］ 疥癞风癣，用之祛风除湿，止痒杀虫。

［处方］ 白芷 60 g，蝉衣 9 g，防风 30 g，莪术 30 g，土槿皮 60 g，黄柏 30 g，苦参 60 g，蛇床子 30 g，鹤虱 30 g，野菊花 30 g，芙蓉叶 30 g。

［用法］ 用纱布做成袋形，将药放入袋中，放入锅内加水煎沸，倒入盆内，即加本樟脑 9 g，候温洗之，每日 2 次，洗毕不要倒去，下次温热仍可用。

7. 风湿洗方

［适应证］ 风湿关节酸痛，麻冷不仁，栓塞性脉管炎未溃者，麻痹症。

［处方］ 艾叶 60 g，生姜 60 g，当归 15 g，白附子 15 g，生川乌 15 g，羌、独活各 15 g，苏木 9 g，桃仁 15 g，透骨草 30 g，麻黄 9 g，桂枝 15 g，生南星 15 g，樟脑 15 g。

［用法］ 先用水一大碗煎沸，再加陈酒 1 000 g 煎沸，待温，浸洗或温敷，15 分钟，每日 2 次，洗后不必倒去，下次温热仍可应用，配药 1 剂可用 10 日。

8. 鹅掌疯洗方

［适应证］ 鹅掌疯、灰指甲。

［处方］ 生川乌 15 g，生半夏 15 g，生草乌 15 g，花椒 15 g，蛇床子 15 g，樟脑 9 g，硫黄 9 g，生南星 15 g，土槿皮 15 g，蛇壳 1 条，蝉衣 6 g，白藓皮 15 g，枫子肉 15 g，透骨草 30 g，豨莶草 15 g，防风 9 g，荆芥 9 g，明矾 15 g。

［用法］ 用醋 500 g 煎药，待温浸手，每次浸半小时，浸后不必揩干，每日 3 次。1 剂可用 7 日，连续浸 20 日，尽量少下水。夏、冬皆可用之。

（六）疥疮类

1. 游风丹

［适应证］ 一切浸淫湿疹，无痕。

［处方］ 力青 30 g，铜绿 12 g，硫黄 6 g，枯矾 6 g，东丹 9 g。

［制法］ 共研细末。

［用法］ 用麻油调成糊状，用笔蘸涂，每日 2 次，在搽药时期，不要水洗，只可用干药棉揩之，或用药棉蘸麻油揩洗。

2. 万应疮疥药

［适应证］ 治疥疮搔痒、秃疮、癣疾。

［处方］ 升药底 6 g，土槿皮 6 g，白藓皮 9 g，枯矾 6 g，硫黄 3 g，花椒 3 g，黄柏 9 g，苍术 9 g，蛇床子 9 g，苦参 9 g，雄黄 6 g，本樟脑 3 g，枫子肉 15 g，轻粉 9 g，烟膏 9 g，水银 2 g。

［制法］ 除水银外，上药共研细末后，将水银用药粉少许，放研钵内研至不见水银为止，然后再与其余药末拌匀。

［用法］ 取药粉 50 g 与凡士林 50 g 和匀，包在纱布内向疮疥痒处揩之，每日 3 次，每隔 1 日涂 1 次。

（七）七窍类

1. 猴枣散

［适应证］ 咽喉、口腔红肿痛烂。

［处方］ 人中黄、射干二味等量，研细末，用鲜土牛膝根捣汁拌末，晒干再研细末，每净末一两加煅人中白四钱，南硼砂 3 g，西藏猴枣 1.5 g，滴浮石 6 g，西黄 6 g，寒水石 6 g，大梅片 3 g，青黛 6 g。

［制法］ 上药共研极细末，密藏瓶中。

［用法］ 用喷粉器挑药粉少许喷于患处，每日喷 2～3 次。

2. 银杏散

［适应证］ 耳内出脓出水。

［处方］ 东丹 6 g，烟海螵蛸 15 g，煅龙骨 6 g，枯矾 6 g，梅片 1.5 g。

［制法］ 上药共研细末。

［用法］ 将耳内脓揩净，将药粉吹入耳内，每日 2～3 次。

3. 消痔散

［适应证］ 鼻痔、耳挺。

［处方］ 脑砂 3 g，白矾 3 g，蜜陀罗 3 g，冰片 0.5 g，苦参子肉 3 g。

［制法］ 先将苦参子肉、白矾、蜜陀罗共研末，后与脑砂、冰片共研末而用之。

［用法］ 鼻痔用棉花签蘸药粉少许点之，耳挺先用棉花酿药少许搽之，耳道底先用棉花塞之，以防药粉漏入耳底，每日 3～4 次。

4. 推云散

［适应证］ 目赤肿痛、云翳遮睛、眼丹、针眼。

［处方］ 野荸荠粉 15 g，煅石蟹 9 g（水飞），腊月青鱼胆 6 g，大梅片 1.5 g。

［制法］ 上药共研极细末，研至无渣为止。

［用法］ 将药滴眼，每日 3 次。

5. 鼻渊散

［适应证］ 鼻流臭涕、鼻塞。

［处方］ 炙春花 9 g，梅片 1.5 g，川连 1.5 g，白芷 1.5 g，薄荷 1.5 g。

［制法］ 研成细末。

［用法］ 棉签蘸药点鼻，每日 2～4 次。

四、常见外科病治疗

（一）疖

［病因］ 血热或暑热，蕴于皮肤之间所发。

［症状］ 生于皮肤浅表，红肿高起，但限局而不弥漫，焮痛易化脓，无全身症状，夏日最易生之。

［内服］ 清血解毒饮。用于消暑热介血毒，一切疖、痱子。

紫地丁 9 g　夏枯草 9 g　青蒿 9 g　银花 9 g　生甘草 3 g　赤芍 9 g　杭菊 9 g　佩兰 9 g　山栀 9 g　川连 3 g　丹皮 9 g　细生地 15 g

煎服，每日 1 剂。便秘，加生大黄 6 g，玄明粉 6 g；生于头面者，加牛蒡子 9 g，苍耳子 9 g；生于四肢者，加桑枝 9 g；发热口渴者，加花粉 9 g，鲜生地 9 g。

［外治］ 未脓时用铁箍散蜜调敷之，每日换药 2 次。已脓时则用刀切开之，切开后疮口内用纸捻蘸桃花散、青凉散纳入之，外贴太乙膏，每日换药 1 次或 2 次。

［注意事项］ 保持皮肤清洁，夏日尽量少在太阳下晒，坐卧阴凉透风处，夏日出汗后最好用热水揩身。多吃性凉的东西，如绿豆汤（粥）、西瓜、洋菜冻，禁辣、酒、海腥。

（二）痱子

［病因］ 暑日热汗浸渍皮肤所生。

［症状］ 病生于暑日，身面皮肤，状如针尖，色红或成脓疖，烦热抓痒，且痛，得凉则隐。

［内服］ 清暑解热汤。清解暑热，凉血消炎。

夏枯草 9 g　生绿豆 30 g，打　鲜藿香 9 g　银花 9 g　生甘草 3 g　鲜佩兰 9 g　香青蒿 9 g　嫩芦根 30 g

水煎代茶，冷饮。

［外治］ 祛痱粉。燥湿，清凉，止痒，消炎。

滑石粉 30 g　枯矾粉 9 g　川连粉 3 g　冰片 1.5 g

共研细末，扑用。

［注意事项］ 应坐卧风凉地方。用温热水洗浴，每日二三次。忌吃酒辣刺激食品，以绿豆汤（粥）当点心，多吃西瓜。

（三）落头疽、脑疽

［病因］ 患者大多数在 40 岁以上，由于肾阴内消（糖尿病），龙雷之火上炎，外与热毒（葡萄球菌或链球菌）等相结合后项所生。

［症状］ 生于后项发际风府、哑门部位，初起如粟米一粒，焮红作痛，影响项部转动，逐渐散大红肿，坚硬如石，寒热交作，疮形如蜂窝之多头，如溃后脓多者顺，如坚硬暗黑毒陷无脓者逆。

［外治］ 初起未成者用铁箍散八将丹（等分）蜜调敷之，每日 2 次，以消散之。已成者应切开扩创，已溃者亦应加以扩创，每日或隔日拔火罐 1 次，以吸出脓血，疮口内掺辛消散，四周红肿处敷铁箍散（蜜调），每日换药 2～3 次。

［内服］ 加减黄连解毒汤。

川连 3 g　山栀 9 g　黄柏 9 g　银花 9 g　甘草 3 g　丹皮 3 g　石决明 30 g，先煎　杭菊 9 g　地丁 9 g

煎浓，每日 1 剂。

［注意事项］ 忌烟酒、大蒜、韭菜、辣，病重时应忌吃荤腥。

（四）阴疽

［病因］ 大多由于七情郁结，致气血阻滞不行，或寒湿与痰浊凝结经隧，其发病较缓，难溃难敛。

［症状］ 初起皮包不变，根盘散漫，平塌无头，不痛不肿，或痛而带酸，或肿而不高。

［内服］ 阳和汤。温散寒凝，专治一切色白平塌阴疽。

熟地黄 30 g　鹿角霜（或胶）9 g　肉桂 3 g　甘草 2 g　炮姜 3 g　麻黄 1.5 g

水酒各半煎服，或用水煎服亦可，生于上身应饭后服，生于下身应空腹服。

已溃体虚者，除麻黄，加黄芪 15 g，党参 15 g；如服药口渴胸闷者，将药减半煎服；便秘不通者，加酒制大黄 6 g；胃呆不纳者，加砂仁 3 g（后下）。

小金丹每服 1 粒，每日 2 服，酒化送服，或犀黄丸每服一钱，每日 2 服，陈酒送服。

[外治] 初起时用高粱酒、蜜糖调阴发散、丁桂散各等分，敷于患处，每日换药 1 次。已成脓应即切开，用纸捻蘸九一丹纳入疮口内以拔脓毒，脓毒已少则换生肌散收口。

[针灸] 取穴大椎(灸)、关元(灸)、天应(温针)，壮阳散寒，强壮身体。每穴隔姜灸 3 壮，温针灸 3 壮。去针后应拔火罐 10 分钟，如已溃则天应穴不要针。

[注意事项] 对已溃而脓浊甚多者，不能早搽生肌收口药，否则余毒未尽，易成瘘管。忌食寒性或生冷物品，禁止性生活。

(五) 疔疮

疔疮为恶性疖肿，发于颜面部或手足指端或脉搏处，形如粟粒钉头，或似脓包痱子，根盘漫肿，硬结木长(指端则疼痛)，每以继发大的蜂窝组织炎，引起走黄(败血症)而致命。

[症状] 大多生于面部或四肢，初起形如米粒而红，但根盘硬块，此不同于痱子，其肿势发展迅速，甚者三四日即有生命之危。

[外治] 将疮头切开，用纸线蘸拔疔散，八将丹扦入疮口内，再用拔疔膏，放拔疔散、八将丹少许贴之，4 周肿处外敷铁箍散(蜜调)，用二含湿纱布三四层盖之，每日换药 2～3 次。

[内服] 加味黄连解毒汤。

黄连 3 g　黄芩 9 g　黄柏 9 g　山栀 9 g　连翘 9 g　甘草 3 g　大力子 9 g　紫地丁 9 g　杭菊 9 g　银花 9 g　丹皮 9 g　鲜生地 30 g

煎服，每日 1 剂，病轻者可不用服药，如便秘，加生大黄 6 g，玄明粉 6 g；如昏聩，已成走黄，加犀角粉三分，护心散 30 g，和匀，分 2 次吞服；如生于面部，加苍耳子 9 g；生于四肢，加桑枝 9 g。

[注意事项] 忌一切荤腥、烟酒、葱蒜，宜吃寒性水果。

(六) 发背和搭手(背部痈、背部蜂窝织炎)

[病因] 热毒蕴结于督脉或太阳膀胱经脉所发生。

[症状] 生于背部，红肿疼痛，如根脚高肿鲜明者为顺，如根脚散开，坚硬色紫者为逆。生于背脊部位者为发背，生于背脊之旁者为搭手。

[外治] 疮口外四周红肿处，用铁箍散蜜调数，早、晚各换药 1 次。疮口内用辛消散掺之外遮药膏，每日 2 次，用后脓水流出，腐肉自落，新肉自生，如未破者，应切开之，如未成者贴拔疔膏加八将丹。

[内服] 治以凉血解毒法。

鲜生地 36 g　板黄根 30 g　银花 9 g　川连 3 g　丹皮 9 g　甲片 9 g　连翘 9 g　黄芩 3 g　防风 9 g　花粉 9 g　生甘草 3 g　白芷 6 g

便秘，加生大黄 9 g，玄明粉 9 g，冲服；口渴，加芦根 1 支，麦冬 9 g；无脓或脓出过多，加党参 9 g，黄芪 15 g；恶心作吐，加朱茯神 9 g，砂仁 3 g，藿香 9 g，护心散 30 g，分 2 次吞服。

[拔火罐] 使毒脓自深部拔出，在治疗上很有帮助，能缩短疗程，病重者每日拔 1 次，病轻者隔日拔 1 次。

［注意事项］ 忌食酒辣、鱼肉、大蒜、韭菜、烟等刺激发物，不可发怒，静养休息。

（七）流注（多发性脓肿、深部脓肿）

［病因］ 流者行也，注者住也，随处可生，名为流注，乃湿痰阻塞经络，壅塞经隧，壅塞何处则何处生。

［症状］ 生于肌肉深部，1个至数个，色白不红，漫肿酸痛，寒热往来，脉缓者为未有脓，脉数者为已有脓。可用注射器做穿刺检查。

［外治］ 未有脓者，先用12号注射针头刺于流注深部，刺3～5针，然后拔火罐于其上，留火罐10分钟后，去罐敷阴发散膏，每日1次。已有脓者，应即切开引流，插引流橡皮管或引流条或药捻蘸九一丹插入疮口，如脓出尽后可搽清凉散、桃花散各等分，以生肌收口。

［内服］ 甲片9g　皂角针9g　白芥子9g　苍术9g　姜半夏9g　槟榔9g　独活9g　地鳖虫9g　红花2g　延胡索9g　桃仁9g　附片3g　肉桂1.5g　熟地黄9g　生甘草3g

如口渴高热，加黄柏9g，麦冬9g，除去附片、肉桂；如生在腰部，加杜仲15g；如生在下肢，加牛膝9g，生在上肢，加姜黄9g。

［注意事项］ 忌生冷食品、酒、辣、海腥、葱、韭、大蒜。

（八）乳痈

［病因］ 乳痈分内吹、外吹2种。内吹，乃孕妇之胎气旺盛积热于乳。外吹，由于胎儿口中热气吹入乳房而生（为细菌所感染），妇人乳汁过多或不能回乳，致宿乳积滞凝结于乳房而生。

［症状］ 初起乳房内结块，皮包焮红肿痛，乳汁不畅，若不速治，数日即能成脓，寒热交作，往往能穿出几个疮头，称为“盘瓤”。

［内服］ 加味瓜蒌饮。疏散消肿，舒肝开郁，适用乳痈乳疖，不论未溃、已溃。

全瓜蒌15g　桔核叶9g　条芩9g　蒲公英15g　当归9g　柴胡9g　川楝子9g　连翘9g　生甘草3g　枸桔李9g　丝瓜络9g　防风9g　鹿角胶15g

水煎，饭后服。如因断乳而生者，加生麦芽30g。

［外治］ 起初未成脓时，先用酒浸棉球揩乳头，以作消毒，用扎底针穿线的一端，在乳头奶孔处轻轻地挑拨数下，再用大罐拔吸乳头，乳腺即能畅通，每日如此操作二三次，火拔过后敷铁箍散膏于肿块上，每日换药1次，数日即可消散。已成脓应即切开，用九一丹、清凉散、桃花散各等分和匀，纸捻或纱面条蘸药粉纳入，疮口处贴太乙膏，如四周红肿，再敷铁箍散，每日换药2次。

［水针］ 取穴内关、足三里，消炎退肿。用青霉素每次2万U，10%普鲁卡因0.5 ml化之注入穴位，每早、晚各1次。青霉素应做皮试。

［注意事项］ 拔火罐时嘱患者稍忍痛片刻，但要当心烫伤皮肤，去罐时用手指按火罐根部，让空气进入火罐内，火罐自然落下。敷药不要让婴儿吮着，喂奶时可将药括开些，并将乳头擦干净。忌荤腥、葱、蒜、面食，以免增加乳汁分泌，加重肿痛之苦。

（九）痈（脓肿）

［病因］ 由于六腑积热蕴结于肌肉之间，其发于浮浅，易溃、易腐、易敛、不伤筋骨者，

易治。

［症状］ 皮下肉间呈发红，高肿而痛，如复碗杯之状，皮肤极度紧张，痈顶不似疖之突出，往往伴有全身寒热症状。如搏动性疼痛是为作脓。若软化作疼，触之有波动感，是已成脓疡。痈的名称常以痈发生的部位称之。又生在体腔内者为内痈，生在体腔外者为外痈。

［内服］ 加减仙方活命饮。用于痈肿未成脓，未溃烂。

甲片 9 g　归尾 9 g　甘草 3 g　皂角针 9 g　银花 9 g　赤芍 9 g　花粉 9 g　防风 9 g　制乳、没各 6 g　紫花地丁 9 g　丹皮 9 g　杭菊 9 g

煎服，每日 1 剂。红肿发热者，加黄连 3 g，黄芩 9 g；便秘，加大黄 6 g，玄明粉 6 g(冲)；脓出后体虚，除归尾、皂角针，加生黄芪 15 g；生于头部者，加苍耳子 9 g；生于背部者，加龟板(先煎)15 g；生于胸部者，加桔梗 6 g；生于腹部者，加腹皮 9 g；生于上肢者，加桑枝 9 g；生于下肢者，加牛膝 9 g。

［外治］ 初起未成脓时，用铁箍散膏敷之，每日换药 1 次。已成脓时，应即切开出脓，用纸捻蘸九一丹纳入切口内，每日换药 2 次或 3 次，脓浊减少则用桃花散 1/2、清凉散 1/2 和匀，用纸捻纳入疮口内，每日换药 2 次。如 4 周红肿，再用铁箍散膏。

［针灸］ 取穴合谷、曲池、血海，凉血，清热，消炎，未成能消，已成速愈。用相当于肌内注射的抗生素分量 1/10 注入穴位，每日早、晚各 1 次。

［注意事项］ 如疮口向上者，尽量将疮侧向下方，使脓毒容易流出。忌食葱、韭、蒜、酒、辣、发、腥等物。

（十）鳝贡头(头皮脓疡)

［病因］ 由于热毒内生，疖肿在头项部，脓毒不得畅流而成。

［症状］ 生于儿童的头项部，初起疖肿。脓不易畅泄，形成脓袋，如将疮口扩大，将脓排出，隔日又肿，反复重发脓疡，疖肿大如馒头，按之波动，往往经久不愈。

［内服］ 凉血介毒汤。凉血消肿排脓。

苍耳子 9 g　赤芍 9 g　丹皮 9 g　杭菊 9 g　荆芥 6 g　防风 6 g　川连 2 g　鲜生地 30 g

煎服，每日 1 剂。

［外治］ 食盐末 1/3、九一丹 1/3、清凉散 1/3 和匀，用纸捻纳入疮口内，每日换药 2 次，用药后腐肉自然落下，脓囊自然缩小，用药四五日后，改换桃花散、清凉散纳入疮口内，每日换药 2 次，自然收功。

［水针］ 取穴大椎，清热消炎。用青霉素 4 万 U 化水 1 ml 注入穴位内。用前做青霉素皮试。

［注意事项］ 换药时要将疮内分泌脓液揩净，必要时可轻挤。忌一切热性刺激物及发物。

（十一）癣

［病因］ 乃风热湿虫侵入皮肤而成。风癣如云朵，皮肤娇嫩，抓之则起屑，不知痛痒。湿癣如虫行，抓之则有汁出。顽癣抓之全不痛。

［症状］ 发于平滑皮肤上起圆形，限局性，微红色，干燥鳞属性斑或稍高于皮肤，在边缘部出现隆起；每向边缘进行，出现圆环状。小者如笔管，称癣。大者如钱形，称金钱癣。多发生于面部、颈部及手部等处。鳞屑较厚，大片银白色，皮肤变粗厚，刮去后基底出血，主要发于四肢的伸侧面或后项面，往往生于数年不愈，初生小孩面部如发出钱形，称为奶癣。

［外治］ 癣药水。止痒，杀虫，祛风，清湿，适用于一般癣症，不适用于奶癣。

土槿皮 9 g　槟榔 9 g　白鲜皮 9 g　枫子肉 9 g　樟脑 9 g　花椒 3 g　鹤蚤 9 g　硫黄 3 g　斑毛 3 只　川、草乌各 9 g　黄柏 9 g　莪术 9 g

用高粱酒 250 g 浸药于小口瓶内，封口浸 7 日，可用药棉蘸药水搽于癣上，每日 3 次。

奶癣药水。止痒，杀菌，润肤，适用于奶癣。

白及 9 g　土槿皮 9 g　人乳 30 ml

三物放在碗内，隔水蒸透，用药棉蘸搽于癣上，每日搽 3 次。

半蝥散。止痒，杀虫，适用于牛皮癣。

生半夏 30 g　斑蝥 3 g

共研细末。

用醋调药粉敷于癣上 1 小时即除去，可能起水泡。用消毒针尖刺破水泡，让水流尽，掺痱子粉即可。6～7 日，结痂脱皮而愈。

［注意事项］ 忌食芥菜、羊肉、毛笋、酒、辣、蒜、韭菜、发物，勤洗澡保持皮肤清洁。

（十二）流火（下肢丹毒）

［病因］ 由于湿热下注于腿。

［症状］ 生于下肢两腿，初起呈云片，焮热红痛，逐渐散大，呈一片红色，发寒热，苔燥，舌红，脉缓，治愈易再发，腿渐粗大。

［内服］ 三黄清血汤。清理血分湿热，适用于一切丹毒。

黄柏 9 g　川连 3 g　黄芩 9 g　银花 9 g　甘草 3 g　丹皮 9 g　板蓝根 15 g　大青叶 9 g　滑石 30 g　甲片 9 g　牛膝 9 g　全蝎 10 只　鲜生地 30 g　通草 3 g　猪苓 9 g

水煎，每饭前 1 小时服。便秘，加生大黄 6 g，玄明粉 6 g（冲）；口渴，加花粉 9 g，麦冬 9 g。

［外治］ 在红痛处每隔 1 寸距离，用三棱针刺出血，每日 1 次。俟红退后而肿未退时，可隔日刺 1 次。针刺后敷金黄散、铁箍散各等分，蜂蜜调敷于红痛处。

［注意事项］ 卧床休息，忌食酒辣、葱蒜、肉类、发腥等物，用芦根 2 支蒸汤代茶。

（十三）风疹块（荨麻疹）

［病因］ 为风热客于肌肤之间，蕴而不达，复感受外风或发物则引发，时愈时发。

［症状］ 发时热多寒少，头身肢体发出如疙瘩状块，有色红，有色白，瘙痒，烦热不安，时发时愈，甚至延绵十多年而不根愈。

［内服］ 愈风汤。疏风清血止痒。

荆、防各 9 g　蚕沙 9 g，包煎　僵蚕 9 g　细生地 15 g　白蒺藜 9 g　白芷 6 g　蝉衣 9 g　地

肤子 15 g　豆豉 9 g　薄荷 6 g　连翘 9 g　白鲜皮 15 g

水煎,每日 1 剂。

[外治]　风疹块洗方。疏风清热止痒。

樟本 30 g　苦参 30 g　明矾 30 g　浮草 30 g

上药用布包之,放入锅内加水 1 锅,烧开待温洗浴,每日 1～2 次。用后不要倒掉,下次温热后仍可用,配药 1 次,可洗用 3 日。

[针灸]　取穴合谷、曲池、血海、大椎,疏风,清热,止痒。用中等刺激,留针 20 分钟,每 10 分钟加手法 1 次,每日 1 次。

[注意事项]　忌食酒、辣、虾、蟹、羊肉、海鲜、发腥,天气发风变化时,少出外吹风。

又附方　复方蝉衣丸。祛风清热,扶正除疹,对慢性荨麻疹有一定疗效。

蝉衣 9 g　麻黄 3 g　生地黄 36 g　丹皮 9 g　白芷 9 g　白蒺藜 9 g　荆、防各 9 g　当归 9 g　赤芍 9 g　大力子 9 g　桑白皮 9 g　党参 9 g　薄荷 5 g　浮萍 9 g　地丁草 9 g　川连 5 g　黄芪 9 g　蒲公英 9 g　黄芩 9 g　豆豉 9 g　黄柏 9 g

上方配 7 剂,共研细末,水泛为丸,每服二钱,每日 3 次,开水送服。服丸半个月左右,基本上可以停止发疹,但仍需继续服丸 2 个月,以免复发。服丸时忌食辣、酒、鱼腥、蒜、韭、芥菜等发物。

(十四) 痔疮

[病因]　痔疮虽有内痔、外痔的分别,其发病因素有下列几点。过食辛辣、炙烧、酒类、刺激食物,致湿热下注而生。久坐而血脉不行,负重远行或用力努胀。酒色过度,肠胃受伤,以致浊气瘀血流注肛门。体虚气衰,肠胃湿热下注肛门。

[症状]　外痔生肛门齿线以下,红紫色结节,小如豌豆,大如樱桃,或一粒或数粒,指压则小,腹压则膨大。平时微觉障碍,劳力过度、饮酒,或食辣物则突然发作疼痛。内痔生肛口齿线之上,一个或数个结节集合,小如鼠奶,大如胡桃,通常呈青色,若痔核扩张时,可现鲜红色呈肉芽状。

[内服]　消痔汤。凉血清热理湿,适用于诸痔初发者。

当归 9 g　细生地 30 g　枳壳 9 g　连翘 9 g　炒槐角 9 g　升麻 3 g　黄芩 9 g　黄柏 9 g　川连 3 g　荆、防各 9 g　地榆 9 g

水煎,饭前服。便秘燥结,加酒大黄 9 g,火麻仁 15 g;气虚所致者,除荆、防、连、芥,加党参 9 g。

[外治]　保守疗法:木必子散。止痛消炎,适用于痔疮。

木必子 30 g　五倍子 30 g　熊胆 6 g　干蝎牛 5 只　梅片 1.5 g

共研极细末,蜜调成厚糊状,涂于痔核上,每日换药 2～3 次。

枯痔疗法:枯痔散。腐蚀作用,适用于痔核接瘘管胬肉之用。

白信石 15 g　白矾 15 g

研和,放入砂罐内,炭火煅,候烟尽,以矾枯为度,研细加普鲁卡因粉 15 g,雄黄 3 g,炉甘石 6 g,同研极细末,装瓷瓶内,愈陈愈好,刺激性愈少。

先用药棉或棉纸隔开好肉，用枯痔散水调如浆(麻油调亦可)，涂在痔疮上，勿碰好肉，外衬棉垫，吸收血水，每日敷药1次。俟痔疮变黑枯干(涂6～10日即变枯黑)，停用枯痔散，改用玉红膏加木必子散1/3调匀，敷贴数日后即脱落，脱落后敷玉红膏可以生肌收口。

枯痔药丁，效用同枯痔散。即枯痔散用糯糊少许，搓成棒状，如火柴棒1/2粗，二端要尖，晒干即成。先将痔疮洗净用药丁插入至痔核近根部，即与直肠呈平行方向，平插进少许，将露在痔外的多余的药丁摘断，每痔小者可插三四根，大者可插七八根，外敷云玉膏加普鲁卡因粉，每5日插药1次。一般插1～2次即能枯去，枯去后用玉膏生肌收口。

[水针] 取穴承山，治痔疮疼痛。每穴用盐酸派替啶0.05 ml加普鲁卡因0.25 ml注入。

[注意事项] 忌烟、酒、辛辣、刺激食品，尽量多卧，每次用枯痔药后12小时内勿大便。用枯痔药后如发生恶心呕吐、头痛头晕、心烦口渴等现象，应即停止应用，此为砒的毒性反应。

(十五) 瘘管

[病因] 痈疽切开后或其自溃，脓液未净，日久成为窦道。痈疽溃后，气血本虚，不能生肌收口，日久成瘘。

[症状] 凡疮口久不收口，脓水日流不绝。

[外治] 挂线疗法，适用于瘘管横斜或弯曲而不深入内腔者。用探针穿上橡皮线，从疮口的一端探至另一端疮口串出，将皮肤切开，再将橡皮线扣紧即可。如无第2口可开1口，三四日后，可用剪刀割开。如不割开挂10多日后亦能挂开。

腐蚀法，适用于瘘管端直而深入者。瘘管壁坚硬者用三品一条枪塞于瘘管内，每日1次，15日左右，漏管蚀去，疮口扩大，改用纸捻蘸50%红丹粉纳入疮内，15日后，再用桃花散、清凉散各等分(碘仿粉亦可)以作收口。如漏管不坚硬者，可用纸捻蘸50%红升粉纳入疮口内，每日1次，15日后疮口扩大，改用桃花散、清凉散(碘仿粉亦可)以作收口。

[内服] 保元汤。

党参15 g 黄芪15 g 归身9 g 甘草3 g 熟地15 g

小金丹，每服3粒，每日2服。

[注意事项] 忌葱、大蒜、海腥、猪肠、酒辣、房事。

(十六) 脐疮(脐炎)

[病因] 乃水湿感染于脐中。

[症状] 大多生于婴儿落脐以后，脐中出水。

[外治] 滑石30 g 黄连9 g 枯矾6 g 冰片1.5 g

上药共研细末，掺于脐中，每日3次。如脐红且肿者，宜先敷蜜调铁箍散，每日3次，待红肿退后，再上药粉。

[注意事项] 脐中不能用水洗，只能用干药棉轻轻揩之，本药不可入口。

(十七) 瘰疬(颈淋巴结核)

[病因] 由于身体虚弱，湿痰阻滞于颈部少阳经脉而生。

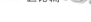

［症状］ 生于颈项，有核在于筋肉，推之有活动感，由一颗而逐渐增至数颗，甚至延及腋胸，溃烂之后不易收口而形成瘘管。

［外治］ 未溃者用阴发散膏敷之，每日 1 次。已溃者用消管膏贴之，隔日 1 次，腐祛瘘管或死肌后，改搽桃花散、清凉散、九一丹等分于疮口内，外盖玉红膏，每日 1 次。

［内服］ 加减海藻玉壶汤。

甲片 9 g　海藻 9 g　僵蚕 9 g　昆布 9 g　白芥 6 g　荆芥 6 g　防风 6 g　浙贝 9 g　枯草 9 g　白芷 6 g　川芎 6 g　胆南星 9 g

煎服，每日 1 剂。如体虚，加当归 9 g，党参 9 g，首乌 9 g，熟地黄 9 g；如有热度，加黄芩 9 g，柴胡 6 g，山栀 9 g；如孕妇，除甲片。

［注意事项］ 禁房事，忌海腥、酒、辣等发物。

（十八）肠痈（阑尾炎）

［病因］ 肠痈形成原因可分为饮食不节，膏粱厚味，过食生冷，劳倦，暴急奔走，不适寒温，七情喜怒无度，产后瘀血蓄积。由于上述原因引致肠内壅滞不通，湿热气滞，瘀血凝结，酝酿成痈，久之血肉腐败化脓。

［症状］ 右下腹隐隐作痛，初起发热恶风，右侧腹痛拒按，小便自调，右足曲而不伸，发热不高，脉迟紧者未有脓，脉数者微有脓，脉洪数发热高者已有脓，甚者腹胀大，或转侧有水声，为脓溃弥漫。肠中壅塞，气血凝结，为里证；痛而拒按，为实证；脉数发热，为阳热证。

本病属阳、热、里、实之证，所以用通腑开结，化瘀清热的方法治疗，有内服或针灸及内服、针灸综合等治疗方法。

［内服］ 肠痈汤。通腑开结，化瘀清热。

丹皮 9 g　紫花地丁 9 g　银花 9 g　冬瓜子 15 g　败酱草 15 g　桃仁 9 g　制乳、没各 6 g　延胡索 9 g　连翘 9 g　薏苡仁 15 g　红藤 30 g　带皮槟榔 9 g　黑白丑 15 g　广木秀 6 g

热重，症见苔黄，大便燥，或秘者，加大黄 9 g（泻热开结通腑），玄明粉 9 g（清热去实，软坚荡积）；有恶心呕吐时，加藿香 9 g（正气降逆），砂、蔻仁各 5 g 打后下（理气和胃止呕吐）；发热或高热时，加川连 3 g（清热解毒），黄芩 9 g（清热）；口渴甚时，加天花粉 9 g（生津止渴，且有解毒之功），鲜石斛 30 g（清热生津）；大便脓血，加生黄芪 15 g（生肌排脓，外科之药，且有补益之功），白芷 9 g（排毒止痛）；有肿块，加甲片 9 g（善消痈疽之坚硬）；舌苔厚腻，加厚朴 6 g（燥湿宽中理气），苍术 6 g（湿浊内蕴，胃呆少纳）；身体虚弱或年老体衰而又需要用下药者，可加党参 15 g（补益元气），生黄芪 15 g（补气扶正）；如四肢寒冷，脉细弱而数者，为阳气微，加制附子 3 g（扶阳救逆）。

日服 1 剂，水煎服。一般服药 4 剂后症状可减轻或消失，以后视症状轻重，酌情继续服药与否。慢性肠痈及有包块者先服汤药 4 剂，再即服肠痈丸，每饭前 1 小时服，温开水送下，每日 3 服，20 日后，视病情再酌情继续服丸与否。

肠痈丸。通腑开结，化瘀排毒。

木香 30 g　槟榔 30 g　制乳、没各 15 g　炙甲片 30 g　延胡索 30 g　桃仁 30 g　银花 30 g　焦枳实 30 g　米仁 30 g　黑白丑 30 g　败酱草 30 g　焦山楂 30 g

共研细末，水泛为丸，每服5 g，每日3服。上面为一料药丸的分量，约可吃40日。

[针灸] 通腑开结，化瘀清热。

主穴取阑尾穴，穴位外膝眼下5寸左右之压痛点，为治疗肠痈的特效穴，本穴属足阳明胃经，故对胃肠道有开结化瘀作用。足三里，穴在外膝眼下3寸，为足阳明胃经之合土穴，有通腑清热之作用，且有强身之效。泻法，用重捻转术，捻插时针尖略向上，即迎则泻之。每针出针时分三部捻转，提出出针后不必扪穴。

针刺1寸，留针2小时，每15分钟加手法1次，每8小时施针1次，如以后症状减轻则留针时间及针刺次数相应逐渐减少，晚间如患者熟睡时，半夜12时至次晨6时不给予施针。

腹部压痛肌痉明显，体温较高而汗出者加内庭，在足次趾本节之前，中、次趾中间趾合缝处取之，为足阳明胃经荥水穴，有清热之功，针深三分，针尖向足背，留针时间同主穴。复溜，在内踝骨后太溪穴外侧筋腿直上2寸取之，有退热止汗之功，针3～5分深，留针时间同主穴。

如腹痛甚时加天枢(右侧)穴，在脐旁2寸，为大肠之募穴，凡肠中一切疾患皆能取之，针5分～1寸，留针10分钟。腹部压痛处用铁箍散蜜调，湿敷痛处，每日如此操作1次直至压痛减轻或消失。

如有肿块者在肿块中心上用艾条温灸15分钟，温灸后用铁箍散、阴发散各等分，蜜调敷于肿块处，每日1次。

腹痛已解而有腹胀腰酸时加大肠俞，穴在第4腰椎旁开1寸5分约两横指，为大肠的俞穴，主治肠鸣，气胀，腰酸，大便不正常，针5分深。次髎穴在第2骶骨孔，主治肠鸣泄泻，腹中不温，针5分深，两穴俱温针2壮，每日1次，1～2日即可。

针灸治疗适用于单纯性阑尾炎，中药治疗适用于慢性阑尾炎，针灸及中药合并治疗适用于阑尾包块。手术治疗适用于15岁以下儿童及60岁以上老年及妊娠患者之急性阑尾炎，慢性阑尾炎经肠痈丸服用20日后无效者，坏疽性阑尾炎及穿孔者弥漫性腹膜炎者，经以上保守治疗12小时而体温不降、痛势不减者。

[注意事项] 卧床休息。一般给半流质饮食，重症给予流质。必要时可给予补液抗生素等治疗。出院后休息7日恢复轻度工作2周。白细胞分类计数开始时每日2次，症状改善后可每日1次。随访2次，第1次相隔1个月，第2次相隔2个月，共3个月时间。

(十九) 肺痈(肺脓疡)

[病因] 由外感风寒及痰浊蕴积肺脏所致，由于食辛热或饮酒，致燥热伤肺所致。

[症状] 初起寒热，逐渐增高，咳嗽频作，口中干燥，咳则胸中隐隐作痛，胸中甲错，浊痰如浓，咯血痰臭。

[内服] 加味苇茎汤。清肺，排脓，止血。

鱼腥草30 g　川贝粉6 g　鲜芦根1支，去节　桃、杏仁各9 g　米仁30 g　桔梗6 g　葶苈子6 g　马兜铃9 g　阿胶珠9 g　蒲黄炭9 g，包煎　丝瓜络9 g

水煎，饭后服。

［外治］ 取穴孔最、尺泽、肺俞、心俞，清热保肺。每次用非穴位注射抗生素量的1/5与1%普鲁卡因4 ml化之，每穴位0.5 ml，每日早、晚各1次。

［注意事项］ 枕头要高些，绝对静卧。可多吃性凉补肺的食品，如百合绿豆汤、米仁粥等，忌食腥、辣、烟、酒、刺激等物。

（二十）右胁痛（胆囊炎）

［病因］ 大抵由脾失健运，湿热遏于胆囊，胆汁为湿热所郁，郁则炎生。

［症状］ 初起轻时仅右上腹感觉疼痛，食饮不振，消化不良，低度发热，严重时右上腹疼痛剧烈，且右上腹肌肉紧张，发高热并恶心呕吐，以及腹胀。

［内服］ 金钱疏胆汤。清胆和肝，利气止痛。

金钱草15 g　茵陈15 g　山栀9 g　柴胡9 g　黄芩9 g　银花9 g　紫花地丁9 g　川连3 g　青皮6 g　香附9 g　赤芍9 g　木香9 g　枳实9 g

水煎，饭前1小时服，每日1剂。

［外治］ 在胆囊疼痛处外敷铁箍散（蜜调），每日换药2次。

［水针］ 取穴足三里、阳陵泉，消炎止痛。

用1%普鲁卡因2 ml加95%乙醇2 ml或青霉素10万U化2 ml，每穴注1 ml，每日1次。青霉素先作皮试。

［注意事项］ 除少量水外，不进饮食。予以胃肠减压及肛门排气，至急性症状消失，已无腹胀为止。

（二十一）胆石症

［病因］ 由于饮食不清，内滞肠胃而生湿热。浸入于胆，郁结阻塞，以致为病，如《诸病源候论》说："气水饮停，滞结成癖，因热气相搏，则郁蒸不散，故胁下痞而身发黄色，为癖黄。"

［症状］ 发作时其主要的症状为右上腹或心窝下剧疼，痞胀拒按，其痛甚至放射后背肩胛，或前胸等处，伴有黄疸、寒热、恶心、呕吐、口苦、脉数等症状。X线胆囊平片或造影片（必要时分层摄片）作为确诊。

［内服］ 本病因湿热郁结脾胃，侵入于胆所致，病属里实，所以用攻消法治之。疏中化石汤。清肝胆湿热，攻消有形之物，适应于胆囊结石症。

大金钱30 g　郁金9 g　木香6 g　茵陈15 g　槟榔9 g　延胡索9 g　香附9 g　枳实9 g　大黄9 g　芒硝9 g，冲服　皮硝3 g　火硝3 g

水煎，每日1剂。体壮者每日可服2剂，即上午1剂、下午1剂。将疏中化石汤的药物研末为丸，每服一钱，每日3服，也可以汤药与药丸同时并进，使体内药物含量保持一定浓度，一直服至X线检查无结石为止。发热，加川连6 g，黄芩9 g；黄疸较重者，加黄柏9 g；痛甚者，加沉香3 g；体虚脉弱者，加党参9 g，但大黄、芒硝分量适当减轻。

［针灸］ （或水针）取穴足三里、阳陵泉，当结石经胆道排出时而发生剧烈疼痛时，针灸有止痛消炎，加速排石作用。

针深8分～1寸，旋捻刺激，留针1小时，每15分钟加手法1次，去针后仅在天应处拔火罐，留罐10～20分钟，留罐时由患者自己用手将火罐轻轻摆动，每日1次。

水针取穴如上，每穴用1%普鲁卡因0.5 ml加95%乙醇0.5 ml，注入穴位内，如在剧痛时，再加盐酸派替啶0.05 ml，每日1次。

（二十二）胆道蛔虫

［病因］ 由于蛔虫窜入胆道所致。

［症状］ 剑突下剧烈绞痛，反复发作，恶心或呕吐，平日有蛔虫吐出，或排出蛔虫，大便检查有蛔虫卵。X线摄片有蛔虫阴影可见，作为更可靠的确诊。

［内服］ 驱蛔汤。驱除蛔虫，适用于消化道蛔虫症。

使君肉9 g 炒槟榔15 g 枳实9 g 花椒1.5 g 乌梅肉15 g 芜荑9 g 甘草6 g 香榧子9 g

水煎药3次，每饭前1小时服药1次，每日服药3次。

［注意事项］ 忌吃花生、芝麻、油氽等香的食品，平日一定要做到饭前便后洗手。

（二十三）大脚风（象皮肿）

［病因］ 湿浊内侵腿部血络，致血络受阻，湿浊不行所致。

［症状］ 两腿逐年累月渐大肿胀，坚硬木重，皮肤粗糙，腿上汗毛变硬如象皮状态，行路不便，乏力气促。

［内服］ 祛湿消肿汤（丸）。祛湿，杀虫，利水，消肿。

黑白丑15 g 槟榔15 g 苍术9 g 木瓜9 g 茯苓皮15 g 萆薢9 g 滑石30 g 米仁15 g 独活9 g 牛膝9 g 威灵仙9 g 桑寄生9 g 赤、猪苓各9 g 炒黄柏9 g 葫芦壳15 g

水煎，饭前服，或将上药研成细末，水泛为丸，每饭前1小时开水送服二钱，每日3服。

［外治］ 在肿胀处用三棱针每隔1寸距离刺1下，任其出血，每日针刺1次。

外敷祛湿消肿散。清热，祛湿，逐水，消肿。

黑白丑60 g 皮硝30 g 槟榔30 g 黄柏30 g 生大黄30 g 生半夏30 g 生南星30 g

共研细末，蜜糖调敷肿胀处，每日1次，在针刺后敷。

明皂30 g泡水洗脚，每日可先洗脚，然后针刺再敷药。

［注意事项］ 不宜多走或体力劳动，少靠近炉灶火门，不宜阳光下暴晒，不要着污水，忌热性食品，如酒、辣、羊肉、发腥等食品。

（二十四）单膨胀（腹水）

［病因］ 晚期血吸病肝硬化引起乃肝木相乘脾土，脾虚不生精微而为之水湿，内停隧道，遂成胀满。七情内伤，饮食失节，房劳致虚，胃虽纳食，脾不运化，湿气内停所致，以上二因，皆因脾虚水湿内停，《内经》说“诸湿肿满皆属于脾”。

［症状］ 腹胀如鼓，小便短少，大便不畅，或燥，或溏，肢体日瘦故又称蜘蛛鼓。

［内服］ 消水苓皮饮。健脾利水，一切水肿都可适用。

白术15 g 茯苓皮15 g 葫芦壳15 g 炒车前15 g，包煎 泽泻15 g 姜衣3 g 猪苓15 g

甲片 9 g　红花 9 g　桃仁 9 g　炒水蛭 3 g　三棱 9 g　莪术 9 g　归尾 9 g

大便闭少，脉实有力，加十枣丸三分吞服；阳虚形寒，便溏泄，舌淡，苔白，脉无力，加制附块 3 g，党参 15 g；阴虚内热，舌红，苔光，脉象细，加大生地 15 g，党参 15 g；经霜葫芦煅炭研末，每服一钱，淡陈酒调服，每日 2 次，不论虚实都可服用。

［外治］　用鲜商陆根一两捣烂，加寸香一分贴脐中，外以胶布盖之，引水下行。

［针灸］　取穴① 水分(灸)、中极、三阴交，② 神阙(灸)、关元、阴陵泉。①与②组穴位，每日交替轮用灸，每次隔姜灸 5 壮。可用水针法，每次撒利汞 0.1 ml 注入穴位。备用穴肾俞、膀胱俞，亦可用水针。

［注意事项］　忌盐，即使腹水退后，亦忌盐 4 个月。病初愈亦应休息 2 个月。

(二十五) 脑震荡后遗症

［病因］　由于跌扑撞击或从高坠下，头脑受到震伤或扭伤以后而引起。

［症状］　头痛头晕不能用脑力，耳鸣目花，少寐乏力，甚至有的肢体瘫痪，小便失禁，有的发生痫状。

［内服］　脑震荡汤。安神养脑，不论新病、旧病，凡头痛脑晕，耳鸣乏力，都适用。

天麻 9 g　川芎 9 g　熟地黄 9 g　党参 9 g　黄芪 9 g　归头 9 g　苍耳子 9 g　白芷 9 g　蔓荆子 9 g　石决明 30 g　羌活 6 g　沙苑 9 g

煎服。

失眠，加朱茯神(苓)12 g，炒枣仁 15 g；有痫状，加龙齿 30 g，石菖蒲 9 g，竺黄 9 g；尿失禁，加补骨脂 9 g，炒桑螵蛸 15 g，升麻 3 g；瘫痪，加伸筋草 15 g，桑寄生 9 g，独活 9 g，川断 9 g；新病，上方除归头加当归 9 g，桃仁 9 g，地鳖虫 9 g，以化头脑部残留的瘀血。

［外治］　如新病而头部疼痛者，应将痛处头发剃除，在疼痛或红肿处敷铁箍散 2/3、阴发散 1/3 和匀蜜调敷，每日敷药 2 次。

［针灸］　主穴取百会、风池、四关，安神养脑，头痛脑晕，镇静疗痛。用旋捻进针法，刺激要轻，留针 15 分钟，留针时加手法 1 次，刺激要轻。

耳鸣，加听宫；头额觉胀，加太阳；失眠，加三阴交；痫状，加风府；尿失禁，加中极、肾俞；瘫痪，上肢加肩髃、曲池、少海，下肢加环跳、阴阳陵泉、丘墟、内外膝眼。

［注意事项］　新病 1 个月内绝对静卧，在治疗时期应给其适当休养，待症状基本消除后，才可逐渐恢复工作。避免精神刺激。

(二十六) 气瘿(甲状腺肿大)

［病因］　大多因内伤七情，湿痰停滞，以致气血荣卫郁滞，或因山岗水气偏胜，为地方性疾病。

［症状］　结喉之间气结如胞，大多柔软，随喜怒消长，甚则饮食咽碍，呼吸气促，或神志不宁，或眼突恶呕。

［内服］　四海舒郁汤(丸)。消瘿，化痰，和郁。

青木香 9 g　陈皮 9 g　蛤壳 9 g　海带 9 g　海藻 9 g　昆布 9 g　海螵蛸 9 g

煎服，每日1剂，或将上药研细末，水泛为丸，每服三钱，开水送下，每日3服。

［外治］ 四麻散。化痰消散。

生南星30 g　生半夏30 g　猪牙皂30 g　细辛30 g　生川、草乌各30 g

共研细末，蜜、醋各半，调成糊状敷之，每日换药1次。

［针灸］ 取穴合谷、曲池、足三里、天突、廉泉、风池、天应穴，捻转进针，中等刺激，留针20分钟，每日1次。

［注意事项］ 平日用海带，或紫菜，或苔条佐食，不宜多用力气或多讲话，精神应舒畅。

(二十七) 失血(消化道出血)

［病因］ 由于瘀血或积食内蕴脾胃与肠道，日久使血络损伤而出血。

［症状］ 脘腹部作痛，大便泻血(或吐血)，身热口渴，舌红而干，脉细数，最后虚脱而死。

［内服］ 益气固血汤。益气固血，适用于便血、吐血。

参三七粉6 g，分2次吞服　当归炭9 g　熟地黄9 g　地榆炭9 g　槐花炭9 g　陈棕炭9 g　阿胶珠9 g　黄芪5 g　党参15 g　鲜生地30 g　丹皮炭9 g　大、小蓟炭各9 g　煅龙、牡各30 g

水煎服。

［水针］ 取穴足三里、三阴交，止肠胃出血。用仙鹤草素2 ml加1%普鲁卡因2 ml，每穴注1 ml，每日1次。

［注意事项］ 静卧少动。忌吃太热和不消化的饮食，宜稍冷的流质，忌烟酒、刺激物品。

(二十八) 痞块(脾肿大)

［病因］ 由于痰积死血阻塞于脾血络，使脾脏逐渐增大所致。

［症状］ 在左肋弓下缘有硬块状，按之在于腹内，但胁肋痞满不舒而无疼痛感觉，或腹胀，或泄泻，或消化不良，肢体日瘦，腹部见大，甚至恶寒潮热，痞满呕吐。

治疗以化瘀消散为主。

［内服］ 消痞饮。软坚，消散，化瘀。

炒水红花子9 g　炒水蛭6 g　炒地鳖虫9 g　三棱9 g　莪术9 g　归尾9 g　桃仁9 g　甲片9 g　必甲仁15 g　枳实9 g　延胡索9 g　红花9 g

体虚血少者，加党参15 g，黄芪15 g，熟地黄15 g，当归9 g，除归尾；腹胀有水者，加葫芦壳15 g，大腹绒9 g，炒车前15 g，冬瓜皮15 g，黑白丑15 g，茯苓皮15 g。

［外治］ 消痞散。软坚，消散一切硬块。

水红花子30 g　生川、草乌各15 g　皮硝30 g　甲片30 g　桃仁15 g　樟脑15 g　脑砂9 g　白芥子15 g　生白附子9 g　三棱15 g　王不留行15 g　生南星15 g　生半夏15 g　地鳖虫15 g　延胡索15 g　黑白丑30 g　梅片10 g　另研麝香0.9 g另研，共研细末。

用蜜糖与米醋各等量混在一起成蜜醋，将消痞散用蜜醋调成厚糊状敷于痞块上，盖以纱布，再用热水袋盛热水按于敷药之上，每日换药1次。

［注意事项］ 有腹水时忌盐，平时宜低盐，禁食生冷、肥肉、酒辣。内服药应在饭前2小

时服，外用敷药第1日敷后，到第2日将药加些蜜醋，仍可以敷，第3日仍可加蜜醋敷，用到第4日则换新鲜药粉，这样可节约用药。

（二十九）脱疽（栓塞性脉管炎）

［病因］ 大多由于高度湿冻，或火毒内积，致血脉栓塞而不能周流，多发于四肢指端，而以下肢发病较多。

［症状］ 初起感觉足趾脚或小腿酸痛麻木，或发冷，局部感热感。干性发枯黑，湿性发青紫，皮肤有水泡，酸痛增剧，感染后有严重的发炎现象。最后趾（指）端坏死，因毒血症而亡。

［内服］ 加味四妙勇安汤。疏通血脉，清解血毒。

归尾15 g　红花15 g　甲片9 g　地鳖虫9 g　赤芍9 g　玄参15 g　银花15 g　生草6 g　制乳、没各6 g　炒地鳖虫9 g　桃仁9 g

水煎，每日1剂，生于上肢者饭后服，生于下肢者饭前服。生于下肢者，加牛膝15 g；形寒，舌苔白，脉迟细者，加附片3 g，肉桂1.5 g，陈酒头计一两，二汁一两；严重发炎时，加紫花地丁9 g，菊花9 g，银花18 g，赤芍18 g，玄参18 g。

［外治］ 一号洗方。疏通血脉，适用于脱疽未溃黑时。

艾叶30 g　生姜30 g　归尾15 g　桂枝15 g　苏木15 g　麻黄15 g　地鳖虫15 g　桃仁9 g　生川、草乌各15 g　独活15 g　桑寄生30 g　白附子15 g

将药先用水1 000 ml煎沸，再加陈酒1 000 g和入，每日上、下午各洗浸1次，配1次药可用1周。

如已指黑溃烂，敷玉红膏或考虑截指。用乌拉草捣软裹患肢。

［针灸］ 上肢取八邪、曲池、外关，下肢取八风、足三里、承山，疏通血脉。捻转进针，温针2壮，每日或隔日针灸1次。

［注意事项］ 患肢要保暖，忌生、冷、烟、酒、辣物，每日做适当运动，如广播操。

（三十）乳疽、乳岩未溃（乳房肿块）

［病因］ 由于肝气郁结于乳房，经络痞塞，结聚成核。

［症状］ 初起如豆大，渐若棋子，不红不肿，不疼不痒，或有乳胀，逐年长大如复碗状，始生疼痛，痛得难忍，日后渐溃，若溃则深如岩穴凸，如泛莲，出血而臭，至死。

［内服］ 加味瓜蒌汤。消块软坚，凡乳中硬核皆可服用。

全瓜蒌15 g　蒲公英15 g　橘核9 g　山慈姑9 g　浙贝母15 g　夏枯草9 g　枸桔李9 g　甲片9 g　皂角针9 g　青皮9 g　茜草根15 g　鹿角霜15 g　川楝子15 g

水煎，每饭后半小时服。

早服小金丹1粒，陈酒送服。夜服枸桔李粉二钱，陈酒送服，或将枸桔李粉水泛为丸服更好。

［外治］ 先取醋500 g盛于铜勺内炖热，块上放草纸四层，隔纸热熨半小时，然后敷药，每日早、晚各熨1次。用阴发散蜜醋调敷。

[注意事项] 宜静心休养，切忌动怒。忌羊肉、鹅肉、海腥、酒、辣、烟、蒜、韭。尽量少劳动，多休息。

（三十一）水疝（阴囊水肿）

[病因] 乃水湿下注，膀胱气化失调而成。

[症状] 阴囊水肿，皮色光亮，无热，红，但觉胀痛。

[内服] 以利水行湿为主，车前萆薢汤。利水祛湿，使水湿从小便而出。

炒车前15 g 泽泻15 g 萆薢15 g 瓜蒌皮9 g 丝瓜络9 g 肉桂1.5 g 川楝子9 g 木通9 g 昆布9 g 炒黄柏9 g

水煎，饭前服药。

[外治] 用手推开睾丸，再用三棱针或12号注射针头刺破阴囊皮以放其水。针刺破皮后，用滑石粉袋放在阴囊下，以收其水。

[针灸] 取穴三阴交、太冲，利水治疝。用强刺激手法，留针20分钟。如水针，可用撒利汞0.2 ml加0.5%普鲁卡因1.8 ml，每穴注0.5 ml。

[注意事项] 少走路，饮食应忌盐或少盐。

（三十二）偏疝（鞘膜积水）

[病因] 因肾气虚枯，水湿痰瘀下聚，流于肝经所致，或醉饱远行，房劳忿怒，涉水处湿，亦能引发。

[症状] 睾丸肿胀硬结，且有酸痛，引至少腹。

[内服] 茴香荔枝汤。用于疝气偏坠，睾丸胀痛。

大、小茴香各30 g 淡吴萸3 g 葫芦巴9 g 猪苓15 g 赤苓15 g 巨麦15 g 车前子15 g 木香6 g 滑石30 g 甘草梢6 g 昆布9 g 泽泻15 g 荔枝枝15 g 川楝子9 g

水煎，饭前服。

[外治] 用铁箍散1/2、阴发散1/2蜜调敷，每日1次。

[针灸] 取穴太冲、三阴交、横骨，运肝经水湿，温针2壮，每日1次。

[注意事项] 用布将阴囊托起，禁运动或劳动及房事，忌食生冷物品。

（三十三）痄腮（腮腺炎）

[病因] 以风与痰上扰少阳经和阳明经而形成，尤其在冬、春季节寒湿失常，更易感发传染，故又称时毒痄腮。

[症状] 两腮部初起腮肿，寒热往来，但化脓者较少，一般以小儿为多见。

[内服] 普济消毒饮。消炎退肿，凉血解毒。

连翘9 g 牛蒡子9 g 马勃6 g 板蓝根15 g 升麻3 g 僵蚕9 g 陈皮6 g 玄参9 g 甘草3 g 紫花地丁9 g 黄芩9 g 黄连3 g（注：原方内有人参可省用）

水煎，饭后1小时服。大便燥结者，加大黄9 g，芒硝9 g，以利为度；口渴，加花粉9 g。

[外治] 铁箍散2/3、四麻散1/3和匀用蜜调敷，每日3次。

[针灸] 取穴合谷、颊车、翳风，消炎，退肿，止痛。捻转进针，中等刺激，捻转退针，不按

孔。水针用1%普鲁卡因2 ml加青霉素4 ml化1 ml,每穴注0.5 ml,每日1次。应先作青霉素皮试。

[注意事项] 卧床休息。食半流质饮食,多饮水,常漱口。可吃性凉饮食,忌吃海腥、鱼、肉、蒜、韭等发物。

(三十四) 术后消炎止痛

[病因] 大多由于感染引起。

[症状] 切口处有痛,红肿,伴发热。

[内服] 消炎汤。消炎止痛,并有预防发炎作用。

银花9 g 芙蓉叶9 g 紫花地丁9 g 生甘草3 g 丹皮9 g 赤芍9 g 连翘9 g 川连3 g 山栀9 g 制乳、没各3 g

头面部,加苍耳子9 g;四肢部,加桑枝15 g;胸部,加桔梗6 g;腹部,加腹皮9 g;下肢部,加牛膝9 g。

[水针] 头面,合谷、足三里;胸腔部,合谷、内关;上肢,大椎、合谷;下肢,大椎、足三里;胃次全切除,足三里、合谷;肠切除,足三里、上巨虚;脾切除,足三里、三阴交;阑尾切除,足三里、阑尾穴;疝修补,太冲、三阴交;乳房手术,内庭、合谷;胆囊手术,足三里、阳陵泉;甲状腺术,内关、合谷;蜂窝织炎、多发性脓肿,合谷、足三里、大椎、血海;肺切除,孔最、肺俞;尿道膀胱术,三阴交、太冲;膀胱炎,三阴交、中极;肾手术,委中、绝骨、三阴交。有消炎止痛,预防发炎等作用。根据炎症轻重程度不同,用非穴位注射量的1/10～1/2注入穴位,如作预防消炎者,用非穴位注射的药量1/10～1/5,每次注入0.5～1 ml,如欲止痛,取穴方法同上。消炎,抗生素加适应生理盐水或5%普鲁卡因。止痛,用盐酸派替啶加适量10%普鲁卡因。

[注意事项] 忌食海腥、蒜、韭、酒、辣,多卧少动,必要时加敷局部外用药物。

(三十五) 术后发热

[病因] 由于术后阴阳不和,现出阴虚阳盛所致。

[症状] 其热不太高,一般在38℃左右,热势持续不退,头胀乏力,口干溲黄,舌质鲜红,脉象细数。

[内服] 扶阳清热汤。清里热不退,有养阴作用。

鳖血炒柴胡6 g 地骨皮15 g 青蒿9 g 细生地15 g 黄芩9 g 炙鳖甲15 g 玄参9 g 秦艽9 g 白芍9 g

如有外感热势高胀,头痛,苔薄白,脉浮数者,加豆豉15 g,连翘9 g,薄荷5 g;如因刀口瘀热引起其切口附近周围有焮痛感觉,除白芍,加赤芍9 g,银花9 g,紫花地丁9 g;有便秘,加火麻仁15 g。

[针灸] 穴位取大椎、合谷、三阴交,清阳分之热,扶阴分之亏。先取三阴交作补法,后取大椎、合谷清热用泻法,每日1次。

(三十六) 术后呃逆

[病因] 由于胃肠手术后,中气不和,气逆于上。

［症状］　呃逆即古称“哕”。张景岳说“哕本呃逆”，出口有声，声短即止。

［内服］　加味橘皮竹茹汤。和胃顺气。

陈皮 9 g　党参 9 g　竹茹 9 g　生姜 2 片　炙甘草 3 g　柿蒂 15 g

水煎，每日 1 剂。

如舌苔白腻，脉象细数者，加附子 3 g，丁香 1.5 g；如口渴便秘，面赤舌燥，脉洪数或滑，加川连 3 g，山栀 9 g；如胃阴虚耗，舌质光红，加玄参 9 g，麦冬 9 g，石斛 15 g；如卧则呃止，起则呃发，肾气上逆，加五味子 9 g，代赭石 30 g。

［针灸］　取内关、足三里，顺气，和胃，镇静。用强刺激手法，留针 20 分钟，每 10 分钟加强 1 次。水针每日用 1%普鲁卡因 1 ml 注入穴。

［注意事项］　忌食寒凉不暖食品。

（三十七）术后出汗

［病因］　由于术后阴阳气血两虚所致，阳虚不能卫外，失于固密，则发生自汗。阴虚不能内营，失于敛藏，则发盗汗。

［症状］　自汗不分，自然汗出，称自汗；盗汗则睡汗而醒后收。

［内服］　敛汗饮。收汗固表，自汗、盗汗均可用。

煅牡蛎 30 g　煅龙骨 30 g　碧桃干 15 g　浮小麦 15 g　炙黄芪 30 g　党参 30 g　白芍 9 g　当归 9 g　稻根 30 g

如形寒气短，脉迟者，倍党参、黄芪，加附子 3 g，桂枝 3 g；如烦热，溲赤，舌红，脉数，加大生地 30 g，黄芩 9 g，川连 3 g。

［针灸］　取复溜、合谷，止汗。合谷用中刺激泻法不留针，复溜用轻刺激补法，留针 20 分钟。

［注意事项］　如出汗后衣服潮者，不宜更衣，以免着冷。凡自汗者，饮食不宜太热，应食温热食物。盗汗者，夜间棉被不要太热。

（三十八）术后音哑

［病因］　由于中气大亏，肺阴不足。

［症状］　气短乏力，发音不亮，咽喉干燥，舌质偏红，脉象数而无力。

［内服］　养阴益气为主。

干石斛 30 g，先煎　麦冬 9 g　玄参 9 g　桔梗 6 g　蝉衣 6 g　玉蝴蝶 6 g　北沙参 9 g　升麻 3 g　细生地 30 g　五味子 9 g

水煎，每日服 1 剂。

如内热喉干，脉数者，干石斛改鲜石斛 30 g，花粉 9 g；如舌不红，脉不数，除北沙参，加黄芪 15 g，党参 15 g。

［注意事项］　尽量少说话，忌酒辣及热性食品，用洋参须泡茶饮。

医案篇

第十五章　呼吸系统疾病

一、哮喘

医案❶　朱某某，男，65岁。

［初诊］　2005年12月5日。

主诉：呼吸喘促20余年，加重4年。

患者有慢性支气管炎病史20余年，4年前又患哮喘，经常反复发作，每年以秋冬季节多见，感冒后容易发作。目前呼吸急促，夜间不能平卧，痰多色黄黏稠，不易咯出，口渴。两肺有哮鸣音。舌偏红，苔薄燥，脉滑数。

辨证：痰热蕴肺，肺失肃降。

中医诊断：哮证（痰热蕴肺）。

西医诊断：支气管哮喘，慢性支气管炎。

治法：清肺化痰平喘。

方药：自拟方。

蜜麻黄9g　蜜枇杷叶9g　蜜紫菀9g　蜜桑白皮9g　生石膏30g，先煎　杏、蒌仁各9g　生甘草6g　旋覆花9g，包煎　黄芩9g　鱼腥草15g　蜜冬花9g　川贝粉6g，吞　浙贝母9g　代赭石30g　7剂。

［二诊］　2005年12月12日。

服前药，气喘、痰多均有好转，哮鸣音减少，舌苔薄，脉缓。12月15日方加细辛9g。

［三诊］　2005年12月28日。

哮喘未发，证情稳定，苔薄，脉缓。再法从前，予12月5日方。

［随访］　患者症情稳定，2006年、2007年冬服膏方，未见复发。

［按语］　本病中医属“哮证”“喘证”范畴，《内经》论喘有“喘鸣”“喘渴”之称。哮证多因感受外邪，或饮食情志等失调，引动内伏于肺的痰气而阻塞气道，使肺气不得宣降。以突然出现呼吸喘促，喉间哮鸣有声为主要表现。喘证系因久患肺系疾病或受他脏病变影响而致肺气上逆，肃降无权，出现气短喘促，呼吸困难，甚则张口抬肩，不能平卧等症。《素问·至真要大论》指出“诸气膹郁，皆属于肺”。秦氏认为，此患者是由于外邪犯肺，肺失清肃，痰阻气道，气逆于上而致哮喘发作。采用清肺化痰平喘的治法，以麻杏石甘汤加减运用，方中以麻黄、杏仁宣肺疏邪，降逆平喘；重用石膏之辛寒，合麻黄共奏清里达表，宣肺平喘之效；杏仁、

甘草合用可化痰止咳;旋覆花化痰平喘,降逆下气;代赭石重镇降逆;黄芩、鱼腥草、瓜蒌仁、枇杷叶能清肺化痰止咳,用蜜冬花、蜜紫菀化痰止咳;川贝粉清肺止咳,浙贝母润肺止咳化痰;诸药合用,可以辛凉宣泄,清肺平喘,以达到治疗目的。

医案❷　王某,男,8岁。

[初诊]　2009年10月8日。

主诉:反复咳嗽气急近10日。

患者自幼呼吸道感染,反复咳嗽,近3年来常因气候变化而见胸闷,气急,喘咳不止,病情发作时常需急诊静脉用激素后咳喘才能缓解。近因受寒,又见咳嗽,气喘,喉间哮鸣有声,痰多、色白、黏稠,食欲不振,大便偏干,数日1次。有过敏性鼻炎史。苔薄白,脉滑数。

辨证:痰热蕴肺,失于肃降。

中医诊断:哮证(痰热蕴肺)。

西医诊断:过敏性哮喘。

治法:清肺化痰平喘。

方药:葶苈旋覆汤加减。

蜜麻黄3g　前胡9g　蜜桑白皮9g　黄芩9g　蜜紫菀9g　蜜冬花9g　杏、蒌仁各9g　浙贝母9g　炒葶苈子6g　炒车前子15g,包煎　旋覆花9g,包煎　代赭石30g,先煎　生石膏30g,先煎　生甘草6g　7剂。

忌辛辣、海鲜之品,注意保暖。

[二诊]

药后咳嗽、气喘均有不同程度减轻,咯痰不爽,大便1日1次,苔根薄白,脉缓。10月8日方加川贝粉(吞服)6g。

[三诊]

气喘已平,咳嗽稍平,咳痰亦爽,惟近日患儿动辄易汗出,食欲有增,苔薄,脉细,予麻杏石甘汤加减。

蜜麻黄3g　前胡6g　蜜桑白皮15g　生石膏20g,先煎　竹沥半夏9g　蜜苏子9g,包煎　黄芩9g　杏、蒌仁各9g　生甘草3g　蜜紫菀9g　炙黄芪30g　白术9g　防风6g　煅龙、牡各15g,先煎　7剂。

[末诊]

喘咳均已平息,汗出亦已减少,纳便已调,苔薄,脉细。

[按语]　该患儿为过敏性哮喘,常因气候因素而诱发。其主要病因与禀赋不足,痰浊内蕴有关,内伏之痰因外感诸邪或饮食失调、劳累过度而诱发;气候变化和接触过敏原常为本病之诱因。哮喘时发,久延不已,气无不虚,肺气亏虚则腠里不固,外邪易于侵袭,补气固表可以抵御外邪入侵,预防哮喘发作,是哮喘缓解期治疗的重要一环。在本例的治疗中,方中应用平喘清肺要药,麻杏石甘汤贯穿于治病始末。病初以祛邪清热化痰为主,使邪去正复。随着病邪的隐退加入益气固表之品,方中寓玉屏风散之意,旨在抵御外邪入侵,提高抗病能力,使正气复而喘咳平。

医案❸ Lasern,女,40岁。

［初诊］ 1998年5月30日。

主诉:呼吸短促、咳嗽2周。

患者已有24年慢性支气管哮喘史,17岁开始发病,各种西药终年不断,遇天气变化或月经来潮,发作更甚。近几年来症状加重,晚上不能安寝。近来,每周还需加用氧气治疗数次,极为痛苦。刻诊患者面色苍白,虽仍在服用西药,但依然呼吸短促、咳嗽,咯痰黄稠。检查两肺有明显哮鸣音和细湿啰音,轻度杵状指,指甲床瘀紫。舌胖而质红,边见齿痕,厚白腻苔,脉似弦但细察寸、尺脉实为无力。

辨证:肺气不足,痰热内阻。

中医诊断:哮证(痰热阻肺)。

西医诊断:支气管哮喘。

治法:清热平喘固本扶正,祛邪清热平喘止咳化痰。

方药:麻杏石甘汤加减。

黄芩9g 车前子9g,包煎 桑白皮9g 紫菀9g 甘草4.5g 鱼腥草15g 苏子9g,包煎 川贝9g 麻黄4.5g 杏仁9g 远志9g 枇杷叶9g 生石膏12g,先煎 3剂。

外用方:哮喘外敷方。

白芥子9g,包煎 细辛6g 麻黄9g 附子9g 肉桂6g 1剂。

上药共研细末,用高粱酒调和,成为哮喘外敷膏,敷于背部督脉、膀胱经上30分钟,每周2次,以进一步散寒通阳解表,以达平喘止咳之效。

针灸治疗:取肺俞、定喘、大椎、孔最、郄门、肾俞、大肠俞和足三里等穴位。留针10分钟,艾炷2壮,再沿督脉和背部膀胱经拔罐10分钟,以温通督脉,平喘止咳,兼顾固本扶正。针毕和拔火罐后,患者即感气急症状有所好转。

［二诊］ 1998年6月2日。

患者诉哮喘明显好转,痰已比较容易咳出并开始转稀,脉象和舌象均有所改善,故继续按上法治疗,施以汤药、哮喘外敷膏和针灸。

［三诊］ 1998年6月8日。

患者诉哮喘已平,已停止使用所有的西药。舌象和脉象明显改善,两肺未闻哮鸣音,但呼吸音甚粗,偶可闻及细湿啰音。继续用哮喘膏外敷。5月30日方去石膏,加入黄芪、黄精各12g,丹参、白术各9g。

［随访］ 如此治疗共20次,计2个月。患者告知痰已净,即使天气变化和月经期间,哮喘也无发作。舌仍可见淡齿痕,寸脉、尺脉较弱。两肺细湿啰音消失。内服黄芪贝母糖浆方。

丹参9g 苏子9g,包煎 黄芪15g 五味子9g 枇杷叶9g 车前子9g,包煎 黄精15g 白术9g 黄芪9g 防风9g 浙贝母9g 甘草4.5g 10剂。

浓缩后加麦芽糖250g,成糖浆。每服2匙,每日服1～2次。

随访1年,哮喘未发作。患者面色红润,精力充沛。

医案❹　朱某，男，66岁。

[初诊]　2006年12月30日。

主诉：气喘再度发作1周。

患者支气管哮喘4年余，症状时作时缓。1周前喘症又作，动则气喘，喉中如堵，透气不爽，咳无痰出，吃东西易呛入气管。外院检查(2005年4月7日)示肺通气功能显著减退，心脏增大。苔薄黄，脉缓弦滑。

辨证：热邪壅肺，肺气不宣。

中医诊断：喘证。

西医诊断：支气管哮喘，肺气肿。

治法：宣肺平喘清热，佐以补肾。

方药：麻贝汤方加减(自拟方)。

蜜麻黄6g　蜜冬花9g　蜜紫菀9g　川贝粉9g，分吞　浙贝母9g　旋覆花9g，包煎　天将壳15g　柴、前胡各9g　大青叶15g　板蓝根15g　银花9g　杏、萎仁各9g　连翘9g　川楝子9g　延胡索9g　木香6g　制香附9g　蜜枇杷叶9g，包煎　7剂。

气雾吸入方：

姜半夏15g　浙贝母15g　薄荷6g　桑叶15g　冬花15g　紫菀15g　天将壳15g　枇杷叶15g　鱼腥草15g　黄芩9g　大青叶15g　木香9g　制香附9g　1剂。

煎水趁热吸热气，约15分钟，每日2次。

针灸治疗：取定喘、大椎、身柱、命门、肾俞，平补平泻，加温针灸1壮，针后背部沿督脉经、膀胱经拔罐。

[二诊]　2007年1月6日。

症状略缓，活动后有气急，血压130/80 mmHg，舌中裂，脉弦滑，有间歇。12月30日方去川楝子、延胡索，加太子参30g，炙黄芪30g，枸杞子15g，制黄精15g，制首乌30g，14剂；其余均同上。

[三诊]　2007年3月3日。

症情基本消失，舌中裂，边苔薄黄，脉缓略滑。12月30日方去川楝子、延胡索，加太子参30g，炙黄芪30g，五味子9g，麦冬9g，黄芩9g，生石膏15g(先煎)；其余均不变，以巩固疗效。

[随访]　目前患者病情稳定，偶有感冒，服药即愈。

[按语]　方药由麻杏石甘汤化裁而来，以宣肺、平喘、清热为主旨。麻黄宣肺平喘；冬花、紫菀、杏仁助其止咳平喘；大青叶、板蓝根、连翘、银花以清肺热；枇杷叶肃降肺气；萎仁泄肺胃热；川贝粉、浙贝母化痰止咳；旋覆花降气消痰；天将壳清肺化痰；柴前胡一升一降，合奏宣肺化痰之功；木香、香附、川楝子、延胡索舒畅气机。以宣肺化痰中药气雾吸入，可直达病所，迅速缓解症情。患者年过花甲，肾精渐亏，脏腑日衰，肾气渐衰，气化无源，无力温煦、激化脏气，易耗气伤阴，需扶正祛邪兼顾，故症情缓解时佐以太子参、黄芪、枸杞子、黄精、首乌，共奏益气补肾固本之功。哮喘以气息喘促急迫为特征，当以“急则治其标，缓则治其本”为治

疗原则。定喘穴为临床治疗喘证之验穴；取大椎以疏散内外之邪热；配身柱以宣肺肃降；取命门、肾俞以补肾纳气，标本兼顾。督脉为阳脉之海，针刺督脉可振奋督阳，率诸阳而驱邪，使经气上下贯通。温针大椎、定喘等穴可改善局部的血液循环，增加肺部的血氧供应，促进炎症吸收。佐以背部拔罐，共奏平喘宣肺之功。

医案❺ 张某，男，11岁。

［初诊］ 2007年2月11日。

主诉：喘咳1周。

患者因洗澡受凉而引起喘，呼吸急促，难以平卧，咳嗽有痰，色白，口不渴。有哮喘病史4年，每年春秋季发作。听诊两肺湿啰音伴哮鸣音，呼吸较急促，神清，精神一般，苔薄白腻，脉细浮。

辨证：寒饮伏肺，肺气不宣。

中医诊断：哮喘(冷哮)。

西医诊断：支气管哮喘。

治法：温肺散寒，豁痰平喘。

方药：麻黄汤合小青龙汤加减。

蜜麻黄4.5g 炙甘草9g 杏仁9g 桂枝3g 芍药9g 细辛3g 干姜1.5g 五味子9g 制半夏9g 天将壳9g 川贝粉6g，分吞 浙贝母9g 蜜紫菀15g 蜜冬花15g 炒车前子9g 7剂。

针灸治疗：取肺俞、风门、天突、膻中、尺泽、太渊。其中肺俞、风门温针法，每穴2壮；天突、膻中平补平泻，留针10分钟出针，并在肺俞、风门、天突、膻中穴处拔罐10分钟；尺泽、太渊不留针，用捻转泻法。每周2次。

［二诊］ 2007年2月18日。

喘咳减轻，可以平卧，痰色白。听诊两肺湿啰音，呼吸平稳，苔薄，脉细。内服方用2月11日方14剂，每日1剂，每日服2次。针灸取穴同2月11日方法，每周2次。

经过连续3个月的中药、针灸治疗，哮喘渐平，无发作，症情稳定。

［随访］ 半年未见复发。

［按语］ 根据哮喘病因病机特点，以及在发作时和平时的证候表现，在辨证施治的过程中要注意区分寒热、虚实，辨脏腑和辨经络。哮喘急性发作期，主要表现为实证，从症状和舌脉来分析，此例为寒证，乃风寒之邪引动在里之伏痰，痰气相搏，阻于气道，使肺失清肃宣发，气机不得通畅而致。选用麻黄汤合小青龙汤加减以温肺散寒，豁痰止喘。方中麻黄、桂枝发汗解表，宣肺平喘；杏仁宣畅肺气，助麻黄平喘；芍药、桂枝调和营卫；干姜、细辛温肺化痰，辛散风寒；半夏燥湿化痰降浊；五味子敛肺止咳，与细辛同用一开一阖，以利肺气的升降；川贝化痰止咳；天将壳宣肺止喘；紫菀、冬花止咳平喘；车前子利水，解平滑肌痉挛；甘草调和诸药。针灸取穴以手太阴肺经、足太阳膀胱经和任脉为主，肺俞、风门为膀胱经穴，二穴相配，外可祛风散寒，开达肺卫之表，里可温寒化痰，宣发肺气于里；天突降逆豁痰，平喘止哮；膻中宽胸理气；太渊、尺泽宣肺经之气，以肃肺止喘。针药并用，共奏温肺散寒利气，豁痰平喘止哮之功。

医案❻　林某，男，27岁。

［初诊］　2006年4月13日。

主诉：哮喘发作3日。

患者每年春天发作，有哮喘病史10余年，发作时气促，喉间有哮鸣音，不能平卧，动则气急，咳嗽不止，痰黄黏稠，伴头痛，听诊两肺底部有哮鸣音，苔薄黄腻，脉数。

辨证：痰热壅肺，肺气不宣，胃脘不适。

中医诊断：哮喘(热哮)。

西医诊断：支气管哮喘。

治法：清热宣肺，涤痰止哮。

方药：自拟方。

蜜麻黄4.5g　杏仁9g　炙甘草9g　生石膏30g，先煎　黄芩9g　鱼腥草15g　枇杷叶9g　川贝粉6g，分吞　浙贝母9g　瓜蒌9g大青叶15g　连翘9g　枳壳9g　7剂。

针灸治疗：取肺俞、大椎、陶道、身柱、定喘、孔最、合谷、丰隆、内庭。其中肺俞、大椎、陶道、身柱、定喘温针法，每穴2壮；孔最、合谷、丰隆、内庭针刺不留针，用捻转泻法；出针后在肺俞、大椎、陶道、身柱、定喘穴上拔罐10分钟。每周2次。

［二诊］　2006年4月20日。

经服药和针灸治疗1周后气急渐平，咳嗽减轻，痰黄。听诊两肺底部有少量哮鸣音，苔薄黄，脉细滑。继续用4月13日方7剂。针灸取穴治疗同4月13日方法，每周2次。

［三诊］　2006年4月27日。

哮喘已止，咳嗽好转，痰黄较稀。听诊两肺底部哮鸣音消失，苔薄，脉细滑。自拟方如下：

蜜麻黄4.5g　杏仁9g　炙甘草9g　黄芩9g　鱼腥草15g　枇杷叶9g　川贝粉6g，分吞　浙贝母9g　瓜蒌9g　大青叶15g　连翘9g　制半夏9g　蜜紫菀15g　蜜冬花15g　14剂。

针灸治疗同4月13日方法，每周2次。

经过连续3个月中药、针灸治疗，哮喘止，无发作，症情稳定。

［随访］　偶有复发，守上法治疗，很快即愈。

［按语］　哮喘以气息喘促急迫为特征，在治疗中应以急者治其标，缓者治其本为原则，根据患者的症状的不同，进行辨证分型。此患者属于热哮，与痰热有关。肺胃灼热，耗伤津液，脾运失健，产生痰浊，痰伏于内，一经新邪引动，则痰随气动，聚于肺系，使肺气不得宣发于外，又不能肃降于下，上逆而为喘息迫促，而哮鸣作声。在此选用麻杏石甘汤加减以辛凉宣泄，清肺平喘。方中石膏清泄肺胃之热以生津；麻黄宣肺解表平喘，二药和用即能泄热，又能宣肺；杏仁助麻黄以止咳平喘；大青叶、连翘以清肺热；鱼腥草、枇杷叶以肃降肺气；黄芩、石膏、瓜蒌以清泄肺胃之热；半夏、川贝粉、浙贝母化痰止咳；紫菀、冬花止咳平喘；甘草调和诸药。取大椎以疏散内外之邪热，配肺俞、陶道、身柱以宣肺肃降，清热化痰，畅达上焦胸肺之郁滞；孔最、合谷通利经气，化痰降火；丰隆、内庭豁痰降逆。针药并用，可止哮平喘，清热

宣肺,化痰止咳。拔罐,以加强治疗效果。

医案❼ 韩某,女,30岁。

［初诊］ 2006年5月7日。

主诉:咳嗽1周。

患者咳嗽无痰,每年春、秋季节发作,有哮喘病史20余年,昨日晚上有哮喘发作迹象,自行喷药解决,面色苍白。听诊两肺部无哮鸣音,呼吸音粗糙,苔薄白,脉缓。

辨证:肺脾气虚,肺气不宣。

中医诊断:哮喘(肺脾气虚)。

西医诊断:支气管哮喘。

治法:健脾益气,补土生金。

方药:四君子汤加减。

黄芪30 g 太子参30 g 茯苓9 g 白术9 g 炙甘草9 g 杏仁9 g 鱼腥草15 g 山药9 g 五味子9 g 蜜紫菀15 g 蜜冬花15 g 陈皮9 g 7剂。

针灸治疗:督脉经上拔罐10分钟,每日1次。

中药穴位敷贴:用白芥子30 g,延胡索30 g,细辛15 g,甘遂15 g,10剂。碾成细末,用姜汁调成糊状,敷于大椎、陶道、身柱、肺俞、脾俞、肾俞穴,每周3次,每次2小时。

［二诊］ 2006年5月14日。

咳嗽好转,苔薄,脉缓。方药、针灸、敷贴治法同前。经过1个月治疗患者自觉精神振作,精力比以前充沛。

［随访］ 1年后门诊随访,春、秋季节交换时,哮喘无发作迹象。

［按语］ 哮喘以发作期治标、缓解期治本为原则,治本要从肺、脾、肾着手,根据不同症状,或补益脾肺,或肺肾双补。四君子汤健脾益气,加山药以甘淡益脾,加五味子摄纳肺气,黄芪益气固表,入肺、脾经,共奏健脾益气,补土生金之效;紫菀、冬花止咳平喘,润肺降气;鱼腥草降肺气;杏仁、陈皮宣肺理气,止咳化痰。督脉为诸阳经之海,统督一身之阳,在督脉上拔罐,可以提高机体的免疫力,起到防病治病的目的。秦氏临诊中治疗手段多种多样,为达疗效多管齐下,中药穴位敷贴,通过取督脉经和足太阳膀胱经的第一侧线穴位,起到补益肺、脾、肾三脏的作用;在哮喘的缓解期起到培本固元,治病和预防相结合的作用。

秦氏独取督脉治哮喘,其理有三:其一,取督脉以固卫阳。督脉是阳脉之海,统领一身之阳,具有保护体表的作用。其二,取督脉以取别走太阳之意。哮喘涉及的脏腑为肺、脾、肾,而人体的五脏背俞穴均在足太阳经上,取足太阳膀胱经对肺、脾、肾三脏均有直接的治疗作用。其三,取督脉重在取穴,大椎、陶道、身柱为主穴。大椎为手足三阳经之会,周身阳气之所聚,与足太阳膀胱经最为密切,对太阳经证的外邪表证,起到疏风散寒,解表通阳的作用。大椎又为“百劳穴”,能治疗各种虚证。现代医学研究证明,大椎有双向免疫调节作用。陶道具有解表退热作用,身柱具有降逆、止咳、平喘、退热作用。三穴同用能温经散寒通阳,清热解表平喘。秦氏用此理论治疗哮喘,针刺治疗哮喘发作期,佐以宣肺化痰定喘中药。同时用中药外敷督脉上的大椎、陶道、身柱、脾俞、命门加督脉拔罐来治疗和预防哮喘,以缓者治其本。

医案❽ 李某，男，50岁。

［初诊］ 2007年8月9日。

主诉：咳嗽、气急1周。

患者喉痒，咳嗽无痰伴气急，遇冷即发，有30年哮喘病史。舌红，边有齿印，苔薄，脉缓。

辨证：风寒束肺，肺失宣肃。

中医诊断：喘症(风寒束肺)。

西医诊断：支气管哮喘，慢性支气管炎。

治法：祛风散寒，化痰止咳。

方药：小青龙汤加减。

蜜炙麻黄6g 熟附子3g 细辛3g 五味子9g 炒白芍9g 杏仁9g 生石膏15g，先煎 蜜冬花9g 蜜紫菀9g 川贝粉9g，分吞 浙贝母9g 黄芩9g 桔梗6g 生甘草6g 蜜枇杷叶9g，包煎 7剂。

［二诊］ 2007年8月16日。

喉痒作咳减轻，气微喘，舌质偏红，苔薄，脉缓软。8月9日方去桔梗，加大青叶15g，板蓝根15g，14剂。

［三诊］ 2007年8月30日。

嗅异味后咳嗽气促加重，大便不畅，舌红，边有齿印，苔薄，脉缓弦滑。辨证肺失肃降，气阴两伤，治宜益气养阴，化痰止咳，予冬花紫菀汤加减。

蜜麻黄6g 炒蛇床子9g 蜜冬花9g 蜜紫菀9g 杏、蒌仁各30g 川贝粉9g，分吞 浙贝母9g 蜜枇杷叶9g，包煎 蝉衣6g 功劳叶15g 天将壳15g 五味子9g 太子参30g 麦冬9g 黄芩9g 生甘草9g 14剂。

［四诊］ 2007年9月13日。

嗅异味已不再咳喘，病情已基本稳定，舌嫩红，边有齿印，苔薄，脉缓。辨证咳喘已止，肺气仍虚，治宜益肺降气，以巩固疗效，予冬花紫菀汤加减。

蜜麻黄6g 蜜冬花9g 蜜紫菀9g 杏仁9g 川贝粉9g，分吞 浙贝母9g 太子参30g 生黄芪30g 蜜枇杷叶9g，包煎 柴、前胡各9g 旋覆花9g 大青叶15g 板蓝根15g 14剂。

医嘱：避油烟，防寒冷(空调)，适当锻炼，增强体质。

［随访］ 3个月后随访，哮喘未发作。

［按语］ 哮喘之症，寒热相兼，虚实夹杂者居多，发作时宜降气平喘，缓解后当补虚益肺，另还当避开诱因，增强体质，方能减少发作，渐至康复。

医案❾ 陈某，女，59岁。

患者近来气急，呼多吸少，稍有咳嗽，痰不多，外院胸部CT示两肺间质性炎症，轻度纤维化，局部胸膜增厚，纵隔见淋巴结，主动脉硬化。雷诺氏征阳性，有湿疹。血压160/80 mmHg，脉缓细，苔薄白。

方药：西洋参100 g，另煎汁收膏时和入　生晒参150 g，另煎汁收膏时和入　南北沙参300 g　潞党参300 g　炙黄芪300 g　云茯神100 g　焦白术100 g　炙甘草60 g　全当归100 g　大川芎100 g　炒白芍100 g　茱萸肉100 g　淮山药100 g　福泽泻100 g　枸杞子150 g　粉丹皮60 g　生、熟地各100 g　焦谷、麦芽各100 g　焦鸡金100 g　焦山楂100 g　制黄精150 g　大麦冬100 g　川石斛100 g　砂、蔻仁各30 g　干芦根100 g　黑玄参100 g　炒杜仲300 g　炒狗脊150 g　川断肉60 g　制首乌300 g　川百合150 g　象贝母150 g　煅牡蛎300 g　蜜冬花100 g　蜜紫菀100 g　枇杷叶150 g　炙僵蚕100 g　炒桑枝150 g　川桂枝30 g　路路通100 g　留行子100 g　川楝子100 g　延胡索100 g　白鲜皮300 g　地肤子300 g　陈阿胶300 g，收膏用　建文冰500 g，收膏用　奎红枣500 g　核桃肉200 g　宣红花100 g　仙灵脾150 g　菟丝子150 g　山慈姑150 g

熬膏不用酒，按传统方法熬膏。

［按语］《金匮要略》将本病称为“上气”，不仅具体描述了本病发作时的典型症状，提出了治疗方药，而且从病理上将其归属于痰饮病中的“伏饮”，堪称后世顽痰伏肺为哮病夙根的源流。该方中以西洋参补气养阴，黄芪补气升阳，白术补气健脾，甘草调和药性，白芍养血调经，枸杞子、杜仲补肝肾，山楂消食化积，黄精滋肾润肺，狗脊补肝肾、强腰膝，首乌藤养心安神，枇杷叶清肺化痰止咳，僵蚕熄风止痉，桑枝祛风湿、行气血，路路通具通利之性，能利水行气通络，川楝子行气止痛，延胡索活血行气止痛，白鲜皮清热燥湿，地肤子清热利湿，菟丝子补肾固精，山慈姑清热解毒。

医案⑩　刘某，女，32岁。

患者季节交换时易感冒，1周之后哮喘发作，有痰不易咳出，吃药后好转，病程约2周，经期上述症状明显。口干，大便溏薄，苔少质正常，脉软滑略数。

方药：西洋参100 g，另煎汁收膏时和入　生晒参100 g，另煎汁收膏时和入　太子参300 g　潞党参300 g　炙黄芪300 g　云茯神150 g　焦白术100 g　炙甘草60 g　全当归100 g　大川芎100 g　炒白芍100 g　茱萸肉100 g　淮山药100 g　生、熟地各100 g　福泽泻100 g　枸杞子150 g　粉丹皮60 g　焦谷、麦芽各100 g　焦鸡金100 g　焦山楂100 g　制黄精150 g　大麦冬100 g　砂蔻仁30 g　川石斛150 g　干芦根100 g　五味子100 g　炒杜仲300 g　炒狗脊150 g　川断肉60 g　制首乌300 g　川贝粉120 g，和入膏中　象贝母150 g　功劳叶300 g　天浆壳300 g　蜜冬花150 g　蜜紫菀150 g　枇杷叶150 g　川楝子100 g　延胡索100 g　广木香30 g　白桔梗60 g　蜜橘红100 g　旋覆花150 g　姜半夏100 g　玉蝴蝶100 g　北沙参150 g　川百合100 g　熟女贞150 g　桑葚子150 g　大青叶150 g　板蓝根150 g　鱼腥草150 g　补骨脂100 g　黑玄参100 g　仙灵脾100 g　覆盆子100 g　巴戟肉150 g　淡苁蓉150 g　罗布麻300 g　桑寄生60 g　陈阿胶300 g，收膏用　奎红枣500 g　核桃肉200 g　建文冰500 g，收膏用　桂圆肉150 g

熬膏不用酒，按传统方法熬膏。

［按语］《时方妙用·哮证》：“哮喘之病，寒邪伏于肺俞，痰窠结于肺膜，内外相应，一遇风、寒、暑、湿、燥、火六气之伤即发，伤酒伤食亦发，动怒动气亦发，劳役房劳亦发。”通过膏方调养补益以平喘，中以西洋参补气养阴，黄芪补气升阳，白术补气健脾，甘草调和药性，白芍

养血调经，枸杞子、杜仲补肝肾，山楂消食化积，黄精滋肾润肺，五味子敛肺滋肾，生津敛汗，狗脊、桑寄生补肝肾，首乌藤养心安神，枇杷叶清肺化痰止咳，川楝子行气止痛，延胡索活血行气止痛，旋覆花降气化痰，北沙参养阴清肺，大青叶、板蓝根、鱼腥草清热解毒，补骨脂补肾助阳，覆盆子固精缩尿，罗布麻平抑肝阳。

二、肺部感染

医案　陈某某，男，41岁。

[初诊]　2005年12月16日。

主诉：咳嗽1个月余。

患者2005年10月体检时CT示两肺棉花样团块，疑转移癌。后住院治疗，先用抗生素治疗，咳嗽未减轻。后以小剂量的抗癌药物治疗近1个月，复查两肺棉花样团块未有改善。12月做肺部穿刺，结果示慢性炎症。西医诊断不明。目前精神尚可，面色略黑，咳嗽，痰少，胃纳一般，大便正常，听诊两肺呼吸音较清，无干、湿啰音，舌淡，苔白，脉数。

辨证：邪热犯肺，内蕴不解，壅滞肺络。

中医诊断：咳嗽(肺热壅肺)。

西医诊断：肺部感染不明确。

治法：清肺解毒，化痰理气。

方药：麻杏石甘汤合冬花紫菀汤加减。

柴、前胡各9g　蜜麻黄6g　蜜冬花9g　蜜紫菀9g　川贝粉18g，分吞　浙贝母9g　杏、蒌仁各9g　生米仁30g　冬瓜子15g　芦根9g　蜜枇杷叶9g，包煎　三棱9g　莪术9g　大青叶15g　板蓝根15g　生石膏15g，先煎　黄芩9g　炙甘草9g　7剂。

医嘱：忌烟酒、麻辣、海鲜、牛羊肉。

[二诊]　2005年12月23日。

咳嗽已改善，舌淡，苔薄白，脉缓。12月16日方改川贝粉18g为9g，加川朴9g，苍术9g，7剂。

[三诊]　2005年12月30日。

据2005年12月26日肺部CT示两肺多发斑片状、结节状影伴小空洞形成，考虑霉菌感染可能大。与前片比较肺部病灶明显吸收，咳嗽还有，痰少，舌淡，苔略白，脉缓。12月23日方加川朴9g，苍术9g，7剂。

[四诊]　2006年1月6日。

咳嗽减少，无痰，舌淡，苔薄，脉缓。12月23日方加百合9g，白及9g，14剂。

[五诊]　2006年1月20日。

两肺结节伴小空洞，咳嗽减少，无痰，服上药颇合，舌淡，苔薄白，脉缓。12月30日方，14剂。

[六诊]　2006年2月10日。

两肺结节伴小空洞，早晨喉干，咳嗽已无，舌淡，苔薄白，脉缓滑。邪热内蕴基本已清，空洞存在，为肺阴不足，益肺养阴，扶正化瘀，宣肺化痰，予益肺养阴汤。

川百合 9 g　白及 9 g　功劳叶 15 g　天将壳 15 g　蜜冬花 15 g　蜜紫菀 15 g　川贝粉 9 g，分吞　浙贝母 9 g　玄参 15 g　煅牡蛎 30 g，先煎　蜜枇杷叶 9 g，包煎　炙甘草 6 g　蜜黄芪 30 g　制黄精 15 g　太子参 30 g　芦根 9 g　石斛 9 g　苍术 9 g　五味子 9 g　麦冬 9 g　14 剂。

［七诊］ 2006 年 2 月 24 日。

喉不难过，晨起不咳嗽，舌淡，苔淡黄腻，脉弦滑。2 月 10 日方去石斛，加生米仁 30 g，28 剂。

［八诊］ 2006 年 3 月 24 日。

2006 年 2 月 23 日肺部 CT 示左肺一小空洞缩小，两肺结节减少。目前无任何症状，舌淡，苔薄，脉缓。2 月 24 日方，28 剂。

［随访］ 2 个月后再次复诊，左肺一小空洞消失。3 个月后随访一切正常。

［按语］ 咳嗽为肺系疾病的主要证候之一，其因分内伤和外感两种。从此患者的发病情况来看，无明显诱因，属内伤所致咳嗽。正气虚弱，风、寒、热之邪外袭卫表，内蕴肺气，未能及时表散，郁而化热，肺气壅滞，使肺络瘀阻，肺气失于宣发肃降，引起咳嗽不止。方用麻杏石甘汤合冬花紫菀汤以清肺解毒，宣肺理气，化痰止咳。麻黄、石膏清热宣肺，柴前胡、川贝粉、浙贝母化痰止咳，杏蒌仁、黄芩清肺化痰，蜜冬花、蜜紫菀、蜜枇杷叶润肺止咳平喘，三棱、莪术化瘀散积，生米仁、冬瓜子利水排毒，大青叶、板蓝根加强清热解毒作用。经过一段时间的针对治疗后，空洞逐渐减小，变少，此时秦氏认为，在用大量的清热解毒药后，会伤及肺阴，理应以养肺阴为主，兼以扶正化瘀，宣肺化痰。方中川贝粉、浙贝母、煅牡蛎化痰散瘀，冬花、紫菀、枇杷叶宣肺止咳，天将壳、功劳叶、冬花、百合养阴润肺清热，白及收敛止血，消肿生肌，修补空洞，黄芪、黄精、太子参、甘草益气扶正托邪，玄参、百合、五味子、石斛、芦根、麦冬滋阴养肺。从此病例中可以看出秦氏在治疗肺系疾病时，首先辨明疾病的虚实，其次灵活运用麻杏石甘汤和经验对药组方，在缓解期或恢复期，则以扶正养阴托邪为主，同时巩固原来的疗效，化痰散瘀，清肺止咳。在临床上往往得到令人满意的效果。

三、支气管炎

医案❶ 金某某，女，53 岁。

［初诊］ 2006 年 1 月 5 日。

主诉：咳嗽 20 余年，今年冬至后复作。

患者咳嗽 20 余年，冬至开始作咳，持续整个冬天，今年开始早饭、晚饭后作咳，喉痒，口干，咽喉部不适，多食即感胸闷气急，夜尿多，腰背部作冷，面部有黄褐斑，舌质正常，苔根色黑，脉沉缓细软。

辨证：风寒侵袭，肺失清肃，肺气上逆。

中医诊断：咳嗽（肺失清肃）。

西医诊断：慢性支气管炎。

治法：辛凉宣泄，清肺止咳。

方药：麻杏石甘汤加减。

旋覆花9g,包煎　煅赭石30g,先煎　生石膏15g,先煎　杏、蒌仁各9g　蜜麻黄6g　蜜冬花9g　蜜紫菀9g　川贝粉9g,吞服　浙贝母9g　蜜枇杷叶9g,包煎　生甘草9g　太子参30g　芦根9g　麦冬9g　冬瓜子15g　五味子9g　枸杞子15g　大青叶15g　板蓝根15g　焦谷、麦芽各9g　制黄芪30g　制香附9g　7剂。

医嘱：忌食辛辣、海鲜等发物。

[二诊]　2006年1月12日。

咳嗽及胸闷稍改善,有时心慌,口干饮水,经常头晕,乏神、耳闷,夜间尿多,舌淡,苔偏黄,脉细软。予冬花紫菀汤(自拟方)加减。

蜜麻黄6g　蜜冬花9g　蜜紫菀9g　川贝粉9g,吞服　浙贝母9g　蜜枇杷叶9g,包煎　太子参30g　芦根9g　麦冬9g　冬瓜子15g　枸杞子15g　桑螵蛸15g　大青叶15g　板蓝根15g　焦谷、麦芽各9g　制黄芪30g　石斛9g　制黄精15g　蜜橘红9g　金樱子15g　14剂。

[三诊]　2006年2月16日。

头晕改善,胃痛改善,但早晨咳嗽还有,胸中不舒,早饭后作咳,舌质淡,苔薄,脉缓。2月6日胸片示心、肺未见明显异常。复以宣肺止咳养胃,旋覆代赭汤合冬花紫菀汤加减。

旋覆花9g,包煎　煅赭石30g,先煎　煅瓦楞30g　炙海螵蛸15g　蜜冬花9g　蜜紫菀9g　蜜百部9g　蜜枇杷叶9g,包煎　炙甘草6g　太子参30g　冬瓜子15g　桔梗6g　大青叶15g　板蓝根15g　焦谷、麦芽各9g　茯神15g　浙贝母9g　川贝粉9g,吞服　14剂。

复方木香铝镁片,每次2片,每日3次,饭前半小时嚼服。

[四诊]　2006年3月6日。

服药20日后,气已不急,有时干咳,胃痛,头痛已除,夜尿1次,余一切均安,舌淡,苔薄白,细软。2月16日方,14剂。

医嘱：忌食辛辣、海鲜等食物。

[随访]　半年后,因网球肘来诊,诉咳嗽未发。

[按语]　本案患者每于冬至时开始发病,本应冬至一阳生,阳气生而能去阴邪,而由于患者自幼体弱,又已年逾五十,肾气肾阳亏虚,子盗母气而致咳嗽。故治疗上,清肺化痰止嗽,佐以益肺补肾。

咳嗽的病位在肺,而关系到肾,严重时又影响到心脏。冬至一阳生,阳气主升,但是由于肾阳虚亏,所以肾阳肾气不能升发,又因肾为肺之子,出现子盗母气的症候,而致临床见冬至时气急咳嗽,胸闷,夜尿多,腰背部作冷,且面部有黄褐斑,肾气肾阳亏虚,上泛于舌,而见舌中色黑,"黑色属于肾",肾气、肾阳不足,见于脉,则沉缓细软。患者由于体弱,更易受外邪侵袭,肺失清肃,痰阻气道,气逆于上,而致咳嗽发作。采用清肺化痰平喘止嗽的治法,先以麻杏石甘汤加减运用,方中麻黄辛散宣肺而泄邪热,石膏辛寒清泻肺热,使宣肺而不助热,清肺而不留邪,与麻黄相制为用,杏仁、甘草和用,可化痰止咳,与石膏相配,清肺消炎,以治外邪袭肺之患,旋覆花化痰平喘,降逆下气;代赭石重镇降逆;蜜冬花、蜜紫菀、蜜百部化痰止咳;

瓜蒌仁、枇杷叶能清肺化痰止咳；川贝粉清肺止咳，浙贝母润肺化痰止咳；冬瓜子润肠通便，使痰湿从大便而出；大青叶、板蓝根清热解毒祛外邪；茯神利湿，安神止咳；桔梗理气化痰止咳，再与太子参、金樱子、桑螵蛸益肺补肾；焦谷、麦芽助消化，使后天气血旺盛，以补先天不足。

医案❷ 黄某某，女，60岁。

［初诊］ 2005年1月16日。

主诉：咳嗽，喉中有痰，伴反酸近1年。

患者2004年6月21日外院查肺CT提示右肺上叶尖有1 cm肺大泡。1998年患反流性食管炎，2003年3月13日外院胃镜病理报告示胃窦慢性炎症，食管鳞状上皮黏膜萎缩(＋)，肠化(＋)。2004年3月22日外院胃镜报告示红斑渗出伴糜烂，隆起1 cm，萎缩性胃炎。刻下精神尚可，面色略白，咳嗽，喉中有痰，色白，伴嗳气，泛酸，胃纳差，大便正常，舌中偏红，略裂，苔薄白，脉略弦。

辨证：肺阴不足，胃气上逆。

中医诊断：咳嗽(肺气不足)，胃脘痛(胃气上逆)。

西医诊断：慢性支气管炎，反流性食管炎。

治法：益气养阴，清肺和胃。

方药：紫菀冬花汤合瓦楞螵蛸汤。

柴、前胡各9 g　蜜麻黄6 g　蜜冬花9 g　蜜紫菀9 g　川贝粉9 g，分吞　浙贝母9 g　煅瓦楞30 g　炙海螵蛸15 g　木香6 g　砂、蔻仁各3 g，后下　玄参9 g　焦谷、麦芽各9 g　焦山楂9 g　夏枯草9 g　7剂。

医嘱：忌烟酒、麻辣、海鲜、牛羊肉、油炸和腌制食品。

［二诊］ 2005年1月23日。

咳嗽、嗳气已改善，反酸胃胀仍有，舌淡，苔薄白，脉缓。1月16日方改川贝粉18 g为9 g，加川朴9 g，苍术9 g，7剂。

［三诊］ 2005年1月30日。

胃脘部不适减轻，反酸胃胀还有，咳嗽又作，痰少，舌边齿印，苔薄，脉缓弦。予紫菀冬花汤合瓦楞螵蛸汤。

煅瓦楞30 g　炙海螵蛸15 g　砂、蔻仁各3 g，后下　川楝子9 g　延胡索9 g　焦谷、麦芽各9 g　焦山楂9 g　焦鸡金9 g　陈皮9 g　姜半夏9 g　旋覆花9 g，包煎　蜜麻黄4.5 g　蜜冬花9 g　蜜紫菀9 g　川贝粉9 g，分吞　大青叶15 g　板蓝根15 g　芦根9 g　柴、前胡各9 g　鱼腥草15 g　蜜枇杷叶9 g，包煎　生甘草6 g　7剂。

［四诊］ 2005年2月6日。

服上方后诸症改善，舌淡，苔薄，脉缓。1月30日方，21剂。

［五诊］ 2005年3月1日。

药后咳嗽大为改善，偶有少许咳嗽，胃脘部胀痛情绪不好时有不适，嗳气明显减少，舌边齿印，中裂，苔薄白，脉细软无力。1月30日方加煅龙、牡30 g(先煎)，14剂。

［随访］ 经治疗3个月后，咳嗽经治疗后基本平伏，胃部偶有不适。以后未再复诊。

［按语］ 此症为肺气、肺阴不足及胃气上逆，胃酸随气上泛所致。故方用紫菀冬花汤以清肺止咳，瓦楞螵蛸汤以和胃制酸。

医案❸ 朱某某，男，65岁。

［初诊］ 2005年12月10日。

主诉：时常咳嗽、喘促近3年。

患者于2002年开始，经常支气管炎反复，伴有气急喘促，外院查肺功能显著减退，动辄气急，喘咳咯痰不爽，夜间时时不能平卧，舌中裂，苔薄，脉滑。

辨证：肺失宣肃，痰阻肺络，肺气上逆。

中医诊断：喘证（肺失宣肃）。

西医诊断：喘息性支气管炎。

治法：宣肺降气，止咳化痰。

方药：麻杏石甘汤加减。

炙麻黄6g 生石膏30g，先煎 蜜紫菀9g 冬瓜子15g 川贝粉9g，分吞 浙贝母9g 生甘草9g 淡黄芩9g 大青叶15g 板蓝根15g 银花9g 连翘9g 蜜枇杷叶9g，包煎 炒枣仁15g 炙远志9g 旋覆花9g，包煎 柴、前胡各9g 蒲公英15g 鱼腥草30g 7剂。

医嘱：忌烟酒、海鲜、辛辣之品。

［二诊］ 2005年12月17日。

药后咯痰较前转爽，1周来喘促未发，夜间能平卧，舌淡，苔薄黄腻，脉缓滑。予麻杏石甘汤加减。

炙麻黄6g 生石膏30g，先煎 蜜紫菀9g 冬瓜子15g 川贝粉9g，分吞 浙贝母9g 生甘草9g 淡黄芩9g 大青叶15g 板蓝根15g 银花9g 连翘9g 蜜枇杷叶9g，包煎 炒枣仁15g 炙远志9g 旋覆花9g，包煎 柴、前胡各9g 蒲公英15g 鱼腥草30g 7剂。

中药气雾方：紫菀冬花气雾方。

旋覆花30g 紫菀30g 冬花30g 浙贝母15g 大青叶30g 鱼腥草30g 黄芩15g 生甘草1.5g 桔梗15g 1剂。

煎煮后，吸入药汁气雾，每次15分钟，每日3次。

［三诊］ 2006年1月21日。

药后喘咳已平，近日复感外邪，喉间有痰，动辄气急喘促，咯痰黄稠，舌淡，苔薄黄腻，脉弦滑略数。予紫菀冬花汤加减。

蜜麻黄6g 川朴9g 鱼腥草30g 苍术9g 柴、前胡各9g 大青叶12g 板蓝根15g 银花9g 连翘9g 浙贝母9g 川贝粉9g，分吞 蜜冬花9g 蜜紫菀9g 蜜枇杷叶9g，包煎 桔梗6g 炙甘草6g 砂、蔻仁各3g，后下 7剂。

中药气雾方：紫菀冬花气雾方。

旋覆花30g 紫菀30g 冬花30g 浙贝母15g 大青叶30g 鱼腥草30g 黄芩15g 生甘草1.5g 桔梗15g 1剂。

煎煮后，吸入药汁气雾，每次15分钟，每日3次。

［四诊］ 2006年1月27日。

药后喘促已平，咽喉不利已减，尚见晨起面浮，舌淡，苔薄微黄，脉弦滑。肺失宣肃，不能通调水道，故有面浮出现。予葫芦渗湿汤合泻白散加减。

葫芦壳15 g　茯苓皮15 g　生、熟米仁各30 g　苍术9 g　川朴9 g　蜜麻黄6 g　蜜紫菀9 g　蜜冬花9 g　川贝粉9 g，分吞　浙贝母9 g　功劳叶15 g　天浆壳15 g　煅牡蛎30 g　姜半夏15 g　瓜蒌仁9 g　旋覆花9 g，包煎　蜜枇杷叶9 g，包煎　桑白皮12 g　黄芩9 g　生草3 g　14剂。

中药气雾方：紫菀冬花气雾方。

旋覆花30 g　紫菀30 g　冬花30 g　浙贝母15 g　大青叶30 g　鱼腥草30 g　黄芩15 g　生甘草1.5 g　桔梗15 g　1剂。

煎煮后，吸入药汁气雾，每次15分钟，每日3次。

［随访］ 经近3个月的巩固治疗，目前病情稳定。3个月后随访无复发。

四、支气管扩张

医案　顾某，女，50岁。

［初诊］ 1992年12月14日。

主诉：经常咳嗽、咯血。

患者有支气管扩张史10年，经常咯血，咳嗽不止，喉痒，痰黄，口干不欲饮，苔薄白而燥，脉滑数。

辨证：肺热损阴，久伤血络。

中医诊断：咯血（肺热损阴）。

西医诊断：支气管扩张咯血。

治法：清肺止咳，养阴止血。

方药：清肺养阴汤。

南、北沙参各15 g　石斛30 g　芦根30 g　白及9 g　蜜紫菀15 g　蜜款冬15 g　炙海螵蛸15 g　仙鹤草30 g　川贝母4.5 g，分吞　黄芩15 g　生石膏30 g，先煎　阿胶9 g，另烊　前胡6 g　蜜麻黄3 g　7剂。

［二诊］ 1992年12月21日。

诉咯血已止，咳嗽未愈，苔薄脉略滑，再从前法。予麻杏石甘汤加减。

蜜麻黄4.5 g　前胡6 g　蜜款冬15 g　蜜紫菀15 g　石斛30 g　蜜白桑皮15 g　地骨皮15 g　黄芩15 g　生石膏30 g，先煎　杏、蒌仁各9 g　仙鹤草30 g　浙贝母4.5 g　蜜枇杷叶9 g，去毛，包煎　14剂。

［三诊］ 1993年1月11日。

药后诸证好转，但仍口干喉痒，痰咯吐欠畅，舌偏淡，苔薄，脉寸浮弦。法拟止咳化痰，予清肺化痰汤加减。

蜜麻黄 4.5 g　前胡 6 g　蜜桑白皮 15 g　蜜紫菀 15 g　蜜款冬 15 g　玉桔梗 6 g　生甘草 6 g　黄芩 15 g　芦根 30 g　旋覆花 9 g,包煎　浙贝母 9 g　川贝粉 3 g,分吞　姜半夏 9 g　胆星 9 g

中成丸竹沥祛痰丸,每次 3 g,每日 3 次。

［按语］　支气管扩张症的急性发作阶段,多为痰热壅肺。又因肺与大肠为表里,腑气不通,胃肠之热熏蒸于上,痰热壅肺不解,肺失宣肃,而致咳嗽不止,热伤肺络而致咯血,故治重在清肺泻热。标证控制后,患者多呈气阴两虚证,或有余邪未清。治疗重在益气养阴,佐以清肺泻热。

第十六章　循环系统疾病

一、早搏

医案❶　张某某，男，29岁。

主诉：心前区不舒，板滞感2个月余。

患者心前区不舒，板滞感，心电图示早搏，T波改变。脉弦滑，苔少，苔根稍有红剥。

辨证：情志不遂，肝气郁结，气滞血瘀，心血不足。

中医诊断：心悸(肝郁气滞)。

西医诊断：早搏。

治法：舒理心气，宽胸散郁。

方药：自拟方。

川楝子9g　延胡索9g　广郁金9g　木香6g　制香附9g　炒枣仁15g　炙远志9g　桃仁15g　杏仁15g　丹参9g　红花6g　太子参30g　炙黄芪30g　枸杞子15g　黄精15g　14剂。

[按语]　多数学者认为，早搏属中医学“心悸”范畴，是由外感六淫、饮食劳倦、内伤七情，或药物中毒等引起，多为虚实夹杂或本虚标实之证，本虚为心之气血阴阳亏虚，标实则为痰浊、水饮、瘀血。在正常情况下，心之搏动、脉之流畅和心气的鼓动、阴血的充盈、心神的调节有着密不可分的关系。心气旺盛，则推动血液在经脉中运行不止。心气功能的健运又多靠心血的运载、配合与濡养，只有心神、心气、心血协调，才能使心搏有力，脉率适宜，不快不慢，来去从容，力量无太过又无不及。秦氏认为，早搏本虚标实，因此，治疗时应选加一些理气活血之品，以助血行；心藏神，神安则脉气调匀，故在治疗早搏时应酌情加安神之药；早搏病程较长，40岁以上患者占多数，往往兼有肾虚之象，应视病情酌加补肾之品，以固根本。方中以广郁金、木香、制香附疏肝理气散郁；桃仁、杏仁、丹参、红花理气活血，以助血行；炒枣仁、炙远志宁心安神，心神得养而自安；川楝子、延胡索活血止痛；太子参、炙黄芪、枸杞子、黄精补益心脾，使心之阴血充足。诸药合用，调肝养心切中病机。

医案❷　蔡某，女，49岁。

心慌，胸闷，偶有咳嗽。肩周炎，颈椎退行性改变。舌质略红，苔薄白，脉缓滑。血压：105/75 mmHg。

方药：西洋参100g，另煎汁收膏时和入　生晒参100g，另煎汁收膏时和入　太子参300g　路党参300 g 炙黄芪300 g 云茯神150 g 焦白术100 g 炙甘草60 g 全当归100 g 大川芎100 g 炒白芍100 g 茱萸肉100 g 淮山药100 g 生、熟地各100 g 福泽泻100 g 枸杞子150 g 粉丹皮60 g 焦谷、麦芽各100 g 焦鸡金100 g 焦山楂100 g 制黄精150 g 大麦冬100 g 砂蔻仁30 g 川石斛150 g 干芦根100 g 五味子100 g 炒杜仲300 g 炒狗脊150 g 川断肉60 g 制首乌300 g 羌独活60 g 鸡血藤300 g 五加皮300 g 络石藤300 g 海风藤300 g 海桐皮200 g 补骨脂100 g 左秦艽60 g 延胡索300 g 木防己100 g 黑玄参150 g 川楝子100 g 佛手片100 g 杜红花60 g 紫丹参100 g 夜交藤300 g 炒枣仁300 g 炙远志200 g 蜜麻黄30 g 蜜冬花150 g 蜜紫菀150 g 枇杷叶150 g 胖大海150 g 象贝母150 g 川贝粉120 g,和入膏中 鱼腥草300 g 炙龟板300 g 熟女贞150 g 桑葚子150 g 仙灵脾150 g 淡苁蓉100 g 巴戟肉100 g 菟丝子100 g 阿胶300 g,收膏用 建文冰500 g,收膏用 奎红枣500 g 桂圆肉100 g 核桃肉100 g

熬膏不用酒,按传统方法熬膏。

[按语] 心悸病机有虚实之分,故治疗上应分虚、实,虚证分别治以补气,养血,滋阴,温阳;实证则应祛痰,化饮,清火,行瘀。但本病以虚实错杂为多见,且虚实的主次、缓急各有不同,故治当相应兼顾。《医林改错·血府逐瘀汤所治之症目》:"心跳心慌,用归脾安神等方不效,用此方百发百中。"该方中以西洋参补气养阴,黄芪补气升阳,白术补气健脾,甘草调和药性,白芍养血调经,枸杞子、杜仲补肝肾,山楂消食化积,黄精滋肾润肺,五味子敛肺滋肾,生津敛汗,狗脊、五加皮、海风藤祛风湿,首乌藤养心安神,鸡血藤活血补血,络石藤祛风通络,海桐皮祛风除湿,补骨脂补肾助阳,延胡索活血行气止痛,川楝子行气止痛,夜交藤活血补血通络,远志宁心安神,枇杷叶清肺化痰止咳,胖大海清热利咽,菟丝子补肾固精,阿胶补血止血。

二、冠状动脉粥样硬化性心脏病

医案 李某,女,42岁。

[初诊] 2009年2月11日。

主诉:心悸、胸闷、乏力3个月。

患者4个月前,因思虑劳累过度,始感心悸不宁,胸闷不舒。心电图检查提示心肌缺血,外院诊断为"冠状动脉粥样硬化性心脏病",予丹参片治疗后,心悸胸闷稍有好转。刻下症见心悸胸闷,睡眠差,乏力,头发脱落较多,舌淡红,苔薄,脉迟缓。

辨证:心脾两虚,气血不足。

中医诊断:心悸(心脾两虚)。

西医诊断:冠状动脉粥样硬化性心脏病。

治法:调补气血。

方药:参芪归地汤加减。

仙鹤草30 g 大枣10个 太子参30 g 黄芪30 g 川芎9 g 当归身6 g 熟地黄30 g 茯苓15 g 丹参9 g 枸杞子15 g 川楝子9 g 延胡索9 g 炒枣仁15 g 炙远志9 g 7剂。

[二诊] 2009年2月18日。

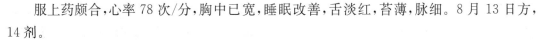

服上药颇合，心率 78 次/分，胸中已宽，睡眠改善，舌淡红，苔薄，脉细。8 月 13 日方，14 剂。

［三诊］ 2009 年 3 月 4 日。

心率 72 次/分，胸中已宽，睡眠改善，舌淡红，苔薄，脉细。8 月 13 日方，14 剂。

［按语］ 患者辨证属心脾两虚，气血不足。仙鹤草又名脱力草，为止血之要药，具有益气补虚，强心之功，配大枣同用，疗效更为明显。黄芪、太子参、茯苓益脾；酸枣仁、远志养心；当归、川芎、熟地黄、丹参补血；枸杞子纯甘多液，能补精神气血之耗伤，其药理成分亚油酸，对防治心血管疾病有重要作用；川楝子、延胡索疏肝行气，增加冠脉血流。合而组方，使气血得复。

三、高血压病

医案 陶某，男，68 岁。

［初诊］ 1996 年 1 月 29 日。

主诉：头晕，心慌，腰冷半年。

患者有高血压史，平素血压持续于 170～190/95～105 mmHg，长期服用硝苯吡啶、卡托普利、美托洛尔等各类降压药，不见近效。心脏超声图示左房轻度扩大，主动脉弹性降低。1995 年 7 月 25 日因大便出血做胃镜示萎缩性胃炎。之后出现腰部寒冷，尤其坐在木椅上，自觉有一股寒气直冲心中，以致心悸怔忡，恐慌不安，头晕目眩。曾多方求医，但因血压未能降至正常，腰冷心慌，诸症未除而心灰，甚则思自尽。刻下，自诉头晕，心慌，腰冷，伴四肢畏寒，欲近衣被，口干舌裂，大便溏薄，舌裂暗红，苔薄，脉沉细软。血压 175/96 mmHg。

辨证：阳气不足，心肾两虚。

中医诊断：眩晕（心肾两虚）。

西医诊断：高血压病。

治法：温肾助阳。

方药：附桂八味丸加减。

熟附片 3 g　桂枝 5 g　鹿角霜 3 g，包煎　生、熟地各 12 g　山萸肉 9 g　怀山药 9 g　炮姜 3 g　补骨脂 9 g　五味子 9 g　生石膏 30 g，先煎　麦门冬 15 g　黄芩 9 g　4 剂。

［二诊］ 1996 年 2 月 1 日。

服上药后，头晕均减，然腰寒、心慌、便溏等症如前。血压 135/95 mmHg，舌裂，苔薄，脉缓滑。1 月 29 日方去石膏，加太子参 30 g，炙甘草 3 g，3 剂。

［三诊］ 1996 年 2 月 5 日。

畏寒已轻，头晕心慌之症已除，大便每日一行，成形。今晨忘服降压药，血压 130/88 mmHg，舌略红，苔薄白，脉缓软。再予温肾助阳，附桂八味丸加减。

熟附片 3 g　桂枝 5 g　鹿角霜 3 g，包煎　熟、生地各 12 g　山萸肉 9 g　怀山药 9 g　炮姜 3 g　补骨脂 9 g　五味子 9 g　麦门冬 15 g　黄芩 9 g　太子参 30 g　炙甘草 3 g　7 剂。

［四诊］ 1996 年 2 月 12 日。

腰寒已除，四肢亦不畏寒，心情逐渐舒畅，近几日每日服一顿降压药(硝苯吡啶 10 mg)以作维持，自测血压稳定，在 130～140/88～90 mmHg。今测血压 130/88 mmHg，苔薄白，脉缓软。嘱再服前方 7 剂，以巩固疗效。

四、风湿性心脏病

医案 范某，女，50 岁。

[初诊] 1995 年 12 月 18 日。

主诉：心悸，喘促，时轻时重 10 年。

患者心悸，喘促，时轻时重已 10 余载，曾因诊断为风湿性心脏病，二尖瓣狭窄，心房颤动，心力衰竭(Ⅱ级)，于本院胸外科做心脏换瓣术，术后 18 个月内生活正常，然而近 2 个月来，又喘促，心胸憋闷，稍动辄甚，面浮肢稍肿，咳嗽痰多，头晕体倦，手足彻冷，尿少色清。心电图示心房扑动。舌偏紫暗，脉沉无力。

辨证：心肾阳微，痰瘀水内结。

中医诊断：心悸(心阳不足)。

西医诊断：风湿性心脏病。

治法：温振心肾，益气化瘀，祛痰利水。

方药：附桂振心化瘀汤加减(自拟方)。

熟附片 9 g　肉桂 3 g　仙灵脾 15 g　干姜 3 g　茯苓 15 g　代赭石 30 g，先煎　炙甘草 9 g　防己 9 g　全瓜蒌 15 g　半夏 9 g　炙黄芪 30 g　党参 30 g　丹参 30 g　14 剂。

[随访] 药后，怔忡，喘促，心胸憋闷，浮肿均减。心率 82 次/分，脉率虽不齐，但较前有力。遂嘱其续服此药 3 个月，病情稳定，生活自理。

[按语] 本例病位虽在心，但至关肾阳。心肾阳虚为本，痰瘀、水饮内结为标，阳气衰微，无力鼓动血运，而致血脉瘀阻，肾阳式微，蒸化无力，水湿内停，泛溢肌肤，蕴聚生痰，凌心犯肺，而成此证。方中附子、肉桂、仙灵脾、干姜温肾煦心，党参、黄芪、甘草益气复脉，丹参、防己、茯苓活血利水，瓜蒌、半夏、代赭石宽胸，化瘀，降逆。

五、变异性心绞痛

医案 王某某，女，49 岁。

[初诊] 2007 年 9 月 29 日。

主诉：胸闷，时有胸痛近 10 日。

患者胸闷、胸痛时作，9 月 15 日胸痛发作 40 分钟，自服 5 粒消心痛方缓解。发作时面色苍白，有冷汗。2006 年 11 月 24 日冠脉造影示冠状动脉粥样硬化。舌质淡紫暗，苔薄，脉缓软。

辨证：痰瘀痹阻，心脉失畅。

中医诊断：胸痹(瘀阻心脉)。

西医诊断：冠心病，变异性心绞痛。

治法：益气活血，化瘀宽胸。

方药：瓜蒌薤白半夏汤合生脉饮加味。

生黄芪 30 g　太子参 30 g　麦冬 9 g　五味子 6 g　全瓜蒌 15 g　薤白头 9 g　广郁金 9 g　木香 6 g　制香附 9 g　丹参 15 g　红花 9 g　赤芍 9 g　煅牡蛎 30 g　浙贝母 9 g　玄参 15 g　川贝粉 9 g，分吞　制半夏 9 g　胆南星 9 g　茯神 9 g　炒枣仁 15 g　炙远志 9 g　制黄精 15 g　14 剂。

针灸治疗：郄门、内关留针 15 分钟，后督脉拔罐。

［二诊］ 2007 年 10 月 13 日。

心绞痛未作，自觉呼吸不畅，胸闷不适，舌淡，苔光滑，脉缓。辨证属气阴不足，心脉失养，法宜益气活血，化瘀宽胸，予生脉散加味。

太子参 30 g　麦冬 9 g　五味子 9 g　丹参 9 g　黄芪 30 g　枸杞子 15 g　制黄精 15 g　制香附 9 g　木香 6 g　广郁金 9 g　川楝子 9 g　延胡索 9 g　炒枣仁 15 g　炙远志 9 g　生甘草 6 g　桃仁 9 g　红花 6 g　14 剂。

针灸治疗：郄门、内关留针 15 分钟，手法平补平泻，每周 2 次。

［三诊］ 2007 年 10 月 27 日。

病情稳定，无明显不适，舌淡，苔净，脉缓沉软。益气养阴，理气活血法治疗，其证相符，效不更方，10 月 13 日方，14 剂。

针灸治疗：郄门、内关留针 15 分钟，手法平补平泻，每周 2 次。

［四诊］ 2007 年 10 月 20 日。

心绞痛未作，胸闷改善，睡眠欠安，舌边齿痕，苔薄，脉软。10 月 13 日方去桃仁、红花，加夜交藤 30 g，合欢皮 30 g，7 剂。

针灸治疗：内关、百会、印堂、足三里、三阴交留针 15 分钟，手法平补平泻，每周 2 次。

［随访］ 治疗 1 个月，病情明显缓解，以后未再诊。

［按语］ 冠状动脉粥样硬化性心脏病，简称冠心病，是由于冠状动脉硬化或痉挛导致心肌缺血、缺氧而引起的心脏疾病。可由于心肾阳虚，无力推动血脉，运行乏力，心脉痹阻而致心痛；或由于肾阴不足，心火偏亢，阴虚火旺，煎熬津液成痰，痰瘀互结阻于心脉而发病。本病例秦氏初诊时用生脉饮合瓜蒌薤白半夏汤加减，旨在益气活血，化痰宽胸。再诊时以益气养阴，理气活血为主。自始至终，参以针刺内关、郄门。如此针药结合，仅治疗 1 个月，病情明显好转。

第十七章　消化系统疾病

一、反流性食管炎、胃炎

医案❶　秦某，女，30岁。

［初诊］　1994年3月17日。

主诉：上腹部不适，伴嗳气，泛酸10余年。

患者于1982年经胃镜检查发现反流性食管炎，常见中上腹懑闷感，伴有嗳气泛酸。1年前胃镜复查提示慢性胃炎，胃窦炎，反流性食管炎。经中西医治疗仍反复不适。症见面色萎黄，形体瘦弱，舌淡，苔薄，脉缓软。

辨证：胃失和降，气机上逆。

中医诊断：胃脘痛（胃气上逆）。

西医诊断：胃窦炎，慢性胃炎，反流性食管炎。

治法：理气和中，和胃降逆。

方药：旋覆代赭汤加减。

旋覆花9g，包煎　煅赭石30g，先煎　制半夏9g　高良姜3g　煅瓦楞30g，先煎　炙海螵蛸15g　延胡索9g　川楝子9g　焦鸡内金9g　沙参12g　焦谷、麦芽各15g　黄连3g　制大黄6g　14剂。

医嘱：进软食品，忌油炸之品及生冷食品。

［二诊］　1994年3月31日。

诉药后胃脘不适略有改善，泛酸稍缓解，惟感食管有梗塞感，苔薄，脉缓。治守原意，3月17日方加藿、苏梗各9g，14剂。

［三诊］　1994年4月14日。

药后嗳气泛酸已明显减少，中上腹懑闷及食管梗阻感尚存，苔薄，脉细缓。治拟疏肝和胃降逆，逍遥散合金铃子散加减。

柴胡6g　白芍12g　香附9g　青、陈皮各6g　川楝子9g　苏梗9g　佛手6g　绿萼梅6g　煅瓦楞30g，先煎　炙海螵蛸15g　浙贝母9g　延胡索9g　焦楂、曲各12g　焦谷、麦芽各15g　生甘草3g　7剂。

［随访］　如此中药调理6个月，病情稳定。

［按语］　该患者因慢性胃炎、胃窦炎、反流性食管炎常有胀气、泛酸。在治疗的整个过

程中，秦氏贯理气畅中以始终，辅以和胃降逆。方中用炙海螵蛸、煅瓦楞和胃止酸；浙贝母生肌以保护胃黏膜；焦楂曲、焦谷、麦芽消食导滞，使患者气机得以调畅，症状也趋缓解。

医案❷ 张某，男，47岁。

［初诊］ 2006年1月9日。

主诉：食管部烧灼痛近1年。

患者近1年来常感食管部烧灼痛，时见胃脘部隐隐不适感，吐酸嗳气，食后作胀，食管有堵塞感。外院胃镜提示浅表性胃炎，十二指肠球炎，反流性食管炎。以往曾有隐血试验阳性病史。胃脘部疼痛，食后胀痛明显，胃镜检查提示浅表性胃炎，十二指肠球炎，反流性食管炎。面色萎黄，精神尚佳，舌淡红，苔薄白，脉细弦。

辨证：肝火内郁，胃失和降。

中医诊断：吐酸(肝胃失和)。

西医诊断：反流性食管炎。

治法：疏肝和胃制酸。

方药：瓦楞螵蛸汤加减。

川楝子9g 延胡索9g 煅瓦楞30g 炙海螵蛸15g 浙贝母9g 木香6g 砂、蔻仁各3g 高良姜3g 白术9g 茯苓9g 佛手片6g 炒川连6g 陈皮9g 姜半夏9g 焦谷、麦芽各9g 焦鸡金9g 焦三楂9g 7剂。

［二诊］ 2006年1月17日。

尚见胃脘部隐隐不适感，吐酸嗳气，食后作胀，食管有堵塞感，舌淡红，苔薄白，脉弦。肝火内郁，胃失和降未清，瓦楞螵蛸汤加减。

川楝子9g 延胡索9g 柴胡9g 炒白芍9g 制香附9g 白术9g 佛手片6g 砂、蔻仁各3g 煅瓦楞30g 炙海螵蛸15g 浙贝母9g 川连6g 制川军9g 木香6g 三棱9g 莪术9g 焦谷、麦芽各9g 焦鸡金9g 焦三楂9g 7剂。

［三诊］ 2006年1月3日。

药后食管堵塞疼痛感已缓解，舌淡红，苔薄白，脉弦。肝胃不和，瓦楞螵蛸汤加减。

川楝子9g 延胡索9g 柴胡9g 炒白芍9g 制香附9g 白术9g 佛手片6g 砂、蔻仁各3g 煅瓦楞30g 炙海螵蛸15g 浙贝母9g 川连6g 制川军9g 木香6g 三棱9g 莪术9g 焦谷、麦芽各9g 焦鸡金9g 焦三楂9g 青、陈皮各9g 7剂。

［随访］ 患者系浅表性胃炎、十二指肠球炎、反流性食管炎，根据临床表现进行辨证施治，经过1个月的治疗自觉症状明显好转，食管堵塞及疼痛感基本消除。患者因不能长期坚持服汤剂，为巩固治疗后期应用猴头菌片治疗。

医案❸ 金某，女，34岁。

［初诊］ 2008年8月30日。

主诉：胃脘隐痛3个月。

患者近3个月来胃脘部隐痛，呕吐恶心，吞酸时作，夜眠差，嗳气酸腐。胃镜示重度胆汁反流，病理检查示肠化生(＋＋)。血压146/88 mmHg。舌淡，苔净，脉缓软。

辨证：胆腑失于疏泄，肝胃气滞。

中医诊断：胃痛(肝气犯胃证)。

西医诊断：胆汁反流性胃炎。

治法：和胃降逆，利胆安神。

方药：自拟方。

茵陈 30 g　煅瓦楞 30 g　炙海螵蛸 15 g　浙贝母 9 g　砂、蔻仁各 3 g，后下　党参 15 g　熟白术 9 g　姜半夏 9 g　茯神 15 g　陈皮 9 g　金钱草 30 g　炒枣仁 15 g　炙远志 9 g　红枣 5 个　7 剂。

［二诊］　2008 年 9 月 10 日。

服药后症状有好转，停药后，胃中隐痛仍作，夜眠差，舌淡，苔少，脉缓。8 月 30 日方加木香 6 g，夜交藤 30 g，7 剂。

［三诊］　2008 年 9 月 17 日。

胃中隐痛，口苦，恶心呕吐，口中泛酸好转，舌根部苔略净，脉缓和。夜间阳不敛阴，肝气郁滞，郁而化火，犯于胃腑。8 月 30 日方加木香 6 g，吴茱萸 1.5 g，黄连 1.5 g，14 剂。

［按语］　胃为阳土，喜润恶燥，为五脏六腑之大源，乃多气多血之腑，主受纳腐熟水谷，其气以和降为顺。感受外邪，内伤饮食，情志失调，劳倦过度，皆可伤及胃腑，致胃气失和，气机郁滞，胃脘作痛。胃为阳土，其病多实，脾属阴土，其病多虚，所以脾气健运与否，在胃痛的发病中也起着重要的作用。胆之通降，有助于脾之运化，胃之和降。胆病失于疏泄，可致肝胃气滞。若胆腑通降失常，胆气不降，逆行入胃，胃气失和，气机不利，则胃脘作痛。《灵枢·四时气》曰："邪在胆，逆在胃。"因此，病变脏腑关键在胃、肝、脾。方中陈皮、砂仁、蔻仁、半夏、浙贝母理气化痰降逆，茵陈、瓦楞、海螵蛸、金钱草利胆制酸，党参、白术健脾和胃，伏神、枣仁、远志、红枣安神。

二、慢性胃炎

医案❶　顾某，男，46 岁。

［初诊］　1998 年 8 月 17 日。

主诉：胃脘作胀，食后更甚 1 周。

患者有萎缩性胃炎、胃窦炎史，近 1 周来，胃脘作胀，食后更甚，攻撑作痛，连及两胁，时有泛酸嘈杂，口苦而干，舌质偏红，苔薄黄，脉弦。

辨证：肝气郁结，横逆犯胃。

中医诊断：胃脘痛(肝气犯胃)。

西医诊断：萎缩性胃炎，胃窦炎。

治法：疏肝理气，理气和胃止痛。

方药：黄连泻心汤加减。

川楝子 9 g　延胡索 9 g　木香 6 g　煅瓦楞 30 g　焦谷、麦芽各 15 g　黄连 3 g　生大黄 4.5 g，后下　焦鸡内金 9 g　砂、蔻仁各 3 g，后下　大腹皮 9 g　陈皮 6 g　14 剂。

［二诊］ 1998年8月31日。

服前药上症悉减，稍有呕吐清水，舌暗红，脉弦紧，法拟原方续之。8月17日方去生大黄，加高良姜3 g，14剂。

［三诊］ 1998年9月14日。

饮冷牛奶后，胃中不舒作胀，舌质暗红，脉弦，法再从前，续用丸方调治。8月17日方去生大黄，14剂。研细末泛丸，每服5 g，每日3次。

［四诊］ 1998年10月12日。

胃中不舒已安，苔薄，脉弦，法再从前。8月17日方去生大黄，7剂。研细末泛丸，每服5 g，每日3次。

医案❷ 刘某某，女，55岁。

［初诊］ 2006年8月10日。

主诉：胃胀、胃痛近3个月。

患者反复胃胀、胃痛10余年，曾经检查为慢性胃炎，其间经常发作。本次发作近3个月，自觉胃上方气短或伴呼吸困难，无泛酸，乏力，舌淡，苔薄白，脉略弦。

辨证：中气虚弱，肝胃不和。

中医诊断：胃脘痛(肝胃不和)。

西医诊断：慢性胃炎。

治法：疏肝和胃，后调中气。

方药：瓦楞螵蛸汤加减。

川楝子9 g　延胡索9 g　青、陈皮各9 g　制香附9 g　枳壳9 g　木香6 g　高良姜3 g　砂、蔻仁各3 g，后下　焦鸡金9 g　焦山楂9 g　焦谷、麦芽各9 g　浙贝母9 g　煅瓦楞30 g　炙海螵蛸15 g　淡吴萸1.5 g　7剂。

医嘱：忌辛辣、油榨、腌制、烟熏食物。

［二诊］ 2006年8月17日。

呼吸困难，乏力缓解，呃逆次数减少，目前觉胃胀痛，满闷，舌淡，苔少，脉缓弦滑。予逍遥散加减。

柴胡9 g　焦白术6 g　云茯苓9 g　枳实、壳各9 g　广陈皮9 g　川楝子9 g　延胡索9 g　木香9 g　高良姜3 g　制香附9 g　焦鸡金9 g　焦谷、麦芽各9 g　焦山楂9 g　煅瓦楞30 g　炙海螵蛸15 g　炙川军9 g　浙贝母9 g　杏、蒌仁各15 g　砂、蔻仁各3 g，后下　7剂。

［三诊］ 2006年8月24日。

胃胀、胸闷均有改善，胃上方稍隐痛，苔薄，脉弦数。予逍遥散加减。

柴胡9 g　焦白术6 g　炒白芍9 g　云茯苓9 g　广陈皮9 g　川楝子9 g　延胡索9 g　木香9 g　高良姜3 g　制香附9 g　焦鸡金9 g　焦谷、麦芽各9 g　焦山楂9 g　煅瓦楞30 g　炙海螵蛸15 g　炙川军9 g　浙贝母9 g　杏、蒌仁各15 g　砂、蔻仁各3 g，后下　7剂。

［四诊］ 2006年8月31日。

胃脘疼痛已大愈，当从巩固疗效，舌淡，苔薄，脉弦。予逍遥散加减。

柴胡9g　焦白术6g　炒白芍9g　云茯苓9g　广陈皮9g　川楝子9g　延胡索9g　木香9g　高良姜3g　制香附9g　焦鸡金9g　焦谷、麦芽各9g　焦山楂9g　煅瓦楞30g　炙海螵蛸15g　炙川军9g　浙贝母9g　杏、蒌仁各15g　砂、蔻仁各3g，后下　14剂。

内服药粉胶囊方，上方，7剂。

操作方法：共研细末，装入"0"号胶囊内，每服4粒，每日3次。

［随访］　胃脘痛症状已愈，为巩固疗效继续胶囊方治疗。半年后随访疼痛未复发。

［按语］　胃痛发生的原因有寒邪客胃、饮食伤胃、肝气犯胃、脾胃虚弱等，导致胃的气机阻滞，胃气失于和降，不通则痛。其病变部位在胃，但与肝、脾有关。本案脘痛且胀，属肝胃不和，在治疗中以先拟疏肝和胃，后调中气为原则，处方初用瓦楞螵蛸汤加减，胃脘胀痛改善不明显，后改用逍遥散加减，逐渐见效。方中用柴胡、木香、川楝子、延胡索、大腹皮、陈皮理气和胃止痛；白芍酸苦微寒，敛阴养血柔肝；白术、茯苓健脾益气，培土抑木；枳实壳配生军清热化滞通降；高良姜温中止痛；焦谷芽、焦麦芽、焦山楂、焦鸡金消食和中；煅瓦楞、炙海螵蛸制酸止痛；砂仁、蔻仁化湿醒脾，行气宽中。此方以疏肝和胃药为主，佐以温中理气药，是秦氏治疗胃脘痛的独到之处。

医案❸　胡某某，男，32岁。

［初诊］　2007年6月9日。

主诉：胃脘作胀延绵已近10年。

患者胃脘作胀，延绵不愈，已近10年，伴食管下段胀痛，嗳气，泛酸，有食欲，大便欠实。外院胃镜报告慢性萎缩性胃炎。舌边齿痕，偏淡，苔薄，脉弦。

辨证：肝胃不和，胃失和降。

中医诊断：胃脘痛(肝胃不和)。

西医诊断：慢性萎缩性胃炎。

治法：疏肝理气，和胃降逆。

方药：瓦楞螵蛸汤。

川楝子9g　延胡索9g　浙贝母9g　煅瓦楞30g　炙海螵蛸15g　煅牡蛎15g，先煎　旋覆花9g，包煎　木香9g　炒川连6g　砂、蔻仁各3g，后下　高良姜3g　焦扁豆15g　芡实15g　焦神曲9g　焦谷、麦芽各9g　焦鸡金9g　藿香9g　7剂。

［二诊］　2007年6月16日。

胃胀痛改善，尚有嗳气，血脂偏高，舌淡，苔薄，脉缓弦。予瓦楞螵蛸汤。

煅瓦楞30g　炙海螵蛸15g　浙贝母9g　川楝子9g　砂、蔻仁各3g，后下　木香9g　高良姜3g　旋覆花9g，包煎　焦扁豆15g　芡实15g　煅牡蛎15g，先煎　藿香9g　焦鸡金9g　焦谷、麦芽各9g　焦神曲9g　生山楂9g　14剂。

［三诊］　2007年6月3日。

胃胀较前有改善，大便每日2～3次，舌边齿痕，苔薄，脉弦滑。肝脾不和日久，脾胃运化无权，香砂六君子丸加减。

党参15g　白术15g　茯苓9g　陈皮9g　木香9g　砂、蔻仁各3g，后下　炒川连6g

川楝子9g　延胡索9g　焦神曲9g　焦鸡金9g　焦谷、麦芽各9g　焦扁豆15g　芡实9g　石榴皮15g　煅龙、牡各30g,先煎　14剂。

医嘱：忌辛辣、油榨、烟熏、腌制等刺激性食物。

［四诊］　2007年7月7日。

大便溏泄及腹胀均已大为改善，舌淡，苔少，脉缓。肝脾不和日久，脾胃运化无权，日久伤阴，六君子丸加减。

党参30g　焦白术9g　炒白芍9g　茯苓9g　炙甘草6g　陈皮6g　姜半夏9g　木香6g　补骨脂9g　石榴皮15g　焦扁豆15g　莲子肉15g　芡实9g　煅龙、牡各30g,先煎　葛根9g　秦皮9g　炮黑姜3g　芦根9g　14剂。

［随访］　胃胀消失，大便溏薄，腹胀好转。

［按语］　萎缩性胃炎、胃窦炎是临床常见病、多发病，中医属“胃脘痛”范畴。临床上常以胃脘部疼痛为主要症状，同时伴嗳气，泛酸，嘈杂，恶心呕吐，甚或吐血、便血。常与饮食、情志不畅、劳累受寒等有关。病因虽多，但发病均由“不通则痛”所致。治疗以理气和胃止痛为原则，并根据寒热虚实证候，分别采取不同的治法。秦氏认为此病例是由于中脘气机不利，胃失通降，气滞则胃脘胀痛，故治疗以理气和胃药为治法。方中用川楝子、延胡索、木香理气和胃止痛，川连、浙贝母清热化滞通降，高良姜温中止痛，焦谷麦芽、焦神曲、焦鸡金消食和中，焦扁豆、芡实、砂蔻仁、藿香健脾化湿，煅瓦楞、炙海螵蛸、煅牡蛎制酸止痛，旋覆花和胃降逆。此方以理气和胃药为主，佐以清热与温中药同用，寒温同治是秦氏治疗胃脘痛的独到之处。

随着病情的发展，患者的胃脘胀痛症状得到改善，但肝脾不和日久，脾胃运化无权，出现了脾虚泄泻，改用香砂六君子丸加减主之。经过不断的辨证施治，病情终得明显改善。

医案❹　张某，女，25岁。

［初诊］　2004年8月11日。

主诉：胃脘部疼痛2年余。

患者曾在外院做GI示胃黏膜脱落，十二指肠球部溃疡，HP(＋)。胃脘部疼痛，便秘，舌偏红，苔薄白，脉细缓。

辨证：胃失和降，胃气上逆。

中医诊断：胃脘痛(胃失和降)。

西医诊断：慢性胃炎。

治法：理气和中，和胃降逆。

方药：瓦楞螵蛸汤。

煅瓦楞30g　川楝子30g　延胡索9g　海螵蛸15g　浙贝母9g　白及6g　生大黄9g,后下　火麻仁30g　焦谷、麦芽各9g　焦鸡金9g　焦山楂9g　木香6g　高良姜3g　砂仁3g,后下　姜半夏9g　陈皮6g　7剂。

［二诊］　2004年8月19日。

胃脘部疼痛略有好转，舌淡，苔薄白，脉缓。调理气机，和胃降逆止痛，予瓦楞螵蛸汤。

煅瓦楞 30 g 川楝子 30 g 延胡索 9 g 海螵蛸 15 g 浙贝母 9 g 白及 6 g 生大黄 9 g,后下 火麻仁 30 g 焦谷、麦芽各 9 g 焦鸡金 9 g 焦山楂 9 g 木香 6 g 高良姜 3 g 砂仁 3 g,后下 姜半夏 9 g 陈皮 6 g 10 剂。

共碾细末,水泛为丸,每日 3 g。

[三诊] 2005 年 1 月 29 日。

病情稳定,胃脘痛已基本治愈,舌淡,苔薄白,脉缓。8 月 11 日方,14 剂。

[随访] 胃脘痛症状消失,3 个月后随访无复发。

医案❺ 陆某,男,29 岁。

[初诊] 2009 年 5 月 14 日。

主诉:吐酸,畏寒 3 周。

患者吐酸时作,嗳气酸腐,胸脘胀闷,四肢不温,畏寒,尤以背部为甚,大便正常。有胃出血病史。舌淡,苔少,脉弦。

辨证:寒邪客胃,阻碍气机,肝失调达,肝郁犯胃,脾胃虚弱。

中医诊断:吐酸(寒阻气机)。

西医诊断:慢性胃炎。

治法:健脾理气,和胃制酸。

方药:自拟方。

煅瓦楞 15 g 浙贝母 9 g 木香 6 g 制香附 9 g 延胡索 9 g 川楝子 9 g 蔻、砂仁各 3 g 桂枝 3 g 炒白芍 9 g 炒谷、麦芽各 9 g 鸡内金 9 g 焦山楂 9 g 枸杞子 15 g 制黄精 15 g 焦白术 9 g 红枣 5 g 制海螵蛸 15 g 杜仲 30 g 炒狗脊 15 g 14 剂。

[二诊] 2009 年 5 月 28 日。

吞酸减轻,背部仍畏寒,无虚汗,舌淡,苔薄,脉弦滑。

气机畅达,故症状减轻,寒为阴邪,阻碍阳气,阳气虚弱,故畏寒,补气温阳,和胃制酸。

炒白芍 9 g 麦冬 9 g 柴胡 9 g 太子参 30 g 炙黄芪 30 g 当归 9 g 肉桂 3 g 芦根 9 g 煅瓦楞 30 g 川楝子 9 g 延胡索 9 g 焦谷、麦芽各 9 g 焦山楂 9 g 鸡内金 9 g 14 剂。

[三诊] 2009 年 6 月 11 日。

仍畏寒,以脊背为甚,舌淡,苔薄,脉弦滑。寒为阴邪,阻碍阳气,阳气虚弱,故畏寒。肾阳为诸阳之本,背为阳,腹为阴,故阳虚则背部寒,温补肾阳,和胃制酸。

煅瓦楞 30 g 川楝子 9 g 延胡索 9 g 羌、独活各 9 g 炒杜仲 30 g 续断 9 g 炒狗脊 15 g 焦谷、麦芽各 9 g 熟附子 3 g 桂枝 6 g 炒白芍 9 g 麦冬 9 g 柴胡 9 g 焦山楂 9 g 太子参 30 g 炙黄芪 30 g 当归 9 g 肉桂 3 g 芦根 9 g 鸡内金 9 g 4 剂。

[按语] 吐酸可单独出现,但常与胃痛兼见。《素问·至真要大论》曰"诸呕吐酸,暴注下迫,皆属于热",认为本病证多属于热。《证治汇补·吞酸》曰"大凡积滞中焦,久郁成热,则本从火化,因而作酸者,酸之热也;若客寒犯胃,顷刻成酸,本无郁热,因寒所化,酸之寒也",说明吐酸不仅有热,亦有寒,并与胃有关。《寿世保元·吞酸》曰:"夫酸者,肝之味也,由火盛制金,不能平木,则肝木自甚,故为酸也。"说明与肝气有关。本证有寒、热之分,属热者,多由

肝郁化热，胃失和降所致；因寒者，多因肝郁犯胃，脾胃虚弱而成。但总以肝气犯胃为基本病机。故方中制香附、木香、延胡索、川楝子、砂仁、蔻仁行气疏肝，炒白芍、焦白术、炒谷麦芽、鸡内金、焦山楂健脾和胃，煅瓦楞、浙贝母、制海螵蛸抑制胃酸，桂枝、枸杞子、制黄精、红枣、杜仲、炒狗脊温补肾阳以祛寒。

医案❻ 陈某，男，80岁。

［初诊］ 2009年8月13日。

主诉：腹胀3个月。

患者腹脘闷胀，气撑上逆，胸胁胀满，心烦易怒，大便不爽，舌淡，苔薄，脉弦。

辨证：肝气犯胃，胃失和降，脾胃虚弱。

中医诊断：痞满（肝气犯胃）。

西医诊断：慢性胃炎。

治法：疏肝理气，健脾和胃。

方药：自拟方。

鸡内金9g 焦谷、麦芽各9g 焦山楂9g 木香6g 藿香9g 青、陈皮各9g 炒白术9g 蔻、砂仁各3g 川楝子9g 延胡索9g 枳壳9g 伏神9g 炒白芍9g 枸杞子15g 制黄精15g 红枣5g 煅瓦楞30g 北沙参15g 石斛9g 14剂。

［二诊］ 2009年8月27日。

心胸痞满不适减轻，腹泻每日6次，舌淡，苔少，脉弦滑。肝气畅达，故痞满减轻；脾胃失运，故腹泻。

党参15g 黄芪15g 炒白术9g 茯神9g 陈皮9g 半夏9g 炙甘草6g 枸杞子15g 黄精15g 当归9g 苏子9g 莱菔子9g 木香6g 制香附9g 蔻、砂仁各3g 延胡索9g 川楝子9g 全瓜蒌30g

［三诊］ 2009年9月11日。

心胸痞满不适基本缓解，腹泻每日3次，舌淡，苔少，脉弦滑。8月27日方，14剂，以巩固疗效。

［按语］ 痞满以心下痞塞，满闷不舒，触之无形，按之柔软，压之无痛，外无胀大之形为临床特点，病位在胃脘，病因有热、食、湿、痰、气、虚等。病机有虚实之异，且常虚实夹杂。病变脏腑在脾胃，以中焦脾胃气机不利，升降失和为基本病机。再者年事高者，津液亏损，无津上承，气机欠畅。方中木香、青皮、陈皮、蔻仁、砂仁、川楝子、延胡索、枳壳疏肝理气，鸡内金、焦谷麦芽、焦山楂、炒白术、炒白芍、茯神健脾益气和胃，藿香、煅瓦楞制酸，枸杞子、制黄精、红枣、北沙参、石斛养阴和胃。全方以调理脾胃，理气消痞为本，滋阴制酸以补，遵循虚则补之，实则泻之原则。

医案❼ 胡某，男，54岁。

患者受冷后胃痛不适，半夜泛酸上冲，盗汗，腰酸，行走时足跟痛，易疲劳。晨尿为乳糜尿，大便1日2～3次。双下肢浮肿，服用西洋参及虫草后眼睛发热。糖尿病，空腹血糖10～12 mmol/L，注射胰岛素早15 U，中18 U，晚15 U。高血压，最高165/100 mmHg，服用缬沙坦控制不佳。高血脂，乙肝小三阳。脉沉略滑，苔薄。

方药：南、北沙参 300 g　特级枫斗 100 g，另煎汁收膏时和入　生晒参 100 g，另煎汁收膏时和入　太子参 300 g　潞党参 300 g　炙黄芪 300 g　云茯神 150 g　焦白术 100 g　炙甘草 60 g　全当归 100 g　大川芎 100 g　炒白芍 100 g　茱萸肉 100 g　淮山药 100 g　生、熟地各 100 g　福泽泻 100 g　枸杞子 150 g　粉丹皮 60 g　焦谷、麦芽各 100 g　焦鸡金 100 g　焦山楂 100 g　制黄精 150 g　大麦冬 100 g　砂、蔻仁各 30 g　川石斛 150 g　干芦根 100 g　五味子 100 g　炒杜仲 300 g　炒狗脊 150 g　川断肉 60 g　制首乌 300 g　葫芦壳 150 g　茯苓皮 150 g　粉萆薢 150 g　炒车前 100 g　浮小麦 300 g　碧桃干 300 g　煅龙、牡各 300 g　川楝子 100 g　延胡索 100 g　煅瓦楞 300 g　炙海螵蛸 300 g　高良姜 30 g　广陈皮 100 g　广木香 60 g　黑白丑 100 g　怀牛膝 100 g　桑寄生 100 g　羌、独活各 30 g　明天麻 250 g　石决明 300 g　杭甘菊 150 g　罗布麻 300 g　仙灵脾 100 g　淡苁蓉 100 g　巴戟肉 100 g　黑玄参 100 g　陈阿胶 300 g，收膏用　元贞糖 250 g，收膏用

熬膏不用酒，按传统方法熬膏。

［按语］　胃痛的病位在胃，与肝、脾关系密切。基本病机为胃气阻滞，胃失和降，不通则痛。病理因素主要有气滞、寒凝、热郁、湿阻、血瘀。该方中以黄芪补气升阳，白术补气健脾，甘草调和药性，白芍养血调经，枸杞子、杜仲补肝肾，山楂消食化积，黄精滋肾润肺，五味子敛肺滋肾，生津敛汗，狗脊、桑寄生祛风湿，首乌藤养心安神，车前子利尿通淋，浮小麦止汗，川楝子行气止痛，延胡索活血行气止痛，煅瓦楞抑酸止痛，海螵蛸制酸止痛，高良姜散寒止痛，石决明平肝潜阳，罗布麻平抑肝阳。

医案❽　汤某，女，69 岁。

患者慢性浅表性胃炎伴糜烂，肠化生（＋）；糖尿病，吃药控制可；慢性气管炎，干咳。大便干结难下，眠差，舌质红，苔厚腻偏黄，脉弦滑。血压 95/55 mmHg。

方药：西洋参 150 g，另煎汁收膏时和入　生晒参 150 g，另煎汁收膏时和入　潞党参 300 g　炙黄芪 300 g　云茯神 150 g　焦白术 100 g　炙甘草 60 g　全当归 100 g　大川芎 100 g　炒白芍 100 g　茱萸肉 100 g　淮山药 100 g　生、熟地各 100 g　福泽泻 100 g　枸杞子 150 g　粉丹皮 60 g　焦谷、麦芽各 100 g　焦鸡金 100 g　焦山楂 100 g　制黄精 150 g　大麦冬 100 g　砂、蔻仁各 30 g　川石斛 150 g　干芦根 100 g　五味子 100 g　炒杜仲 300 g　炒狗脊 150 g　川断肉 60 g　制首乌 300 g　煅瓦楞 300 g　海螵蛸 150 g　象贝母 100 g　广木香 60 g　川楝子 100 g　延胡索 100 g　广陈皮 100 g　姜半夏 100 g　焦苍术 100 g　制川朴 100 g　制香附 100 g　款冬花 150 g　清紫菀 150 g　枇杷叶 150 g　川贝粉 90 g，和入膏中　白前胡 100 g　天浆壳 150 g　功劳叶 150 g　鱼腥草 150 g　杏蒌仁 100 g　火麻仁 150 g　炙远志 150 g　夜交藤 300 g　合欢皮 100 g　炒枣仁 150 g　熟女贞 150 g　桑葚子 150 g　元贞糖 200 g，收膏用　陈阿胶 300 g，收膏用　奎红枣 500 g　核桃肉 200 g

熬膏不用酒，按传统方法熬膏。

［按语］　《临证指南医案·胃脘痛》："初病在经，久痛入络，以经主气，络主血，则可知其治血之当然也，凡气既久阻，血也因病，循行之脉络自痹，而辛香理气，辛柔和血之法，实

为对待必然之理。”该方中以西洋参补气养阴，黄芪补气升阳，白术补气健脾，甘草调和药性，白芍养血调经，枸杞子、杜仲补肝肾，山楂消食化积，黄精滋肾润肺，五味子敛肺滋肾，生津敛汗，狗脊祛风湿，首乌藤养心安神，煅瓦楞抑酸止痛，海螵蛸制酸止痛，川楝子行气止痛，延胡索活血行气止痛，苍术燥湿健脾，香附疏肝理气，款冬花润肺下气，止咳化痰，枇杷叶清肺化痰止咳，鱼腥草清热解毒，火麻仁润肠通便，远志宁心安神，夜交藤活血补血通络。

三、慢性肠炎

医案❶　孙某，女，37岁。

[初诊]　1991年8月3日。

主诉：大便不实，有时泄泻近4年。

患者自4年前人流后，因饮食不当引起腹泻，经多方治疗效不显著。诊见面色萎黄，形体消瘦，大便不实，日行2～3次，伴肠鸣辘辘，脐周时有隐痛，脘腹部畏寒不适，得温则舒，苔薄白腻，脉细滑，尺脉沉细。

辨证：脾胃虚寒，健运失司。

中医诊断：泄泻(脾胃虚寒)。

西医诊断：慢性肠炎。

治法：温中健脾止泻。

方药：参苓白术散加减。

炒党参15g　云茯苓15g　焦扁豆15g　苍、白术各9g　木香6g　熟附子3g　炮姜炭4.5g　莲子肉15g　生、熟薏苡仁各12g　焦楂、曲各15g　炙甘草3g　14剂。

针灸治疗：取穴中脘、天枢、足三里、命门、肾俞，均施捻转补法，温灸3壮，隔日1次。

医嘱：少食面食、豆类、牛奶之品。

[二诊]　1991年8月17日。

经温针6次以及2周中药治疗，肠鸣已减少，惟大便仍溏，次数未减，苔薄白腻，脉沉细缓。治守原意，参苓白术散加减。

潞党参15g　苍、白术各9g　云茯苓15g　莲子肉15g　焦扁豆15g　生、熟薏苡仁各12g　熟附片3g　炮姜炭4.5g　赤石脂30g　石榴皮15g　芡实9g　炙升麻9g　焦楂、曲各15g　炙甘草3g　14剂。

针灸治疗：取穴同8月3日，隔日1次，灸3壮。

[三诊]　1991年8月30日。

经针药同治后，大便结实，仍日行3次，苔薄腻，脉沉细。以乘胜追寇，原意续治。8月17日方，14剂。

针灸治疗：取穴同8月3日。

[随访]　上法调治3个月，大便转实，日已1行，面色转红润，嘱服丸药调理1个月而愈。

医案❷　郁某，女，47岁。

［初诊］　1961年8月30日。

主诉：大便溏薄20个月。

患者于20个月前（1959年秋季）开始大便溏薄，每日早、晚各1次，不成形，常伴有不消化食物，量较小，味臭，但无脓血及黏液，亦无里急后重，便前满腹隐痛胀气，便后则感舒服，如是一直持续至今，偶尔数日趋向正常。4个月前开始每日上午8时出现低热37.3～37.4℃，至傍晚则热退，身体日渐消瘦，全身乏力，食欲减退。近3个月来，每晚有盗汗。自发现大便溏薄开始，亦有尿频现象，日间10余次，晚间3～4次，而以上午为著，与饮水多少有关，但无尿急、尿痛及血尿等现象。惟今年2月间曾有过2次红色小便。患者因更年期综合征、甲状腺功能亢进、动脉硬化性心脏病，于1961年5月17日住院。刻诊形体消瘦乏力，腹中痛时即大便，大便溏垢，味臭，每日五六次，汗出手震，口渴喜饮，用鸦片酊止泻无效。舌质红绛，苔黑燥厚，脉象弦数。

辨证：肠中积热，化燥化火。

中医诊断：泄泻（肠中积热）。

西医诊断：慢性肠炎。

治法：清肠泄热，扫除肠中宿垢。

方药：香连疏中汤加减。

玄明粉12g，冲服　枳实、壳各6g　黑白丑3g　槟榔9g　煨诃子9g　白头翁15g　秦皮15g　姜黄连4.5g　煨木香9g　1剂。

医嘱：建议鸦片酊暂停使用。

［二诊］　1961年8月31日。

大便7次，腹痛减轻，身体较软少力、出汗，脉弦数转为缓软。肠中积热已趋清除，故以清肠敛汗为治，白头翁汤加减。

白头翁15g　北秦皮15g　姜黄连1.8g　姜黄柏6g　炒槟榔3g　煨诃子9g　浮小麦15g　炙黄芪9g　碧桃干15g　煅龙骨30g，先煎　煅牡蛎60g，先煎　煨木香9g　7剂。

服药后大便即成形，自汗渐敛，精神日好，上方共服15剂，症状消除而出院。

［按语］　大便泄痢，不论病程新久，如腹痛便臭者为肠中有积滞。再根据辨证，分析寒热，选用温通或寒通的治法。便溏腹泻又有虚、实之分，虚证便后腹痛，痛势不剧，腹中宛宛似空，便溏而不恶臭，舌淡苔薄，脉来虚软；实证腹痛则便，痛势较剧，腹中盈盈不虚，便垢恶臭，舌苔厚而腻，脉来有力。今痛则欲便，便后痛减，舌红绛，苔黑燥，脉象弦数，为肠中积热未净，已渐化燥化火。至于虚汗自泄，手指欲震，此种虚象，由久病所致，病实体虚。前贤有曰“祛邪即是扶正”，今仿承气合白头翁汤法，清肠泄热，扫除肠中宿垢。方中玄明粉、枳实壳、黑白丑、槟榔扫除肠中积滞，白头翁、秦皮、姜黄连清理肠中蕴热而治热痢，诃子佐川连可以厚肠，木香配黄连能治腹痛热痢。

“久痢”如用通法，只可暂用，不可久用，中病即止，或用间歇攻泻法，即用1剂攻泻药后，应间隔数日再用1剂攻泻药。本例服药1剂，投以“通因通用”法，肠中积热已趋清除。大便畅泄，腹痛减轻，出现自汗，自汗要收，敛汗即是补虚，清肠即是扶正。以治肠热下痢之方白头翁汤为主方，配以炒槟榔以祛肠中余积；木香理气止腹痛；诃子止泻；龙骨、牡蛎敛汗止泻；浮小麦、碧桃干止汗；佐黄芪益气，更能协助其他止汗止泻的效力。

中医“痢”是大便溏垢，欲便不畅，里急后重，“泄”是大便溏薄而畅下。然而“痢”和“泄”都有虚、实的分别，贵在辨证分析。

医案❸ 程某，女，44岁。

［初诊］ 1994年4月4日。

主诉：大便中夹有脓血1年余。

患者自1993年2月起发现大便中夹有脓血，并去医院检查，乙状结肠镜检提示肠壁充血水肿，诊断为慢性结肠炎。服用西药治疗，仍见腹痛隐隐，便中夹血，伴有黏液，自感倦怠乏力，下肢酸软，食欲不振，舌质偏暗，有瘀点，苔腻，脉细。

辨证：脾失健运，肠中湿热。

中医诊断：便血(肠中湿热)。

西医诊断：慢性结肠炎。

治法：健脾助运，清化湿热。

方药：地榆秦皮汤加减。

党参15 g　白术9 g　炙甘草6 g　茯苓12 g　白芍12 g　陈皮9 g　小黄连6 g　木香6 g　秦皮9 g　焦楂、曲各15 g　地榆炭15 g　生甘草3 g　14剂。

另服香连丸，每次6 g，每日2次，于饭前半小时服完。

［二诊］ 1994年4月18日。

诉腹痛有改善，尚见腹部肠鸣辘辘，大便日行2～3次，溏薄，苔薄腻，脉细。治守原意，四君子汤合地榆秦皮汤。

党参15 g　炒白术9 g　炙甘草6 g　茯苓12 g　陈皮9 g　防风9 g　白芍12 g　莲子肉12 g　小川连12 g　煨木香6 g　红藤15 g　秦皮9 g　焦谷、麦芽各15 g　地榆炭15 g　生甘草3 g　14剂。

［三诊］ 1994年4月30日。

腹痛已除，脓血已少，食欲较增，精神稍振，苔薄腻，脉细。治守原意，4月18日方去红藤，14剂。

［四诊］ 1994年5月14日。

大便基本成形，日行1～2次，腹痛脓血未见，体力逐渐恢复，嘱服香连丸，以巩固疗效。

医案❹ 金某某，男，40岁。

［初诊］ 2005年10月26日。

主诉：小腹部不适，伴排便时腹痛。

患者小腹部不适伴排便时有时腹痛，大便每日1～3次。2004年11月25日电子肠镜示乙状结肠炎，2005年8月1日胃镜示慢性浅表性胃炎，胃底息肉摘除术。癌胚抗原CEA(+)，10.30 μg/l，糖类抗原CA724 7.210 μg/ml。2005年10月25日PET/CT检查示肝脏多发囊肿，其余未见异常。腹部未及异常，无明显压痛。舌淡，苔薄，脉缓。

辨证：湿热内蕴，气滞血瘀。

中医诊断：腹痛（湿热内蕴）。

西医诊断：乙状结肠炎。

治法：清热化湿理气。

方药：香连丸加味。

白头翁 15 g　生地榆 15 g　木香 6 g　川连 6 g　煅瓦楞 30 g　炙海螵蛸 15 g　焦扁豆 15 g　芡实 15 g　莲子肉 15 g　茯苓 15 g　焦白术 15 g　党参 30 g　仙鹤草 30 g　红枣 10 枚　7 剂。

医嘱：中药于饭后半小时服用。

[二诊]　2005 年 11 月 9 日。

小腹部不适伴排便时腹痛时有，CEA 指数超标，据 2005 年 10 月 28 日外院胶囊内窥镜报告示空肠上段弥漫性黏膜充血水肿，但未见黏膜破损，较远处见一毛细血管扩张灶，舌淡，苔薄黄，脉缓滑。予柴胡清热汤加减。

大青叶 15 g　板蓝根 15 g　银花 9 g　连翘 9 g　白花蛇舌草 15 g　枸杞子 15 g　制首乌 30 g　太子参 30 g　炙黄芪 30 g　川朴 9 g　苍术 9 g　茯苓 9 g　焦谷、麦芽各 9 g　三棱 9 g　莪术 9 g　柴胡 9 g　7 剂。

[三诊]　2005 年 11 月 18 日。

胃中隐痛，余无殊。2005 年 11 月 18 日外院检验 CEA 6.31 μg/l(2005 年 10 月 12 日检查示 11.07 μg/l)，PSA/TPSA 0.29。舌淡，苔净，脉缓。予柴胡清热汤加减。

大青叶 15 g　板蓝根 15 g　银花 9 g　连翘 9 g　白花蛇舌草 15 g　枸杞子 15 g　制首乌 30 g　太子参 30 g　炙黄芪 30 g　川朴 9 g　苍术 9 g　茯苓 9 g　焦谷、麦芽各 9 g　三棱 9 g　莪术 9 g　煅瓦楞 30 g　炙海螵蛸 15 g　砂、蔻仁各 3 g，后下　柴胡 9 g　7 剂。

[四诊]　2005 年 12 月 10 日。

胃已不痛，大便已实，次数减少，局部瘢痕疙瘩色已淡，舌淡，苔薄，脉缓滑略弦。予柴胡清热汤加减。

大青叶 15 g　板蓝根 15 g　银花 9 g　连翘 9 g　白花蛇舌草 15 g　枸杞子 15 g　制首乌 30 g　太子参 30 g　炙黄芪 30 g　川朴 9 g　苍术 9 g　茯苓 9 g　焦谷、麦芽各 9 g　三棱 9 g　莪术 9 g　煅瓦楞 30 g　炙海螵蛸 15 g　海藻 9 g　昆布 9 g　柴胡 9 g　14 剂。

[五诊]　2005 年 12 月 24 日。

胃已不痛，大便已实，次数减少，舌淡，苔净，脉缓滑。同 12 月 10 日方，14 剂。

复诊医嘱：复查癌胚抗原、糖类抗原。

[随访]　小腹不适伴腹痛好转，复查癌胚抗原、糖类抗原恢复正常。6 个月后门诊随访症状无加重。

[按语]　本证属湿热内蕴，气滞血瘀，不通则痛，故治拟清热化湿理气，且重用清热解毒药。

四、肠粘连、肠胀气

医案　胡某某，女性，43 岁。

［初诊］　2006 年 8 月 25 日。

主诉：腹中胀气似球，游走攻痛，闭经半年余。

患者 2001 年行剖宫产后，一直腹中胀气，似有一皮球，游走不定攻撑作痛，西医诊断肠粘连，肠胀气。近半年来月经未行，曾服通经药未效。胃肠镜及 CT、B 超检查均未见异常。舌淡而暗红，苔薄，脉缓稍沉滑。

辨证：气滞血瘀。

中医诊断：气臌，经闭。

西医诊断：肠粘连，肠胀气，闭经。

治法：理气通经。

方药：加味金铃子散。

金铃子 9 g　延胡索 9 g　大腹皮 9 g　木香 6 g　槟榔 9 g　枳壳 9 g　制香附 9 g　炒乌药 9 g　全瓜蒌 15 g　制川军 9 g　砂、蔻仁各 3 g，后下　青、陈皮各 9 g　炙甘草 6 g　7 剂。

针灸治疗：取天枢、关元、上巨虚、丰隆，每周针灸治疗 2 次。

［二诊］　2006 年 9 月 2 日。

月经仍未行，腹中胀气稍减，舌暗淡，苔薄，脉缓稍沉。肠腑之气渐畅，经血不调，宜理气通经，内服方和针刺法同上。

［三诊］　2006 年 9 月 8 日。

月经未行，腹已不胀，舌暗淡，苔薄，脉缓稍沉滑。肠腑滞气虽已渐畅，经血瘀滞尚未通行，活血通经，仍佐理气，加味金铃子散合桃红四物汤。

当归尾 15 g　川芎 9 g　炒白芍 9 g　熟地黄 15 g　金铃子 9 g　延胡索 9 g　红花 9 g　桃仁 9 g　木香 6 g　制香附 9 g　全瓜蒌 15 g　红枣 5 枚　三棱 9 g　莪术 9 g　青、陈皮各 9 g　砂、蔻仁各 3 g，后下　14 剂。

针灸治疗同上。

［四诊］　2006 年 9 月 22 日。

月经已行，腹胀基本消除，腹部平坦正常，舌淡，苔薄，脉细缓。辨证月经已通，气滞亦除，宜调理气血，巩固疗效，予加味金铃子散合四物汤。

当归 15 g　川芎 9 g　炒白芍 9 g　熟地黄 15 g　金铃子 9 g　延胡索 9 g　木香 6 g　制香附 9 g　全瓜蒌 15 g　青、陈皮各 9 g　14 剂。

针灸治疗：取足三里、三阴交补法，天枢、关元泻法。

［随访］　2007 年 2 月 4 日电话随访，未见复发。

［按语］　该患是由剖宫产手术后引起肠腑之气不畅，日久导致月经不行，根据中医理论：气行则血行，气滞则血凝。“气滞血淤”此之谓也。查该患曾服用通经药物，无效，因气未行，故血不行。治法中首先用加味金铃子散以疏理肝气和肠气的郁滞，使肝气、肠气和畅，

将腹胀消除后，再佐以活血化瘀桃红四物汤，加上针灸配合。每当针灸后，患者即有排气，腹部气攻胀痛立即减轻，经针药并治，多年疾苦，从此告别。

五、结肠多发性息肉

医案　钱某，女，55岁。

［初诊］　2004年10月24日。

主诉：肠鸣、腹泻反复发作。

患者直肠腺瘤术后，于2003年3月、2003年7月、2004年7月，多次复发，腹鸣，大便有时不成形。外院出院报告示乙状结肠多发性息肉，脂肪肝，右肾囊肿。阴超示浆膜下多发性肌瘤，月经已绝。舌淡，苔薄白，脉弦滑。

辨证：经络阻滞，痰瘀凝聚。

中医诊断：腹泻(痰瘀)。

西医诊断：结肠多发性息肉。

治法：清热下气，化瘀散瘀。

方药：乌梅地榆汤加减。

乌梅炭200 g　地榆炭100 g　炒槐角100 g　槟榔100 g　三棱50 g　莪术50 g　胡黄连100 g　1剂。

共研细末，水泛为丸，每次3 g，每日3次，空腹服。

医嘱：忌辛辣、油腻之品。

［二诊］　2005年7月2日。

直肠腺瘤已多次摘除，病理示不典型增生，浆膜下多发性肌瘤。服丸方后，2005年3月肠镜复查，结肠多发性息肉已无。大便已成形，舌淡苔少，脉缓有力。予乌梅地榆汤。

乌梅炭200 g　地榆炭100 g　炒槐角100 g　槟榔100 g　三棱50 g　莪术50 g　胡黄连100 g　刺猬皮50 g　1剂。

共研细末，水泛为丸，每次3 g，每日3次，空腹服。

六、肠功能紊乱

医案❶　王某，女，38岁。

［初诊］　2007年6月17日。

主诉：腹胀、腹痛3个月。

患者腹泻后脘腹胀满，伴疼痛3个月，纳食日渐减少，大便溏而不畅，腹胀如鼓，往日衣裤均见紧小。肝、胆、脾B超、胃肠镜检查均(－)，腹围85 cm。舌淡，苔薄，脉缓。

辨证：脾胃气滞。

中医诊断：腹痛(脾胃气滞)。

西医诊断：肠功能紊乱。

治法：破气行气。

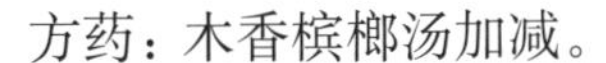

方药：木香槟榔汤加减。

枳实、壳各9 g　大腹皮9 g　槟榔15 g　柴胡6 g　木香6 g　生大黄9 g，后下　三棱9 g　莪术9 g　青、陈皮各9 g　7剂。

针灸治疗：取穴中脘、天枢、关元、足三里，施捻转泻法，得气后留针15分钟，隔日1次。

医嘱：食蜂蜜、杏仁之品。

［二诊］　2007年6月24日。

诉服药3日后腹痛好转，腹胀有增无减，大便仍溏而不畅，纳食不思，苔薄脉细缓。理气过甚，更伤脾气，治拟健脾行气，木香槟榔汤加减，6月17日方去槟榔、三棱、莪术，生大黄改制大黄6 g，加云茯苓12 g，莱菔子12 g(包煎)，炙干蟾9 g，砂仁6 g(后下)，3剂。

针灸治疗：取穴加公孙、大肠俞，施捻转补法。

［三诊］　2007年6月27日。

诉针药后，矢气甚多，腹痛已瘥，腹胀明显减轻，脐围减至78 cm。因要回浙江家乡，嘱服原方调理。

［随访］　2007年7月24日电话随访，回浙江后原法调治2周，腹胀见消，大便恢复正常。

［按语］　患者腹泻后腹胀，脾气本虚，单用行气破气药往往不能收效，反有戕伐脾气之虞，本病例初见一派气滞之象，脾虚失运之证被忽略，故破气行气之法不但少效，反而戕伐正气，脾气更虚，腹部胀气有增无减，调整处方加入健脾之品后腹胀之气始得平伏。所以，脾虚之胀当以健脾为主，佐以行气之品，始能奏效。

医案❷　宋某某，男，56岁。

［初诊］　2006年2月20日。

主诉：腹痛、大便次数增加近2年。

患者脘腹作胀，脐周隐痛，大便日行3～4次，已历2年。自感腹中有冷气，稍食肥甘，大便次数即明显增加。以往有萎缩性胃炎病史。舌淡，苔微黄，脉弦滑。

辨证：脾虚夹湿，肠道运化失常。

中医诊断：泄泻(脾虚夹湿)。

西医诊断：慢性肠功能紊乱。

治法：清热燥湿，温中健脾。

方药：香连四君汤。

木香6 g　黄连3 g　白头翁15 g　党参15 g　炒白术9 g　茯苓15 g　焦谷、麦芽各15 g　陈皮9 g　炮姜3 g　淡吴萸1.5 g　附子3 g　炒白芍12 g　炙甘草3 g　14剂。

针灸治疗：取中脘及双侧天枢、足三里、太溪、公孙，其中中脘、天枢、足三里每穴灸2壮，然后腹部拔罐10分钟，每周2次。

医嘱：忌冷食、油腻之品。

［二诊］　2006年3月6日。

大便次数减少，脐周隐痛尚存，舌淡，苔黄腻，脉弦。2月20日方，14剂。

针灸治疗：同2月20日法。

医嘱：忌冷食、油腻之品。

［三诊］ 2006年3月20日。

大便已明显减少，脐周冷气基本已除，腹胀已见缓解，舌淡，舌薄，脉弦滑。脾虚运化失司，参苓白术散加减。

党参15g 炒白术9g 茯苓12g 陈皮6g 制半夏9g 木香9g 砂仁3g 莲子肉15g 焦扁豆12g 焦谷、麦芽各15g 黄连6g 石榴皮15g 炙甘草3g 21剂。

针灸治疗：同2月20日法。

［随访］ 经守方治疗3个月后，患者大便已恢复正常。

［按语］ 本例患者系慢性肠功能紊乱病例，病程迁延日久。秦氏认为患者病情复杂，本虚标实，寒热夹杂，本虚是脾虚运化失司，标实是湿蕴化热而表象为湿热，脐中冷痛又有寒象。在本例的治疗上应寒热并用，附子与黄连同用，既清郁热又温里寒；方中用黄连与木香清热燥湿，行气化滞；白头翁味苦性寒，清热解毒；黄连清热解毒，又能燥湿厚肠；仍用"附子理中汤"之炮姜、附子意在温阳祛寒，益气健脾；在获效后又用参苓白术散加减以巩固疗效。

七、直肠肛门疼痛症

医案 刘某某，男，39岁。

［初诊］ 1951年10月2日。

主诉：肛门疼痛1个月余。

患者于1951年8月中旬肝区疼痛，腹胀不适，而后入院治疗，自9月24日起每日便后出现肛门内刺痛感，后疼痛逐渐加剧，头晕眼花，曾用抗生素及其他止痛药、理气药治疗，至10月2日疼痛更剧，便后出现肛门内呈搏动样剧烈疼痛，同时出现头晕、冷汗、恶心，全身乏力，腹部气张，右上腹及左下腹有按痛，小便色黄，舌质绛色，舌苔黄腻，根苔干黄，右脉弦实而数，左脉细软而沉。肠镜检查乙状结肠下段和直肠黏膜处显示慢性病变，且伴有急性发炎，黏膜增厚，手指检查括约肌有轻度收缩，无痔疮，手套上无血迹，肛门口亦无肛裂现象。

辨证：湿热蕴肠，肠道气机失畅。

中医诊断：肠风（湿热内蕴）。

西医诊断：直肠肛门疼痛症。

方药：自拟方。

白头翁15g 川、胡连各6g 黄柏9g 槐角、花各9g 生地榆9g 川大黄3g，后下 火麻仁15g 全瓜蒌12g 银花15g 刺猬皮9g，炙 鲜生地30g 无花果12g 生草梢6g

中药丸方：脏连丸，早、晚饭前各服6g。

上方服1剂，大便每日2次，疼痛减轻，以后每日服药1剂，至10月25日疼痛已基本消失。

外用方：麝香八将丹加蜒蚰、西黄，油调，用棉签蘸抹直肠痛处，每日3次。

［按语］ 白头翁苦寒，入阳明血分，泻热凉血，合黄连、黄柏治肠道热毒为患，不用秦皮

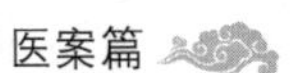

者，不欲其收敛止泄；槐角、地榆凉大肠湿热，治痔血肠风；胡黄连、无花果、刺猬皮治五痔肠道肿痛；银花、生草、鲜生地清热解毒；川军苦寒逐热；佐麻仁、瓜蒌使肠道润滑，大便顺利，以减轻肠道摩擦而引起的疼痛。

[二诊] 1951年10月26日。

精神佳，肛门内疼痛基本消失，大便略有胀重感觉，腹中气胀有所减轻，每日下午5时后则腹中气胀较甚。舌质仍绛，舌苔黄腻减半，右脉弦大数转为弦而数，左脉弦细而沉转为滑而数。痛势虽已基本消失，但苔、脉未复正常，按腹仍有痛感，为肠道湿热未净，肠中炎症未完全消退，其腹中气胀日晡较剧者，此饮食大于肠中，由于肠道功能未复，肠中气机失畅，故有下午、晚上腹胀更甚的症状，故以原方加减佐以通气之药服之。

广木香6g　地枯罗9g　杭白芍9g　九香虫9g　金铃子9g　枳壳9g　刺猬皮12g　川、胡连各9g　煅决明30g　槐角、花各9g　生地榆9g　制川军9g　火麻仁15g　脏连丸12g，分2次吞服

[三诊] 1951年10月27日。

服药后，昨日下午4时起腹中气胀，比往日更甚。昨进疏肝理气，清肠泄热法，腹中气胀更甚，肝脏触诊及肝功能情况好转，左上腹及右下腹仍有按痛，舌苔根黄中白，右脉弦实，为肠热未净，肠气不和，所以先宜清肠中湿热，肠中湿热清净，腹中气胀亦可以减轻，然后再着重柔肝和气，此为和气之先后之时间不同论治耳。10月2日方加减。

脏连丸12g，吞服　川胡、连各3g　槐角、花各9g　无花果10只　生地榆9g　刺猬皮9g　制川军9g　大腹皮12g　全瓜蒌12g　火麻仁15g　白芍15g　枳壳9g　生草稍1.5g

至10月31日肛门内疼痛已消除，腹胀减轻，舌苔清净，脉已缓软，乃止服药，以后从疏肝理气治之。

[按语] 本病除“肝气作胀”因素外，同时又有由于肠中炎症致使肠中气机失畅，引起肠中充气作胀的因素，故治疗应先解决肠炎作痛，然后再拟柔肝理气。治疗中用生地榆、生槐花、生槐角而不用炭者，因无大便出血之症，用生者以清肠中血分之热。白头翁、银花如在肠炎高热时，可用至30g无碍。生草用“梢”取其性下行，不仅治“茎中痛”，并且可治二阴湿热火毒为患，益信“梢”之下行的效验。

八、腹泻

医案❶ 郁某，女，47岁。

[初诊] 1961年8月30日。

主诉：腹泻20个月余。

患者于20个月前开始大便溏薄，每日早、晚各1次，不成形，常伴有不消化食物，量较少，味臭，但无脓血及黏液，亦无里急后重，便前满腹、隐痛、胀气，便后则感舒服，如是一直持续至今，偶尔数日趋向正常，4个月前开始出现每日上午8时有低热37.3～37.4℃，至傍晚热退，身体日渐消瘦，全身乏力，食欲减退。近3个月来，每晚有盗汗，形色消瘦乏力，腹中痛时即大便，大便溏垢，味臭，每日五六次，汗出手震，口渴喜饮，冷热不论，舌质红绛，苔黑燥

厚，脉象弦数，用鸦片酊止泻无效。

辨证：肠中积热，化燥化火。

中医诊断：肠热下痢。

西医诊断：更年期综合征久痢。

治法：清肠泄热。

处方：自拟方。

玄明粉 9 g，冲服　枳实、壳各 6 g　黑白丑 6 g　槟榔 9 g　煨诃子 9 g　白头翁 15 g　秦皮 15 g　姜川莲 1.5 g　煨木香 9 g

西药鸦片酊停用。

［按语］　玄明粉、枳实壳、黑白丑、槟榔为扫除肠中积滞，白头翁、秦皮、姜川连为清理肠中蕴热，而治热痢；诃子佐川连可以清肠止泻，木香配川连能治腹痛热痢。

［二诊］　1961 年 8 月 31 日。

大便 7 次，腹痛减轻，身体较软，乏力、出汗。投以“通因通用”法，大便畅泄，腹痛已减，脉弦数转为缓软，肠中积热已趋清除。自汗要收，敛汗即是补虚，清肠即是扶正。

白头翁 15 g　北秦皮 15 g　姜川连 2 g　姜黄柏 6 g　炒槟榔 3 g　煨诃子 9 g　浮小麦 15 g　炙黄芪 9 g　碧桃干 15 g　煅龙骨 30 g　煅牡蛎 60 g，先煎　煨木香 9 g

服药后大便即成形，自汗渐敛，精神日好，上方共服 15 剂，症状消除而出院。

［按语］　大便泄痢，不论病程新久，因肠中有积滞，腹痛便臭。再根据辨证，分析寒热，选用温通或寒通的治法。“久痢”如用通法，只可暂用，不可久用，中病即止，或用间歇攻泻法，即用一剂攻泻药后，应间隔数日再用一剂攻泻药。中医的“痢”是大便溏垢欲便不畅，里急后重。“泄”是大便溏薄而畅下。然而“痢”和“泄”都有虚、实之分别，贵在辨证分析。诃子含鞣质，有收敛止泻作用，但对痢疾杆菌、伤寒杆菌、铜绿假单胞菌、金黄色葡萄球菌均有抑制作用。

医案❷　刘某，男，6 岁。

患者平素完谷不化，伴腹痛，大便时有血，HP(＋)。咽喉干痒，干咳，舌质偏红，苔薄，脉略滑数。

方药：潞党参 300 g　太子参 300 g　炙黄芪 300 g　焦白术 150 g　云茯苓 150 g　炙甘草 100 g　焦谷、麦芽各 100 g　焦神曲 100 g　焦山楂 100 g　焦鸡金 100 g　焦扁豆 150 g　石榴皮 150 g　广木香 60 g　姜半夏 100 g　广陈皮 100 g　煅龙、牡各 150 g　花槟榔 100 g　川楝子 100 g　延胡索 100 g　粉芡实 150 g　莲子肉 150 g　砂、蔻仁各 30 g　胖大海 150 g　蜜冬花 150 g　蜜紫菀 150 g　枇杷叶 150 g　川贝粉 100 g　象贝母 100 g　煅瓦楞 150 g　炙海螵蛸 100 g　玉蝴蝶 100 g　炙僵蚕 100 g　鱼腥草 150 g　大麦冬 100 g　川石斛 100 g　阿胶 300 g，收膏用　建文冰 500 g，收膏用　奎红枣 500 g　桂圆肉 100 g

熬膏不用酒，按传统方法熬膏。

［按语］　致病因素为湿，即《难经》所谓“湿多成五泄”。该方中以太子参补气生津，黄芪补气升阳，白术补气健脾，甘草调和药性，神曲消食和胃，山楂消食化积，石榴皮涩肠止泻，川楝子行气止痛，胖大海清热利咽，枇杷叶清肺化痰止咳，煅瓦楞抑酸止痛，海螵蛸制酸止痛，

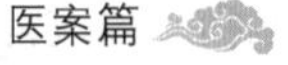

僵蚕熄风止痉,鱼腥草清热解毒,阿胶补血止血。

九、便秘

医案❶ 赵某,男,72岁。

[初诊] 1995年1月10日。

主诉:便秘3个月。

患者有慢性支气管炎史,每遇冬天则犯病,近3个月来,出现便秘,一直吃水果、蜂蜜,仍排便艰难,曾服用大黄苏打片、麻仁丸等中西通便药,大便仍然艰涩。在外院针灸科治疗,取支沟、丰隆等穴无效。舌边见齿痕,舌苔薄白,寸脉浮弦滑,关脉软滑。

辨证:肺气壅塞,腑气不通。

中医诊断:便秘(腑气不通)。

西医诊断:便秘。

治法:泻肺清热,通腑泄浊。

针灸治疗:取穴尺泽、鱼际泻法,每日1次。

[二诊] 1995年1月12日。

针刺2日后,大便通畅,治守前法,隔日1次。继3次后,大便正常。

医案❷ 刘某,男性,35岁。

[初诊] 1993年4月6日。

主诉:大便秘结,伴胸闷不适1周。

患者大便秘结,伴胸闷不适1周,初起感冒咳嗽、发热,在服用西药抗生素后,发热、咳嗽减轻,但1周来大便未解,腹胀,伴有胸闷不舒,用通便药酚酞、大黄片及麻仁丸,大便仍不解。苔薄黄,左脉寸浮弦有力,过腕横纹,右关脉滑,尺脉沉细。

辨证:肺失宣降,传导不利。

中医诊断:便秘(肠腑不通)。

西医诊断:便秘。

治法:宣肺降气,清热通肠。

针灸治疗:取穴太渊、偏历、丰隆、天枢,均双侧取穴,泻法。针后胸闷减轻,回家后,即解大便,继治1次而愈。

[按语] 《伤寒论》第192条原文说:"伤寒脉浮而缓,手足自温者,是为系在太阴,太阴者,身当发黄,若小便自利者,不能发黄,至七八日,大便硬者,为阳明病也。"此段讲的是太阴转化阳明辨证,阳明、太阴互为表里,其生理功能与病理变化有密切关系,以燥湿调和为常。肺主气,位居膈上,下覆诸脏,外合皮毛,凡五脏六腑之气,皆赖肺气之清肃下降,则使脏腑之气而不亢逆,肺有制节全身之阴阳而为气之主。大肠主传导排泄,但必须借肺气的下降方能实现。本病秦氏先针肺之原穴太渊,配以大肠经络穴偏历,使金清火伏,津液始能下行,推动太阴、阳明两脏腑功能。再针大肠募穴天枢,消食化积,升清降浊,通腑气而引邪下行。针足阳明胃经络穴丰隆,是健脾化浊之要穴,两穴相配,能增加大肠蠕动功能而加强清泄阳明作用,使传导有度。

医案❸ 胡某某，女，35岁。

［初诊］ 2002年12月13日。

主诉：便秘6年。

患者从29岁起开始便秘，3～5日一行，容易感冒，喉痒作咳，膝关节痛，怕冷，胃纳尚可，苔薄，脉缓。

辨证：肺脾气虚，肠道失润。

中医诊断：便秘。

西医诊断：习惯性便秘。

治法：补气健脾，润肠通便。

针灸治疗：天枢、大横、足三里、丰隆、内外膝眼，取双侧穴，每穴灸2壮，手法平补平泻，留针20分钟后起针，腹部拔罐15分钟。

方药：自拟方。

黄芪15 g　当归9 g　茯神15 g　柴胡9 g　生甘草6 g　生大黄6 g，后下　番泻叶3 g　火麻仁30 g　玄明粉3 g，冲服　生地黄15 g　熟地黄15 g　玄参15 g　麦冬9 g　川芎9 g　7剂。

［二诊］ 2002年12月20日。

便秘好转，基本每日1次，有时每日2次，大便不成形，膝关节痛，怕冷，胃纳尚可，苔薄，脉缓。针灸治疗同12月13日，方药同12月13日方，去玄明粉，7剂。

［三诊］ 2002年12月27日。

大便每日1～2次，有时不成形，膝关节痛，怕冷症状减轻，苔薄白，脉缓。针灸治疗同12月13日，方药同12月13日方去番泻叶、玄明粉，7剂。

［四诊］ 2003年1月3日。

大便基本每日1次，成形，膝关节痛，怕冷症状减轻明显，苔薄，脉缓。针灸治疗同12月13日，方药自拟方。

黄芪15 g　当归9 g　茯神15 g　柴胡9 g　生甘草6 g　火麻仁30 g　生地黄15 g　玄参15 g　麦冬9 g　川芎9 g　柏子仁15 g　7剂。

［随访］ 3个月后门诊随访，便秘症状基本痊愈。

［按语］ 此患者的便秘属肺脾气虚，运化失职，大肠传导无力，加津液不足而致。在治疗上针药同治，取足阳明胃经穴，补气健脾通便。本方黄芪峻补肺脾之气，火麻仁、柏子仁润肠通便，番泻叶、玄明粉、生大黄泻下，治顽便。余养阴，提高黄芪的功效。

十、腹痛

医案❶ 陈某，男，17岁。

［初诊］ 1961年5月28日。

主诉：腹痛2周余。

患者1961年5月12日中午服单方“生半夏”4粒治颈部淋巴结结核，10分钟后，即出现呕吐和上腹部绞痛现象，每次阵发绞痛时间持续10～15分钟，发作相隔时间长短不一，最长为数小时，最短为10分钟，每日绞痛6～8次，痛时在床上翻转打滚，手脚发冷，但无发热寒战、黄疸、咳嗽、胸痛等现象，曾两度至某院急诊治疗未愈。遂于5月15日转我院外科治疗，入院后拟诊为“胆道蛔虫症”(因患者去年有过一次类似腹痛，驱除蛔虫数条，腹痛即愈)，用驱虫剂及镇痛药治疗，其腹痛情况未见改善，亦无蛔虫排出，入院后的第2日进行剖腹探查后行阑尾切除术，手术时发现胆囊周围有粘连，胆总管、胆囊均正常，肠腔内亦无蛔虫发现，见到小肠有痉挛现象，在离屈氏韧带10 cm处的空肠壁上，发现有“异位胰腺”组织，将阑尾切除，做病理切片检验有轻度炎症，手术后其阵发性绞痛与手术前相同。5月15日急症入院血常规：红细胞4.16×10^{12}/L，血色素98%，白细胞6.16×10^{9}/L，中性粒细胞46%，淋巴细胞49%，嗜酸性粒细胞5%。5月17日血清淀粉酶160 U/L以下，尿酸酮(—)，红细胞0～1/高倍视野，白细胞0～1/高倍视野。5月24日血清淀粉酶160 U/L以下，5月25日粪便虫卵未找到。刻诊手术后已有12日，手术切口愈合良好，绞痛与术前相仿，绞痛部位在脐上两指，偏右近正中处，腹软无肌紧张，有压痛感，痛时肠鸣音不亢进，粪便带有黑色，体温脉搏正常。

辨证：邪毒蕴结，气机失调。

中医诊断：腹痛(邪毒蕴结)。

西医诊断：肠痉挛。

治法：疏中逐毒，消炎理气。

方药：大承气汤加减。

生大黄3 g　玄明粉9 g　花槟榔9 g　细黄连3 g　金银花12 g　败酱草9 g　紫花地丁9 g　连翘壳9 g　生薏苡仁12 g　枳实、壳各6 g　广木香9 g　全瓜蒌30 g　大腹皮9 g　4剂。

每日早、晚各服1剂，连服4日，腹中绞痛情况及次数已显著减轻，以后以本方作为加减，每日1剂，服至6月9日，腹中绞痛已愈大半。

针灸治疗：取穴腹部阿是穴、足三里，中等刺激，留针30分钟。在绞痛时一经针刺，绞痛立即停止，胜于服镇痛药物。

[二诊]　1961年6月9日。

绞痛次数大大减少，下床行动活动自如。绞痛症状已减大半，但尚未全除，其肠中的伤处炎症已趋痊愈，所谓“大毒治病十去其六而已”，故今以理气和中，作为调治，木香砂仁汤加减。

广木香9 g　制香附9 g　川楝子9 g　广郁金9 g　大腹皮15 g　枳实、壳各6 g　炙甘草4.5 g　砂、蔻仁各2.4 g，后下　3剂。

此方调理3日，症状基本消失，再带7剂药出院回家，服之告愈。

[按语]　本案系属罕见病例。病因主要是由于生半夏刺激胃肠，至胃肠道损伤发生炎症，继而引起迷走神经兴奋，造成痉挛性绞痛，故予以疏中逐毒，消炎理气之法，方中玄明粉、枳实、大黄、槟榔、薏苡仁疏中逐毒；黄连、金银花、败酱草、紫花地丁、连翘壳消炎解毒；木香、瓜蒌、枳壳、大腹皮理气松解痉挛，并结合针灸治疗。经过治疗后绞痛症状较快消失，由此推

测本病例的“异位胰腺”不是腹中绞痛的主因。假如因半夏中毒而引起声带麻痹音哑，若时日已久，则在治疗时的内服处方中解半夏毒的药物，仍旧不可少。解半夏毒的药物如生姜、荠苊、黄连、金银花等是也。

医案❷　王某，女，28岁。

［初诊］　1960年1月21日。

主诉：脐旁疼痛。

患者1952年夏季发现在运动或劳动后肚脐周围作痛，至1957年渐为日夜疼痛，剧烈时脚不能伸直，故疑为“阑尾炎”，而做阑尾切除，切除后其痛势并未因手术而减轻，经各种治疗均未见效。刻下脐两旁疼痛面积约13.3 cm×10 cm，不拒按，而喜热按，腹部柔软，饮食与二便正常，舌苔薄白，脉象缓软。

辨证：寒积气滞，肝胃失和。

中医诊断：腹痛(寒积气滞)。

西医诊断：腹痛。

治法：温中散寒，疏肝理气。

方药：青皮吴萸汤加减。

淡吴萸2.4 g　炮黑姜2.4 g　制香附9 g　青、陈皮各6 g　大腹皮9 g　熟附子2.4 g　焦枳壳9 g　川楝子12 g，炒　广木香9 g　30剂。

外用方：用干姜30 g，葱10根，切碎，和盐炒热，布包置于痛处，每日早、晚各熨1次。

针灸治疗：取穴天枢、大巨、足三里，温针2壮，拔火罐10分钟，隔日针治1次。

以上方法治疗15次，腹部疼痛基本消失。后将汤方改为丸方调理，以作巩固疗效之需。

十一、梅核气

医案　陈某，女，41岁。

［初诊］　2005年11月16日。

主诉：吃饭食管至喉如堵住1个半月。

患者10月1日开始每日吃粥，吃饭食管至喉如堵住，嗳气则食管之堵松缓，伴泛酸，便秘，平时吃排毒胶囊便通，刷牙时有龈血，舌中裂，苔黄，脉缓。

辨证：肝胃气上逆，日久化热。

中医诊断：梅核气(肝胃不和)。

西医诊断：梅核气。

治法：疏肝和胃，理气降逆，佐以清热通便。

方药：瓦楞螵蛸汤。

川楝子9 g　延胡索9 g　制香附9 g　佛手片9 g　木香6 g　煅瓦楞30 g　炙海螵蛸15 g　藿香9 g　砂、蔻仁各3 g，后下　陈皮9 g　生川军9 g，后下　焦谷、麦芽各9 g　焦山楂9 g　焦鸡金9 g　高良姜3 g　7剂。

针灸治疗：取双侧郄门、内关、合谷、梁门、足三里及中脘，其中中脘、梁门温针灸，每穴2

壮,郄门、内关用泻法,余穴平补平泻,每周2次。

［二诊］ 2005年11月23日。

口干喉咙痛,胸中如堵已松,泛酸稍少,舌中裂,苔薄,脉缓。甲状腺B超未见异常。予瓦楞螵蛸汤加减。

川楝子9g 延胡索9g 制香附9g 佛手片9g 木香6g 煅瓦楞30g 炙海螵蛸15g 藿香9g 砂、蔻仁各3g,后下 陈皮9g 生川军9g,后下 焦谷、麦芽各9g 焦山楂9g 焦鸡金9g 芦根9g 石斛9g 7剂。

针灸治疗:处方同11月16日。

医嘱:忌辛辣之品。

［三诊］ 2005年12月7日。

喉堵感觉继续改善,稍有痰,舌中裂,苔薄,脉缓软,右寸浮。予瓦楞螵蛸汤。

川楝子9g 延胡索9g 制香附9g 佛手片9g 木香6g 煅瓦楞30g 炙海螵蛸15g 藿香9g 砂、蔻仁各3g,后下 陈皮9g 生川军9g,后下 焦谷、麦芽各9g 焦山楂9g 焦鸡金9g 杏、蒌仁各15g 川连6g 旋覆花9g,包煎 胖大海9g 7剂。

针灸治疗:同11月16日。

外用艾樟热敷方:自拟方。

威灵仙30g 艾叶30g 僵蚕15g 蒲公英30g 紫花地丁30g 樟木30g 三棱30g 莪术30g 冰片10g 1剂。

操作方法:1剂用纱布包,放2 000 ml,煎20分钟,用药汁热敷颈部10～15分钟,每日1～2次。

［四诊］ 2005年12月21日。

喉堵感觉已改善,痰亦无,舌淡,苔少,脉缓。12月7日原方,7剂,针灸治疗处方同11月16日,外用艾樟热敷方。

威灵仙30g 艾叶30g 僵蚕15g 蒲公英30g 紫花地丁30g 樟木30g 三棱30g 莪术30g 冰片10g 1剂。

用纱布包,放2 000 ml,煎20分钟,用药汁热敷颈部10～15分钟,每日1～2次。

［随访］ 梅核气症状消失。

十二、食道憩室

医案 陈某某,女,45岁。

［初诊］ 2004年10月11日。

主诉:嗳气,胸中不适近6个月。

患者有食管憩室史,嗳气多,胸中不适,咽食无妨碍,腰酸背痛,乏力,大便时有,隔日1次,舌淡,苔薄,脉沉细。

辨证:肝胃不和,胃失和降。

中医诊断:噎膈(肝胃不和)。

西医诊断：食管憩室。

治法：疏肝理气，和胃降逆。

方药：瓦楞螵蛸汤加减。

川楝子9g　延胡索9g　制香附9g　茯苓9g　藿、苏梗各9g　陈皮9g　焦鸡金9g　焦山楂9g　焦谷、麦芽各9g　煅瓦楞30g　炙海螵蛸15g　浙贝母9g　姜半夏9g　生大黄6g,后下　砂、蔻仁各3g,后下　14剂。

［二诊］　2004年10月29日。

胃胀及大便不通症状改善，失眠、口干仍见，胸中热盛，舌淡，苔根白腻，脉缓。X线示左胸片状阴影，考虑胸膜病变可能性大。予瓦楞螵蛸汤加减。

陈皮9g　姜半夏9g　茯苓皮15g　苍、白术各9g　川朴9g　砂、蔻仁各3g,后下　煅瓦楞30g　炙海螵蛸15g　藿、苏梗各9g　芦根9g　石斛9g　焦神曲9g　焦谷、麦芽各9g　焦鸡金6g　葫芦巴15g　泽泻9g　夜交藤30g　朱茯神9g　合欢皮30g　14剂。

［三诊］　2004年11月6日。

食管憩室史，口唇干燥，胸中不适，容易腹中饿，足跟痛，白天小腿肿胀，舌淡，苔白腻，脉缓弦滑。予瓦楞螵蛸汤加减。

陈皮9g　姜半夏9g　川楝子9g　延胡索9g　藿、苏梗各9g　砂、蔻仁各3g,后下　制香附9g　焦鸡金9g　焦山楂9g　焦谷、麦芽各9g　葫芦巴15g　茯苓皮15g　泽泻9g　生大黄6g,后下　浙贝母9g　煅瓦楞30g　炙海螵蛸15g　14剂。

［四诊］　2004年11月20日。

服上药后，胸、胃甚为舒服，足跟痛尚见，舌淡，苔根稍见薄白腻，脉缓。

为痰气交阻，食管不利，水湿内停，津不上承，11月6日方，14剂。

内服药粉方，11月6日方，7剂。共研极细末，每服3g，每日3次，温水冲服。

［随访］　3个月后再次复诊，嗳气，胸闷不适，腰酸，乏力症状消失。以后随访症状无复发。

十三、上消化道出血

医案　陆某，男，76岁。

［初诊］　1960年2月4日。

患者平日身体健康，于3日前开始，每日大便出血2～3次，均呈黑色水样的粪便，不甚恶臭，面部浮肿，精神萎靡，于1960年2月3日住院。顷诊，面部足部浮肿，神色萎靡，不欲饮食，便血如注，每日五六次，体温39℃，口渴。西医诊断为上消化道出血，由于年龄太大，手术预后不良，故转中医治疗。舌质红绛，脉芤而数。

辨证：气不摄血，气随血脱，气血两虚。

中医诊断：便血(气不摄血)。

西医诊断：老年性上消化道出血。

治法：固气止血，正复津还。

方药：三七地榆汤。

参三七粉2.4 g，吞服　当归炭9 g　熟地炭9 g　地榆炭9 g　白芍炭15 g　阿胶珠9 g　黄芪9 g　党参12 g　陈棕炭12 g，包煎　鲜生地30 g　煅牡蛎30 g，先煎　牡丹皮炭9 g　4剂。

西医处理：输鲜血400 ml。

［二诊］ 1960年2月8日。

服中药后，便血已止，精神大振，发热浮肿现象已基本消除，每餐能吃稀粥一碗，并能自己坐起来，但大便燥结，3日未行。此乃肠液干涸，不可认为腑实而用通法，待气血恢复，肠液自生，则大便自通。2月4日方加瓜蒌仁9 g，服4剂。再照2月4日方配制药丸，每服4.5 g，每日3次，续服1个月，以作善后调理。

［随访］ 隔半年随访，老人健在。

十四、胆囊结石

医案❶ 阎某，男，46岁。

［初诊］ 1995年4月8日。

主诉：全身皮肤黄染2个月。

患者于2个月前突然发现全身皮肤黄染，病起初期，曾有发热，下肢不能行走，当地医院检查肝功能正常，排除急性黄疸型肝炎。B超检查提示胆囊有小结石，伴有轻度胆囊炎。体检时发现脾肿大。症见皮肤巩膜黄染，并伴有全身皮肤瘙痒，舌淡，苔薄白，脉弦，巩膜皮肤黄染，肝肋下两指触及，质中。

辨证：肝失疏泄，湿热熏蒸。

中医诊断：黄疸(全身皮肤黄染)。

西医诊断：胆囊结石。

治法：疏利肝胆，清热渗湿。

方药：茵陈排石汤。

茵陈30 g　生大黄6 g，后下　栀子9 g　泽泻15 g　葫芦壳15 g　猪苓15 g　茯苓15 g　焦白术9 g　柴胡6 g　黑白丑18 g　滑石30 g，包煎　炒车前子15 g，包煎　黄柏9 g　赤小豆15 g　7剂。

［二诊］ 1995年4月15日。

双目巩膜黄染稍淡，两胁及腰腹作胀，舌质偏红，根苔薄黄腻，脉略弦。治拟清热利湿，茵陈五苓散加减。

茵陈15 g　葫芦壳15 g　黑白丑18 g　茯苓皮15 g　桑白皮15 g　炒车前子15 g，包煎　泽泻15 g　猪苓15 g　炒白术9 g　郁金15 g　滑石30 g，包煎　生大黄3 g，后下　三棱9 g　莪术9 g　14剂。

［三诊］ 1995年4月29日。

巩膜皮肤黄染基本消除，两胁作胀亦已解除，全身情况渐近康复，苔薄，脉缓。治守原意，4月15日方去三棱、莪术，加炙黄芪30 g，太子参30 g，红枣8枚，枸杞子15 g，14剂。巩固疗效，调理善后。

［按语］ 患者病初由发热所致，来势较急，常考虑急性黄疸性肝炎，由于肝功能化验正常，故予以除外，B超检查证实胆囊有小结石，同时伴有胆囊炎。古人云："阳黄证，多以脾湿不疏，郁热所致，必须清火邪，利小便，火清则溺自清，溺清则黄自退。"本例治疗中，秦氏本着这一治法，用栀子、黄柏、生大黄清火热之邪。在治疗3个阶段中，茵陈五苓散贯穿于始终，用葫芦壳、猪苓、黑白丑使湿热自小便而去。二诊重用利水退黄，其次加用软坚散结之三棱，破血行气，消积行气之莪术。连服4周，黄疸渐退。三诊时在邪去黄退后，继以扶正，使正气盛而邪气撤。

医案❷ 杨某，女，52岁。

［初诊］ 1959年7月21日。

主诉：巩膜黄染，发热，胁痛拒按。

患者自1959年1月2日开始右上腹剧烈性疼痛，多次反复发作，发作时不能进食，并呕吐，小便色黄。曾在1月16日住院治疗，服中药后症状消失，于同年2月9日出院。出院后又反复发作，至7月19日右上腹持续性疼痛达12小时，怕冷发热，巩膜出现黄染，故又住院治疗。现巩膜黄染发热，胁痛拒按，便秘溲赤，舌苔黄腻，脉弦带数。体检：右上腹有明显叩痛及按痛，胆囊未触及，肝肿大两指半，质中度，脾大约三指。体温37.8℃，脉搏84次/分。胆囊造影证实为胆囊有7粒结石，每粒约1 cm×1 cm大小。实验室检查：胆红素2.5 mg/100 ml，凡登白试验敏捷，黄疸指数溶血，总胆固醇253.8 mg/100 ml，胆固醇143.8 mg/100 ml。

辨证：湿蒸热郁，肝失疏泄。

中医诊断：黄疸(全身皮肤黄染)。

西医诊断：胆囊结石。

治法：清热利湿，疏肝解郁。

方药：加味茵陈蒿汤。

绵茵陈15 g　广木香6 g　生大黄3 g，后下　细黄连3 g　川黄柏9 g　黑栀子9 g　醋炒绛矾2.4 g　生明矾2.4 g　花槟榔9 g　玄明粉9 g，冲服　广郁金9 g　嫩柴胡4.5 g　枳实、壳各6 g　5剂。

此方服5剂后，黄疸消退，体温、脉搏趋至正常，但大便粪色变黑，为药物反应。以后依此方作为加减服之(如除去黄连、黄柏、栀子、大黄，加延胡索、川楝子、香附、砂仁等理气药品)。

上方治疗时，先后在1959年8月8日、8月29日、9月3日、9月22日右上腹发生疼痛，痛时即做X线摄片检查，见胆囊结石由肠道排出的情况，结石7粒→4粒→2粒→排完，至10月4日及10月31日，再做X线摄片，证明胆囊已无结石存在，出院返家休养。

［按语］ 患者因胆囊结石，梗塞胆管，使胆汁排泄异常，出现腹痛溲黄，巩膜黄染，属阳热里实之证，予疏中化石法主之，方中黄连、黄柏、栀子、茵陈清理湿热，为治阳黄常用之品；枳壳、郁金、木香能理气开郁；绛矾、明矾能治五疸，消七十二石；玄明粉、生大黄、枳壳、槟榔疏中去积；柴胡清肝胆之热，作为引药之用。开郁理气的药物如郁金、香附、川楝子、延胡索

等似有能使肝胰括约肌放松的作用。

服中药后，如遇疼痛发作时，从X线摄片中看到为结石通过总胆管排出，故所以发生疼痛，此时应该用止痛解痉的药品（如阿托品、哌替啶等）配合治疗，使肝胰括约肌痉挛放松，以利于结石通过，排至肠道内。

《本草》载称“芒硝、绛矾、明矾能治五疸，化七十二石”，用此法在临床中治愈了单纯残余结石数例，故明矾、芒硝、绛矾是否能溶化胆道结石需做进一步的临床观察和研究。服药后大便黑，系绛矾、明矾的药物反应，在临床应用时，患者并无不良反应。

十五、膈肌痉挛

医案❶ Mardin，男，60岁，法国人。

［初诊］ 1996年3月18日。

主诉：呃逆频繁3日。

患者自诉呃逆发作频繁，精疲力尽，胸闷痛，胃脘疼痛，喜按，呃声沉缓，两尺脉细沉。

辨证：阴虚火旺，胃气上逆。

中医诊断：呃逆（胃气上逆）。

西医诊断：膈肌痉挛。

治法：补肾泻火，降逆除呃。

针灸治疗：取穴中脘平补平泻，内关平补平泻，神门补法，足三里泻法，三阴交补法，每日1次。

［二诊］ 针灸治疗取穴同初诊，另加巨阙补法。

［三诊］ 针灸治疗取穴同初诊，另加胃俞、右夹脊。

［四诊］ 针灸治疗同二诊，留针30分钟，患者针后呃逆即止，入睡。

［五诊］ 针灸治疗取穴同初诊，并加曲池泻法，合谷泻法，上巨虚泻法，太冲泻法。

［按语］ 巨阙是心之募穴，中脘是胃之募穴。因患者情志抑郁，常为其妻不能独自待在家里而担忧，取此两穴可养心和胃。初诊后呃逆减轻，早晨无呃逆，但饭后复发。二诊时补心之募穴巨阙，得气感强，针后10分钟后呃逆停。从三诊起，加胃俞，因患者左侧被牵引，针右侧。五诊，苔厚黄，关脉紧是内热征象，加曲池泻法，合谷泻法，上巨虚泻法，太冲泻法。四诊后呃逆消失，无复发。从第5日开始，隔日1次，共计针灸7次。初诊时手法轻，因常有“胃逆”，建议患者饮食分多次。

医案❷ 文某，男，58岁。

［初诊］ 2006年5月19日。

主诉：呃逆10日。

患者因心脏手术引起血胸，再次手术止血，发生呃逆不止，不能入睡、不能进食，用镇静药无效，靠补液维持已有10日。针刺内关、足三里，加耳针膈、神门。呃逆未止，呃逆时头胀痛，口苦。苔淡黄腻偏干，脉弦滑数。

辨证：肝气犯胃，胃有湿热。

中医诊断：呃逆（肝气犯胃）。

西医诊断：膈肌痉挛。

治法：平肝和胃，降逆化湿。

针刺治疗：取双侧行间、太冲、足三里、内关，均用泻法，用电针留针20分钟，呃逆突然停止，30分钟后起针。

呃逆停止6小时后，至夜间呃逆又出现，但程度较前减轻，已能稍进流质。以后每日针1次，治法按原，共针4次而愈。

［随访］ 2006年6月12日门诊随访，未见复发。

［按语］ 呃逆俗称打嗝，古称"哕"，是胃气上逆，失于和降所致。《灵枢·口问》云："谷入于胃，胃气上注于肺，今有故寒气于新谷气俱还入于胃，新故相乱，真邪相攻，气并相逆，复出于胃，故为哕。"秦氏在治疗时根据症状，认为此病属肝气犯胃，由于肝气偏盛见脉弦；肝气上逆见头痛、呕吐；口苦、苔淡黄腻，为胃中湿热。肝之经脉起于足大趾大敦，上行绕阴器，夹胃络胆属肝，布于两胁，直上巅顶。肝气犯胃是由于肝之经脉夹胃故也。此患当用平肝和胃，降逆止呃，针取足厥阴肝经荥火穴行间及肝经原穴太冲，该二穴以挫肝气横逆之势，泻足三里以清胃中湿热，加内关以降逆理气宽胸。

医案❸ 刘某，男，45岁。

［初诊］ 2007年8月23日。

主诉：呃逆1周。

患者1周前，饮过量的冰啤酒后，致呃逆不断，喝热水后症状略有缓解，后又发作不能自止，胃脘部不适，上引至胸膈，胃纳减少，舌苔淡，白腻，脉缓。

辨证：寒邪阻遏，胃失和降。

中医诊断：呃逆（胃中寒冷）。

西医诊断：膈肌痉挛。

治法：祛寒温中，降逆止呃。

取穴：取中脘、膻中、双侧膈俞、双侧足三里、双侧内关，其中中脘、膈俞温针法，每穴2壮，膈俞穴针刺向脊柱方向斜刺0.5寸左右，膻中平补平泻，留针20分钟，然后在三穴处拔罐10分钟，足三里、内关留针15分钟，用捻转泻法。

经针刺治疗1次后呃逆减轻，但进生冷食物后，症状加重。以后每日接受针刺，方法不变。3次后，呃逆症状消失。

［随访］ 1个月后门诊随访，无复发。

［按语］ 明代张景岳《景岳全书·呃逆论》认为："呃逆之大要，亦为三者而已，一曰寒呃，二曰热呃，三曰虚脱之呃。寒呃可温可散，寒去则气自舒也；热呃可降可清，火静而气自平也；惟虚脱之呃，则诚危殆之证。"故在临床上治疗呃逆，首先要区分是中枢性的、反射性的、神经性的，还是中毒性的，这样才能判断疾病的预后。在这里我们讨论的反射性呃逆，是膈神经受到刺激所引起的症状。患者因过食生冷之物，以致寒邪阻遏，肺胃之气失于和降。针取胃之募穴中脘，能和胃降逆，中脘又是腑之会，也是肺经、三焦经、胃经和任脉之会；内关

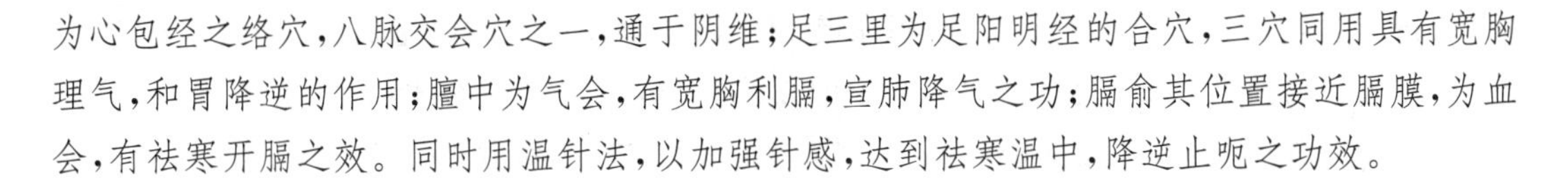

为心包经之络穴，八脉交会穴之一，通于阴维；足三里为足阳明经的合穴，三穴同用具有宽胸理气，和胃降逆的作用；膻中为气会，有宽胸利膈，宣肺降气之功；膈俞其位置接近膈膜，为血会，有祛寒开膈之效。同时用温针法，以加强针感，达到祛寒温中，降逆止呃之功效。

十六、肝昏迷

医案　孙某，男，36 岁。

[初诊]　1961 年 5 月 3 日。

主诉：昏迷，小便失禁 2 日。

患者 1959 年 1 月及 1960 年 5 月先后有便血、呕血，肝功能异常，渐转肝硬化、脾肿大。于 1961 年 4 月 30 日下午入院，内科治疗时便血 300 ml。晚上 9 时即转外科进行胃底静脉结扎术、脾切除大网膜后腹膜固定术。手术后第 1 日、第 2 日上午，情况正常，至第 2 日中午突然发生狂躁不安，卧床辗转，双手摸空，半昏迷，瞳孔散大，对光反射迟钝。西药用大量维生素，青、链霉素，葡萄糖及麸氨酸钠及药物灌肠（便血约有 200 ml）；中药用牛黄清心丸、紫雪丹等治疗，但病情继续发展，进入完全昏迷状态。

5 月 3 日上午 8 时诊：神志完全昏迷，头摇牙咬，小便失禁，体温 40℃。实验室检查：红细胞 2.4×10^{12}/L，血色素 42%，白细胞 25.7×10^{9}/L，中性粒细胞 91.9%，淋巴细胞 9%，血钾 4.6 mmol/L，140.2 mmol/L，血氯 162.4 mmol/L，血浆比重 1.026。舌红，脉象滑数。

辨证：瘀血内蓄，肝风鸱张。

中医诊断：痉厥（肝风鸱张）。

西医诊断：肝昏迷。

治法：攻瘀泻实，平肝熄风。

方药：硝黄羚角钩藤汤。

玄明粉 18 g，冲服　生大黄 6 g，后下　火麻仁 9 g　羚羊角粉 1.8 g，吞服　青龙齿 60 g，先煎　石决明 60 g，先煎　甘菊 9 g　白蒺藜 9 g　带心连翘 9 g　生石膏 60 g，先煎　钩藤 15 g，后下　赤芍 9 g　丹参 9 g　牡丹皮 9 g　鲜石菖蒲 9 g，去叶　1 剂，鼻饲灌服。

针灸治疗：取穴太冲、合谷、水沟、风府、风池、百会、中脘，强刺激，不留针，每 2 小时针刺 1 次。

[二诊]　1961 年 5 月 4 日。

服中药后，大便排出紫红色样物 1 500 ml，血压 134/70 mmHg，以后多次排便，皆淡红色，神志至天明前逐渐减轻，能回答问题，体温 39℃。昏迷已醒，但头痛壮热，按腹仍痛，舌仍绛紫，脉尚弦滑数。肝阳未平熄，瘀血未清除，深虑再厥则莫可挽回，故再投桃仁承气法，桃仁承气汤加减。

桃仁 6 g　生大黄 3 g，后下　玄明粉 9 g，冲服　羚羊粉角 1.8 g，吞服　生石膏 30 g，先煎　生石决 60 g，先煎　青龙齿 15 g，先煎　嫩钩藤 15 g，后下　牡丹皮 9 g　赤芍 9 g　黄芩 9 g　黄连粉 1.8 g，冲服　1 剂。

[三诊]　1961 年 5 月 5 日。

头晕虚烦不寐，喉痒咳嗽痰多，痰多黏稠，神志完全清醒，大便已呈黄色，体温仍在39℃左右，苔色转为薄白，脉数较昨已敛。此正虚复感外邪，急以辛凉解表，待外邪解除，再议调养气阴，若先调扶气阴，则反使外邪留恋，可能促成痰厥之变，银翘散加减。

淡豆豉 12 g　朱连翘 9 g　金银花 9 g　鸡苏散 12 g，包煎　羚羊角粉 1.2 g，吞服　石决明 60 g，先煎　陈胆星 6 g　生石膏 30 g，先煎　淡黄芩 9 g　黄连粉 1.8 g，吞服　川通草 4.5 g　朱灯心 2.4 g　鲜芦根 2 支，去节　京川贝 6 g　1 剂。

[四诊]　1961 年 5 月 6 日。

服药 1 剂，痰咳即止，白苔亦化，惟余热尚有，用青蒿鳖甲加洋参汤等方调理之。

[按语]　“痉厥”一证，古人说“闭口握拳属实证，张口撒手属虚证”，但在临床上看来昏迷患者“闭口握拳”与“开口撒手”不能绝对地作为虚实证的鉴别。“痉厥”必思其原因，不可单凭芳香开窍而使“厥”醒，必治其因，才使“厥”退神清，《黄帝内经》说“审证求因”乃金科玉律。证有所变，治有不同，如该患先是“蓄血里证”，用玄明粉、大黄攻下荡实，釜底抽薪；佐火麻仁以助其攻势；丹参、牡丹皮、赤芍祛瘀凉血；羚羊角粉、钩藤、龙齿平肝熄风而镇痉；菖蒲芳香通窍，佐甘菊、蒺藜散肝风而治头脑疼痛；生石膏治壮热，朱连翘清心烦。兼取风府、风池以醒脑，配水沟、百会开窍，太冲、合谷平肝潜阳镇痉，中脘开郁通腑。二诊后又兼“复感风邪”的表证，所以治法机动活泼，庶可与病针锋相对。以该患来看，服药前血小板 9×10^9/L，服药后血小板反而增加至 20×10^9/L。故认为桃仁、大黄不会影响血小板生长。

十七、脂肪肝

医案❶　张某某，男，53 岁。

[初诊]　2005 年 7 月 30 日。

主诉：心悸近 1 个月，要求治疗脂肪肝。

患者心悸、易醒，有室性早搏、脂肪肝、痛风史。血尿酸 518.6 μmol/L，三酰甘油 3.11 mmol/L，总胆固醇 6.08 mmol/L，低密度脂蛋白 4.38 mmol/L。舌淡，苔薄白，脉缓。

辨证：痰湿阻中，肝失调达，心脉痹阻。

中医诊断：脂肪肝(痰湿)，心悸(痰湿)。

西医诊断：脂肪肝，室性早搏。

治法：疏肝祛脂，舒利心脉。

方药：减肥汤加减。

葫芦壳 15 g　茯苓皮 15 g　泽泻 15 g　生山楂 15 g　猪苓 15 g　炒莱菔子 30 g　决明子 30 g　广郁金 9 g　炒枣仁 9 g　炙远志 9 g　夜交藤 30 g　合欢皮 30 g　防己 15 g　延胡索 9 g　茵陈 30 g　生麦芽 15 g　葛根 9 g　枸杞子 15 g

[二诊]　2005 年 8 月 13 日。

心悸、易醒有所好转，舌淡，苔薄白，脉缓。7 月 30 日方，14 剂。

[三诊]　2005 年 8 月 27 日。

心悸缓解，脂肪肝、痛风减轻，舌淡，苔薄白，脉缓。实验室结果：血尿酸 387.6 μmol/L，三酰甘油 2.79 mmol/L,总胆固醇 5.64 mmol/L,低密度脂蛋白 3.77 mmol/L。7月30日方,14剂。

［随访］ 经连续治疗2个月后,痛风症状缓解,以后门诊随访症状无加重。

［按语］ "未病先防,既病防变",临床上,秦氏在不断地调整治疗思路,提出"从脾论治"治疗代谢性疾病的学术思想,在治疗单纯性肥胖时提出渗水利湿,化痰消浊,以消为补而达健脾益气而降脂的治疗目的;在治疗糖尿病时提出降糖必降脂的观点;在所有代谢性疾病的治疗中以降脂为先,对症治疗为辅等学术观点。临床上治疗单纯性肥胖、痛风、脂肪肝、糖尿病、多囊卵巢综合征等,屡获奇效。

医案❷ 朱某某,男,49岁。

［初诊］ 2007年4月7日。

主诉:肝区隐痛,作胀2年。

患者近2年肝区隐痛,作胀,有脂肪肝史7～8年,大便不成形,每日2次,谷丙转氨酶偏高,在外院诊治2年未见明显疗效。舌淡,苔黄腻,脉缓略滑。

辨证:痰湿内蕴。

中医诊断:胁痛(痰湿)。

西医诊断:脂肪肝。

治法:疏肝降脂。

方药:山楂祛脂汤。

葫芦壳15g 茯苓皮15g 泽泻9g 茵陈30g 金钱草30g 广郁金9g 焦鸡金9g 焦山楂9g 砂、蔻仁各3g,后下 川楝子9g 延胡索9g 木香6g 槟榔9g 川朴9g 焦苍术9g 焦扁豆9g 14剂。

［二诊］ 2007年4月14日。

肝区作胀已改善,脂肪肝存在,舌质偏红,苔薄,脉缓软。实验室检查:肝功能(2007年3月16日外院)示谷丙转氨酶105 u/L,谷草转氨酶47 u/L。予茵陈金钱草汤。

垂盆草30g 茵陈30g 川楝子9g 延胡索9g 生山楂9g 金钱草30g 炒莱菔子30g 广郁金9g 焦鸡金9g 砂、蔻仁各3g,后下 茯苓9g 陈皮9g 姜半夏9g 三棱9g 莪术9g 14剂。

［三诊］ 2007年4月28日。

肝区胀痛大为加轻,舌质偏红,苔薄黄,脉缓。4月14日方加川朴9g,苍术9g,14剂。

［随访］ 经过3个月的治疗,肝区胀痛消失,半年后肝区胀痛未作,现以治疗脂肪肝为主。

［按语］ 本证属痰湿与脂肪内蕴于肝,致肝区胀痛不舒,故治拟疏肝降脂为治法,且化痰降脂为先。

十八、发热(肝癌)

医案 严某,男,75岁。

［初诊］ 1994年3月28日。

主诉：持续发热1周。

患者1周以来持续发热，体温38.9℃，自行服药未解，曾送本院急诊治疗。经对症处理后，体温有所下降，次日体温又升至38.9℃，注射安乃近后，体温仅降至38℃，这样反复发热已3～4日。刻下发热，肝区胀痛，痛连脘腹，厌食泛恶，颗粒未进，大便不畅，精神萎靡不振。B超检查示肝区占位性肿块。切诊腹部稍膨隆，肝肋下两指，质硬，表面凹凸不平，脾未扪及，叩诊呈鼓音，无移动性浊音。舌偏红，苔偏燥白，脉弦滑数。

辨证：邪毒化热，结于阳明。

中医诊断：内伤发热（邪毒化热）。

西医诊断：发热（肝癌）。

治法：清热消散。

方药：白虎汤加减。

生石膏50 g，先煎　知母9 g　生甘草3 g　粳米15 g　黄芩15 g　黄连3 g　金银花9 g　桑叶9 g　菊花9 g　薄荷6 g，后下　淡豆豉15 g　柴胡9 g　川楝子9 g　延胡索9 g　生大黄9 g，后下　莱菔子15 g，包煎　3剂。

［二诊］　1994年4月1日。

3剂之后，体温降至37.2～37.6℃，肝区作痛，如针刺状，大便不畅，每顿已能吃一小碗粥，舌偏红，苔薄，脉弦数。气滞血瘀，不通则痛，治拟清热疏肝，活血止痛，白虎汤加减。

石膏50 g，先煎　知母9 g　生甘草3 g　粳米15 g　黄芩15 g　黄连6 g　生大黄9 g，后下　三棱15 g　莪术15 g　桃仁15 g　牡丹皮15 g　赤芍15 g　川楝子9 g　延胡索15 g

外敷药：皮硝、制乳香、制没药，研末外敷。

［三诊］　1994年4月4日。

体温正常，大便通畅，肝区疼痛明显好转，惟口干，舌淡红，脉弦数。再守前法，加强化热生津，3月28日方加石斛30 g，生地黄30 g。

［按语］　恶性肿瘤患者中，常见有高热症状，成为某些患者入院的主诉之一。临床医生常给以抗生素等对应治疗，有些患者可以退热，但仍有部分患者的发热未见减退，这可能是由于癌组织的坏死性炎症中的白细胞释放出致热源，因此，抗生素的作用不显。

秦氏认为，肿瘤的热象产生多以里热炽盛，外受邪毒凌侵，热毒相搏，而又蕴结于阳明而成。故予以清热疏解，重用白虎汤清阳明之实热；桑叶、菊花、薄荷、淡豆豉祛邪毒于体表；黄芩、黄连、金银花、大黄清热解毒，使热毒下泄；川楝子、延胡索、莱菔子行气消胀。二诊热退未净，肝区作痛，如针刺状，脉弦数等为气滞血瘀症状，故除去解表药，而加用祛瘀活血之品；并用活血行气止痛的皮硝、乳香、没药外敷。本案患者系肝癌，癌性发热，以白虎汤为主方，并含清热理气，祛瘀通络之品，喜获良效。

十九、发热（寄生虫）

医案　王某，男，4岁。

［初诊］　1959年9月10日。

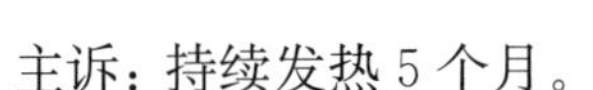

主诉：持续发热5个月。

患儿自1959年4月10日出现弛张型高热，因而住院治疗，曾用各种抗生素治疗无效，改用中医治疗后症状略微好转，但发热始终没有退净。顷诊形体羸瘦，神色委顿，头项强硬，活动不灵，发热37.8℃，口干，两腿浮肿，并且作痛，盗汗淋漓，不思饮食，大便不正常，大便内有孑孓状的寄生虫，苔白而燥，脉细而数。

辨证：邪热灼津，湿浊内生，蕴久生虫。

中医诊断：内伤发热(疳积劳热)。

西医诊断：发热。

治法：清热生津，疏利湿浊。

方药：干蟾鳖甲汤。

炙干蟾4.5g　使君肉3g　自雷丸6g　花槟榔6g　大腹皮12g　茯苓皮18g　五加皮12g　炒车前子12g，包煎　银柴胡4.5g　炙鳖甲12g　青蒿9g　嫩钩藤9g，后下　泽泻12g　猪苓12g　4剂。

［二诊］　1959年9月14日。

热势退净，浮肿亦退，苔干转润，但盗汗淋漓，脉象细数。热灼日久，气阴两亏，予汤方以补气固表，清热利湿，再配以药粉健运肠胃，驱除虫积，加味青蒿鳖甲汤。

党参15g　炙黄芪18g　浮小麦15g　花龙骨30g，先煎　生牡蛎30g，先煎　碧桃干9g　大腹皮6g　炙鳖甲12g　银柴胡4.5g　车前子12g，包煎　茯苓皮15g　香青蒿9g　泽泻12g　猪苓12g

药粉方：疳积散。

炙干蟾4.5g　焦白术3g　使君肉4.5g　炒槟榔9g　白雷丸3g　炒党参4.5g　鸡金炭4.5g　生甘草1.5g　陈皮6g　炒枳实3g　焦山楂4.5g　广木香3g

共研细末，每服0.6g，每日3次。

［三诊］　1959年9月24日。

盗汗已止，胃口正常，但身发色红而瘙痒的皮疹，腿有浮肿，苔薄白，脉浮缓。时值暑天，此暑风客于皮毛，流于血络，发为“风疹”，宜辛凉疏散法加减，银翘散主之。

金银花9g　连翘9g　淡豆豉9g　荆、防各6g　牛蒡子9g　薄荷2.4g，后下　粉猪苓12g　蝉蜕4.5g　地肤子9g　白蒺藜9g　茯苓皮30g　葫芦壳30g

［四诊］　1959年9月30日。

皮疹已退，证情稳定，但体质尚虚，腿尚浮肿，故再用9月14日处方服4剂以作调理，疳积散药粉服3个月，使脾胃功能趋于正常，则身体自然健康。

第十八章　泌尿系统疾病

一、慢性尿路感染

医案　蔡某，女，38岁。

［初诊］　2009年12月22日。

患者排尿时尿痛，以慢性尿路感染住院治疗，伴腰酸，头晕，失眠，尿白细胞6～10/HP，苔薄白，脉略滑。

辨证论治：膀胱湿热，脾肾两亏。

中医诊断：淋证。

西医诊断：慢性尿路感染。

治法：清热利湿，健脾补肾。

方药：自拟方。

黄柏9 g　知母9 g　大青叶15 g　板蓝根15 g　炒车前子15 g，包煎　川连3 g　生甘草6 g　金银花9 g　连翘9 g　炙黄芪30 g　太子参30 g　炒杜仲30 g　续断9 g　炒狗脊15 g　枸杞子15 g　黄精15 g　熟地黄15 g　夜交藤30 g　合欢皮15 g　14剂。

［二诊］　2010年1月6日。

尿检白细胞5～6/HP。入眠慢，仍头晕，苔薄，脉滑。12月22日方加山萸肉9 g，蔓荆子15 g，天麻15 g，杭白菊9 g，14剂。

［三诊］　2010年2月10日。

尿检白细胞3～4/HP，隐血(＋)。头面有湿疹，苔净，脉略缓滑。12月22日方加茜草炭15 g，蒲黄炭15 g，14剂。

［随访］　2010年3月18日，尿检均阴性。

［按语］　慢性尿路感染及感染后不适症状，是临床多发病症。《诸病源候论》认为："脏腑不调，为邪所乘，肾虚则小便数，膀胱热则水下涩，数而且艰，则淋沥不宣，故谓之为淋。"现代实验证明，再发性尿路感染妇女的阴道上皮细胞与大肠杆菌的黏附力比健康人强，说明慢性尿路感染患者免疫力低下。古代与现代用不同的表达方式说明正气亏虚，御邪无力是久淋的根本病机。因此治疗久淋，不扶补正气，恢复免疫力，改变已紊乱的调节系统和局部功能，就达不到治疗目的。另一方面菌毒留恋或反复感染是造成慢性化的重要因素。清除残留菌毒，及时消灭新侵入的菌毒是治疗慢性尿路感染的重要方面。本型属膀胱湿热，脾肾两

亏，本虚标实都很明显，故治疗上应标本并重，黄柏、知母、大青叶、板蓝根、黄连、金银花、连翘等品清热解毒除湿；下焦湿热必当利其小便，车前子通利小便；黄芪、太子参补气利尿；炒杜仲、续断、炒狗脊、枸杞子、黄精、熟地黄以强壮肾阳；夜交藤、合欢皮安神；共奏祛邪扶正，标本同治之效。

二、乳糜尿

医案　管某，男，35岁。

［初诊］　1959年12月3日。

主诉：小便混浊未清，尿频1年多。

患者于1958年秋季，小便开始见白，腰间觉酸，经1年多治疗，小便混浊未清，因此长病假已1年多。小便一昼夜10余次，尿色如豆浆，腰酸不能站立，面色苍白，口渴不欲饮。经查血丝虫未找到。舌淡，舌苔白腻，脉象软数。

辨证：气虚肾亏，湿浊下渗。

中医诊断：淋证(膏淋)。

西医诊断：乳糜尿。

治法：益气补肾，分清别浊。

方药：萆薢螵蛸饮。

太子参9g　炙黄芪15g　桑螵蛸9g，炒　大熟地9g　砂仁2.4g，拌　补骨脂9g　萆薢12g　海金沙9g，包煎　煅牡蛎60g，先煎　炒黄柏9g　石韦12g　瞿麦12g　炒车前子9g，包煎　生草梢3g　14剂。

［二诊］　1959年12月17日。

夜尿次数8次左右，尿色白混，腰酸，舌淡，苔白腻，脉软数。12月3日方，14剂。

本方每日1剂，连服30剂，症状悉除，精神奋发，上班工作。

三、尿血

医案❶　朱某，男，44岁。

［初诊］　1961年11月11日。

主诉：血尿，伴腰酸5个月。

患者1960年3月间跌伤，发生尿频及腰酸痛。1961年5月至6月出现面部及下肢浮肿，乏力，消瘦，食欲不佳，并出现黑便5～6次。8月住院做静脉肾盂造影术及膀胱镜检查，发现双侧及右输尿管结石，右肾功能丧失。血尿10日，黑便2～3日，并先后出现3次酸中毒，经中西医抢救而脱危，并进行中西医治疗。于10月17日出院，出院后于当日晚上又发生血尿，至今已2周未止，而再次入院。1961年11月11日症状：贫血面容，明显消瘦，神志不清，拒食自语，眼结膜及口唇苍白无华，血尿不止，苔薄白，脉象结代。实验室检查：非蛋白氮75.0 mmol/L，肌酐238.7 μmol/L，二氧化碳结合力14.1 mmol/L。尿检：红细胞(＋＋＋)，白细胞(＋)，蛋白(＋＋＋＋)。血常规：红细胞0.9×10^{12}/L，血色素20％以下，

白细胞 6.1×10^9/L，中性粒细胞 90%，有异常红细胞，并见有核红细胞少量。

辨证：气血干涸，虚风内动。

中医诊断：尿血（血虚风动）。

西医诊断：双侧肾结石，肾功能不全。

治法：益气养血，止血熄风，佐以化石。

方药：琥珀龟胶饮。

别直参 3 g，另煎，冲服　当归 9 g　炙黄芪 9 g　熟地炭 9 g　琥珀粉 6 g，冲服　龟板胶 9 g　阿胶珠 9 g　瞿麦 30 g　车前子 30 g　凤凰衣炭 15 g　地榆炭 15 g　川断炭 15 g　生牡蛎 120 g，先煎　牛膝炭 9 g　3 剂。

另铁树叶炭研细末，每服 3 g，每日 3 次。

西医处理：仍按常规止血处理。

［二诊］　1961 年 11 月 14 日。

血尿于 11 月 12 日开始渐淡，神识渐清，今日神志完全清醒，痰多咳嗽，尿色转淡，舌淡，苔白腻，脉象软数。实验室检查：非蛋白氮 42.8 mmol/L。虚风已熄，肾中血络破裂已有趋合之象，虚体复感风邪客肺，扶正止血，佐以宣肺化痰，予参芪冬贝汤。

光杏仁 9 g　炙款冬 9 g　京川贝 6 g，研末，冲服　白苏子 9 g，包煎　橘红 9 g　阿胶珠 12 g，蛤粉炒　别直参 3 g，另煎，冲服　黄芪 9 g　当归炭 9 g　凤凰衣炭 9 g　西琥珀 6 g，研末，冲服　熟地炭 12 g　瞿麦 15 g　车前子 15 g，包煎　9 剂。

［三诊］　1961 年 11 月 23 日。

服 11 月 14 日方 3 剂后，咳嗽略轻，尿色已清晰，胃纳已佳，每餐能食 150 g 米饭，体面浮肿，舌淡，苔薄，脉浮。此乃为表之风邪与里之水湿合而成病，故证为风水，当以开上宣肺为主，仍佐以气血两补药，因其气血未复也，予桑杏汤加减。

净麻黄 3 g　杏仁 9 g　桑白皮 9 g　川贝粉 4.5 g，冲服　生姜衣 2.4 g　茯苓皮 15 g　车前子 18 g，包煎　海金沙 15 g，包煎　瞿麦 15 g　琥珀粉 9 g，冲服　熟地黄炭 12 g　凤凰衣炭 9 g　当归炭 9 g　2 剂。

［四诊］　1961 年 11 月 25 日。

上方连服 2 剂，面目浮肿消退，尿色已清晰，舌淡，苔薄，脉浮。改用琥珀地归汤（自拟方）。

党参 9 g　黄芪 9 g　当归炭 9 g　西琥珀 6 g，研，冲服　熟地炭 6 g　阿胶珠 9 g　海金沙 15 g，包煎　六一散 15 g，包煎　凤凰衣炭 15 g　车前子 15 g，包煎　牛膝炭 9 g　7 剂。

改用上方服 7 剂后出院，以后门诊服药 1 个月后，尿清，偶有腰酸，半年后随访无复发。

医案❷　方某，男，72 岁。

［初诊］　1992 年 12 月 2 日。

主诉：反复出现血尿 3 个月余。

患者 9 月起经常出现肉眼血尿，经静脉肾盂造影及 CT 检查，提示左肾癌及肝脏转移。现觉腰酸乏力，舌淡白，苔薄，脉细软滑。

辨证：气血两虚，癥瘕结聚。

中医诊断：尿血(气血两虚)。

西医诊断：左肾癌伴肝转移。

治法：益气补血，稍佐消散。

方药：地榆阿胶汤。

炙黄芪15 g　太子参30 g　阿胶9 g，另烊　地榆炭15 g　当归炭9 g　熟地黄15 g　蒲黄炭15 g　杜仲炭9 g　川断炭9 g　三棱炭9 g　牡丹皮炭9 g　8剂。

中成药丸方：① 三七片，每次3片，每日3次。② 西黄醒消丸，每次3 g，每日3次。

［二诊］ 1992年12月10日。

诉血尿及腰酸痛均有好转，舌淡，苔薄，脉略弦。嘱再从前法，原方14剂。

连续服上药1月，腰酸和血尿明显好转。

医案❸ 吴某，女，48岁。

［初诊］ 1965年12月8日。

主诉：经常小便如米泔，兼有红色血尿6年。

患者1959年8月间，发现尿如豆汁状，于10月间开始有血尿，腰酸乏力，小便一夜7～8次，曾用各种方法治疗，效不显著。今诊面色萎黄，小便如米泔，兼有红色血尿，腰酸腿软，苔薄黄，脉软数。

辨证：肾虚湿热，灼伤脉络。

中医诊断：血淋(肾虚湿热)。

西医诊断：乳糜尿伴血尿。

治法：补渗兼施，尤当止血。

方药：当归补血汤。

当归炭9 g　阿胶珠9 g　熟地黄炭12 g　大、小蓟炭各9 g　海金沙9 g，包煎　瞿麦9 g　黄柏9 g　泽泻9 g　杜仲炭12 g　黄芪9 g　萆薢9 g　桑螵蛸9 g　7剂。

［二诊］ 1965年12月15日。

血尿已减半，夜间小便次数亦已少，尿混较清，腰酸如前，苔黄亦薄，脉象软大无力。辨证上方止血补渗并用，已见获效。腰酸乏力，脉象软大，此乃正虚之象，故以12月8日原方加党参9 g服之。

［三诊］ 1965年12月22日。

自诉小便次数已正常，血尿已止，尿色有时已清白，脉大已敛，腰酸未除，苔尚薄腻，脉象软。辨证症状已愈大半，但苔尚薄腻，湿浊未清，炭类药品，可不必用，予黄柏萆薢汤加减。

党参9 g　黄芪15 g　萆薢12 g　黄柏9 g　桑螵蛸9 g　补骨脂9 g　瞿麦12 g　海金沙9 g，包煎　杜仲9 g　当归9 g　熟地黄9 g　砂、蔻仁各2.4 g，后下　14剂。

［四诊］ 1966年1月6日。

小便及苔、脉已正常，腰仍酸楚，尿已清，苔已净，湿浊已无。腰酸乏力，肾气未复，专主补肾，予巴戟补肾汤。

党参9g　黄芪15g　巴戟肉9g　补骨脂9g　桑螵蛸9g　杜仲12g　熟地黄12g　菟丝子9g　金狗脊9g　当归9g，此方服14剂，以作巩固疗效。

［按语］　乳糜尿即是膏淋。乳糜尿兼血尿，比单纯的乳糜尿症为重。本例患者溲血，腰酸，脉软，乃肾之气血两亏；苔黄脉数，湿热内蕴。因而本病先有肾亏，不能分清别浊，而为膏淋；继则肾之血络为湿热所伤，而见血尿。若用纯补则呆湿，纯渗则伤津，故宜补渗兼施。在治疗中，专用乳糜尿药，恐难收效，故首先止血，否则出血不止，肾之气血更亏，方中当归炭、阿胶珠、熟地黄炭为止血补血，佐大小蓟炭、杜仲炭，更能止肾及膀胱出血。泽泻、萆薢渗湿分清，佐黄柏更能清下焦湿热。海金沙、瞿麦为治五淋之品。黄芪为益气之品，桑螵蛸止尿频。待血止，补益气血，分清泌浊。参、芪补气，归、地补血，瞿麦、海金沙治膏淋，萆薢、黄柏分清湿浊，桑螵蛸、补骨脂、杜仲补肾治腰酸，砂、蔻仁以燥湿和胃而化苔。同时乳糜尿患者应绝对休息少动，不能因为无寒热而继续劳动，俗语说“治病容易，养病难”，养病即是更好地调动内在的抗病积极因素。

医案❹　刘某，男，22岁。

［初诊］　2005年10月2日。

主诉：反复镜下血尿已半年。

患者近半年来反复镜下血尿，尿检提示红细胞15～20/HP，兼有腰酸膝软，舌红，苔薄，脉沉细。

辨证：阴虚火旺，热伤血络。

中医诊断：血淋（阴虚）。

西医诊断：肾性血尿。

治法：清热，凉血，止血。

方药：清热安络汤。

银花9g　连翘9g　大青叶15g　板蓝根15g　地揄炭15g　熟地炭30g　血余炭15g　陈棕炭9g　藕节炭9g　黑山栀9g　炙黄芪30g　太子参30g　阿胶9g，烊冲　白及9g　蚕茧壳9g　煅龙、牡各30g　炙海螵蛸15g　21剂。

［二诊］　2005年11月3日。

近日有上呼吸道感染，咽喉不利，尿检血尿又有增加，余证尚可，舌正常，苔少，脉缓软。予清热安络汤加减。

银花9g　连翘9g　大青叶15g　板蓝根15g　玉蝴蝶3g　藏青果6g　胖大海9g　蒲公英30g　川连6g　仙鹤草30g　玉米须30g　地揄炭15g　熟地炭30g　血余炭15g　藕节炭9g　21剂。

医嘱：清淡饮食。

［三诊］　2005年11月23日。

经清热凉血治疗2周后，咽喉不利，尿检血尿又见明显减少。镜下红细胞已减至0～2/HP，自觉证情缓解。舌正常，苔薄，脉缓。予六味地黄丸加减。

黄芪30g　白术9g　防风6g　熟女贞12g　旱莲草15g　生、熟地各12g　山药12g

山萸肉 12 g　茯苓 12 g　泽泻 12 g　丹皮 12 g　蒲公英 30 g　仙鹤草 30 g　白茅根 30 g　茜草 12 g　21 剂。

［随访］ 2 个月后随访血尿基本稳定。

医案❺　沈某，女，36 岁。

［初诊］ 2004 年 8 月 19 日。

2004 年 8 月，患者因右肾穿刺出现尿红细胞，诊断肾基底膜病。舌暗红，苔微薄，脉缓偏弦滑。

辨证：实热蕴结，灼伤脉络，迫血妄行。

中医诊断：尿血（血热妄行）。

西医诊断：肾性血尿。

治法：清热解毒，凉血止血。

方药：自拟方。

黄柏 9 g　知母 9 g　川连 6 g　茜草炭 15 g　蒲黄炭 15 g　煅龙、牡各 30 g　金樱子 15 g　炙蚕壳 9 g　阿胶 9 g　炒槐花 15 g　黑山栀 9 g　生甘草 6 g　桑螵蛸 15 g　仙鹤草 30 g　炙海螵蛸 15 g　14 剂。

［二诊］ 2004 年 9 月 2 日。

尿红细胞 8～10/HP，隐血（＋），稍有咳嗽，有痰，苔少，脉缓略弦滑。8 月 19 日方加密冬花 9 g，紫菀 9 g，桔梗 6 g，大青叶 15 g，板蓝根 15 g。

［三诊］ 2004 年 9 月 16 日。

尿检红细胞 3～4/HP，舌质偏红，苔微薄黄，脉缓滑。8 月 19 日方去阿胶、黑山栀，加大青叶 9 g，板蓝根 9 g，14 剂。

［四诊］ 2004 年 10 月 21 日。

尿红细胞 4/HP，正常范围，苔薄，脉缓软。9 月 16 日方加金银花 9 g，连翘 9 g，14 剂。

［按语］ 肾性血尿隶属于中医“血证”“尿血”的范畴。中医学对血尿的论述，最早见于《黄帝内经》的“热移膀胱”以及《金匮要略》的“热在下焦”。隋代巢元方《诸病源候论·虚劳尿血候》认为“心主于血，与小肠合，心象有热，皆与小肠，故小便血也。”临床上亦以湿热多见。秦氏认为，湿为阴邪，肾居下焦，为阴脏，同气相求，湿热之邪深蕴胶着于肾脏，难以消散，是肾性血尿缠绵难愈，反复迁延的根本原因。湿热下注，膀胱湿热，热盛伤络，破血妄行，则小便涩痛有血。从湿热论治肾性血尿，但并非偏取一面，而是各方兼顾，在临床上也重视脾肾亏虚在血尿形成中所起的作用。或脾肾亏虚，脾不统血，肾虚不能固摄，则精血不能循常道下泄而见血尿，或湿热困脾，脾肾两虚，以致尿血，治宜清利湿热，活血化瘀，健脾益肾相结合，如是则补而不峻，能收到健脾益肾而不耗伤肾阴之效。

初诊方中黄柏、知母、川连清热燥湿；茜草炭、蒲黄炭、炒槐花、黑山栀、仙鹤草清热凉血止血；阿胶、金樱子滋补肾阴，补而不峻；煅龙牡、炙蚕壳、桑螵蛸、炙海螵蛸收敛固摄，使血循常道；甘草调和诸药；诸药合用，清热解毒，凉血止血，健脾益肾而不耗伤肾阴之效。二诊血尿减轻，伴咳嗽咳痰，辨证湿热弥漫上焦所致，故加用密冬花、紫菀、桔梗、大青叶、板蓝根清热解毒，润肺止咳。三诊尿检镜下每视野红细胞3～4个，症状减轻，舌质偏红，苔微薄黄，脉缓滑，湿祛热解，正气有所恢复，故去阿胶、黑山栀，加大青叶、板蓝根。四诊症状逐渐减轻，加金银花、连翘透热转营。末诊症状消失。

四、膀胱功能失调

医案　魏某，女，50岁。

［初诊］　2000年9月26日。

主诉：尿液自出断断续续近5年。

1995年起患者无明显诱因自觉咳嗽，打嚏时小便随意流出，当时多在月事前后易发，伴有头晕耳鸣，夜寐不安，脱发，时有鼻塞流涕，小腹坠胀，大便秘结。今年来甚至在行走时都会发生尿液自出。曾在外院服中药汤剂及缩泉丸、左归丸等补肾固摄之品，疗效不显。顷诊，走路、咳嗽、打嚏时小便容易流遗，尤其在月经前后多发，神疲乏力，夜寐不安，腰酸，小腹坠胀，胃纳尚可，大便尚调，舌淡红，边齿痕，苔薄白腻，脉沉细。

辨证：肺脾气虚，肾阳不足。

中医诊断：遗溺(肺肾亏虚)。

西医诊断：膀胱功能失调。

治法：益气补肾缩泉，佐以健脾化湿。

方药：茧壳金桑饮。

炙蚕茧壳9g　金樱子15g　桑螵蛸15g　煅龙、牡各30g　太子参30g　炙黄芪30g　五味子9g　焦鸡内金9g　山萸肉9g　菟丝子9g　枸杞子9g　升麻9g　厚朴9g　苍术15g　陈皮9g　姜半夏9g　柴胡6g　7剂。

［二至三诊］　2000年10月10日—10月24日。

小便流遗已有改善，腰酸不显，小腹坠胀已瘥，精神渐增，夜寐渐安，舌淡红，边齿痕，苔薄，脉沉软，法再从前。9月26日方去厚朴、苍术，14剂。

［四诊］　2000年11月7日。

小便流遗已经告愈，精神已增，夜寐已安，舌淡红，边齿痕，苔薄，脉缓软。法再益气补肾缩泉，以资巩固，予茧壳金桑饮。

炙蚕茧壳9g　金樱子15g　桑螵蛸15g　煅龙、牡各30g　太子参30g炙　黄芪30g　覆盆子9g　焦鸡内金9g　熟地黄9g　山萸肉9g　菟丝子9g　金毛脊15g　补骨脂9g　枸杞子9g　升麻9g　柴胡6g　14剂。

［按语］　肾与膀胱虚冷是小便失禁的主要原因，故世人多以补肾固摄为治疗大法。然而秦氏认为，遗溺实与肺、脾、肾三焦气化功能都有关联。其“治水必先治气，治肾必先治肺”的观点，临床验之，屡屡见效。本例补肺健脾，益肾固摄同用，意在升举下陷之气，恢复升降转输之机，温化水液，从而使膀胱的功能恢复正常。

五、前列腺肥大

医案❶ 宋某,男,62岁。

[初诊] 1994年9月26日。

主诉:小便淋沥不畅3年,加重半年。

患者近来尿流变细,夜尿频,每夜5～6次,每次解小便需2分多钟,痛苦不堪,伴小腹胀痛,腰脊酸楚,气短乏力,四肢冷感,舌淡,边有齿痕,有瘀点,脉沉细。肛指检查示前列腺如鸡蛋大,中间沟消失。B超检查示前列腺Ⅱ度肿大。

辨证:肾气虚弱,气化无权。

中医诊断:淋证(肾虚)。

西医诊断:前列腺肥大。

治法:益肾补气,活血消瘀。

方药:补肾消瘀汤。

黄芪30 g 党参30 g 熟地黄15 g 怀山药9 g 山萸肉9 g 海藻9 g 昆布9 g 三棱9 g 莪术9 g 玄参9 g 浙贝母10 g 煅牡蛎30 g 7剂。

针灸治疗:温针取穴关元、中极、肾俞、膀胱俞,每周2次。

[二诊] 1994年10月4日。

经1周治疗,小便渐爽,尿次减少。

[随访] 6周后,排尿接近正常。

医案❷ 肖某,男,59岁。

患者前列腺肥大,夜尿2～3次,大便偏多,每日3～4次,有时饭后反胃,眠差。舌质略红,苔薄,脉缓滑。高血压、高血糖,血压110/80 mmHg。

方药:西洋参100 g,另煎汁收膏时和入 生晒参100 g,另煎汁收膏时和入 太子参300 g 潞党参300 g 炙黄芪300 g 云茯神150 g 焦白术100 g 炙甘草60 全当归100 g 大川芎100 g 炒白芍100 g 茱萸肉100 g 淮山药100 g 生、熟地各100 g 福泽泻100 g 枸杞子150 g 粉丹皮60 g 焦谷、麦芽各100 g 焦鸡金100 g 焦山楂100 g 制黄精150 g 大麦冬100 g 砂、蔻仁各30 g 川石斛150 g 干芦根100 g 五味子100 g 炒杜仲300 g 炒狗脊150 g 川断肉60 g 制首乌300 g 桃树胶300 g 夏枯草300 g 葫芦壳150 g 茯苓皮150 g 金樱子300 g 桑螵蛸300 g 京三棱100 g 蓬莪术100 g 生山楂100 g 花槟榔100 g 焦扁豆300 g 莲子肉300 g 粉芡实300 g 川楝子100 g 延胡索100 g 煅瓦楞300 g 炙海螵蛸150 g 夜交藤300 g 炒枣仁300 g 炙远志200 g 熟女贞300 g 桑葚子300 g 仙灵脾100 g 淡苁蓉100 g 巴戟肉100 g 一等白燕窝15 g,另煎汁收膏时和入 冬虫夏草20 g,研粉和入膏中 野生西洋参20 g,研粉和入膏中 陈阿胶300 g,收膏用 元贞糖200 g,收膏用 奎红枣200 g 龟板胶100 g,收膏用

熬膏不用酒,按传统方法熬膏。

[按语] 该方中以西洋参补气养阴,黄芪补气升阳,白术补气健脾,甘草调和药性,白芍

养血调经，枸杞子、杜仲补肝肾，山楂消食化积，黄精滋肾润肺，五味子敛肺滋肾，生津敛汗，狗脊祛风湿，首乌藤养心安神，夏枯草清肝明目，金樱子、桑螵蛸固精缩尿，川楝子行气止痛，延胡索活血行气止痛，煅瓦楞抑酸止痛，海螵蛸制酸止痛，夜交藤活血补血通络，远志宁心安神。

第十九章　血液和造血系统疾病

过敏性紫癜

医案　张某，男，30岁。

［初诊］　2009年7月12日。

主诉：皮肤出现青紫斑点，伴血尿1个月。

患者6月10日开始皮肤出现青紫斑点，伴有尿血，发热，口渴，舌红，苔黄，脉数。实验室检查：尿红细胞（＋＋＋）。

辨证：火热熏灼，血热妄行，溢于肌肤。

中医诊断：紫斑（血热妄行）。

西医诊断：过敏性紫癜。

治法：清热解毒，凉血止血。

方药：自拟方。

蒲黄炭15 g　大蓟草炭9 g　仙鹤草30 g　煅龙、牡各30 g，先煎　海螵蛸15 g　阿胶9 g，烊冲　白及9 g　藕节炭9 g　黄柏9 g　知母9 g　生甘草9 g　地榆炭15 g　14剂。

药粉方：海螵蛸100 g　煅龙、牡各50 g　白及50 g　血余炭50 g　阿胶50 g

共碾细末，每次3 g，每日2次，冲服。

［二诊］　2009年7月26日。

紫斑颜色减轻，尿红细胞（＋＋），舌淡，苔净，脉缓软。血热得清，血循常道，则症状减轻；血热日久，耗气伤阴，血随气减，则苔少，脉缓。宜补气养阴，凉血止血，予自拟方。

熟地黄15 g　山萸肉9 g　山药15 g　茜草炭15 g　地榆炭15 g　煅龙、牡各30 g，先煎　阿胶9 g，烊冲　蒲黄炭15 g　苎麻根9 g　炙黄芪30 g　太子参30 g　仙鹤草30 g　蚕衣9 g　金樱子15 g　糯稻根9 g　14剂。

［三诊］　2009年8月10日。

紫斑消退，无皮下出血点，尿红细胞（＋），舌淡，苔薄，脉缓和。气血循常道，症状消退；尿红细胞（＋），血热加重，但较初诊为轻。宜清热凉血止血，予自拟方。

山栀子9 g　黄柏9 g　知母9 g　黄连3 g　蒲黄炭15 g　茜草炭15 g　阿胶9 g，烊冲　藕节炭9 g　海螵蛸15 g　白及9 g　煅龙、牡各30 g，先煎　仙鹤草30 g　大青叶15 g　板蓝根15 g　蚕衣9 g　桑螵蛸15 g　14剂。

［按语］　紫癜属中医“血证”范畴,《诸病源候论·血病诸候》将血证成为血病,对各种血证的病因病机做了较详细的论述。《普济方·失血论治》认为失血可由多种原因所致,“所致之由,因大虚损,或饮酒过度,或强食过饱,或饮啖辛热,或忧思圭怒”,而对血证的病机,则强调因于热者多。《素问玄机原病式·热类》亦认为失血主要由热盛所致。《血证论》则提出治血之大纲止血、消瘀、宁血、补血治血四法。本病案因火热熏灼,血热妄行,致使血液不循常道,溢于肌肤之间,皮肤表现青紫斑点或斑块,溢于膀胱则见血尿。秦氏采用黄柏、知母、煅龙牡清热解毒,茜草炭、蒲黄炭、大蓟草炭、仙鹤草、海螵蛸、白及、藕节炭、地榆炭凉血止血,阿胶清热养阴,甘草清热解毒,调和诸药。全方共凑清热解毒,凉血止血之功。

第二十章　内分泌及代谢疾病

一、甲状腺功能亢进症

医案❶　孔某，女，28岁。

［初诊］　1991年10月21日。

主诉：突眼，眼不能闭多年。

患者甲状腺功能亢进突眼症多年，进行眶内减压术后，引起眼睑不能闭合，基本上24小时睁着眼，夜寐亦不能闭合。因此，眼球易发红，干燥，眼睑浮肿，眼睑静脉怒张。舌质偏红，苔薄黄。

辨证：风热挟湿在表。

中医诊断：突眼症（湿热袭络）。

西医诊断：甲状腺功能亢进症。

治法：祛风散热利水。

方药：葫芦密蒙洗剂。

桑叶9g　杭菊9g　葫芦壳9g　茯苓皮9g　青葙子9g　密蒙花9g

投以2剂，每剂煎2服，每服洗2次，一日共洗4次。

针灸治疗：取穴阳白、风池、外关、攒竹、四白、丝竹空，用泻法，留针10分钟，再施1次手法取针。

［二诊］　1991年10月24日。

患者甲亢，眼睑不能交睫，用针灸和中药外洗后，眼睑水肿减轻，减轻程度以右眼明显，舌质偏红，苔薄白。守原方原法，继续用针灸局部治疗，并用中药外洗。

［三诊］　1991年10月28日。

患者眼睑水肿明显减退，出现双眼皮，守原方原法。10月21日方加黑白丑9g（打），炙白僵蚕9g，投以2剂。针灸治疗取穴加太冲。

［四诊］　1991年11月4日。

眼睑水肿继续减退，眼睑怒张静脉已退，惟左眼上眼睑还有一二处隐现，两眼闭合程度已达90%。守原方外洗投以6剂，针刺取穴以原穴。

医案❷　印某，女，29岁。

患者甲状腺功能亢进10余年，服甲巯咪唑半粒控制可，停药后易复发。时有心慌，易饥饿,夏天有低热1～2周。手足冰冷,皮肤较黄,眠差,口干,但喝水后即有尿频,月经不调,痛经,色黑,舌质偏暗,苔少,脉弦滑。血压120/75 mmHg。

方药:西洋参100 g,另煎汁收膏时和入　生晒参100 g,另煎汁收膏时和入　太子参300 g　路党参300 g　炙黄芪300 g　云茯神150 g　焦白术100 g　炙甘草60 g　全当归100 g　大川芎100 g　炒白芍100 g　茱萸肉100 g　淮山药100 g　生、熟地各100 g　福泽泻100 g　枸杞子150 g　粉丹皮60 g　焦谷、麦芽各100 g　焦鸡金100 g　焦山楂100 g　制黄精150 g　大麦冬100 g　砂、蔻仁各30 g　川石斛150 g　干芦根100 g　五味子100 g　炒杜仲300 g　炒狗脊150 g　川断肉60　制首乌300 g　夏枯草300 g　象贝母150 g　黑玄参150 g　京三棱100 g　蓬莪术100 g　花槟榔100 g　山慈姑100 g　广陈皮100 g　姜半夏100 g　制香附100 g　嫩柴胡60 g　仙鹤草300 g　炒地榆150 g　茜草炭150 g　夜交藤300 g　炒枣仁150 g　炙远志150 g　陈阿胶300 g,收膏用　建文冰500 g,收膏用　奎红枣500 g

熬膏不用酒,按传统方法熬膏。

[按语]　该方中以西洋参补气养阴,黄芪补气升阳,白术补气健脾,甘草调和药性,白芍养血调经,枸杞子、杜仲补肝肾,山楂消食化积,黄精滋肾润肺,五味子敛肺滋肾,生津敛汗,狗脊祛风湿,首乌藤养心安神,夏枯草清肝明目,山慈姑清热解毒,香附疏肝理气,仙鹤草收敛止血,地榆凉血止血,夜交藤活血补血通络,远志宁心安神。全方共凑理气化痰散结之功。

二、甲状腺多发性囊腺瘤

医案　张某,女,70岁。

[初诊]　2007年5月12日。

主诉:左侧甲状腺肿大史5年,前几日喉痛。

患者有左侧甲状腺多发性实质性肿块,压迫周围组织史。2005年4月25日B超检查显示左叶甲状腺内见3个无回声区,其中最大1个为3.35 mm×2.8 mm,包膜可见,内壁增厚,其内见高回声斑块,另有无回声区,压迫气管。近日咽喉部疼痛,2007年4月25日B超检查显示左叶甲状腺内见3个无回声区,其中最大1个为3.35 mm×2.8 mm,包膜可见,内壁增厚,其内见高回声斑块,另有无回声区,压迫气管。舌淡,苔薄,脉缓软。

辨证:气郁痰湿,气血壅滞,复感外邪。

中医诊断:瘿瘤(痰湿)。

西医诊断:甲状腺多发性囊腺瘤。

治法:理气化痰,消瘿散结,清热解毒。

方药:海藻玉壶汤加减。

炙甲片9 g　海藻9 g　昆布9 g　煅牡蛎30 g　制南星9 g　姜半夏9 g　白芥子9 g　浙贝母9 g　三棱9 g　莪术9 g　玄参9 g　大青叶15 g　板蓝根15 g　14剂。

外用药:通络止痛粉1包,蜜调药粉,敷于患处。

医嘱:忌辛辣、海鲜之品。

[二诊]　2005年5月26日。

左侧甲状腺多发性实质性肿块，舌淡红，苔薄，脉缓软。气郁痰湿内生，气血壅滞而成，予海藻玉壶汤加减。

炙甲片 9 g　海藻 9 g　昆布 9 g　煅牡蛎 30 g　制南星 9 g　姜半夏 9 g　白芥子 9 g　浙贝母 9 g　三棱 9 g　莪术 9 g　玄参 9 g　大青叶 15 g　板蓝根 15 g　夏枯草 9 g　28 剂。

代茶饮：夏枯草 250 g，每日泡饮 25 g。

外用药：通络止痛粉 1 包，蜜调药粉，敷于患处。

［三诊］　2007 年 6 月 23 日。

左侧甲状腺多发性实质性肿块趋缩小，B 超复查显示左叶甲状腺内见 2 个团块，1 个为无回声区，0.92 mm×1.01 mm，透声好，边界清，在下极包膜见 1 个圆形团块，2.25 mm×2.09 mm，边界清，其内见有无回声区及实质性斑块。舌淡，苔薄白，脉缓左寸浮。气郁痰湿内生，气血壅滞而成，予 5 月 26 日方，28 剂。

代茶饮：夏枯草 250 g，每日泡饮 25 g。

外用药：通络止痛粉 1 包，蜜调药粉，敷于患处。

［随访］　经过 1 年的治疗，左侧甲状腺多发性实质性肿块只有 1 个圆形团块，并且缩小。

［按语］　甲状腺疾病，种类繁多，古人多以“瘿病”概之。“瘿瘤”是气郁痰结所致的以一侧或双侧颈前结块，状如核桃，可大可小，可软可硬，甚至有核累累为特征的病证。《中医病证诊断疗效标准》称甲状腺瘤为“肉瘿”。中医学认为，甲状腺瘤是人体受外邪所侵，内伤七情，脏腑功能失调，气血运行障碍，最终导致气滞、痰凝、毒结，积久所致。诚如高秉钧《疡科心得集》指出：“癌瘤者，非阴阳正气所结肿，乃五脏瘀血，浊气痰滞而成。”治疗上多主张理气解郁，化痰散结为主。本病例因风热时邪，诱发气血痰瘀聚于颈前喉结部位，出现颈前瘿肿伴有疼痛——“瘿瘤”。方用炙甲片、海藻、昆布、煅牡蛎、夏枯草软坚散结，化痰消瘿；制南星、姜半夏、白芥子化痰散结；大青叶、板蓝根清热解毒。内服外敷，共奏良效。

三、高血脂症

医案　荣某某，男，48 岁。

［初诊］　2004 年 10 月 15 日。

主诉：胸闷，手指麻木时作 10 个月左右。

患者胸闷，近 10 个月来左手指发麻时作，体检发现血三酰甘油 5.94 mmol/L。舌暗淡，苔薄，脉缓。

辨证：胸脉瘀阻。

中医诊断：胸痹(胸脉瘀阻)。

西医诊断：高血脂症，颈椎病。

治法：活血通络，宽胸降脂。

方药：山楂祛脂汤。

桑枝 15 g　生山楂 15 g　茯苓皮 15 g　葫芦壳 15 g　黑白丑 9 g　泽泻 9 g　焦谷、麦芽各

9 g　炒莱菔子 30 g　广郁金 9 g　荷叶 15 g　桑叶 9 g　槟榔 6 g　焦鸡金 9 g　焦神曲 9 g　生首乌 30 g　三棱 9 g　莪术 9 g　7 剂。

[二诊]　2004 年 10 月 22 日。

胸闷不适,经按摩则舒,有情绪亦不舒,左手指麻木已基本消失。CT 示右侧基底部腔隙性缺血灶,直径为 1 mm。外院 MR 示颈椎轻度骨质增生,C3～4、C4～5 椎间盘膨隆。舌淡,苔薄,脉缓。10 月 15 日方,14 剂。

外用药:通络止痛粉,1 包。

3 勺用蜂蜜调,敷于颈部 2 小时,每日 1 次。

[三诊]　2004 年 10 月 29 日。

4 日前左手指麻木发作 1 次,胸闷不适无明显发作,舌淡,苔薄,脉缓细软。10 月 15 日方,14 剂。

医嘱:颈部保暖,低头工作时间不能过长。

[四诊]　2004 年 11 月 2 日。

左手指麻木发未,胸闷不适已消失,舌淡,苔薄,脉缓细软。实验室检查:三酰甘油 2.84 mmol/L。10 月 15 日方,14 剂。

医嘱:减少低头工作时间,清淡饮食。

治疗结果:手麻、胸闷等症消失。

[随访]　以后再经过 1 个月的巩固治疗,三酰甘油指标正常。

四、尿崩症

医案　陆某,女,17 岁。

[初诊]　1993 年 9 月 23 日。

主诉:多饮、多尿 5 周。

患者今年暑期中,即感口干多次,自以为系天气炎热所致,未引起注意。9 月开学后症状逐渐加重,现每日要饮 6 暖瓶开水,尿量亦明显增加,不能坚持正常听课,甚感烦躁,且伴有恶心欲吐感。面色少华,口唇干燥,舌嫩红,苔薄黄,脉细,尿糖(－)。

辨证:肾阴亏损,中焦蕴热。

中医诊断:消渴(肾阴亏损)。

西医诊断:尿崩症可能。

治法:益气养阴,清热止渴。

针灸治疗:取穴内关、中脘、关元、三阴交、足三里、公孙、太溪,内关、中脘、足三里施泻法,关元、三阴交、公孙、太溪施捻转手法中的补法,得气后留针 20 分钟,每周 2 次。

[二诊]　1993 年 9 月 28 日。

诉治疗后第 3 日饮水量即减少一半,饮时恶心欲吐感也已消除,尿量亦相应减少,舌嫩红,苔薄微黄,脉细。

针灸治疗:取穴、手法均同上,再治。

［三诊］ 1993 年 9 月 30 日。

诉诸症又减，已能上学正常听课，舌嫩，苔薄微黄，脉细。既已收效，守法再治。针灸治疗，取穴同一诊。

［四诊］ 1993 年 10 月 7 日。

自诉经过 2 周治疗后，饮水量已基本恢复正常。现每日约饮水 1 暖瓶，尿量也已和往常不相上下，苔、脉同前。为巩固疗效，针灸治疗，取穴同一诊。

［按语］ 此病例秦氏针刺内关以泻阴分之热，泻足三里、中脘以清脾胃蕴热，补关元、三阴交、公孙、太溪以恢复耗损之阴液，一诊即收良效，可谓辨证治疗精当。

五、痛风

医案　何某某，男，79 岁。

［初诊］ 2007 年 6 月 16 日。

主诉：膝、踝关节疼痛数年。

患者膝、踝关节疼痛，有时呈游走行，原有高尿酸血症，大便干硬，舌质淡红，苔淡黄，脉弦。

辨证：湿热阻络，肾元亏虚。

中医诊断：痹证(湿痹)。

西医诊断：痛风，膝关节病变。

治法：渗湿清热，益肾通络。

方药：茵陈五苓散加减。

葫芦壳 15 g　茯苓皮 15 g　泽泻 9 g　猪苓 9 g　炒车前 9 g，包煎　防己 15 g　玄胡 9 g　仙鹤草 30 g　豨莶草 9 g　马齿苋 9 g　牛膝 9 g　寄生 9 g　茜草 15 g　茵陈 30 g　7 剂。

外用药：通络止痛粉。

红花 30 g　干姜 31 g　苏木 30 g　制甘遂 30 g　肉桂 30 g　制附子 30 g　玄胡 30 g　细辛 30 g　独活 30 g　冰片 10 g　1 剂。

共研细末，3 勺药粉加半斤生姜末和匀擦痛处，5 分钟，每日 2 次。

医嘱：清淡饮食。

［二诊］ 2007 年 6 月 23 日。

膝、踝关节处疼痛明显减轻，有时基本不痛，大便间日行，舌质红，苔薄，脉弦滑。6 月 16 日方加火麻仁 15 g(打)，7 剂。外用通络止痛粉，1 剂。

［随访］ 3 个月后随访症情稳定。

［按语］ 中医认为痛风主要病因是湿热蕴积关节，脉络不通，用渗湿清热方法症状明显减轻，但必须同时控制饮食，以清淡食物为主，忌膏粱厚味，方能巩固疗效。

六、肥胖症、代谢综合征

医案❶　金某，男，30 岁。

［初诊］ 2005 年 8 月 24 日。

主诉：形体肥胖多年。

患者自觉形体肥胖，腰酸，体重99.9 kg，要求减肥，舌淡，苔薄，脉缓。

辨证：痰湿之体，膏脂内聚，转输失调。

中医诊断：肥胖（痰湿）。

西医诊断：肥胖症（单纯性）。

治法：利水渗湿，理气通便，佐以补肾。

方药：减肥汤（自拟方）。

葫芦壳 15 g　茯苓皮 15 g　赤小豆 30 g　泽泻 15 g　猪苓 9 g　生山楂 15 g　炒莱菔子 30 g　广郁金 9 g　大腹皮 9 g　玄明粉 3 g　郁李仁 15 g　全瓜蒌 30 g　炒杜仲 15 g　炒狗脊 15 g　桑寄生 15 g　7剂。

医嘱：清淡饮食。

［二诊］　2005年8月31日。

腹部稍有缩小，服上药后大便日行3～4次，汗多。舌淡，苔薄，脉缓。予减肥汤。

葫芦壳 15 g　茯苓皮 15 g　赤小豆 30 g　泽泻 15 g　猪苓 9 g　生山楂 15 g　炒莱菔子 30 g　广郁金 9 g　大腹皮 9 g　生大黄 3 g，后下　番泻叶 3 g　全瓜蒌 30 g　炒杜仲 15 g　炒狗脊 15 g　桑寄生 15 g　茵陈 30 g　生米仁 30 g　28剂。

［三诊］　2005年10月12日。

原来腹围110 cm左右，服上药缩小至98 cm，舌淡，苔薄，脉缓。8月23日方，14剂。

［四诊］　2005年10月26日。

体重94 kg，腹围97 cm，大便每日1次，舌淡，苔薄，脉缓。予减肥汤。

葫芦壳 15 g　茯苓皮 15 g　赤小豆 30 g　泽泻 15 g　猪苓 9 g　生山楂 15 g　炒莱菔子 30 g　广郁金 9 g　大腹皮 9 g　生大黄 3 g，后下　番泻叶 3 g　全瓜蒌 30 g　炒杜仲 15 g　炒狗脊 15 g　桑寄生 15 g　茵陈 30 g　乌梅 10 g

［随访］　经治疗3个月后，体重从99.9 kg降到90 kg，腹围从110 cm缩小为92 cm。2006年1月26日随访，体重维持在90 kg左右。

［按语］　中医古籍对肥胖症的专述甚少，但对其形成原因的认识散见于历代著作中。《素问·通评虚实论》指出："肥贵人，则膏粱之疾也。"可见肥胖与食饮不当有关。一方面因饮食偏嗜，喜嗜膏粱厚味之品；另一方面是因饮食过度，超过脾胃运化功能，使水谷不能化生为精微物质，反为膏脂水湿痰瘀停留，逐渐导致肥胖。除此之外，劳作不足、遗传、年龄、性别，甚至地域等因素也与肥胖的成因有着一定的关系。

单纯性肥胖大多没有明显的症状可辨，辨病治疗就成为最直观的治疗方法。中医常把肥胖症的病机责之于肝、脾、肾等脏，与痰湿内阻有明显关系。《丹溪心法》云"肥白人多湿""肥人多痰饮"。陈修园云："大抵素禀之盛，从无所苦，惟是痰湿颇多。"秦氏进一步认为，本病主要是水湿痰浊聚于体内而发胖，故治疗以利水渗湿，理气通便为基本原则。方中葫芦壳、茯苓皮、赤小豆、泽泻、猪苓利水渗湿；山楂、莱菔子消食散结；广郁金、大腹皮、玄明粉、郁李仁、全瓜蒌理气通便；炒杜仲、狗脊、寄生补肾培土，平衡精微物质的转化和贮存，从而预防

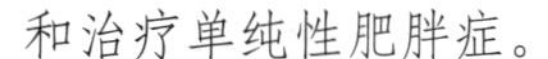

和治疗单纯性肥胖症。

医案❷　王某，男，28 岁。

［初诊］　2005 年 8 月 10 日。

主诉：肥胖、脂肪肝，夜间口干，有时头痛。

患者肥胖，夜间口干，时有头痛，有脂肪肝史，舌质淡，苔薄，燥白，脉滑。

辨证：痰瘀阻络，气不调畅。

中医诊断：肥胖(痰瘀)。

西医诊断：肥胖症。

治法：疏肝祛脂，佐以化瘀。

方药：减肥汤(自拟方)。

茵陈 30 g　茯苓皮 15 g　泽泻 9 g　猪苓 9 g　葫芦壳 15 g　三棱 9 g　莪术 9 g　赤小豆 30 g　槟榔 9 g　生大黄 3 g，后下　番泻叶 3 g　金钱草 30 g　生山楂 9 g　炒莱菔子 30 g　荷叶 15 g　7 剂。

医嘱：清淡饮食。

［二诊］　2005 年 9 月 1 日。

肥胖，口干，大便日行 1～2 次，体重已减 4 kg，头痛未发，舌淡且裂，苔薄，燥白，脉缓。辨证属痰瘀互结，日久伤阴，予减肥汤。

茵陈 30 g　茯苓皮 15 g　泽泻 9 g　猪苓 9 g　葫芦壳 15 g　三棱 9 g　莪术 9 g　赤小豆 30 g　槟榔 9 g　生大黄 3 g，后下　番泻叶 3 g　金钱草 30 g　生山楂 9 g　炒莱菔子 30 g　荷叶 15 g　芦根 15 g　石斛 9 g　7 剂。

复诊医嘱：清淡饮食。

［随访］　经治疗后体重下降近 5 kg。

医案❸　吴某，男，34 岁。

［初诊］　2009 年 3 月 13 日。

主诉：形体肥胖多年。

患者自觉形体肥胖，伴腹胀纳呆，疲乏困重，口干喜饮，大便 3 日一行，舌淡偏暗，苔薄腻，脉缓软。身高 1.76 m，体重 94 kg，腰围 109 cm，臀围 112 cm，BMI 指数 30.34，体脂率 33.9%，血压 120/80 mmHg。实验室检查：空腹血糖 5.32 mmol/L，胰岛素 22.16，尿酸 432 μmol/L，白蛋白 51 g/L，三酰甘油 3.67 mmol/L，高密度脂蛋白 0.69 mmol/L，总胆固醇 5.24 mmol/L，低密度脂蛋白 3.10 mmol/L。

辨证：痰湿之体，膏脂内聚，转输失调。

中医诊断：痰湿(脾虚湿盛)。

西医诊断：代谢综合征(中心型肥胖症，高脂血症，痛风)。

治法：健脾益气，化痰消浊。

针灸治疗：取腹四门(关元、中脘、双侧天枢)、大横、双侧足三里、双侧上巨虚、双侧下巨虚、双侧三阴交、双侧曲池，其中双侧足三里、上巨虚、下巨虚、三阴交、曲池，均采用逆经斜刺，关元与中脘、双侧天枢、足三里与下巨虚四组穴接通电针治疗仪，选择疏密波波型，频率为 50/100 Hz，强度以患者能耐受，并看到身体局部及肢体有较明显的肌肉收缩为度，留针 30 分钟。隔日治疗 1 次，每周 3 次，15 次为 1 个疗程，共治 1 个疗程。

方药：减肥汤。

葫芦壳 15 g　茯苓皮 15 g　赤小豆 30 g　泽泻 15 g　猪苓 9 g　生山楂 15 g　炒莱菔子 30 g　茵陈 30 g　全瓜蒌 30 g　生大黄 6 g，后下　7 剂。

共研细末，水泛为丸，每次 5 g，每日 3 次，口服。

［二诊］ 2009 年 4 月 17 日。

体重减轻 6 kg，腹胀纳呆，疲乏困重好转，仍述口干喜饮，大便每日 1 次。舌淡略暗，苔薄腻，脉缓软。身高 1.76 m，体重 88.2 kg，腰围 100 cm，臀围 109 cm，BMI 指数 28.47，体脂率 32.4%，血压 120/80 mmHg。实验室检查：空腹血糖 4.61 mmol/L，胰岛素 15.13，尿酸 430 mmol/L，三酰甘油 2.23 mmol/L，高密度脂蛋白 0.75 mmol/L，总胆固醇 4.20 mmol/L，低密度脂蛋白 2.50 mmol/L，B 超示脂肪肝。针灸守上方，续治 1 个疗程；丸方继服。医嘱同前。

［三诊］ 2009 年 9 月 27 日。

体重维持在 88.4 kg，腹胀纳呆，疲乏困重明显缓解，仍述口干，大便每日 1 次。舌淡略暗，苔薄腻，脉缓软。实验室检查各项指标好转。

方药：丸方继服，医嘱同前。

［按语］ 《景岳全书》："何以肥人反多气虚？盖人之形，骨为君也，肉为臣也。肥人者，柔盛于钢，阴盛于阳者也，且肉以血盛，总皆阴类，故肥人多有气虚之证。"刘完素《素问玄机原病式》亦指出："盖人之肥瘦，由血气虚实使之然也，气为阳而主轻微，血为阴而主形体……故血实气虚则肥，气实血虚则瘦。"气虚脾虚，使脾之运化功能失调，水湿停滞，膏脂内蕴，而致肥胖。秦氏在临床实践中观察到，肥胖患者多物质代谢异常，尤其脂质代谢障碍，患者多虚实夹杂，本虚标实，治法当抓住脾虚之关键，以治病求本；同时又要兼顾脾失健运而产生湿、痰、饮等病理产物，故拟益气健脾，化痰消浊为治法。

脾虚失运，痰湿停滞，清阳不升，则腹胀纳呆，疲乏困重，但患者同时并见口干喜饮，大便秘结的胃肠湿热之证，此为脾虚失运，痰湿内蕴而生热之兆也。故秦氏认为针灸治疗主要从手、足阳明经的合穴与胃、大肠、小肠的下合穴考虑，以清胃肠腑热，另取胃、大肠、小肠的募穴中脘、天枢、关元，以健脾益气，和中化湿。另用丸方以利水渗湿，理气通便为主，"以消为补而助脾健运"。方中葫芦壳、茯苓皮、赤小豆、泽泻、猪苓利水渗湿，山楂、莱菔子消食散结，生大黄、全瓜蒌理气通便。

第二十一章　结缔组织病

一、干燥综合征

医案　程某，女，54 岁。

［初诊］　2003 年 5 月 28 日。

主诉：口唇干裂，眼睛干涩 1 个月。

患者 1 个月前开始觉口唇干裂，以后逐渐觉眼睛干涩，口干尚可，大便正常。舌质裂红，苔少，脉数。

辨证：阴虚内热。

中医诊断：阴虚内热。

西医诊断：干燥综合征。

治法：养阴清热。

方药：自拟方。

芦根 30 g　石斛 30 g　胖大海 9 g　南、北沙参各 90 g　生地黄 90 g　麦冬 15 g　玄参 15 g　肥玉竹 9 g　生甘草 9 g　僵蚕 9 g　地肤子 15 g　山药 9 g　山萸肉 9 g　14 剂。

滴眼方：川连 9 g　野菊花 9 g　桑叶 9 g　密蒙花 9 g　青相子 9 g　冰片 9 g　1 剂。

煎水滴眼，每日 2 次。

外用：氯地霜、尿素霜，均外用，每日 2 次。

［二诊］　2003 年 6 月 11 日。

口唇干裂，眼睛干涩有所改善，舌质裂红，苔薄少，脉弦。5 月 28 日方，14 剂。滴眼方，5 月 28 日方，1 剂。

［随访］　经过 2 个月的治疗，口唇干裂，眼睛干涩症状已愈。3 个月后门诊随访无复发。

［按语］　秦氏认为干燥综合征，从患者的舌象、脉象中可以得知此证属于阴虚内热，以养阴生津清热为主，加上秦氏独特的滴眼方，症状缓解。

二、成人 still 病

医案　王某，女，28 岁。

［初诊］　2011 年 1 月 6 日。

患者 8 个月前，高热，伴皮疹，已排除系统性红斑狼疮，右后颈部有淋巴结肿大，左膝疼痛，分别于2010年3月、2010年5月在外院以成人still病治疗，2010年5月血白细胞6.8×10^9/L。

方药：自拟方。

大青叶15g　板蓝根15g　金银花9g　连翘9g　青蒿9g　炙鳖甲15g　木香6g　蒲公英15g　地丁草15g　枸杞子15g　黄精15g　南、北沙参各15g　延胡索15g　芦根15g　当归9g　7剂。

［按语］　以大青叶、板蓝根、金银花、连翘、蒲公英、地丁草清热解毒为主，青蒿、炙鳖甲扶正清虚热，枸杞子、黄精、南北沙参补益精气以扶正，延胡索、芦根、当归清热解毒止痛。全方共凑清热解毒，扶正祛邪之功。

［二诊］　2011年1月13日。

无发热，有腹泻。1月6日方去延胡索、芦根、当归，加焦扁豆30g，石榴皮9g，煅龙、牡各30g，焦谷、麦芽各9g，焦鸡内金9g，焦山楂9g，7剂。

［按语］　热退，体温渐平，伴腹泻，清热养阴，行气活血药有滑肠作用，故去延胡索、芦根、当归，以焦谷麦芽、焦鸡内金、焦山楂健脾和胃，焦扁豆、石榴皮、煅龙牡健脾利湿和胃。

［三诊］　2011年2月12日。

热退，大便正常，膝关节痛已除，停经3日，少腹痛，苔薄黄，脉略滑数。

党参30g　白术15g　茯苓15g　荔枝肉9g　生扁豆15g　石榴皮9g　煅龙、牡各30g　焦谷、麦芽各9g　焦鸡内金9g　焦神曲9g　熟地黄9g　枸杞子15g　黄精15g　黄芩9g　柴胡9g　大青叶9g　板蓝根9g　银柴胡9g　延胡索9g　川楝子9g　川芎3g　木香3g　7剂。

［随访］　患者症情渐愈。

［按语］　成人still病，是以发热、关节痛或关节炎、皮疹、肌痛、淋巴结肿大、白血病增多、血清铁蛋白增高为主要表现的综合征。秦氏认为，外感邪毒是引起成人still病的基本病因，虚毒内生及痰瘀毒互结是其发生的内在因素，故以辨毒施治为纲。

中医学无成人still病的病名，其病状与中医文献中的痹病、风湿、热痹及白虎历节等病证相似，并认为其发病与感受风寒湿热毒邪有关。如《素闻·热论》说："人之伤于寒也，则为病热""今夫热病者，皆伤寒之类也。"认为热病是被寒邪冒犯所致。另外，《灵枢·寒热》还说："寒热瘰疬在于颈腋者……此皆鼠瘘寒热之毒气也。"临床所见still病以发热、恶寒及淋巴结肿大为主，此与《内经》认为是由寒热毒气所引起相类似。同时，中医学还认为，机体患病是在正气不足即虚的基础上，致病因素诱发而发病。如《灵枢·百病始生》云："夫百病之始生也，皆生于风雨寒暑、清湿、喜怒""清湿袭虚，则病起于下；风雨袭虚，则病起于上""此必虚邪之风，与其身形，两虚相得，乃客其形。"可见中医学很早即认为人体患病必有正气虚或虚毒内生的因素存在。

三、系统性红斑狼疮

医案　吕某，女，27岁。

［初诊］　2010年1月22日。

患者红斑狼疮2年，面部有红斑，每日口服泼尼松25 mg、氯喹0.25 g、环磷酰胺0.8 g静滴(每月1次)，满月脸，脚稍肿，大便干燥。苔薄白，脉缓滑。血压90/55 mmHg。

辨证：外邪瘟毒，侵犯肾脏，内外合邪，瘀阻肌肤。

中医诊断：瘟毒发斑。

西医诊断：系统性红斑狼疮。

方药：自拟方。

大青叶15 g　板蓝根15 g　银花9 g　连翘9 g　葫芦壳15 g　茯苓皮15 g　泽泻9 g　玄参15 g　芦根9 g　生地黄15 g　火麻仁30 g　桑叶15 g　杭白菊9 g　栀子15 g　生石膏30 g，先煎　太子参30 g　炙黄芪30 g　山萸肉9 g　30剂。

［二诊］　症状稳定，脚不肿，大便1～2日一行，红细胞沉降率20 mm/h，24小时尿蛋白0.96 mg/L。苔薄白，脉缓软。原方加大黄6 g(后下)。

［按语］　在疾病活动期，常以激素标准疗程治疗，并按照激素治疗阶段的不同，辨证配合中药治疗，以强化激素疗效，减轻激素的毒副作用，从而发挥中药增效减毒的双重作用。在疾病缓解期，重视用中药调节机体气血阴阳，正气充足，方可抗邪外出，避免复发，并且要早诊断、早治疗，防止侵犯多器官、多脏腑。急性活动期以西药为主，以抢救患者或稳定病情，辅以中药促进病情缓解。亚急性活动期应中西并举，慢性消耗阶段和脏器慢性损害时期，以中药为主。红斑狼疮患者病程长，由于长期受病痛折磨，并且激素引起副作用，所以患者容易对治疗和生活失去信心，常常表现焦虑恐惧，抑郁自卑，往往影响治疗效果，故医者应正确指导患者的饮食以及增强患者对医者的信任度。治疗过程中，患者一定要遵从医嘱，有选择性进食，保持放松的心态。

四、风湿热

医案　王某，女，30岁。

［初诊］　2009年6月4日。

主诉：发热恶寒1个半月。

患者发热，畏寒，动则汗出，乏力，梦多，有咽炎史。舌红，苔薄，左脉沉细，右脉缓略弦滑。

辨证：外感六淫，正邪交争，即“阳胜则热”。

中医诊断：外感发热。

西医诊断：风湿热。

治法：疏风清热，解肌发汗。

方药：自拟方。

淡豆豉5 g　金银花9 g　连翘9 g　生甘草6 g　通草6 g　荆、防各9 g　藿、佩各9 g　薄荷3 g，后下　六一散15 g　黄芩9 g　香薷9 g　生石膏30 g　猪苓9 g　7剂。

［二诊］　2009年6月11日。

患者鼻塞、流涕，发热恶寒，体温37.2℃，咳嗽，咳痰，痰色白。舌淡，苔薄，脉缓软。为表证未解，入里化热，复感外邪，表里同病，治宜发汗解表，兼清里热。

炙麻黄6g　生石膏30g　黄芩9g　杏仁9g　甘草9g　大青叶15g　板蓝根15g　金银花9g　连翘9g　款冬花9g　紫菀9g　柴胡9g　川贝粉9g　浙贝母9g　半夏9g　枇杷叶9g　7剂。

[三诊]　2009年6月18日。

患者鼻塞、流涕缓解，体温正常，咳嗽减轻，痰少，痰色白，舌淡，苔薄，脉缓软。6月11日方，7剂，嘱注意休息，避风寒。

[按语]　因感受外感六淫之邪或温热疫毒之气，导致体温升高，并持续不降，伴恶寒、面赤、脉数等。《伤寒论》首先总结和提出了由外邪引起，以发热为主要临床表现的一类疾病的辨证论治规律，即运用六经辨证来概括外感热病发展过程中的六个阶段的变化，从而成为外感热病辨证论治的纲领。金代刘完素主火热论，着眼于外来火热邪气，首先从临床治疗角度提出了"热病只能作热治，不能从寒医"的著名论点，认识到热病性属"热"，治疗"宜凉不宜温"。外感发热中，尤以火热、外湿、暑邪为主要病邪，又风、寒、燥入里皆可化火。其中，风邪为百病之长，外邪入侵，与人体正气相搏，正邪交争与体内而发热，即"阳胜则热"。方中淡豆豉疏风清热除烦，荆芥、防风、薄荷、金银花、连翘疏风清热，生石膏、黄芩清热，藿香、佩兰、香薷、六一散祛湿解肌，通草、猪苓清热渗湿。复诊方中，表邪未解，入里化热，复感外邪，表里同病，以发汗解表，兼清里热，宣肺化痰止咳。

五、类风湿关节炎

医案❶　周某，女，64岁。

[初诊]　2005年9月3日。

主诉：手指关节肿大疼痛半年余。

患者于去年冬天开始，手指关节肿大疼痛，活动僵硬，类风湿因子(＋)，抗环瓜氨酸酞抗体(＋)，抗角蛋白抗体(＋)，血糖8.4 mmol/L，总胆固醇6.1 mmol/L。舌质暗，苔薄，脉缓。

辨证：湿瘀阻络。

中医诊断：痹证(痛痹)。

西医诊断：类风湿关节炎。

治则：祛湿活血，通络止痛。

方药：三妙虎杖汤加减(自拟方)。

苍术9g　黄柏9g　牛膝15g　五茄皮15g　木瓜15g　防己15g　葫芦壳15g　茯苓皮15g　泽泻9g　大青叶15g　板蓝根15g　海风藤15g　络石藤15g　桑枝15g　虎杖15g　罗布麻30g　当归9g　延胡索15g　7剂，每日1剂，每日2次。

外敷方：艾樟浸泡方。

艾叶30g　樟木30g　防己30g　大青叶30g　五茄皮30g　细辛30g　延胡索30g　制川、草乌各30g　2剂。

用纱布包，加水2 000 ml，煮30分钟，用药汁浸泡双手，每次20～30分钟，每日2次。

［二诊］ 2005年9月10日。

手指关节疼痛改善，大便不实，日三四次，舌淡，苔少，脉弦。辨证属脾虚湿留，经脉失和，治以健脾利水，通络止痛。

炒党参30 g　茯苓9 g　焦扁豆15 g　芡实9 g　茯苓皮15 g　泽泻9 g　防己15 g　桑枝15 g　木瓜9 g　五茄皮9 g　羌、独活各9 g　延胡索9 g　7剂，每日1剂，每日2次。

外敷方：艾樟浸泡方加桂枝30 g，用法同前。

［三诊］ 2005年9月17日。

手指关节疼痛渐减轻，大便恢复正常。血压150/70 mmHg。舌嫩，苔薄，脉弦滑。脾虚湿阻稍瘥，经脉瘀阻不通仍未愈，治以益气活血，通络止痛，予自拟方参芪活血汤。

炙黄芪30 g　炒党参30 g　丹参15 g　红花9 g　川芎9 g　秦艽9 g　五茄皮9 g　防己15 g　延胡索9 g　桑寄生15 g　黄芩9 g　夏枯草9 g　生甘草9 g　7剂，每日1剂，每日2次。

外敷方：艾樟外用浸泡方加桂枝30 g，用法同前。

［四诊］ 2005年9月25日。

手指关节疼痛明显减轻，惟又见腹泻，日行4～5次，舌淡，苔薄，脉缓。辨证属脾虚湿留，治以健脾益气，化湿助运，予四君子汤加减。

炒党参30 g　焦白术16 g　焦扁豆15 g　茯苓15 g　木香6 g　炮黑姜3 g　煨葛根9 g　焦神曲9 g　焦谷、麦芽各9 g　炙甘草6 g　7剂，每日1剂，每日2次。

外敷方：艾樟外用浸泡方加桂枝30 g，用法同前。

［随访］ 经过连续治疗2个月后，手指关节疼痛已消失，以后未再诊。

［按语］ 类风湿关节炎是一种病因未明的以炎性滑膜炎为主的系统性疾病。其特征是手、足小关节的多关节对称性、侵袭性关节炎症，经常伴有关节外器官受累及血清类风湿因子阳性，可以导致关节畸形及功能丧失。类风湿关节炎属于中医的“痹证”范畴，多见于风、寒、湿、瘀合而致痹。此患者手指关节僵硬、肿大、疼痛，湿瘀并重，秦氏用利湿活血通络法治之，结合局部用温经活血，祛瘀通络之品煎水浸泡，内外合治，使得类风湿顽症较快得以缓解。

医案❷ 江某，女，33岁。

［初诊］ 2008年12月2日。

患者有类风湿关节炎病史，手足关节作痛，手足冰冷，四肢麻木。伴头晕头胀，眠差，素有缺铁性贫血、慢性胃炎、抑郁症病史。月经量少，大便有时带血，舌质偏红，舌苔净，脉沉略弦滑。

辨证：气血不足，瘀组脉络。

中医诊断：痹证(血瘀)。

西医诊断：类风湿关节炎。

治法：活血化瘀，通络止痛。

方药：西洋参100 g，另煎汁收膏时和入　生晒参100 g，另煎汁收膏时和入　太子参300 g　潞党参300 g　炙黄芪300 g　云茯神150 g　焦白术100 g　炙甘草60 g　全当归100 g　大川芎100 g　炒白芍100 g　茱萸肉100 g　淮山药100 g　生、熟地各100 g　福泽泻100 g　枸杞子150 g　粉丹皮60 g　焦谷、麦芽各100 g　焦鸡金100 g　焦山楂100 g　制黄精150 g　大麦冬100 g　砂、蔻仁各30 g　川石斛150 g　干芦根100 g　五味子100 g　炒杜仲300 g　炒狗脊150 g　川断肉60 g　制首乌300 g　川桂枝30 g　木防己60 g　羌、独活各60 g　左秦艽60 g　延胡索150 g　鸡血藤300 g　宣红花60 g　五加皮100 g　炒桑枝150 g　夜交藤300 g　合欢皮150 g　炒枣仁300 g　炙远志150 g　制香附100 g　嫩柴胡100 g　明天麻200 g　石决明300 g　杭甘菊150 g　香白芷60 g　蔓荆子300 g　广木香60 g　广陈皮100 g　姜半夏100 g　煅瓦楞300 g　仙灵脾150 g　巴戟天150 g　淡苁蓉150 g　地榆炭300 g　炒槐花300 g　熟女贞150 g　桑葚子150 g　阿胶300 g,收膏用　建文冰500 g,收膏用　奎红枣500 g　核桃肉200 g　桂圆肉150 g

熬膏不用酒,按传统方法熬膏。

[按语]　痹证日久,气血运行不畅,瘀血痰浊阻闭络脉,可导致关节肿大、变形、僵硬、屈伸不利等严重证候。此时病情错综复杂,常常缠绵难愈,终至四肢残废而丧失生活能力。对此常多法兼施,既以常法为则,又以补气血、益肾元、化瘀血、祛痰浊、搜风剔络等法联合使用。取膏方冬季进补,大补元气,以期治病求本。该方中以西洋参补气养阴,黄芪补气升阳,白术补气健脾,甘草调和药性,白芍养血调经,枸杞子、杜仲补肝肾,山楂消食化积,黄精滋肾润肺,五味子敛肺滋肾,生津敛汗,狗脊、五加皮祛风湿,首乌藤养心安神,鸡血藤活血补血,桑枝祛风通络,夜交藤活血补血通络,远志宁心安神,香附疏肝理气,石决明平肝潜阳,蔓荆子发散风热,煅瓦楞抑酸止痛,巴戟天壮肾阳,槐花凉血止血,阿胶补血止血。患者服用膏脂方后,症状明显减轻,疼痛改善。

第二十二章　神经系统疾病

一、眩晕

医案　夏某，男，30岁。

［初诊］　1994年11月22日。

主诉：经常头晕，视物模糊2个月。

患者由于工作之因，连月来经常夜以继日工作，过度疲劳。近2个月来经常头晕，视物飘忽，注意力不易集中，伴肢体酸软。曾做内科及神经系统检查，均无异常；眼科检查视力正常。苔薄白，脉细弦数。

辨证：肝肾不足，气血两亏。

中医诊断：眩晕(肝肾不足)。

西医诊断：头晕。

治法：补益肝肾，调补气血。

方药：杞菊地黄汤加减。

枸杞子15 g　杭菊花9 g　熟地黄15 g　山萸肉9 g　淡苁蓉9 g　制首乌15 g　当归9 g　大枣5枚　炙黄芪20 g　太子参20 g　炙甘草3 g　14剂。

［二诊］　1994年12月6日。

患者诉服药后头晕稍有改善，尚见肢体酸软，注意力不集中，舌淡，苔薄，脉细缓。11月22日方加桑葚子15 g，制黄精12 g，14剂。

［三诊］　1995年2月3日。

用上药治疗近1个月，视物飘忽，注意力不集中均有不同程度改善，疲劳感已有缓解，舌淡，苔薄，脉细缓。为巩固治疗，嘱用上方，熬膏方1料，以补肝肾，养气血。

［按语］　头晕可与长期过度劳累(包括脑力和体力)、饮食生活不规律、工作压力和心理压力过大等精神环境因素以及应激等造成的神经、内分泌、免疫、消化、循环、运动等系统的功能紊乱关系密切。长期过度劳累易造成机体精血不足，出现髓海失养，表现为头晕，视物飘忽，注意力不易集中，伴肢体酸软。方用枸杞子、杭菊花调和肝阳，熟地黄、山萸肉、淡苁蓉、制首乌、当归、炙黄芪、太子参益气血，补肝肾，再辅以膏脂培元固本。

二、头痛

医案　沈某某，女，31岁。

[初诊]　2017年11月6日。

主诉：头痛7年，加重1周。

患者于7年前开始出现头痛，头部有血管性跳痛，以后枕部为主，受凉、工作劳累后加重，头痛欲裂，头痛时可伴有双目疼痛，严重时可伴有呕吐。其间长期服用止痛药布洛芬效果不明显，与月经无关，夜寐差。1周前患者因工作劳累，头痛进一步加重，于外院检查脑部CT示无异常。刻下头痛，精神不佳，两颧偏红，血压120/65 mmHg，心率85次/分，舌质淡，苔薄，脉缓略弦。

辨证：肝风内动。

中医诊断：头痛。

西医诊断：血管性头痛。

治则：平肝熄风，解痉止痛。

方药：天麻钩藤饮加减。

天麻15 g　石决明30 g，先煎　杭甘菊9 g　钩藤15 g　僵蚕9 g　全蝎6 g　地龙9 g　蝉蜕9 g　蔓荆子9 g　延胡索9 g　川楝子9 g　柴胡3 g　川芎9 g　白芷6 g　当归9 g　熟地黄9 g　炒白芍9 g　党参15 g　炙黄芪15 g　枸杞子15 g　14剂。

针灸治疗：取百会、率谷（双侧）、头维（双侧）、印堂、风池（双侧）、合谷、太冲，其中合谷、太冲以泻法为主，其余穴位平补平泻，留针20分钟。

[二诊]　2017年11月20日。

患者诉头痛缓解，已经不用吃止痛药，现以太阳穴跳痛为主，后项部疼痛已好转，双目肿痛，胃部胀痛。舌质淡，苔薄，脉缓略弦。治守原意。11月6日方加木香6 g，14剂。针刺取穴同前。

[按语]　头痛病因较多，中医认为头痛可分外感和内伤两大类，其中内伤头痛可分为肝阳头痛、肾虚头痛、血虚头痛、痰湿头痛、瘀血头痛，本按患者头痛欲裂，头痛时可伴有双目疼痛，脉缓略弦，舌质淡，苔薄，证属肝阳头痛，肝风内动，肝阳上扰轻窍，因而导致头痛。若以六经辨证，本病当属太阳经头痛，太阳经主一身之表，患者受凉后，寒邪最先侵袭太阳经脉，故而头痛加重。针灸处方以秦氏头八针为主，配合合谷、太冲平肝潜阳。方药以天麻钩藤饮为主方，以达平肝潜阳之功效。方中延胡索、川楝子，本是治疗胸部疼痛，本病借助药物止痛作用，也有疏肝理气功效，柴胡升阳，量少，引经为主。久病气血亏虚，故加补气血、补肝肾药。

三、失眠

医案❶　马某，女，45岁。

[初诊]　2009年12月20日。

主诉：失眠5年余。

患者失眠5年余，腰及髋部觉冷，苔净，脉缓软。

辨证：营卫失和，阴阳失调。

中医诊断：不寐(营卫失和)。

西医诊断：失眠。

治则：调和营卫，潜心安神。

方药：自拟方。

夜交藤30 g　合欢皮15 g　酸枣仁15 g　炙远志9 g　朱灯心3 g　朱茯神15 g　肉桂3 g　桂枝3 g　制附子3 g　麦冬9 g　炒白芍9 g　生龙齿30 g　生龙、牡各30 g　炙黄芪30 g　党参30 g　牛膝15 g　当归9 g　熟地黄15 g

［二诊］　2010年1月20日。

失眠改善，腰髋部作冷比以前改善，但髋部有麻、痛，苔净，脉缓略滑。原方14剂。

［按语］　张景岳《类经·疾病类》有"凡人之寤寐，由于卫气。卫气者，昼行于阳，则动而为寤；夜行于阴，则静而为寐。"营卫之气不和，则导致不寐，《灵枢·邪客》："厥气客于五脏六腑，则卫气独卫其外，行于阳，不得入于阴。行于阳则阳气盛，阳气盛则阳跷满，不得入于阴，阴虚，故目不瞑。"就是说邪气侵入人体，内扰脏腑之气，则卫气奋起而抗邪与外，不能入于阴分，形成卫气浮盛于体表，脏腑之精气虚于内，神气不得内守而不成眠。此外，《灵枢·口问》有"阳气尽，阴气盛，则目瞑。阴气尽而阳气盛，则寤矣。"所以说阴阳不交致不寐。秦氏认为，营卫失和、阴阳失调是失眠基本病因病机之一。如《景岳全书》所论："不寐证虽病有不一，然惟知邪正二字则尽之矣。盖寐本乎阴，神其主也，神安则寐，神不安则不寐，其所以不安者，一由邪气之扰，一由营气之不足耳。有邪者多实，无邪者皆虚。无邪而不寐者，必营气不足也，营主血，血虚则无以养心，心虚则神不守舍。"治宜调和营卫，潜心安神，拟用桂枝加龙骨牡蛎汤化裁。方中桂枝、白芍调和营卫；龙骨、牡蛎、生龙齿滋阴潜阳安神；夜交藤、合欢皮、酸枣仁、炙远志、朱灯心、朱茯神滋阴宁心安神；麦冬、炙黄芪、党参、牛膝、当归、熟地黄益气滋阴，调和阴阳；肉桂、制附子辛热，寒热平调，改善腰、髋部作冷。全方共奏调和营卫，潜心安神，益气滋阴之效。

医案❷　黄某，女，36岁。

［初诊］　2008年12月3日。

主诉：失眠1个月余。

患者半年来因夫妻不睦，情绪抑郁，近1个多月来，整夜不能入睡，口干欲饮，精神倦怠，便溏，屡服西药安眠无效。舌尖红，舌苔淡红，脉细稍弦。

辨证：失眠日久，情志不遂，肝肾阴虚，阴虚火旺，上扰心神。

中医诊断：失眠(肝肾不足)。

西医诊断：神经衰弱。

治则：滋肾清心，泻肝和胃。

针灸治疗：取穴神门、内关、三阴交、太溪、太冲、照海，其中神门、内关、太冲施捻转手法中的泻法,三阴交、太溪、照海旋捻转手法中的补法,得气后留针 20 分钟,每周针刺 2 次。

[二诊] 2008 年 12 月 10 日。

诉针刺治疗后当日夜间即有 2 小时睡眠,1 周来心神稍定,口干欲饮减少,舌红,苔薄黄,脉细滑。治宗原法,针同前。

[三诊] 2008 年 12 月 17 日。

诉睡眠较前又有进步,口湿润,舌嫩红,苔薄,脉细软,守方再治,历时 1 个月,诸恙悉安。

[按语] 本病例系肝郁化火,扰乱心神,耗伤肾阴所致,证属肾阴不足,心肝火旺,肝胃不和。取太冲泻肝火,神门、内关宁心安神和胃,三阴交、太溪滋阴降火,照海养阴安神瞑目。诸穴合用,使数月之不寐得以治愈。

四、发热(颅内血肿)

医案 何某,男,39 岁。

[初诊] 1993 年 8 月 16 日。

主诉:体温持续 38℃左右近 2 个月。

患者 1993 年 6 月入院,诊断为动静脉畸形伴颅内血肿。入院后,行急诊手术做血肿清除,术后曾一度昏迷,经对症处理,逐渐意识清醒。近 2 个月来,体温持续 38℃左右,呈弛张热型,对症处理效果不显。刻诊发热,体温 38℃,面红,发热,烦渴,口和皮肤干燥,纳寐尚可,大便干结不畅,每日一行,小便热黄。舌偏光红,苔少,脉偏弦数。

辨证:久病津耗,里热炽盛。

中医诊断:内伤发热(津液耗损)。

西医诊断:发热(颅内血肿)。

治法:养阴清热。

方药:白虎汤、增液汤合青蒿鳖甲汤。

生石膏 50 g,先煎 知母 9 g 生甘草 3 g 粳米 15 g 生地黄 30 g 玄参 15 g 麦门冬 15 g 柴胡 6 g 青蒿 9 g 炙鳖甲 15 g 地骨皮 30 g 3 剂。

医嘱:不易过热,注意室内空气流通,适当多饮水。

[二诊] 1993 年 8 月 19 日。

服上方 3 剂后,体温退至 37.5~37.8℃,舌偏光红,脉偏弦数。治法依旧,续服 3 剂。

[三诊] 1993 年 8 月 22 日。

热退,舌偏光红,脉偏弦数。治法依旧,续服 10 剂。

[随访] 半年未复发。

五、脑炎

医案❶ 方某,男,26 岁。

[初诊] 1961 年 5 月 2 日。

主诉:头痛不断 7 个月。

患者于1960年10月10日开始持续性头痛，于10月24日进我院治疗。入院后7个月，经腰椎穿刺脑脊液检查，发现“新隐球菌”感染，故确诊为“隐球菌脑炎”。用异烟肼、链霉素、泼尼松、醋氨酰胺及两性霉素B做静脉滴注，共46次，两性霉素B做鞘内注射共3次(在每次使用两性霉素B后，均有头痛增剧及轻度抽搐等反应)。此外，用中药治疗，但头痛症状有增无减，渐至双目失明，双耳失聪。腰椎穿刺测颅内压力最高为600 mmHg。刻下头顶及头项的疼痛比头额部、头侧部为剧烈，颈项稍强，坐卧不安，夜间不能入寐，两眼瞳孔等大，约0.4 cm，对光反射消失，右耳听力丧失，左耳听觉稍存，颅内压500 mmHg以上，脉搏100次/分，体温正常，怕热喜冷，面色潮红，大便干结不畅，尿色较黄，血液常规检验属正常范围，脑脊液检验找到隐球菌，舌质深红，苔薄白而干，脉弦。

辨证：肝火上亢，肾阴不足。

中医诊断：头痛(肝火上扰)。

西医诊断：隐球菌脑炎。

治法：通下清热，以挫木火。

方药：石膏硝黄汤。

生大黄4.5 g，后下　芒硝12 g　龙胆9 g　石决明60 g，先煎　白蒺藜9 g　杭甘菊9 g　鲜生地30 g　鲜芦根2支　生石膏60 g，先煎　肥知母9 g　金银花9 g　连翘9 g　紫雪丹2.7 g，分3次吞服　14剂。

针灸治疗：取穴行间、合谷、丰隆、大椎、太阳、风池、风府，用徐疾提插法中的泻法，留针20分钟，每日治疗1次。

［二诊］ 1961年5月15日。

患者主诉自服中药及针灸后，巅顶头痛较前减轻，听觉有改善，双目仍然失明，大便畅通，舌质深红，苔薄白而干，脉弦较软。此前方攻下熄风，已获顿挫肝风嚣张之效，今治拟平肝潜阳，凉肝熄风，予羚羊熄风汤。

青龙齿30 g，先煎　石决明60 g，先煎　鲜石斛30 g　龟板15 g，先煎　羚羊角粉1.5 g，吞服　池甘菊9 g　嫩钩藤15 g，后下　炙僵蚕9 g　黄连粉1.5 g，吞服　大川芎6 g　香白芷6 g　木笔花6 g，包煎　天麻粉3 g，吞服　连翘9 g　金银花9 g　4剂。

针灸疗法：取穴同5月2日，隔日治疗1次。

［随访］ 以上述治疗方法为基础，连续治疗至6月18日，头痛症状完全消失，两耳听觉基本恢复正常。曾在6月6日做腰穿测压为290 mmHg左右，脑脊液做隐球菌培养未生长，于6月15日做隐球菌培养也未生长。双目仍然失明，以后由眼科处治，终未复明。

医案❷ 李某，男，24岁。

［初诊］ 1959年5月15日。

主诉：神志不清，发热7日。

患者右耳流脓20年，今年开始右耳内有新生物，触之有响声，疼痛，易出血，头昏，消瘦，听力渐差，于1961年5月9日行乳突根除术，神志从半醒到昏迷，高热(40.5℃)烦躁，曾用抗生素(青霉素、链霉素、四环素、磺胺药)治疗。刻下神志完全不清，有轻度抽搐，体温

40.5℃,脉大而数,呼吸快,吞咽困难。实验室检查:红细胞 3.96×10^{12}/L,白细胞 12.1×10^{9}/L,中性粒细胞 86%,淋巴细胞 14%,非蛋白氮 21.4 mmol/L,二氧化碳结合力 26.7 mmol/L,血钾 4.0 mmol/L,血钠 131.0 mmol/L。脉大弦数,舌绛干裂,苔少。

辨证:热陷心包,肝风内动。

中医诊断:痉厥(肝风内动)。

西医诊断:脑炎。

治法:清热解毒,潜阳熄风,佐以养阴。

方药:清心熄风汤。

安宫牛黄丸 2 粒,研粉冲服　羚羊角粉 1.5 g,冲服　龟板 15 g,先煎　石决明 30 g,先煎　天竺黄 6 g　青龙齿 30 g,先煎　玄参 9 g　鲜石斛 30 g　杭甘菊 15 g　带心连翘 20 g　黄连粉 1.8 g,冲服　生石膏 90 g,先煎　金银花 15 g　苍耳子 9 g　1 剂。

水煎,每剂煎 2 汁,鼻饲灌服,上午 1 剂,下午 1 剂。

针灸治疗:取穴风府、风池、合谷、太冲、内关,针刺泻法,留针 15 分钟,每日针灸 3 次。

西医处理:抗感染。

[二诊]　1959 年 5 月 16 日。

神色较昨清醒,热势亦为减退,惟全身发出红色皮疹,脉大已敛。此乃热毒自内达外之机,佳兆也。原方加竹叶 9 g,早、晚各 1 剂,共计 4 汁药。

上述方剂继续治疗 2 日,神识全清,热势及斑疹退尽。

六、脑震荡后遗症

医案❶　方某,女,21 岁。

[初诊]　1959 年 8 月 14 日。

主诉:经常头痛,目眩 1 年余。

患者 1958 年春季从扶梯上摔下,当时不省人事 30 分钟,后来自行清醒。曾送本院急诊治疗。以后头部经常作痛,目眩,不能工作已有 1 年余。顷诊面色萎黄,倦怠无力,头痛,目眩,脉缓而软。

辨证:气血不足,清空失养。

中医诊断:头痛(气血不足)。

西医诊断:脑震荡后遗症。

治法:补肾养脑,滋养阴血。

方药:天麻地黄丸。

当归身 6 g　熟地黄 12 g　湘枸杞子 9 g　明天麻 6 g　潞党参 9 g　炙黄芪 9 g　大川芎 6 g　潼沙苑 9 g　池甘菊 9 g　蔓荆子 9 g　香白芷 6 g　石决明 30 g,先煎　苍耳子 9 g

上方为主方,每日 1 剂,连续服至 11 月 13 日。

[二诊]　1959 年 11 月 13 日。

精神正常,已无病容,自诉头痛目眩已好转,乃上班工作。为巩固疗效,以汤方改作丸方，作为调理，予天麻地黄丸。

天麻 18 g　川芎 60 g　白芷 30 g　蔓荆子 30 g　苍耳子 30 g　炒春花木 30 g　杭菊花 30 g　煅石决 30 g　羌活 30 g　熟地黄 30 g　沙苑子 30 g　党参 30 g　黄芪 30 g　当归 30 g

共研细末，水泛为丸，每服 6 g，每日 3 次。

［随访］ 半年后随访，头痛无复发。

医案❷ 博某，男，38 岁。

［初诊］ 2003 年 5 月 21 日。

主诉：头部呈游走性疼痛 1 年半，右侧较重。

患者记忆思考能力减退，全身活动欠灵活，右耳如塞。2001 年 12 月 8 日从楼梯上跌下，昏迷 20 秒钟，右耳出血，右颅脑硬膜有血肿，以后消失，MRI 示右侧脑内容物向右突出。神清，精神一般，苔净，右脉弦滑。

辨证：瘀血痹阻，清窍失养。

中医诊断：头痛（血瘀）。

西医诊断：脑震荡后遗症。

治法：活血化瘀，补肾养脑。

针灸治疗：取神庭、百会、风府、印堂、太阳，配太溪、三阴交、右听宫，灸百会、右听宫，2 壮，留针 15 分钟起针，然后轻度叩刺督脉，再拔罐 10 分钟，每周 3 次。

方药：自拟方。

羚羊角粉 0.6 g，分吞　天麻 9 g　枸杞子 12 g　白菊花 9 g　羌活 9 g　川芎 9 g　白芷 9 g　蔓荆子 9 g　生地黄 12 g　熟地黄 12 g　桑叶 9 g　太子参 15 g　黄芪 15 g　制首乌 9 g　苍耳子 9 g　7 剂。

［二诊］ 2003 年 5 月 28 日。

诉症状无改善，苔、脉无变化。再守原方。经针刺 15 次后，症状全部消失，因要回国，带回原方 28 剂。

［按语］ 内科常见的头痛，可见于传染性及感染性发热之疾病、高血压、颅内疾病、神经官能症、偏头痛等疾病中。秦氏认为此病关键在于阴阳平衡失调，而督脉为阳脉之督，通达手、足三阳经，能调节人体阴阳平衡。主取百会、神庭、人中、脑户、风府、大椎，并根据不同证型，配以相应的手、足三阳经穴，达到调整阴阳平衡的目的。同时应服用补益肝肾之中药。

七、老年性震颤

医案　姚某，女，77 岁。

［初诊］ 2000 年 8 月 1 日。

主诉：双上肢抖动 6 年。

患者 6 年前起无明显诱因出现双上肢抖动，右侧比左侧重，尤以端热碗时为甚，无项强及四肢拘急，但下颌关节经常脱臼。曾前往医院求治，该院神经科诊断为老年性震颤，予以盐酸苯海索口服后证情有所好转，但后因患者恶心呕吐而被迫停药。其妹有震颤麻痹史。

刻诊，两上肢抖动，右侧比左侧重，无项强及四肢拘急，伴头晕耳鸣，腰膝酸软，纳可便调，舌淡，苔薄，脉缓。

辨证：精血不足，虚风内动。

中医诊断：颤证(肾精不足)。

西医诊断：老年性震颤。

治法：镇摄舒络。

方药：龙牡镇颤汤。

桑枝 15 g　桂枝 4.5 g　石决明 30 g，先煎　天麻 15 g　炒狗脊 30 g　珍珠母 30 g，先煎　生龙骨 30 g，先煎　生牡蛎 30 g，先煎　川断 9 g　炒杜仲 15 g　羌活 9 g　独活 9 g　防风 9 g　防己 9 g　左秦艽 9 g　熟地黄 15 g　当归 9 g　追地风 9 g　7 剂。

针灸治疗：取穴曲池、外关、合谷，外关、合谷温针，每周 2 次。

［二诊］ 2000 年 8 月 8 日。

左手抖动稍轻，右手仍抖动，头晕耳鸣好转，腰膝酸软亦减，舌淡，苔薄，脉缓。法以镇摄舒络，8 月 1 日方加白僵蚕 15 g，地龙 15 g，7 剂。

针刺治疗：取风池、曲池、外关、合谷，外关、合谷温针，每周 2 次。

［三诊］ 2000 年 8 月 15 日。

双上肢抖动已轻，余症皆瘥，舌偏暗红，脉缓。法以原意续之，8 月 1 日方加白僵蚕 15 g，地龙 15 g，7 剂。

外用方：通络药粉方。

制甘遂 50 g　透骨草 30 g　独活 50 g　白芥子 50 g　红花 50 g　延胡索 50 g　细辛 50 g　山柰 50 g　白芷 50 g　黄栀子 50 g　干姜 100 g　肉桂 50 g　制附子 50 g　冰片 10 g　接骨木 50 g　樟脑 15 g　3 剂。

针灸治疗：取穴同上。

［四至七诊］ 2000 年 8 月 22 日—9 月 12 日。

双上肢抖动大为减轻，舌偏暗红，脉缓。法再从前，8 月 1 日方加白僵蚕 15 g，地龙 15 g，7 剂。

针灸治疗：同 8 月 11 日方。

［八至九诊］ 2000 年 9 月 19 日—9 月 26 日。

双上肢抖动较前好转，舌偏暗红，苔薄，脉缓。法以镇摄舒络，龙牡镇颤汤。

桑枝 15 g　桂枝 4.5 g　石决明 30 g，先煎　天麻 15 g　炒狗脊 30 g　珍珠母 30 g　生龙骨 30 g，先煎　生牡蛎 30 g，先煎　川断 9 g　炒杜仲 15 g　羌活 9 g　独活 9 g　防风 9 g　防己 9 g　左秦艽 9 g　熟地黄 15 g　当归 9 g　追地风 9 g　白僵蚕 15 g　地龙 15 g　枸杞子 15 g　白菊花 15 g　14 剂。

针灸治疗：取穴风池、曲池、手三里、支正、外关、合谷，手三里、支正、外关、合谷温针，每周 2 次。

［十至十二诊］ 2000 年 10 月 10 日—10 月 24 日。

左上肢抖动已愈，右上肢已显著好转，舌偏暗红，脉缓。法以镇摄舒络，9月19日原方，14剂。

针灸治疗：取穴风池、曲池、手三里、支正、外关、合谷、后溪，手三里、支正、外关、合谷、后溪温针，每周2次。

［随访］ 经针药同治3个月后，双上肢抖动明显好转，病情稳定。

八、中风后遗症

医案　谢某某，男，67岁。

［初诊］ 2017年12月6日。

主诉：脑梗后不适3年余。

患者3年前患急性脑梗死后出现身体不适，双下肢麻木，脚踩棉花感，晨起流鼻涕，时有口臭，健忘，双眼流泪，伴有阳痿。追问病史，患者既往有心脏病、糖尿病、高血压病史。血压150/80 mmHg。舌质中裂红，苔少，脉缓略弦滑。

辨证：肾水不足，肝阳上亢，络脉瘀阻。

中医诊断：中风(中经络)。

西医诊断：脑梗死后遗症。

治法：平肝熄风，开通脑窍。

方药：自拟方。

天麻9g　钩藤15g　川芎9g　白芷9g　僵蚕9g　全蝎6g　地龙6g　石决明30g　夜交藤30g　合欢皮30g　杭甘菊9g　丹参9g　川牛膝9g　桑寄生9g　独活9g　羌活9g　生甘草9g　蔓荆子9g　苍耳子9g　石菖蒲9g

每日煎服2剂，连续煎服14剂。

泡脚方：自拟方。

艾叶30g　防己15g　延胡索15g　桂枝15g　千年健15g　桑寄生30g　三棱9g　莪术9g

煎水泡脚，每日1次。

［按语］ 患者年老体衰，肾水不足，肝阳上亢，脑部血管痉挛而出现急性脑梗死。同时有双下肢麻木以及脚踩棉花感。秦氏采用内服中药平肝潜阳治疗原发性脑血管疾病，外用泡脚方治疗双下肢麻木等症状。内服方中天麻、钩藤、石决明平肝降逆，僵蚕、全蝎、地龙搜剔经络之风，夜交藤、合欢皮安神定志，杭甘菊、蔓荆子疏风清热，川牛膝、桑寄生补益肝肾，独活、羌活、川芎行气活血，石菖蒲、苍耳子开窍通络。外用泡脚方中艾叶、防己、延胡索、桂枝温通经络，千年健、桑寄生祛风湿，健筋骨，三棱、莪术活血通络，全方补中带通，故能收效。

九、帕金森病

医案　施某，男，55岁。

［初诊］ 2008年12月30日。

患者1996年开始出现右上肢发抖，用力时加重，逐渐发展至右下肢站立发抖，走路正常，与情绪波动有关。外院诊断为帕金森病，整个身体亦稍有抖动。有乙肝小三阳病史。苔薄白，脉缓。

辨证：肾阴不足，肝风内动。

中医诊断：颤震(肝肾亏虚)。

西医诊断：帕金森病。

治则：平肝舒络，佐以镇摄。

方药：自拟方。

山羊角片15 g，先煎　羚羊角粉0.6 g，吞服　生龙齿30 g，先煎　生龙、牡各30 g，先煎　珍珠母30 g　石决明30 g，先煎　天麻25 g　川芎9 g　白芷6 g　羌活6 g　炒杜仲30 g　续断9 g　炒狗脊15 g　独活6 g　僵蚕9 g　全蝎6 g　当归9 g　熟地黄15 g　7剂。

甲钴胺片，每次1片，每日3次，口服；呋喃硫胺，每次1片，每日3次，口服；全天麻胶囊，每次4片，每日3次，口服。

针刺治疗：取百合、印堂、风池、率谷、头临泣、肩髃、曲池、合谷、外关、合谷、伏兔、内外膝、足三里、三阴交、丘墟、太冲，太冲用泻法，内外膝、丘墟平补平泻，其余均用补法，每周2次。

［二诊］ 2009年2月24日。

服用药物1个月余，自觉震颤状态有所改善，大便溏稀，每日3次，苔薄，脉略滑。

12月30日方去羚羊角，加枸杞子15 g，制何首乌15 g，太子参15 g，黄芪15 g。

［按语］ 震颤麻痹又称帕金森病，是一种多发于中老年人的慢性中枢神经系统退行性疾病。临床主要特征为进行性运动迟缓，肌强直及震颤。属于中医学的“内风”“颤震”“震抖”“痉病”等范畴。虽然本病病程较长，病证复杂，但病理变化具有一定规律性，主病在肝，病久涉及脾胃。其病位在脑髓、筋脉，病理性质多属本虚标实，肝肾不足。脑髓、筋脉失养是发病的基本病机，痰瘀阻络是基本病理。目前随着社会老龄化，本病的发病率有上升趋势。而西医对本病的治疗易产生毒副作用和并发症，故更好地挖掘中医药对本病的治疗是非常必要的。

古代医学家认为本病病因病机大凡属于邪寒、邪热、邪风、邪湿阻滞经络，或气血不足，难以温养筋脉，或病久入络瘀血内阻，血行不畅，筋脉失养所致肢体颤掉、痉挛、麻痹等证。秦氏根据多年的临床经验认为，本病病机属于本虚标实。本虚为气血亏虚与肝肾不足，标实为内风、内湿、寒瘀、痰火，主病在肝，病久涉及脾胃。从治疗效果看，标实为主，而症状较轻者效果较好。以本虚为主，而症状重者效果次之。总之在临床上要权衡标本缓急，遣药对证，定获佳效。

十、癫痫

医案　Roza，女，24岁。

［初诊］ 2005年10月22日。

主诉：反复一过性晕厥 4 年。

患者 4 年前无明显诱因下，出现一过性晕厥，意识丧失，手脚抽搐，口吐白沫，数分钟后神志转清，觉神疲乏力。经当地医院检查，诊断为癫痫小发作，目前正在服用抗癫痫药，具体药名不详。但效果不明显，每日都有发作，每日 1～5 次，另有手发冷。舌中红偏光，苔薄，脉缓。

辨证：肝肾不足，虚风内动。

中医诊断：痫症。

西医诊断：癫痫。

治则：镇惊熄风。

方药：羚角镇痉汤加减(自拟方)。

羚羊角粉 0.6 g，吞服　天麻 15 g　川芎 9 g　白芷 6 g　柴胡 9 g　羌活 6 g　杭甘菊 9 g　石决明 30 g，先煎　珍珠母 30 g　太子参 30 g　炙黄芪 30 g　丹参 9 g　制黄精 15 g　枸杞子 15 g

针灸治疗：取头八针，郄门、神门、合谷、足三里、太冲、中脘、梁门，足三里用迎随补泻手法之补法，率谷手法稍重，余穴均用平补平泻，轻刺激，留针 20 分钟。其间百会、率谷、足三里温针灸 1 壮，隔日 1 次。

［二诊］ 2005 年 11 月 2 日。

今日上午有突发性意识丧失 2 次，舌质红，脉缓软。治宜宁神镇静，平肝熄风，予柴胡天麻汤。

柴胡 9 g　天麻 15 g　川芎 9 g　丹参 9 g　红花 3 g　枸杞子 15 g　制首乌 30 g　当归 9 g　羌活 9 g　白芷 9 g　太子参 30 g　麦冬 9 g　五味子 6 g　炙黄芪 30 g

针灸治疗：处方如前。

其他治疗：全天麻胶囊，每次 3 粒，每日 3 次，口服；癫痫 2 号片，每次 4 粒，每日 3 次，口服。

［随访］ 目前病情稳定，发作次数减少，发作时间短，仍在治疗中。

［按语］ 癫痫是一种发作性神志异常脑病疾患。中医认为导致癫痫发病的主要原因为“风邪”，肝肾不足，气血两亏，“虚风内动”。针灸百会、印堂醒脑开窍，安神定志，率谷、风池、头临泣平肝熄风，郄门泻心火，合谷、太冲开四关，足三里补中理气。患者发病时，意识存在，觉腹部紧张、绷紧感，表现为腹型癫痫。颞叶癫痫为症状性癫痫中的最常见者，颞叶杏仁核型典型发作为胃部异常感觉等。取穴中脘、梁门对症处理，率谷手法略重，可对颞叶大脑皮层进行相应刺激。首诊用羚羊角粉、天麻、石决明、珍珠母等平肝熄风而镇痉；川芎、白芷、羌活都是辛散之品，能去上部头目风邪；太子参、炙黄芪补气；丹参活血；又以制黄精、枸杞子滋补肝肾以柔筋。一诊后患者自觉头晕、头重症状减轻，但癫痫仍有发作，根据症情在原方基础上，去掉部分平肝熄风之品，酌加活血补血滋阴的制首乌、当归、红花，补气生津养阴的麦冬、五味子，针药并施，取得良效。

十一、多发性颅神经损害

医案　赵某某，女，24岁。

［初诊］　2004年12月29日。

主诉：左眼视力模糊，左眼不外展3个月余。

患者今年9月中旬左右，左太阳穴疼痛，扩展为咀嚼时疼痛，半个月后出现左面瘫，经治疗后面瘫症状好转，但左眼视力模糊，左眼不外展，双眼流泪，舌尖向左上腭舔时，左面部觉痒感觉。转入上级医院诊断为多发性颅神经损害。舌淡，苔白，脉弦数，左眼外展活动受限，左眼球稍外突。血压118/80 mmHg。

辨证：肝肾阴虚，肝风内动，虚火上炎，七窍受蒙。

中医诊断：口眼㖞斜(肝肾阴虚)。

西医诊断：多发性颅神经损害，左眼外展神经麻痹。

治则：滋阴补肾，平肝熄风，清热明目。

方药：杞菊地黄丸、天麻钩藤饮合牵正散加减。

石决明30 g，先煎　天麻15 g　钩藤15 g，后下　杭白菊9 g　枸杞子15 g　密蒙花15 g　生、熟地各15 g　砂、蔻仁各3 g，后下　制黄精15 g　僵蚕9 g　地龙15 g　制首乌15 g　大青叶15 g　青相子15 g　板蓝根15 g　银花9 g　连翘9 g　山萸肉9 g　葫芦壳9 g　茯苓皮9 g　泽泻9 g　7剂。

外敷方：密蒙花方。

密蒙花30 g　野菊花30 g　桑叶30 g　青相子30 g　冰片10 g　1剂。

用1 000 ml水，煎15分钟后，用毛巾蘸药水湿敷面部及眼部10分钟，每日3次。

针灸治疗：取穴四白、太阳、阳白、颧髎、迎香、攒竹，均取左侧，合谷取双侧。除合谷穴外，其余面部穴位每穴温针灸2次，平补平泻，留针15分钟左右起针，每周3次。

医嘱：忌烟酒、麻辣、海鲜、牛羊肉、火锅等。

［二诊］　2005年1月5日。

服药后左眼外展与突眼程度已有改善，腹中作胀，大便正常，舌淡，苔薄，脉缓。方药同前。

［三诊］　2005年1月12日。

左眼外展活动已基本恢复正常，正视视力已复，但向左视还有模糊，两颊车处觉隐痛，舌淡，苔薄，脉缓软。方药同初诊，针灸治疗12月29日方加颊车、风池、颧髎，均取双侧，方法同前。

［随访］　左眼外展活动已基本恢复正常，正视视力已复。3个月后门诊随访，症状消失，没有复发。

［按语］　多发性颅神经损害和左眼外展神经麻痹，其主要病因在脑，所产生的症状有头痛、头晕及口眼㖞斜。中医学属于“眩晕”“头痛”“口眼㖞斜”。其病因不外乎风邪外袭、肝风内动、肝气郁结、气血双亏和风痰阻络。风邪外袭是由于风邪客于面部阳明络脉，使气血运

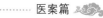

行异常，络脉失荣，因而出现症状；肝风内动，是因肝为刚脏，体阴用阳，肝阳化风上窜于面部损伤阳明络脉，牵动面颊而致；肝气拂郁，阳明络脉不和，产生口眼㖞斜；气属阳主动，血属阴主静，气虚不能上奉于面，阴血亦难灌注阳明，面部肌肉失去气血的濡养；痰饮、风痰流窜经络，上扰面部，阳明络脉壅滞不利，致口眼㖞斜。然口眼㖞斜之症前人多归属于中风门下，而中风又有中经络与中脏腑之分，在临床上一定要将两者区分开来，在这里我们讨论的是风中经络所致的口眼㖞斜。根据此病例的临床表现，理应归属于口眼㖞斜。患者在发病初期有左太阳穴处疼痛，既而出现左侧面瘫，然后产生一系列症状，依据脉象弦数，在此认为是由肝风内动所引起的。肝脏阴不配阳，阴虚阳亢，水不涵木，肝肾阴亏，阴不制阳，化火化风。肝开窍于目，肝气通于目，然肝气不能上输于目，内风扰动筋脉则损及眼带及阳明络脉，导致以左面部感觉异常，左眼视力模糊，不能外展，流泪为主。在治疗上应当滋阴补肾，平肝熄风为主，佐以养肝明目，清热利窍。在针灸取穴以阳明经穴为主。

本案以杞菊地黄丸、天麻钩藤饮和牵正散加减为主方，以滋阴补肾，养肝明目，平肝熄风，祛风通络，清热安神。石决明、天麻、钩藤、杭白菊平肝熄风，清热明目；枸杞子、生熟地、黄精、山萸肉、首乌滋补肝肾，养肝明目；僵蚕、地龙祛风通络；板蓝根、大青叶、银花、连翘清热解毒，祛风凉血；青相子、密蒙花清热，养肝，明目；葫芦壳、茯苓皮、泽泻清热解毒，利水消肿；枳壳、全瓜蒌、陈皮理气；焦谷麦芽、焦鸡金消食和胃。秦氏主张应用清热解毒药和利水消肿药起到消炎的作用。在用内服药的同时结合外敷药和针灸治疗，从而提高疗效。外敷药以清热祛风，养肝明目为主。针灸取穴以手、足阳明经穴，局部取穴配远道取穴，四白、阳白、攒竹祛风明目，太阳、颧髎、迎香、颊车、风池祛风通络，合谷是主治头面部的常用穴。

十二、多发性硬化症

医案　外国患者，男，27 岁。

[初诊]　2005 年 2 月 22 日。

主诉：多发性硬化症 2 年，下肢不能自己行走。

患者自 2002 年 6 月开始左侧视力减退，在本国诊断为视神经炎。同年 8 月诊断为多发性硬化症，C2～6、T5～6 脱髓鞘病变。目前双下肢不能站立行走，严重时头颈无力，尿频，舌质红，苔薄，脉沉细。

辨证：肝肾不足，筋骨失养，气血失充。

中医诊断：痿证(肝肾不足)。

西医诊断：多发性硬化症。

治则：补益肝肾，养筋壮骨，益气活血。

方药：补肾益髓汤(自拟方)。

枸杞子 15 g　熟地黄 15 g　制黄精 15 g　制首乌 30 g　天麻 15 g　丹参 9 g　川芎 9 g　狗脊 15 g　红花 6 g　杜仲 15 g　牛膝 15 g　生黄芪 30 g　太子参 30 g　羌、独活各 9 g　苍、白术各 9 g　川朴 9 g　苍耳子 9 g　7 剂。

针灸治疗：取百会、头临泣、率谷、风池、肩髃、曲池、外关、合谷、伏兔、外膝眼、足三里、太溪、太冲、大椎、身柱、至阳、中枢、命门、肾俞、腰阳关，除合谷、太冲外每穴灸2壮，手法平补平泻，留针15分钟，最后督脉拔罐，每周3次。

服用西医：甲钴胺，每次1粒，每日3次；新B_1片，每次1粒，每日3次；ATP片，每次20 mg，每日3次。

[二诊] 2005年3月1日。

1周后复诊下肢行走似前有力，余同前，舌淡，苔薄黄，脉缓软。肝肾不足，筋骨失养，气血失充，予补肾益髓汤(自拟方)加当归身9 g。针灸治疗，处方同2月22日。内服丸方，2月22日方去熟地，加当归身9 g，炒金钱白花蛇1条，炙蕲蛇9 g，仙鹤草15 g，共4剂，共研细末，水泛为丸，每服5 g，每日3次。

[三诊] 2005年5月17日。

回国后边服药边锻炼，在家中已不用拐杖能站立行走，右手、左足时有麻木感，舌淡，苔薄白，脉缓。予补肾益髓汤(自拟方)加当归身9 g，生谷、麦芽各9 g，焦鸡金9 g，30剂。针灸治疗，处方同2月22日方。内服丸方，同3月1日方，共4剂。

[四诊] 2005年10月13日。

连续服药大半年，现在在家中能弃拐行走，可以料理个人生活。予补肾益髓汤(自拟方)加当归身9 g，生谷、麦芽各9 g，焦鸡金9 g，30剂。内服丸方，5月17日方加西洋参9 g，生晒参9 g，7剂，共研细末，水泛为丸，每次5 g，每日3次。针灸治疗，处方同2月22日方。

[随访] 目前该患者仍在治疗，症状继续在好转中。

[按语] 多发性硬化是中枢神经系统的炎性脱髓鞘疾病，目前尚无特别有效的治疗方法。首发症状以感觉异常、肢体无力及视力减退最为多见，复发时肢体无力和感觉异常更是常见，故中医辨证以“痿证”概之似为恰当。结合临床和影像，本病与“肾气热，则腰脊不举，骨枯髓减”的“骨痿”最为接近。多见于湿热病中或热病后期，邪热均伤阴液，筋脉失于濡养；或因湿热浸淫筋脉肌肉，而驰纵不用；或因体虚久病，肝肾亏虚，精血不足，不能濡养肌肉筋骨，或瘀阻脉络等因所致。秦氏认为，肝藏血主筋，为罢极之本；肾藏精主骨，为作强之官，此患精血亏损，精虚不能灌溉，血虚不能营养，精血不足，筋骨经脉失于濡养，致以本病。故坚持守方运用补益肝肾，益气活血，濡养筋骨的方药，使得患者的肝肾精血充盈，则筋骨坚强，行动恢复正常。肾主骨生髓，髓汇于脊柱为脊髓，上汇于脑为脑髓，故取制首乌、枸杞子、制黄精、熟地黄、狗脊、杜仲、牛膝滋补肝肾，益精髓；太子参、炙黄芪、菟丝子、川断、当归身、丹参、川芎、红花益气活血生血；川朴、焦苍术、羌活、独活祛风化湿热；天麻平肝熄风，擅治一切脑病；苍耳子能引药上行，直入巅顶。再诊时，用焦谷芽、焦麦芽、焦鸡金、焦山楂、党参、焦白术、茯神、炙黄芪健脾胃，促消化，盖因脾胃为后天之本，气血生化之源；金樱子、桑螵蛸能补肾缩尿；焦扁豆、石榴皮能涩肠止泻。《医学衷中参西录》：“龙骨既能入气海以固元气，更能入肝经以防其疏泄元气。”且《本草纲目》曰：“龙骨能固大肠而镇惊。”牡蛎味咸性寒，有软坚散结，化痰涩肠之功效，《本草备要》：“咸以软坚化痰，消瘰疬结核，老血疝瘕。”与浙贝母、玄参共奏疗瘰疬痰核，痈肿疮毒之效。此处用此三味药，以消散髓鞘硬化。

秦氏提出“头八针”理论，头八针为百会、印堂、风池、头临泣、率谷，后三穴均为双侧，共8

个穴位。其中前两要穴均在督脉，百会乃百脉之会，有“三阳五会”之称，位于人体最高点，为诸阳之会，百脉之宗，有清热开窍，健脑宁神，回阳升气，平肝熄风的作用，穴性属阳，又阳中寓阴，故能通达阴阳脉络，连接周身经穴，调节机体阴阳平衡；印堂为经外奇穴，别名曲眉(《千金翼方》)，位于督脉经沿线上，有镇静安神，醒脑明目，宣通鼻窍的作用。二穴合用乃秦氏“病变在脑，首取督脉”的理论，贯通头部督脉，秉承其“贯通督脉，以治杂病”的治疗原则。风池为足少阳胆经和阳维脉之会，有通经活络，调和气血，疏风清热，醒脑开窍，聪耳明目的作用。头临泣为足太阳、少阳、阳维脉之会，具有祛风清热，聪耳明目，安神定志的功效。率谷在《银海精微》称“率骨”，《外台秘要》作蟀谷，别名耳尖，为足太阳、少阳之交会穴，有平肝熄风，通经活络的作用。八穴共用，较之于单一经穴或四神聪等运用，可更好地沟通头部各经脉气血的流通，既可免于失之偏颇，又能在全面覆盖的基础上，提纲挈领，便于临床推广运用。多发性硬化结合临床表现和MRI影像，此病首选头八针，百会、印堂醒脑开窍，安神定志；率谷、风池、头临泣辅以丘墟、太冲平肝熄风；足三里、三阴交健脾胃，益气血；肩髃、曲池、中渚、伏兔、内外膝眼疏通经络；太溪以补肾滋阴。患者气血亏虚，肾气不足，针法不可过份用强，轻补加之温灸，以温阳健脑醒神。背部拔罐及中药活血通络外洗方，可达到振奋阳气，通经活络的作用。

该患回国后，疗效震动该国学界，又有许多该国患者千里迢迢，纷纷来中国上海请秦氏延治，疗效均较满意。

十三、三叉神经痛

医案❶ 陈某，女，51岁。

[初诊] 2000年9月12日。

主诉：右面部及牙呈阵发性剧烈疼痛1周。

患者平素嗜食辛辣，1周前因食辣肉面，突起面部及右牙呈阵发性剧烈疼痛，偶有面部肌肉抽搐，伴头痛头晕，夜不安寐。以往无类似发作史。刻下右面部及右牙疼痛，头痛头晕，精神萎软，痛苦面容，胃纳佳，大便艰，舌红，苔薄黄，脉弦数。

辨证：风毒之邪，阻滞经络。

中医诊断：面风(风邪阻络)。

西医诊断：三叉神经痛。

治法：熄风通络，清热解毒。

方药：面风汤。

天麻15g 川芎15g 延胡索15g 蒲公英30g 杭甘菊9g 白芷9g 枸杞子15g 全蝎3g 白蒺藜15g 石决明30g,先煎 藁本9g 白僵蚕9g 7剂。

外洗方：面风外洗方。

蒲公英30g 延胡索30g 野菊花30g 紫花地丁30g 桑叶30g 冰片6g 2剂。

刷牙药粉方：面风刷牙方。

熟石膏100g 食盐5g 荜茇9g 细辛9g 黄连3g 冰片5g 1剂，共研细末。

［二诊］ 2000年10月17日。

右面部三叉神经痛，用药第2日症状即轻，舌淡红，苔薄，脉数。法再从前，内服方9月12日方加羌、独活各9g，苍耳子9g，7剂。

医案❷ 邢某，男，50岁。

［初诊］ 1997年3月24日。

主诉：左侧面部抽痛1年余。

患者左侧面部抽痛1年余，曾经外院检查，诊断为三叉神经痛，经中西医各种治疗，疼痛仍逐渐加重。左侧面部疼痛从左耳上方向上、下嘴唇放射，疼痛呈灼热样抽痛。发作次数也逐渐递增，由每日1～2次发展到每日近10次，常在洗脸、刷牙、说话、饮食时诱发，伴目眩耳鸣，烦躁易怒，有高血压病史。刻诊血压150/98 mmHg，左耳前上方有触痛，面色潮红，舌质红，苔薄黄，脉弦数。

辨证：阳亢风动，经络闭阻。

中医诊断：面风(肝阳上亢)。

西医诊断：左三叉神经痛。

治法：平肝熄风，疏通经络。

针灸治疗：取穴左侧头维、悬颅、悬厘均留针，颧髎、听宫、迎香、地仓、承浆均温针灸，合谷、太冲、行间均双侧留针，每周针2次。

［二诊］ 疼痛症状减轻，发作次数减少，又继续针灸6次，疼痛完全消失。半年后随访，未见复发。

医案❸ 王某某，男，75岁。

［初诊］ 2006年12月6日。

主诉：左面额部闪电样刺痛已有4年。

患者2001年4月突感左面部肿痛，经外院诊断为三叉神经痛，服卡马西平至今已有4年，目前尚见左面额部有闪电样疼痛，舌红，苔薄，脉细弦。

辨证：肝郁化火，上扰清窍，气血失畅。

中医诊断：面风痛(肝火上扰)。

西医诊断：三叉神经痛(Ⅱ支)。

治法：清热平肝，活血通络。

方药：三叉神经痛方(自拟方)。

天麻15g 羚羊角粉0.6g，分吞 石决明30g 炙僵蚕9g 炙全蝎6g 蜈蚣2条 丹参20g 川芎9g 白芷9g 延胡索9g 羌活9g 丹参9g 桃仁9g 红花9g 大青叶15g 板蓝根15g 银花9g 连翘9g 藁本9g 防己9g 三棱9g 莪术9g 黄芩9g 14剂。

外敷方：三叉神经痛外敷方。

大青叶30g 板蓝根30g 连翘30g 三棱30g 莪术30g 冰片10g 4剂。

1剂药煎水，用温药汁洗10分钟，每日湿敷2～3次，每次10～15分钟。

针灸治疗：取风池、翳风、颅息、瘈脉、听宫、下关、颧髎、四白、攒竹、扳机点，均为左侧，双侧合谷，除合谷用泻法，不灸外，余穴灸2壮，平补平泻，每周3次。

医嘱：饮食忌辛辣、酒，忌硬、过冷、过热的食物。

［二诊］ 2006年12月20日。

经中药内服、外敷和针药结合治疗后，三叉神经痛疼痛程度已较前减轻，发作次数明显减少，舌苔薄，脉细弦。肝火减而未除，气血受阻未复，予三叉神经痛方。

天麻9g　羚羊角粉0.6g，分吞　石决明30g，先煎　炙僵蚕9g　蜈蚣2条　丹参9g　川芎9g　白芷9g　延胡索9g　羌活9g　桃仁9g　红花9g　大青叶15g　板蓝根15g　银花9g　连翘9g　藁本9g　防己9g　三棱9g　莪术9g　14剂。

外敷方同12月6日方，4剂。针灸治疗同12月6日方。

［三诊］ 2007年1月5日。

经中药内服、外敷和针药结合治疗后，三叉神经痛疼痛已明显减轻，发作次数明显减少，舌苔薄，脉缓略弦。颜面气血受阻，经络不通则痛，予12月20日方，14剂。外敷方同12月6日方，4剂。针灸治疗，同12月6日方。

［随访］ 经过2个月治疗，三叉神经痛未发。

［按语］ 患者系三叉神经额支疼痛，经中药内服、外敷及针灸综合治疗后，疼痛得以缓解。在本病的治疗中，秦氏认为初起因肝火上扰，故内服方中用羚羊角、石决明、黄芩以清肝泻火；用川芎、丹参、桃红、三棱、莪术活血化瘀散结；用大青叶、银花、连翘清热解毒，以减少炎性渗出；用僵蚕、全蝎、蜈蚣解痉止痛。用外用湿敷方温敷局部是秦氏治疗本病的特色之一，意在促进局部的血液循环，活血化瘀而散结。针灸以局部治疗为主，疏通局部气血，以利疾病恢复。

医案❹　王某，女，62岁。

［初诊］ 2006年10月29日。

主诉：左侧颜面部疼痛半年余。

患者左颜面部吹寒风后即抽痛，每次发作持续数秒至一分钟。外院诊断为右三叉神经痛。有三叉神经痛史近10年，曾服卡马西平等药物，疼痛能止，但现在卡马西平已经失效，需改为得理多。目前疼痛以右鼻翼部、面颊部和下颊部为主，呈阵发性抽痛，服得理多每次1粒，每日2次。苔白腻，脉浮。

辨证：风寒侵袭，经脉闭阻，不通则痛。

中医诊断：面痛（风寒袭络）。

西医诊断：三叉神经痛（右Ⅱ、Ⅲ支）。

治法：祛风散寒，清邪通络，解痉止痛。

针灸治疗：取颧髎、下关、迎香、扳机点（近鼻通处）、夹承浆、颅息、翳风、风池取右侧，合谷、内庭取双侧，其中扳机点先用泻法，后与颧髎、下关、迎香、夹承浆、颅息、翳风用温针法，每穴温针2次，合谷、内庭用泻法，余穴均平补平泻，每周2次。

方药：三叉神经痛方加减（自拟方）。

川芎9g　羌活9g　白芷6g　细辛3g　延胡索9g　防己9g　三棱9g　莪术9g　板

蓝根 15 g　大青叶 15 g　金银花 9 g　连翘 9 g　丹参 9 g　桃仁 9 g　红花 6 g　全蝎 6 g　蜈蚣 2 条　7 剂。

［随访］　经过连续针灸和中药同治 1 个月后，右颜面部疼痛，鼻翼部、面颊部和下颊部疼痛消失，吹寒风后无疼痛感，无阵发性抽痛症状，如常人，期间经治疗 1 周后疼痛有所减轻，改得理多每日 2 粒为每日 1 粒，第 3 周后，改得理多每日 1 粒为每日 1/2 粒。到第 6 周后，停服得理多，1 个半月后停针灸治疗，继续服中药，方拟祛风清邪，活血通络。予羚羊角粉 0.6 g(吞服)，延胡索 9 g，三棱 9 g，莪术 9 g，白术 9 g，首乌 15 g，羌活 9 g，白芷 6 g，细辛 3 g，板蓝根 15 g，大青叶 15 g，金银花 9 g，连翘 9 g，丹参 9 g，桃仁 9 g，红花 6 g。继续服药 1 个月。随访症情稳定未发。

［按语］　三叉神经痛是以疼痛为主要症状，秦氏认为无论疼痛的性质怎样，首先应该止痛，针灸具有非常好的止痛效果。《素问·移精变气论》曰："毒药治其内，针石治其外。"在这里用针灸循经取穴，以治疾病之标，达到通络止痛的作用。再经过辨证分型，选择处方用药，中药调理脏腑，以治疾病之本。方中用三棱、莪术、延胡索、细辛、丹参、红花、桃仁、首乌活血化瘀，祛风解痉，行气止痛；板蓝根、大青叶、金银花、连翘祛风清邪，消肿散结；全蝎、蜈蚣熄风，清邪，解痉；川芎、白芷、羌活为相应的归经药物，分治三阳经以疏风，通络，止痛。按照经络学说辨证分经，循经取穴。《灵枢·脉度》曰："经脉为里，支而横者为络，络之别者为孙。"十二经脉在体内与脏腑有络属表里关系，十二经脉不仅与五脏六腑有特定配属关系，还与相关脏腑发生联系，在头身，十二经脉还与其循行分布部位的组织器官有着密切的联络。头面部乃一身阳经所会，手、足三阳经与目、唇、齿、鼻、耳和面颊部相联络，并在头面部相交会，手、足三阴经(除手厥阴心包经外)与舌、唇、目、喉咙相联络，足三阳经筋结合于面颧部，手三阳经筋则会于侧头部。以此为依据，秦氏在临床上根据三叉神经痛发病的部位，辨证分型、分经，循经取穴来制定取穴原则。按疼痛部位分三支选穴，第 1 支(眼支)位于眉弓、前额和上眼睑，第 2 支(上颌支)位于上唇、上齿龈、鼻翼、面颊部、下眼睑和颧部，第 3 支(下颌支)位于下唇、下齿龈、面颊部，有时影响到舌及耳颞部。基本穴丝竹空、太阳、攒竹、头维、阳白、上关、颧髎、下关、四白、迎香、听宫、颊车、地仓、夹承浆、扳机点均在面部三叉神经分布区，为局部取穴，以疏通局部经气，达到"通则不痛"之目的。根据"经脉所过，主治所及"的规律，从远端选手、足阳明经合谷、解溪、内庭，以疏导经络。合谷为手阳明大肠经原穴，"面口合谷收"；颅息、翳风属手少阳三焦经穴，此二穴位于耳后，从西医的解剖上来讲此部位又是三叉神经从颅内穿出的地方，皆在泄热，镇痉，通络，止痛。《百症赋》："痉病非颅息而不愈。"扳机点是诱发三叉神经痛的触发点，能提高痛阈，起到镇静止痛的作用。扳机点先用泻法，后用温针法，余穴平补平泻，颅息、翳风穴以温灸为主。艾灸可助经气运行，加强温经止痛之功效。

医案❺　胡某某，男，59 岁。

［初诊］　2009 年 3 月 11 日。

主诉：患者右侧面颊部反复阵发性疼痛 5 个月余。

患者右侧面颊部反复阵发性疼痛，过度疲劳、情志不遂、咀嚼食物、洗脸刷牙、打哈欠或微风拂面均能触发。1个月前因情绪激动，突然发作，此后发作次数逐渐增多，痛时自觉热气至右面颊上攻眉毛处，迅如闪电，痛如蛇咬蝎蜇，火灼电击，剧痛难忍，伴目珠疼痛，面肌抽搐，严重影响睡眠。近1周咀嚼食物日渐困难，以致不敢进食咀嚼，以流质食物维持不饿，致消瘦脱形，弱不禁风。曾多方求医，诊断为原发性三叉神经痛（Ⅰ、Ⅱ、Ⅲ支），接受针灸、中药、西药（卡马西平每次100 mg，每日3次）治疗，均收效不大。患者现面色憔悴，表情痛苦，结膜充血，舌质红，苔薄淡黄，脉弦滑数。

辨证：肝火上炎，经脉瘀阻。

中医诊断：面风痛。

西医诊断：三叉神经痛（右Ⅰ、Ⅱ、Ⅲ支）。

治法：镇肝熄风，活血化瘀。

方药：三叉神经痛方加减（自拟方）。

羚羊角粉0.6 g，吞服　石决明30 g，先煎　延胡索30 g　防己15 g　丹参9 g　桃仁9 g　红花6 g　三棱9 g　莪术9 g　川芎9 g　白芷9 g　羌活9 g　藁本9 g　大青叶15 g　板蓝根15 g　银花9 g　连翘9 g　野菊花9 g　天麻15 g　7剂。

外敷方：自拟方。

大青叶30 g　板蓝根30 g　连翘30 g　三棱30 g　莪术30 g　冰片10 g　4剂。

取上述外敷药1剂，入水2 000 ml，大火煮沸，小火再煎20分钟，取汁，敷右面颊、额部及耳后5分钟，每日1次，1剂药用2次。

针灸治疗：取右侧天冲、浮白、完骨、攒竹、阳白、丝竹空、颧髎、迎香、地仓、颊车、下关，左侧合谷，双侧太冲，均用泻法（迎随补泻法），留针20分钟。每次取4穴温针灸，每穴1壮，每周1次。

［二诊］　2009年3月18日。

右三叉神经痛大为改善，面肌抽搐消失，已进软食，睡眠如常，刷牙、咀嚼可诱发疼痛，但痛势及频率明显减少，舌淡红，苔薄白，脉略弦滑。守法守方续治7日。

［三诊］　2009年3月25日。

右三叉神经痛基本不痛，卡马西平减量至每次50 mg，每日2次，苔薄白，脉缓软。原方去羚羊角粉，7剂，针灸及外敷方不变。

［四诊］　2009年4月1日。

右三叉神经痛已不痛，已停服卡马西平1日，舌淡，苔薄白，脉缓软。原方去羚羊角粉巩固治疗，7剂。

［随访］　至今门诊随访，症情稳定。

［按语］　在历代医家对三叉神经痛认识的基础上，秦氏结合多年临床观察、分析、验证，认为三叉神经痛与中医学的“面痛”颇为相似。其病因病机较为复杂，但因其发病多走窜、反复及病位在头面部的特点，与风邪关系最大。头面为“诸阳之会”“清阳之府”，脏腑气血皆上会于头面，故不论外感内伤的病症，都可通过经络影响头面部，使经脉痹阻，发为面痛。又因“高巅之上，惟风可到”，故秦氏在辨证论治基础上，均加祛风药以除风解痉止痛，如川芎、白

芷、羌活、藁本等。川芎其性善疏通，上行头目，旁达肌腠，能祛风邪，调气血，止疼痛，引诸药直达病所，正如《东垣医集》云：川芎“味辛性阳，气善走窜而无阴凝黏滞之态，虽入血分，又能祛一切风，调一切气”。患者年逾五旬，此次加重时值春令，阳气升发，情绪激动后，龙雷之火不能下安宅窟，循经上攻，冲击无制。故秦氏用羚羊角和石决明两味咸寒之品，共奏平肝熄风潜阳，清热之功，又取大青叶、板蓝根之类直折其火。此配伍之法，既能针对火热病机之三叉神经痛，采用辛温香燥之祛风止痛药，又有“反佐”之功，相互为用，相得其彰。三叉神经痛反复发作，病初气结在经，久则血伤入络，血瘀络痹而成顽痹，故在治疗上佐活血化瘀之品，以通络止痛，如延胡索、桃仁、红花、三棱、莪术等。秦氏推崇仲景针药并用，内外合治的治疗方法，治疗三叉神经痛时不仅要内服中药治其根，还要结合外敷，使药效直达病所，事半而功倍。

秦氏临诊施治的原则是“一针，二灸，三用药”，临床擅长针药结合，强调“针灸药，医者缺一不可”。《素问·移精变气论》云“毒药治其内，针石治其外”，中药与针灸虽有外治和内服的区别，但针药同源，殊途同归，皆旨在调和阴阳气血，扶正祛邪。《标幽赋》曰：“拯救之法，妙者用针，劫病之功，没捷于针灸。”秦氏临床常用中药调理脏腑功能，以治疾病之本，针灸循经取穴，以治疾病之标。遇急病，首先循经取穴以针刺之，取立竿见影之效；久病、慢病反复不愈，常法不效时，不循常道，另辟蹊径，先针后药，荡前涤后，补泻从随，屡获奇效。《张氏医通》云：“面为阳名部分，面痛皆因于火。”本案泻天冲、浮白、完骨、攒竹、阳白、丝竹空、颧髎、迎香、地仓、颊车、下关、合谷、太冲以泻少阳、阳明之火，平肝熄风，挫败病势之猛烈，每取4穴温针灸1壮，以疏通经络，活血化瘀。

秦氏治疗三叉神经痛不是通过抑制、阻滞或破坏神经，以达到暂时止痛的目的，而是根据“不通则痛，通则不痛”的中医理论，秉治病求本，标本兼治的治疗法则，疏通面部经脉，使三叉神经恢复正常的生理功能，从而达到长期止痛的效果。

十四、面神经麻痹

医案❶ 徐某，男，45岁。

[初诊] 2007年10月30日。

主诉：左侧面瘫3周。

患者因左侧面瘫3周来院就医，病初因上感发热，左耳局部疱疹后引起左侧面部瘫痪，当地医院诊断为病毒性面神经炎，用抗病毒药物治疗，效果不显。刻诊患者左眼不能闭合，泪水自流，口角歪斜，笑时更甚，吃饭时食物滞留口中，咀嚼不便，左额纹消失，左眼角闭合不全，左鼻唇沟变浅，舌偏红，苔薄，脉弦。

辨证：风热入络，气血受阻。

中医诊断：面瘫(风热入络)。

西医诊断：左侧周围性面瘫麻痹。

治法：清热平肝，祛风通络。

方药：自拟方。

桑叶 9 g　菊花 9 g　蒲公英 15 g　羌活 9 g　薄荷 4.5 g，后下　当归 9 g　广地龙 15 g　川芎 9 g　炙白僵蚕 9 g　炙全蝎 9 g　天麻 9 g　钩藤 15 g　石决明 30 g，先煎

针灸治疗：取穴攒竹透鱼腰，下关、地仓、颊车、迎香、颧髎、合谷、足三里，针刺双侧面部，左侧施以温灸，每周 2 次。

［二诊］ 2007 年 11 月 13 日。

经治疗后，面部额纹出现，苔薄，脉弦。治守原意，方药于前方中加柴胡 6 g，升麻 6 g，炙黄芪 15 g，针刺取穴同上。

经上法加减出入治疗近 2 个月，额肌已能活动，左侧面肌渐趋活动。

［随访］ 门诊随访，左面瘫趋于正常。

［按语］ 面神经麻痹，也称为面瘫，是以口眼歪斜为主要症状的一种疾病。秦氏"一针，二灸，三服药"的治病原则，在本病的治疗中再次体现。秦氏认为本病的病机，初起因颜面经络空虚，风邪乘虚而入，正邪相搏，邪气横窜颜面经络，气机不畅，经络阴滞，以致口眼歪斜，方药以祛邪为主，常用桑叶、菊花、荆芥、防风、独活等药；中期因经脉气血凝滞，治疗以活血通络为主，常用药物有广地龙、当归、炙僵蚕、炙全蝎等；恢复期患者处于虚弱状态，则需加益气扶正，以益气养血，祛风通络为主，常用药物为黄芪、升麻、柴胡、当归、地龙、全蝎、蜈蚣等，治疗中始终参以平抑肝阳之天麻、钩藤、石决明等以防肝阳上扰。针刺治疗以痛为输和循经取穴相结合、局部取穴与远道取穴相结合的施治方法，根据辨证归经按经选穴，面为阳明之乡，凡患侧露睛流泪、口眼歪斜、鼻唇沟变浅或消失者，则取手、足阳明经穴，如承泣、四白、迎香、颊车、下关、合谷；症见额纹消失，腮颊板滞，乳突疼痛者，则取手足少阳、太阳经穴，如阳白、攒竹、颧髎、翳风、风池等穴。其次对病程超过 3 个月的患者，应进行双侧治疗，用针健侧，灸患侧的方法。《素问・缪刺论》"夫邪客大络者，左注右、右注左""邪客于经，左盛则右病，右盛则左病"。阐述了经络左右相交相会，右注左，左注右，病气在左而症见于右，病气在右而症见于左的原理，面瘫亦属于邪客于经，所以，用针健侧，灸患侧，意在损其有余，补其不足，针健侧面部腧穴，以疏通局部气血，温灸患侧，补其正气不足。在远道配穴中，秦氏常用足三里穴和太冲穴。足三里为强壮要穴，应用补法，从而达到扶正祛邪之功；太冲为足厥阴肝经的原穴，用泻法，调肝经之气，以防肝气过旺。本病的治疗是秦氏针药结合临床治病经验的又一体现。

本案患者右耳疱疹引起左侧面神经瘫痪，就诊时发病已有 3 周，秦氏应用针药结合，以祛风平肝通络，随着病程的延长，加用益气扶正之意，针刺采用针健侧，灸患侧，意在损其有余，补其不足，此乃秦氏治面瘫的常用之法。

医案❷ 程某某，男，25 岁。

［初诊］ 2006 年 2 月 20 日。

主诉：左侧面瘫 3 日。

患者 3 日前无明显诱因下出现左侧面瘫，左侧颞额部作胀不舒，闭目不行，漏口水，左侧额纹消失，左侧闭目露白睛 2.5 mm，左鼻唇沟消失，鼓腮不行，舌淡，苔薄白，脉弦滑。

辨证：风邪袭面，气血失和。

中医诊断：面风(风邪袭络)。

西医诊断：周围性面神经炎。

治法：疏风通络，清热解毒。

方药：羚角牵正汤(自拟方)。

羚羊角粉0.6g，分吞　石决明30g，先煎　天麻25g　钩藤15g，后下　板蓝根15g　大青叶15g　银花9g　连翘9g　杭甘菊9g　苍耳子9g　蔓荆子9g　荆芥9g　防风9g　炙僵蚕9g　全蝎6g　川芎9g　7剂。

针灸治疗：取风池、翳风、攒竹、阳白、鱼腰、四白、颧髎、下关、迎香、颊车、地仓、承浆、合谷，均左侧，温针，每穴2壮，合谷不灸，平补平泻，隔日1次。

外用方：大青叶热敷方。

大青叶30g　板蓝根30g　防风30g　银花15g　紫地丁30g　芙蓉叶30g　冰片5g

取1剂药，用纱布包，加水2 000 ml，文火煎药20分钟，取毛巾浸药汁，热敷左侧面部10分钟，每日2次。

医嘱：注意休息，避免辛辣刺激食物。

[二诊]　2006年3月14日。

经针灸中药治疗后，左眉及额肌已能活动，眼裂已无，大便每2日一行。舌淡，苔薄白腻，脉弦滑。面瘫已渐恢复正常，此时面部经络气血渐和，其薄白苔为胃肠尚有湿热，同2月20日方，7剂。

针灸治疗，处方同2月20日方。外用热敷方，同2月20日方。

[随访]　3个月后随访无复发。

[按语]　面神经麻痹，也称“面瘫”，是以口眼歪斜为主要症状的一种疾病。中医属“中络”“口眼歪斜”“口僻”等病证。由于正气不足，络脉空虚，卫外不固，风邪乘虚而入，正邪相搏，邪气横窜颜面经络，气机不畅，经络阻滞，以致口眼歪斜，方药以疏风通络，佐以清热解毒。常用荆芥、防风、板蓝根、银花、连翘、大青叶、杭甘菊疏表解毒；苍耳子、蔓荆子升散除风，引药上行；川芎、炙僵蚕、全蝎活血通络；天麻、钩藤、石决明、羚羊角粉清热消炎，并有牵正作用，《千金要方》曰：“羚羊角能碎金刚石与貘骨，僻邪而解诸毒。”大青叶、板蓝根、防风、银花、紫地丁、芙蓉叶清热解毒，疏风通络；冰片以其辛香走窜之性引药渗入肌肤。针刺治疗以局部取穴与远道取穴相结合的施治方法，根据辨证归经，按经取穴，面为阳明之乡，凡患者露睛流泪，口眼歪斜，鼻唇沟消失，鼓腮不行者以取面部阳明经穴，温针能疏经活络，改善局部血循环，从而达到驱除外邪，治疗疾病的作用。

十五、面肌痉挛

医案❶　吴某，女，46岁。

[初诊]　1994年2月14日。

主诉：右侧面肌阵发性抽搐2年。

患者诉右侧面肌阵发性抽搐2年，每逢精神紧张或劳累后加重，神经科诊断为面肌痉挛，经中西医治疗，效果不显。来诊时患者右侧面肌时有抽动，不能自控，精神紧张，表情痛苦，善惊易怒，常与人争吵，两胁胀痛，苔薄，脉弦。

辨证：肝风内扰。

中医诊断：面痉（肝风内扰）。

西医诊断：面肌痉挛。

治法：平肝熄风解痉。

方药：羚角天麻饮。

羚羊角粉 0.6 g，吞服　天麻 9 g　白蒺藜 9 g　枸杞子 9 g　14 剂。

外敷方：桑菊外敷方。

桑叶 15 g　杭菊 15 g　薄荷 15 g，后下　羌、独活各 15 g　3 剂。

上药煎水，温置面部，每日 3 次。

针灸治疗：取穴头维、瞳子髎、丝竹空、悬颅、翳风、颧髎、合谷，针刺每周 2 次。

［二诊］ 1994 年 2 月 24 日。

诉面肌抽搐频率减少，持续时间缩短，苔、脉无特殊变化，治疗守前法。经上法治疗近 4 个月，喜获良效。

［按语］ 本病常表现为一侧面肌阵发性抽搐，在治疗上颇为棘手，故属难治性病症之一。证归“肝风内动”范畴，因风具有动摇的特性，常表现为面颊部肌肉抽搐。患者常痛苦不堪，且抽动经常与精神因素有关。秦氏认为，本病的发生与用脑、用眼过度及精神因素有关。暴病为实，久病为虚。实证为肝风内扰，虚证则为肝血耗伤，导致血虚生风而抽搐；肾阴亏损，肾水不能涵木，而致肝阳偏亢，化风内动，肝肾阴亏于下，肝阳暴涨于上，血随气逆，挟痰窜入经络，导致面肌抽搐频繁。在本病的治疗上，注重局部与整体的辨证，针刺与药物的协同。治疗以平肝熄风解痉为主，辅以养血滋阴，扶助正气。内服方用羚羊角粉、天麻、白僵蚕、全蝎为主药，佐以当归、枸杞子为辅药，针刺治疗就近取穴，根据病情分别采取局部点刺与透刺。在手法的应用上，手法宜轻，动作宜捷。为使治疗迅速奏效，在本病的治疗中应用桑叶、菊花、薄荷等药煎水温浴局部，使药液能渗透肌肤，速达病所，内外合用，针药并施，每能收到满意疗效。

医案❷　李某，女，53 岁。

［初诊］ 2007 年 1 月 15 日。

主诉：左眼跳动 2 年余。

患者左眼跳动，劳累、精神紧张时加重，以左下眼睑跳动为主。有糖尿病史，平时自服降糖药。舌略裂，脉弦滑。血压 150/90 mmHg。

辨证：肝气郁结，肝血不足，经脉失养。

中医诊断：面风（肝气郁结）。

西医诊断：面肌痉挛。

治法：疏肝理气通络。

针灸治疗：取风池、阳白、攒竹、眶下针、四白、合谷，取左侧，每穴灸 2 壮，合谷取双侧，不灸。

方药：自拟方。

川芎 9 g　羌活 9 g　白芷 6 g　细辛 3 g　延胡索 9 g　三棱 9 g　莪术 9 g　板蓝根 15 g　大青叶 15 g　金银花 9 g　连翘 9 g　天麻 9 g　石决明 30 g，先煎　羚羊角粉 0.6 g，分吞　全蝎 6 g　蜈蚣 2 条　7 剂。

［二诊］　2007 年 1 月 18 日。

左眼跳动，以下眼睑跳动为主，症状改善不明显，舌略裂，脉弦滑。方守原意。

经过每周针灸 2 次，中药内服，连治疗 3 个月后，左眼跳动已缓解，劳累、精神紧张时已不明显。

［随访］　以后门诊随访，症情稳定。

［按语］　面肌痉挛可随精神紧张和情绪波动而诱发或加重，说明与情志因素有关系，秦氏经常告诫我们，在临证实践中，疾病通常不是一个单一的证型，而是复合型的，在辨证与用药、针灸取穴时通常要多方面的考虑，随证而变，在此应以疏肝理气，疏经通络为主，针药同用，旨在让疗效更捷。由于面肌痉挛病程缠绵，与肝有关，在治疗中应考虑平肝清邪，熄风解痉。方药羌活、白芷、川芎祛风散寒，行气通络；板蓝根、大青叶、连翘、金银花祛风清邪；羚羊角粉平肝熄风清邪，全蝎、蜈蚣活血通络，解痉牵正；天麻、石决明平肝清邪，熄风解痉；延胡索活血通络，理气解痉；防已祛风利水，消肿止痛；三棱、莪术活血化瘀。在针灸取穴上，视其抽搐的部位而选用相应的经穴，结合经络的循行走向，手、足六阳经脉会于头面，患者以左下眼睑跳动为主，取阳白、攒竹、眶下针、四白、风池为局部取穴，疏通面部经络气血；配太冲、合谷为远道取穴，“合谷头面收”，合谷、太冲又称四关，均属原穴。合谷属阳主气，太冲属阴主血，一阴一阳，一血一气相配，可纠正阴阳偏差，气血相逆，有解痉挛的作用。秦氏在治疗时强调用温针，温针可以加强针刺的得气感，通过温煦刺激，使面部经络气血疏通。针药同用，旨在让疗效更捷。

十六、肌张力障碍

医案　万某，男，22 岁。

［初诊］　2000 年 7 月 15 日。

主诉：躯干不自主扭动，行走时向右倾斜 5 个月。

患者 1999 年 12 月无明显诱因自觉左下肢酸胀无力，当时并不在意，但至 2000 年 3 月突发躯干不自主扭动，行走时上身向右侧倾斜。曾前往数家医院求治未效。查体：神清，颅神经无明显阳性体征，四肢肌力正常，肌张力游走性增高，双上肢腱反射(＋＋＋)，双下肢踝阵挛(＋)，巴氏征未引出，深、浅感觉，共济正常。脑电图检查正常，头颅 CT 及 MRI 检查皆未见异常。EMG 提示被检肌未见明显纤颤，正尖波，久坐后躯干不自主扭动，可见双侧椎旁肌皆有群放电位出现，以左侧较为明显。经镇静、止痉、局部封闭等对症治疗效果不显。刻下走路向右侧倾斜，躯干不自主扭动，向右弯侧走路，胃纳尚可，二便可，舌淡红，苔薄白，脉缓。

辨证：肝肾不足，气滞血瘀，经络受阻。

中医诊断：痿证(肝肾不足)。

西医诊断：全身型肌张力障碍。

治法：补益肝肾，行气活血，舒经通络。

方药：独活寄生汤加减。

羌、独活各9 g　桑枝15 g　牛膝15 g　桑寄生15 g　炒杜仲15 g　川断9 g　炒狗脊15 g　当归9 g　熟地黄15 g　苍术9 g　地龙15 g　䗪虫9 g　防己9 g　秦艽9 g　7剂。

[二至三诊]　2000年7月22日—7月29日。

肌张力障碍，躯干不自主扭动，向右弯侧走路，舌中偏红，苔薄白，脉缓。7月15日方加鸡血藤30 g。针灸治疗，取穴命门、腰阳关、委中、承山、肾俞、大肠俞，其中命门、腰阳关温针，委中、承山、肾俞、大肠俞针取双侧，每周2次。

[四至五诊]　2000年8月5日—8月22日。

向右弯侧走路已有好转，躯干不自主扭动亦减，舌中偏红，苔薄白，脉缓。治法不变，独活寄生汤加减。

炒杜仲15 g　炒狗脊30 g　川断9 g　追地风15 g　寻骨风15 g　千年健15 g　鸡血藤15 g　地龙15 g　麻黄4.5 g　桂枝4.5 g　威灵仙15 g　羌、独活各15 g　防己15 g　秦艽15 g　当归9 g　制川、草乌各9 g　14剂。

内服丸方：

乌梢蛇1条　炙蕲蛇9 g　生白芍9 g　白归身9 g　炒枸杞子25 g　太子参30 g　炙黄芪30 g　川芎9 g　生、熟地炭各15 g　红花9 g　羌活9 g　独活9 g　炒牛膝15 g　天麻25 g　炒地龙15 g　炙僵蚕9 g　焦萸肉9 g　金毛脊15 g　川断9 g　炒杜仲15 g　鸡血藤15 g　炒全蝎9 g　木瓜9 g　秦艽9 g　10剂。

共研细末，水泛为丸，每服5 g，饭后2小时服，每日3次。

外敷方：通络药粉方。

制甘遂50 g　透骨草30 g　独活50 g　白芥子50 g　红花50 g　延胡索50 g　细辛50 g　山柰50 g　白芷50 g　黄栀子50 g　干姜100 g　肉桂50 g　制附子50 g　冰片10 g　接骨木50 g　樟脑15 g　3剂。

针灸治疗取穴同上。

[六至七诊]　2000年9月16日—10月14日。

基本能挺直行走，口干，舌红，苔薄白，脉缓。法以舒筋解痉，8月5日方去桂枝、制川草乌，加川石斛30 g。针灸治疗，取穴脊中、悬枢、命门、腰阳关、肾俞、大肠俞、环跳、委中、阳陵泉、承山，其中脊中、悬枢、命门、腰阳关、肾俞、大肠俞、环跳、阳陵泉、承山温针，肾俞、大肠俞针取双侧，环跳、委中、阳陵泉、承山针取右侧，每周2次。

[八诊]　2000年11月11日。

证情继续好转，早晨第1次尿色深，服汤药则腹泻，舌淡红，苔薄白，脉缓。法以舒筋解痉，松解背肌张力障碍，予独活寄生汤加减。

炒杜仲15 g　炒狗脊30 g　川断9 g　追地风15 g　寻骨风15 g　千年健15 g　鸡血藤15 g　牛膝15 g　黄芪30 g　太子参30 g　熟地黄15 g　羌、独活各15 g　当归9 g　焦扁豆15 g　28剂。

针灸治疗：取穴脊中、悬枢、命门、腰阳关、肾俞、大肠俞、委中，其中脊中、悬枢、命门、腰阳关、肾俞、大肠俞温针，肾俞、大肠俞针取双侧，委中取右侧，每周2次。

［随访］　随后，间隔1～2个月复诊1次，至2006年8月，患者经针药结合治疗，已基本告愈，疲劳后走路摇摆不稳，容易出汗。随诊1年，方药如下。

内服丸方：8月5日方加西洋参9 g，生晒参9 g，朝鲜白参9 g。

内服方：11月11日方加浮小麦30 g，碧桃干30 g，煅龙、牡各30 g，糯稻根30 g。

目前病情稳定。

［按语］　此患者为全身型肌张力障碍，表现为躯干不自主扭动，左侧肢体酸胀无力，属中医学“痿证”，辨证为肝肾不足。秦氏认为，肝藏血主筋，为罢极之本；肾藏精主骨，为作强之官，此患精血亏损，精虚不能灌溉，血虚不能营养，精血不足，筋骨经脉失于濡养，致以本病。内有风邪，风性善动，出现患者肌张力游走性增高；经络受阻，脉气运行受阻，则见双上肢腱反射亢进，双下肢踝关节阵挛等表现。以独活寄生汤加减，补益肝肾，益气活血，濡养筋骨，并以诸药祛风通痹。加上针灸治疗，以督脉为主，符合秦氏主取督脉治疗杂病的思想，足太阳同取目的是加强督脉的功效，取其督脉别走太阳之意。于四诊后症情开始好转，再辅以外用通络药粉方外服活血通络，八诊后症情稳定。

十七、神经源性肌萎缩

医案　陆某，女，17岁。

［初诊］　2004年7月14日。

主诉：左大腿内侧疼痛，左侧肢体肌肉萎缩3年。

患者2001年起左侧肢体肌肉、右侧胸大肌萎缩，左大腿内侧疼痛，左侧面部肌肉亦有萎缩现象，舌淡，苔黄，脉缓滑。

辨证：气血运行不畅，经脉肌肉失养。

中医诊断：痿证(气血失养)。

西医诊断：神经源性肌萎缩。

治法：补益气血，濡养经脉肌肉。

方药：补肾益髓汤加减(自拟方)。

制首乌30 g　太子参30 g　炙黄芪30 g　熟地黄15 g　当归9 g　丹参9 g　红花9 g　羌、独活各6 g　生甘草6 g　石决明30 g，先煎　天麻15 g　川芎9 g　黄精9 g　焦鸡金9 g　炒杜仲9 g　炒狗脊9 g　川断9 g　火麻仁15 g　7剂。

外敷方：延胡索药粉方。

地丁草30 g　芙蓉叶30 g　防己30 g　制乳、没各30 g　延胡索30 g　冰片10 g　1剂。

共研细末，取少量药粉，用生姜沫调和，于躯干、四肢部搽，每日2次。

针灸治疗：取风池、颧髎、颊车、肩髃、臂臑、曲池、外关、合谷、风市、伏兔、足三里、三阴交、丘墟、太冲、命门、腰阳关、环跳、秩边、承山，温灸法。

医嘱：忌服刺激性食物。注意功能锻炼，尤其是四肢部的锻炼。避免吹冷风，注意休息。

［二诊］ 2005年3月22日。

经过8个月治疗，肌萎缩有明显改善，尤以左上、下肢肌肉改善明显，舌红，苔薄白，脉缓而滑。7月14日内服方加茱萸肉15 g，14剂。外用艾樟洗方：

艾叶 30 g　桂枝 30 g　肉桂 30 g　制川、草乌各 30 g　制附子 30 g　细辛 30 g　樟木 30 g　苏木 30 g　冰片 10 g　14剂。

取1剂外洗方纱布包，加2 000 ml水煎30分钟，洗上、下肢，每日2次。

针灸治疗：同前。

医嘱：同前。

［三诊］ 2005年7月28日。

继续治疗4个月后，左上肢肌肉及肌力已基本正常，左下肢肌肉萎缩比以前有明显好转，患者能自主行动，舌淡，苔薄黄，缓软滑。予补肾益髓汤加减。

制首乌 30 g　太子参 30 g　炙黄芪 30 g　熟地黄 15 g　当归 9 g　丹参 9 g　红花 9 g　羌、独活各 6 g　生甘草 6 g　石决明 30 g，先煎　天麻 15 g　川芎 9 g　黄精 9 g　焦鸡金 9 g　炒杜仲 9 g　炒狗脊 9 g　川断 9 g　火麻仁 15 g　茱萸肉 15 g　6剂。

共研细末，水泛为丸，每次5 g，每日3次。

外用艾樟洗方，同3月22日方，14剂，取1剂，2 000 ml水纱布包煎30分钟，洗上、下肢，每日2次。

西医治疗：甲钴胺、ATP片、新B_1片，每次1粒，每日3次，口服。

针灸治疗：同前。

医嘱：同前。

经过近1年的治疗，左侧上、下肢肌萎缩基本恢复。

［随访］ 半年后随访症状无加重。

十八、红斑性肢痛病

医案　王某，女，45岁。

［初诊］ 2000年8月15日。

主诉：左、右手掌大、小鱼际处色红、灼热、刺痛2年。

患者2年前起右手掌红或痛反复发作，左手亦有，疼痛如针刺，固定不移，接触冷水及进食螃蟹后尤甚。刻诊：左、右手掌大、小鱼际处色红、灼热、刺痛，大便正常，舌暗红，苔薄，脉数。

辨证：血络瘀凝，积而化热。

中医诊断：红斑性肢痛病（血瘀化热）。

西医诊断：红斑性肢痛病。

治法：清热活血化瘀。

方药：清热化瘀汤(自拟方)。

桑叶 15 g　延胡索 9 g　红花 9 g　桃仁 9 g　羌活 9 g　独活 9 g　牡丹皮 9 g　赤芍 9 g　当归 9 g　紫花地丁 15 g　蒲公英 15 g　金银花 9 g　7 剂。

外敷方：甘遂地丁洗方(自拟方)。

紫花地丁 30 g　蒲公英 30 g　丹皮 15 g　赤芍 15 g　延胡索 30 g　红花 30 g　制甘遂 30 g　冰片 10 g　樟木 30 g　2 剂。

针灸治疗：取穴上八邪，以泻法，留针 20 分钟。

[二诊]　2000 年 8 月 22 日。

手掌红痛已渐痊愈，舌淡红，苔薄，脉数。治法不变，8 月 15 日方，7 剂。外法方 8 月 29 日方，2 剂。针灸治疗，取穴上八邪。

[按语]　红斑性肢痛症是一种以原因不明的肢端远端皮肤阵发性皮温升高，皮肤潮红、肿胀，并产生剧烈灼热痛为特征的一种自主神经系统疾病。环境温度升高可诱发或加剧疼痛，温度降低可使疼痛缓解。任何年龄均可起病，但以青壮年多见。本病病因未明，可能与寒冷导致肢端毛细血管舒缩功能障碍有关，由于肢端小动脉扩张，血液流量显著增加，局部充血，血管内张力增高，压迫或刺激动脉及邻近神经末梢而产生剧烈疼前。原发性红斑性肢痛病，病因不明，可能与自主神经或血管神经中枢功能紊乱、皮肤对温热处于过敏状态及血中某些致热物质增多有关，少数患者有家族因素。继发性红斑性肢痛病继发于某些疾病，如多见于红细胞增多症、血小板增多症、恶性贫血等血液系统疾病，以及风湿性关节炎、系统性红斑狼疮、血栓闭塞性脉管炎等自身免疫性疾病。此外，还可见于多发性硬化、脊髓疾病、糖尿病、AIDS、一氧化碳中毒、心力衰竭、高血压、痛风以及轻型蜂窝织炎等疾病。

此患者辨证血络瘀凝，积而化热。治以清热化瘀汤内服，方中桑叶、紫花地丁、蒲公英、金银花清热解毒；延胡索、红花、桃仁、当归活血化瘀止痛；丹皮、赤芍善走血分，清热凉血，散瘀解毒；羌活、独活加强止痛之功效；辅以甘遂地丁洗方外敷，针灸治疗局部取穴上八邪，清热解毒，通络止痛。初诊即有效。

十九、运动神经元病

医案　荆某，男，50 岁。

[初诊]　2008 年 7 月 13 日。

主诉：下肢乏力，肌肉萎缩 10 年。

患者下肢痿软无力，下肢胫骨至足背痛，指端麻木，肌肉萎缩，伴双手颤抖，患者有糖耐量异常病史，舌中裂，苔黄燥，脉弦数。

辨证：温热侵淫，热久伤阴，阴津亏损。

中医诊断：痿病(热盛伤阴)。

西医诊断：运动神经元病。

治法：清热解毒，濡养筋脉。

方药：自拟方。

大青叶 15 g　板蓝根 15 g　金银花 9 g　连翘 9 g　杜仲 15 g　续断 9 g　狗脊 15 g　枸杞子 15 g　制首乌 30 g　红花 9 g　丹参 9 g　石斛 15 g　生石膏 30 g　苍术 15 g　厚朴 9 g　7 剂。

外敷方：

艾叶 30 g　樟木 30 g　干姜 30 g　肉桂 30 g　桂枝 30 g　五加皮 30 g　鸡血藤 30 g　透骨草 30 g　防己 30 g　制附子 30 g　明矾 30 g　2 剂。

搽背，每日 2 次。

［二诊］　2008 年 7 月 20 日。

双手颤抖，指端疼痛，肌肉萎缩，舌中裂，苔黄腻，脉缓滑。指端疼痛、麻木、颤抖，肌肉萎缩乃气血不充所致，原方去生石膏，加太子参 30 g，黄芪 30 g，7 剂。

［三诊］　2008 年 7 月 27 日。

双手颤抖，指端疼痛较前有好转，肌肉萎缩，舌中略裂，苔薄黄腻，脉缓滑。7 月 20 日方，14 剂。

［随访］　患者随访 1 年症状基本稳定，双手颤抖，指端疼痛较前有明显好转。

［按语］　一般认为，运动神经元病属中医“痿证”或“痿病”的范畴，其症状表现以下肢较严重者，又称为“痿足辟”。现存最早论述“痿”的古籍当属《黄帝内经》。《素问·生气通天论》云：“因于湿，首如裹，湿热不攘，大筋软短，小筋弛长，软短为拘，弛长为痿。”《素问·痿论》提出了“五痿”的分类与命名，提出了“痿足辟”“脉痿”“筋痿”“肉痿”“骨痿”的命名。而本病在五痿之中，多属“肉痿”和“筋痿”。刘河间在《素问玄机原病式》中说：“痿，谓手足痿弱，无力以运动也。”痱，乃足废不能用之意。《丹溪心法》指出“痿证断不可作风治，而用风药”，并提出“泻南方，补北方”的治法。《景岳全书·痿证》强调“非尽为火正……而败伤元气者亦有之”，并强调精血亏虚致痿。《临证指南·痿》指出本病为“肝、肾、肺、胃四经之病”。本病病证常常涉及诸脏，而不局限于一经一脏。肝藏血主筋，肾藏精生髓，津生于胃，散布于肺，故本病与肝、肾、肺、胃关系最为密切。肺热叶焦，津失敷布，久则五脏失濡，内热互结；肾水下亏，水不制火，则火烁肺金，导致肺热津伤；脾虚与湿热更是互为因果，湿热亦能下注于肾，伤及肾阴。故方中大青叶、板蓝根、金银花、连翘、石膏、红花清热解毒，化瘀祛邪；杜仲、续断、狗脊、枸杞子、制首乌、石斛滋养肝肾，养阴濡筋；丹参清热养阴，苍术、厚朴行气健脾以化气血。全方共凑清热解毒，濡养筋脉之功。

二十、一氧化碳中毒后遗症

医案　马某，男，81 岁。

［初诊］　1963 年 2 月 16 日。

主诉：神志迟钝 2 周。

患者于 1963 年元旦前夕，因炉火通风管被阻，遂昏睡不醒，至次晨被人发觉时，口吐白沫，神识昏迷，呼吸微弱，但无大小便失禁现象，即送区中心医院抢救，8 小时后苏醒，苏醒后能清楚回答发病前情况。次日即出院，出院后起身活动无异常，至1月24日出现精神失常，容易发怒，以后发现穿衣袜动作不灵活，步态不稳，答非所问，大便时不能找到家中厕所，后又发现不认识家中人，大小便失禁，故入院就诊，复于1月31日转我院神经科，用大量维生素C及扩张血管药物治疗，病情有所改善，但精神症状持续存在，透视心、肺正常。实验室检查：血常规正常范围，血沉33 mm/h，二便常规正常。神色萎靡，神志迟钝，有时清楚，有时模糊，回答不能切题，易怒，拒绝服药，有时不认识家人，食欲较差，口不干，手指震颤，检查不能合作。刻下神志迟钝，眼球活动正常，对光反射存在，无眼球震颤，调节反射较为迟钝，双侧上、下肢肌张力增高，肌反射较迟钝。体温36.3℃，呼吸21次/分，血压130/90 mmHg，脉搏96次/分。X线透视心、肺正常，舌质光红有裂纹，脉象弦数。

辨证：肝肾阴亏，心肝阳亢。

中医诊断：痴呆(肝肾阴亏)。

西医诊断：一氧化碳中毒后遗症。

治法：滋养肝肾，宁心潜阳。

方药：补虚开窍汤(糖浆型)。

别直参9g　炙黄芪9g　生、熟地各4.5g　制何首乌9g　天竺黄6g　龟板12g　明天麻6g　黑栀子6g　鲜石菖蒲9g，去叶　焦谷、麦芽各9g　当归6g　3剂。

上方3剂，合并一起煎取浓汁，入饴糖250 g，加冰糖50 g，收成厚糊糖浆状，每服一二匙，每日3次(注：由于患者拒不服药，但是平时喜吃“枇杷膏”，故而将药熬成糖浆，患者误认为“枇杷膏”，遂肯服之)。

[二诊]　1963年2月25日。

神志上午清醒，傍晚模糊，舌红已淡，脉尚有力。续以原方加减治之，以巩固精、气、神三者之不足，予补虚开窍汤(糖浆型)。

别直参15g　当归9g　炙黄芪15g　生、熟地各9g　制何首乌9g　青龙齿30g，先煎　明天麻15g　山萸肉15g　枸杞子15g　炙甘草3g　九节菖蒲15g　杭甘菊15g　炒谷、麦芽各9g　焦白术6g　苍耳子15g　1剂。

上方1剂，制法、服法如前。

治疗经过，自2月16日开始服中药后，患者神志和精神日渐好转，至3月11日以病愈出院。

[按语]　耄耋老人，其精、气、神三者本来已趋虚弱，复遭煤气中毒，更受戕伐，促使肝肾阴亏，心肝阳亢。患者神志迟呆，易怒怕烦，舌红裂，脉弦数，形体神识俱废，所谓“诸废者不宜针刺治之，当以甘药调之”，所以，本病以补药调理为主。别直参、炙黄芪补益元气，培添精神；生熟地、何首乌、当归滋补肾阴，充实精血；天麻、熟地黄益肝肾，补脑虚；天竺黄、鲜菖蒲治神呆痉痫，醒神开窍；龟板平肝阳，清心热，解痉除烦消毒；栀子除烦热懊侬，清三焦之火；谷麦芽助消化，健脾胃。糖浆型药剂，最适用于慢性疾病的调治，如慢性气管炎、神经衰弱、胃肠溃疡等，服糖浆药剂的优点有四：一为避免每日煎药的麻烦，夏天可加用防腐剂少许；二可使药性易于被胃肠吸收；三是每日服药为“少量多次服”，适宜于胃口不佳者或小儿服用；四是由于糖浆型药剂是“少量多次服”，可使体内药效持久。

第二十三章　传染病

一、结核病

医案❶　徐某，男，39岁。

［初诊］　1962年7月31日。

主诉：腹痛反复发作半年余。

患者于1961年10月曾患肠炎，后身体逐渐消瘦，食欲减退，腹中作痛发胀，食后更甚，午后发热，眠时盗汗，经外地医院诊断为结核性腹膜炎，用抗痨药物治疗后，症状好转，至1962年2月间，病症复发，转至上海某院住院治疗，诊断为结核性腹膜炎及代谢性肝肿大，亦用抗痨药物治疗，症情好转。出院工作后不久，在5个月间，症状又复发，遂至本院治疗。现精神萎靡，面容消瘦，不思饮食，腹部胀大作痛，小便短少，无潮热盗汗。X线检查心、肺正常。实验室检查大便培养结核杆菌未生长，蛔虫卵少量。血常规正常，肝功能正常。患者腹围81 cm，肝大一指，脐左旁可摸到鸡子大肿块1个，有压痛，稍能移动，苔白，脉滑有力。

辨证：水浊内留，痰湿凝结。

中医诊断：腹痛（痰浊内停）。

西医诊断：结核性腹膜炎。

治法：逐水消散疏化。

方药：逐水饮（自拟方）。

葫芦壳18 g　焦白术9 g　大腹皮12 g　花槟榔9 g　炒车前子12 g，包煎　炒黑白丑6 g　甘遂炭6 g　大戟炭6 g　冬瓜皮18 g　7剂。

内服丸方：加味逐水饮丸（自拟方）。

炙甲片15 g　京三棱30 g　蓬莪术30 g　葫芦壳炭9 g　焦白术30 g　炒槟榔60 g　制甘遂6 g　制大戟6 g　炒黑白丑30 g　焦山楂6 g　焦车前子30 g，包煎　2剂。

共研细末，水泛为丸，每服3 g，每日3次。

［二诊］　1962年8月24日。

服药后，小便每日2次，腹水基本消退，腹围73 cm，但是脐旁肿块未见缩小。今专攻肿块，治拟软坚散结，破血消癥，予消痞丸（自拟方）。

山甲片6 g　桃仁9 g　槟榔9 g　木香6 g　三棱9 g　莪术9 g　海藻9 g　昆布9 g　枳壳9 g　赤芍9 g　煅瓦楞30 g　煅牡蛎30 g　内消瘰疬丸12 g，包煎针灸治疗：取穴天枢、外陵、阿是穴，隔日温针灸1次。

经过上述治疗，至9月25日，脐旁肿块完全消失，食欲增加，精神健旺。

[按语] 通过本病例的治疗，可以看出，腹胀是痰浊内留，痰湿凝结于腹所致，治宜逐水消散疏化。方中葫芦壳、冬瓜皮、大腹皮、炒车前子利水退肿，行水通便，用“炭”者，使其药性缓而不峻；黑白丑、槟榔亦是逐水药物，能消胀满散结块；白术能补脾燥湿。丸方则在汤方基础上加山甲片、山楂、三棱、莪术，以加强消散腹壁肿块的功效。待腹水减退，肿块未小，腹胀依然时，专攻肿块，治拟软坚散结，破血消癥。方用木香、枳壳理气止痛；海藻、昆布、煅瓦楞、牡蛎软坚消核；桃仁、赤芍破瘀化痕；山甲片、三棱、莪术破血行气消块；内消瘰疬丸，本是消散瘰疬的方剂，现用作消散腹中肿块结核。本病例的治疗过程还显示，用丸药辅助汤药治疗，疗效比单独用汤药要好。结核性腹膜炎可以用针刺治疗，未见结核有所扩散现象，反而能加速治疗的效果。隔3个月随访，患者身体恢复良好。

医案❷ 颜某，女，29岁。

[初诊] 1961年5月6日。

患者腰酸3年余，间歇性发作尿频，尿痛血尿1年余，近1个月来，出现腰痛，确诊为双侧肾结核。3周前突发高热寒战，左腰剧痛，入院治疗，经检查诊断为左肾急性肾盂肾炎，用金霉素治疗后，病情有好转，但至5月5日神识渐渐模糊不清。刻下：神志不清，烦躁抽搐，面色苍白浮肿，体温39.8℃，小便量350 ml，诊断为尿毒症。化验：尿蛋白(+)，红细胞(+++)，白细胞(+++)，肌酐198.9 μmol/L，非蛋白氮53.6 mmol/L，二氧化碳结合力35.3 mmol/L，钾3.56 mmol/L，钠136.9 mmol/L。

辨证：肝风水浊，上蒙清窍。

中医诊断：痉厥。

西医诊断：肾结核继发尿毒症。

治法：化浊解毒，镇痉开窍。

方药：自拟方。

羚羊角粉0.6 g，冲服　玳瑁片30 g，先煎　青龙齿30 g，先煎　天竺黄9 g　鲜菖蒲9 g　猪、茯苓各9 g　福泽泻9 g　双钩藤12 g，后下　广郁金9 g　制香附9 g　银花15 g　川连粉2 g，冲服　玄明粉9 g，冲服　生石膏60 g，先煎

水煎，鼻饲灌服，上午1剂，下午1剂去玄明粉。

针灸治疗：取风池、风府、水沟、合谷、行间，均泻，补复溜。不留针，每日针刺2次。

西医治疗：给以液体平衡之纠正。

[二诊] 1961年5月7日。

大便二次，神志渐清，抽搐现象已消失，体温已近正常，小便量1800 ml，能吃东西，但嗜睡，不喜多言语，面色带暗黑。二便畅通，毒素已有出路，故神识不糊。然面黑嗜睡，此肾虚而脏色上现，当补肾治之，予六味地黄丸，每次9 g，每日3次，服7日。

[按语] 本病的痉厥，由于水浊内闭所起，故在镇痉凉肝的药中，加入利水逐毒的药物而获效。羚羊、玳瑁、龙齿、竺黄、钩藤为镇潜凉肝而治抽搐痉厥；菖蒲、郁金、香附以开郁化

浊；石膏以清壮热；猪茯苓、泽泻配银花、川连以利尿解毒，更佐玄明粉者使潴留体内的尿毒得以迅速自体内逐出。风池、风府、水沟以开窍醒脑；合谷以清热，行间以凉肝，二穴相配可以镇痉退热；补复溜者促进肾的功能，使尿毒排出。二便畅通，毒素已有出路，用熟地黄、山萸肉补肾摄精；山药、茯苓补脾渗湿；丹皮凉肝和血；泽泻泄肾之湿热，故六味地黄汤为治肾之祖方。

医案❸　孟某，女，21岁。

［初诊］　1960年2月18日。

主诉：右胸乳部有瘘管两处1年。

1959年2月间，右胸乳部生一肿块，皮色不红，不甚疼痛，逐渐张大，当时诊断为冷脓肿。至4月间切开，切开后不收口，逐成一瘘管，以后又在右乳内侧穿出一孔成另一瘘管。曾用金霉素、链霉素治疗10个月无效。刻诊右胸乳部有瘘管两处，一处在右乳上第3肋处，其窦道横斜向上至第2肋骨底下，长约8 cm，而又向下与另一瘘管相连通，该瘘管在乳部内侧第4肋处，其窦道朝下向外斜至第5肋处长约9 cm，总计全长23 cm。脓水分泌甚多，面色苍白无华，脉搏、体温正常。

辨证：体虚失养，溃久难敛。

中医诊断：乳痈(气血不足)。

西医诊断：结核性胸壁瘘管。

治法：大补气血，托里透脓。

外治法(外治挂线法)：① 在第一条瘘管的窦道底开一小口，用橡皮线串联，收紧打结。② 两处瘘管，用橡皮线串连，收紧打结。③ 在第2条瘘管的窦道底开一小口，用橡皮线串联收紧打结。④ 挂线后，用生肌玉红膏敷盖之，每日换药1次。

方药：十全大补丸，每服4.5 g，每日3次。

［二诊］　1960年2月28日。

挂线10日，瘘管全部已挂开，脓水甚多，但瘘管壁不坚硬。瘘管不坚硬，用九一丹掺于疮内，以生肌玉红膏敷贴之，每日换药1次。

［三诊］　1960年3月5日。

脓水已无，并且已经结痂，故仅用生肌玉红膏敷贴之。

医案❹　李某，男，31岁。

［初诊］　1961年12月19日。

主诉：左膝关节肿胀疼痛3年。

患者于1958年间左膝关节觉酸胀疼痛，当时即行治疗，曾用异烟肼等抗痨药物及中西药物治疗，其膝部肿胀之势继续扩展，以致不能伸屈，影响行走，至今已有3年之久。医院诊断为左膝关节结核，需行截除术，患者不愿手术，来我院治疗。现左膝关节肿胀疼痛，皮色不红，有发热感，活动不利。肺部透视心、肺正常；左膝X线摄片发现在胫骨内髁呈明显锯齿状缺损，外髁亦有部分破坏，周围软组织肿胀，诊断为左膝关节结核。血沉为25 mm/h。刻下舌苔薄白，脉滑带数。

辨证：寒湿互结，痰凝阻络。

中医诊断：鹤膝风(寒湿阻络)。

西医诊断：膝关节结核。

治法：温阳散寒，化痰通络。

方药：阳和汤加减。

鹿角胶4.5g　大熟地12g　肉桂1.5g　白芥子6g,包煎　牛膝9g　川独活4.5g　川桂枝3g　补骨脂9g　川杜仲9g　忍冬藤9g　绵茵陈9g　14剂。

内服丸方：断龟散，每服3g，每日2服，水酒各半送服。

西医治疗：抗痨药物(链霉素、异烟肼)，左膝石膏固定。

以上治疗1个月，左膝肿胀已消退，痛觉消失。3个月以后拆去石膏，膝关节活动正常，行走无痛感，7月31日X线检查，证明已趋钙化，乃恢复工作。

医案❺　宪某，女，27岁。

[初诊]　1961年7月3日。

主诉：尿路结核1年，尿闭4日。

患者1960年8月开始有腰酸，偶有尿频，并有低热，1961年1月，曾因疑诊为卵巢囊肿，进入区中心医院，小便找到结核杆菌，经短期抗痨疗法，因故未继续治疗，2月份开始有血尿。因尿频、尿急、尿痛，排尿困难，于4月份再次进区中心医院治疗，做静脉肾盂造影显示右肾显著扩大，呈囊状，输尿管下端清晰，左肾功能丧失，经抗痨药物治疗，血尿有好转，膀胱刺痛症状未减轻。6月初突然尿闭12小时，伴呕吐、疲乏、面肿，右肾区有胀感，经高渗葡萄糖注射及中药治疗，于30小时后开始有排尿。7月3日又因尿闭4日(6月20日下午开始尿闭)转入我院治疗。

入我院的当晚，即行肾盂造瘘术(于肾脏外缘下端皮质进入肾盂下端)，术后即有尿液流出，情况好转，恶心症状减轻。入院后，再做静脉肾盂造影和膀胱镜行肾盂造影证明：左肾功能丧失，右肾大部分破坏(脓肿坏死)，仅留1/3的肾脏有功能。4个月来经常有发热，最高达41℃，血尿，当引流不畅时，症状更加严重，呈现尿中毒症状。

入院治疗过程：① 肾盂造瘘术。② 曾用多种抗生素及激素治疗，但尿液培养仍有铜绿假单胞菌、变形杆菌、大肠杆菌及产气杆菌等。③ 给予高糖、高脂肪、低蛋白饮食，控制出入量，纠正水及电解质紊乱。④ 少量多次补血。⑤ 畅通引流管。患者用上述方法治疗后，其反复高热、血尿仍不能控制，经多次培养及敏感试验，几乎全部抗生素均抗药生长，病势日趋恶化，邀中医协助治疗。

1961年8月1日症状：患者极度疲劳，神知有时模糊，有时尚清，高热39℃，造瘘管7月31日上午脱出后，当日下午重新置入，使尿液流出，但周围纱布无渗湿。自诉口中有臭味。

体检：面部及上、下肢均浮肿，面色苍白，神志半清醒，在脐旁右侧可摸到16 cm×12 cm肿大的右肾，有压痛，听诊肠鸣音迟慢，腹部胀气，腹叩诊右侧实音，左侧鼓音，血压90/50 mmHg，脉搏120次/分钟，体温39℃，舌质淡红，舌苔黄腻带黑，脉象数疾。

化验血：非蛋白氮45.0 mmol/L，二氧化碳结合力24.2 mmol/L，钠136.8 mmol/L，钾

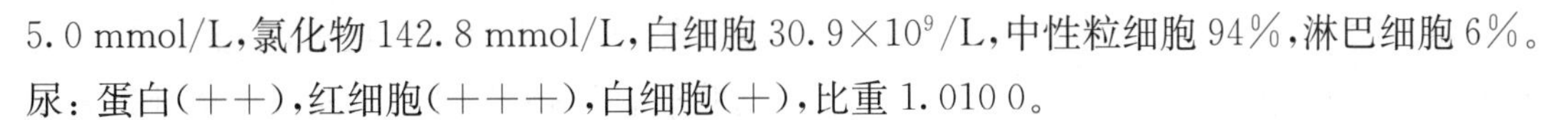

5.0 mmol/L，氯化物 142.8 mmol/L，白细胞 30.9×10^9/L，中性粒细胞 94%，淋巴细胞 6%。尿：蛋白(++)，红细胞(+++)，白细胞(+)，比重 1.010 0。

辨证：水湿脓毒内闭。

中医诊断：高热，水肿(水毒内闭)。

西医诊断：肾结核，肾功能衰竭。

治法：益气清热利水。

方药：利水解毒方(自拟方)。

葫芦壳 30 g　茯苓皮 30 g　车前子 30 g　块滑石 15 g　砂、蔻仁各 3 g，后下　川黄柏 9 g　肥知母 9 g　生石膏 60 g，先煎　金银花 30 g　地丁草 30 g　粉猪苓 12 g　西洋参 9 g

元米炒，去米用参，另煎冲入，水煎，每日 1 剂。

西医处理：补液，插管造瘘。

经过上述治疗后，小便畅流，每日排尿 3 000 ml，体温降至 37.8℃，脉搏 90 次/分。

［二诊］ 1961 年 8 月 8 日。

昨日起小便似血，精神萎靡，不思饮食，右肾肿大至脐，腹胀无排气，肢体浮肿，小便全日量 3 000 ml，舌质红绛碎痛，舌苔黄燥。体温 38.5℃。自诉曾私自服过肉桂、雄黄、麝香研成的药粉。

腹胀气闷，漾漾作泛，肢体肿，乃右肾肿胀，压迫胃肠，以及水毒内闭故也。精神困乏，面色苍白，乃肾渗血过多，气血两竭之表现。舌绛碎痛，发热持续，乃炎症内灼也。今阅前医处方，用甘寒生津合辛温助阳法，意为阴阳两顾的措施，使阴阳二复病可除也。辛温、滋腻之药，均应暂缓使用；缘舌绛碎痛，脉象数疾，里热不退等热象显著，所以辛温药是所忌服，又肢体浮肿，腹胀气闷，漾漾作泛，舌苔黄燥等湿热水浊内留，所以滋腻助湿药亦应忌服。根据病情为肾脏渗血太多，气血已竭，急当止血扶正治之，使阴血不渗而不涸，正气有所依附，则阴阳气血可以相存，不致厥脱；再佐清热生津，利水泄浊法，使热退肿消，邪去正存，庶可挽生命于万一。

西洋参 9 g，另煎，冲服　金钗斛 15 g，先煎　当归炭 9 g　白芍炭 9 g　生地炭 9 g　三七粉 3 g，冲服　阿胶珠 9 g　川断炭 9 g　紫珠草 15 g　仙鹤草 15 g　白茅根 60 g，煎汤代水　冬瓜皮 30 g，煎汤代水　瓜蒌皮 12 g　大青叶 18 g　金银花 18 g

水煎，每日煎服 1 剂。

方义简释：三七、当归炭、白芍炭、生地炭、阿胶珠、川断炭、紫珠草、仙鹤草、白茅根止血补血，西洋参、金钗斛扶正生津，金银花、大青叶、白茅根清热解毒，冬瓜皮、白茅根、瓜蒌皮利水泄浊。

外用药：右腹肿胀痛处，敷铁箍散膏，每日换药 1 次。

西医处理：输血，补液，予卡那霉素，肾盂插管造瘘。

经过上述方法治疗后，血尿渐止，腹部肿块缩小(即肿胀的右肾)，体温下降至正常，病情一般稳定。

［三诊］ 1961 年 10 月 27 日。

患者自10月15日因肾盂造瘘管阻塞，又发寒热39℃，右肾胀痛拒按，舌苔干燥，不思饮食，自诉口泛臭味。右肾胀痛拒按，因肾盂造瘘管塞阻，肾中积水、积脓无路排出所致也，由于积水、积脓内留引起发热，发热影响胃肠消化，并且饮食多属高脂肪，其饮食脂肪积留于胃肠，成为宿食腐积，故不思饮食而口泛臭味。治宜渗泄肾中积水、积脓，参以消食健脾。

肥知母9g　川黄柏9g　金银花15g　连翘9g　蒲公英15g　上雅连3g　生草梢4.5g　生米仁15g　焦谷芽12g　广陈皮9g　福泽泻12g　绿豆衣30g，煎汤代水　犀黄醒消丸4.5g，分3次吞服

水煎，每日服1剂。

服药后尿中排出脓块许多，小便通畅，病势缓解。

［四诊］ 1961年11月14日。

造瘘管又阻塞，发高热39.5℃，于是拔去造瘘管，造瘘管内流出大量血脓，稠厚秽臭，面色憔悴带黑。化验：白细胞44.8×10^9/L，中性粒细胞95%，淋巴细胞4%，单核细胞1%。

［辨证论治］ 面色暗黑，精神极度疲乏，舌红脉数，此为肾之“脏色”上泛，脓毒内蕴，故高热复起，治以扶正排毒法。

金银花15g　生甘草6g　地丁草15g　生黄芪9g　香白芷6g　粉猪苓15g　福泽泻15g　车前子15g　西洋参6g，另煎冲服

水煎，每日1剂。

方义简释：西洋参、黄芪扶正益气；白芷、黄芪托里排脓，白芷排毒，可以解脓臭；银花、甘草、地丁草、白芷清热解毒；猪苓、泽泻、车前子利水泄毒。如有血尿时则加当归炭、三七粉、阿胶珠等化瘀止血药，如失眠则加朱茯神、夜交藤、夜合花、朱灯芯等安神药。

西医处理：造瘘管，每日用1%新霉素10 ml冲洗。输血，补液。新霉素250 mg，每6小时口服1次。

经综合处理后，患者情况日渐好转，12月24日情况如下：体温正常，食欲尚佳，精神良好，并能下床散步。肾盂造瘘管引流通畅，尿量每日3 000～4 000 ml，尿色淡黄清澈，已无铜绿假单胞菌及出血现象。化验血：钾7.0 mmol/L，二氧化碳结合力18.9 mmol/L，非蛋白氮34.3 mmol/L，肌酐198.9 μmol/L。尿：蛋白少量，比重1.006，培养变形杆菌生长，患者于12月30日出院回家调治。1962年5月13日随访，患者一般情况良好，并能出外看电影，肾盂造瘘管仍用。

［按语］ 初诊用葫芦壳、茯苓皮、车前子、猪苓、滑石为通利小便，使体内水湿脓毒排出；知母、黄柏、银花、地丁草为解毒清热消炎，使脓毒炎症消解，体温下降，则神识可以清晰；西洋参可以扶正生津，用元米炒过使西洋参不粘湿浊；砂、蔻仁可以止呕。二诊时见肢体浮肿，腹胀气闷，漾漾作泛，舌苔黄燥等湿热水浊内留征象，所以滋腻助湿药亦应忌服，根据病情为肾脏渗血太多，气血已竭，急当止血扶正治之，使阴血不渗而不涸，正气有所依附，则阴阳气血可以相存，不致厥脱；再佐清热生津，利水泄浊法，使热退肿消，邪去正存，庶可挽生命于万一。取犀黄醒消丸、生米仁、金银花逐脓解毒，黄柏、川连、知母、连翘、绿

豆衣、蒲公英、生草梢清热，生米仁、泽泻利水渗湿，焦谷芽、陈皮消食健脾。总之，利水解毒，清热排脓是本病例治疗中的主法，使肾脏积水、积脓能畅通地排出体外，就可以减少和控制病情恶化及发热的发生。扶正止血亦是本病例治疗的主法之一，使气血保存，不致发生厥脱之变。本病例对几乎全部抗生素均为耐药，尿液培养常有铜绿假单胞菌、变形杆菌、大肠杆菌。经过长期服用银花、地丁草、甘草、川连、白芷等解毒药后，使尿液培养无铜绿假单胞菌等生长。在抗生素不能抑制细菌、病毒时，采用清热解毒的中药常能收到良好的抑菌效果。

二、乙型肝炎

医案❶　程某，男，38岁。

［初诊］　2005年11月18日。

主诉：乙肝大三阳，肝功能异常。

患者有乙肝病史，2005年11月3日外院肝功能检查示谷丙转氨酶131 u/L，谷草转氨酶84 u/L，γ谷氨酰转移酶84 u/L，总胆红素22 μmol/L。自觉无特殊不适。舌淡，苔稍干，脉缓软。

辨证：肝胆湿热，肝阴偏亏。

中医诊断：乙型肝炎(肝胆湿热)。

西医诊断：慢性乙型肝炎。

治法：清利肝胆。

方药：茵陈五苓散加减。

大青叶15 g　板蓝根15 g　银花9 g　连翘9 g　葫芦壳15 g　茯苓皮15 g　泽泻9 g　猪苓9 g　茵陈30 g　金钱草30 g　太子参30 g　枸杞子15 g　制黄精15 g　熟地黄15 g　山萸肉9 g　麦冬9 g　五味子9 g

口服汤剂，7剂，每日2次。

中成药：益肝宁片，每次2片，每日3次，口服。

医嘱：查肝功能，忌辛辣、烟酒、油腻之品。

［二诊］　2005年11月25日。

自觉无特殊变化，舌淡，苔少，脉缓。2005年11月19日外院肝功能检查示谷丙转氨酶128 u/L，谷草转氨酶67 u/L，血清胆汁酸23.5 μmol/L，γ球蛋白18.80%。肝胆湿热未清，治法按原出入，11月18日方加柴胡9 g，红枣5枚。

医嘱：定期复查肝功能。

［三诊］　2005年12月9日。

自觉无特殊变化，大便每日2次，质较软，舌偏淡，苔少，脉缓软。2005年12月7日外院肝功能检查示谷丙转氨酶146 u/L，谷草转氨酶65 u/L，直接胆红素5.1 μmol/L，总胆红素19.80 μmol/L。11月18日方加垂盆草30 g，14剂。

医嘱：清淡饮食，防疲劳。

［四诊］ 2005年12月24日。

自觉无特殊变化。舌淡，苔净，脉缓滑。2005年12月21日外院肝功能检查：谷丙转氨酶49.4 u/L，肝功能其余指标均在正常范围。12月9日方，14剂。

中成药：益肝宁片，每次2片，每日3次，口服。

肝功能基本恢复正常。

医案❷ 刘某，男，46岁。

［初诊］ 2000年5月30日。

乙肝大三阳，眠差，伴腰酸疲劳，目前用干扰素治疗，苔薄白，脉缓略弦。

辨证：邪气内侵，耗气伤阴，肝肾亏虚。

中医诊断：黄疸（湿热疫毒，肝肾亏虚）。

西医诊断：慢性乙型肝炎。

治法：清热解毒，益气滋阴。

方药：自拟方。

茵陈30 g 金钱草30 g 大青叶15 g 板蓝根15 g 金银花9 g 连翘9 g 太子参15 g 炙黄芪15 g 枸杞子15 g 黄精15 g 制首乌15 g 女贞子15 g 桑葚子15 g 葫芦壳15 g 茯苓15 g 泽泻9 g 红枣5个

［二诊］ 2000年6月24日。

查血：血小板 95×10^{9}/L，白细胞 2.8×10^{9}/L，谷丙转氨酶183 u/L，谷草转氨酶85 u/L。

方药：自拟方。

茵陈30 g 金钱草30 g 大青叶15 g 板蓝根15 g 柴胡9 g 红枣10个 五味子9 g 枸杞子15 g 黄精15 g 葫芦壳15 g 茯苓皮15 g 桑葚子15 g 女贞子15 g 泽泻9 g 黄芪30 g 太子参30 g 当归9 g 金银花9 g 连翘9 g 甘草9 g

［按语］ 慢性活动性乙型肝炎是严重危害人类健康的疾病之一，具有发病率高、范围广、病程长、病情重和易反复等特点，并成为肝硬化和原发性肝癌的主要病因。中医学认为，慢性活动性乙型肝炎见于“黄疸”“胁痛”“积聚”“虚劳”等病证中，其基本病机是本虚标实，即湿热、疫毒、气滞、血瘀为标，肝、脾、肾气血亏虚为本，多属虚实夹杂之证。所以在治疗上确立了标本同治，扶正祛邪的方法。扶正多用益气健脾，滋补肝肾；祛邪则用清热化湿，解毒活血，疏肝解郁，活血化瘀等方法。秦氏认为，乙肝早期以湿热疫毒侵袭为主，治疗以祛邪为主；中期进入湿热疫毒和正气相持阶段，治疗以祛湿，清热，解毒为基本原则和大法，可祛邪与扶正兼施；晚期正气虚损不足，湿热疫毒之邪残存未尽，可在扶正的同时辅以祛邪。祛湿应以化湿、利湿为主，用药不宜过燥，利湿不能伤阴，利湿以利小便为好，正如“利湿不利小便，非其治也”；清热解毒不宜过于寒凉，以不碍湿，不伤胃为要。初诊方中茵陈、金钱草、大青叶、板蓝根、金银花、连翘清热解毒，利湿退黄；葫芦壳、茯苓、泽泻祛湿解毒，以利小便；太子参、炙黄芪、枸杞子、黄精、制首乌、女贞子、桑葚子、红枣益气健脾，滋补肝肾以扶正。全方祛湿清热解毒，益气健脾，滋补肝肾达到扶正祛邪之目的。

复诊查血象偏低,肝功能损害,多因湿热、疫毒进一步内犯,累及于肝,肝失疏泄,致使气血亏虚。故继予茵陈、金钱草、大青叶、板蓝根、金银花、连翘清热解毒,利湿退黄;葫芦壳、茯苓皮、泽泻祛湿解毒,以利小便;枸杞子、黄精、桑葚子、女贞子、黄芪、太子参益气健脾,滋补肝肾;柴胡疏肝柔肝;五味子、红枣、当归补血;甘草调和诸药。

第二十四章　运动系统疾病

一、颞颌关节功能紊乱

医案　陆某，女，37岁。

[初诊]　2005年8月6日。

主诉：双侧颞颌关节疼痛2年。

患者2年前因咬硬物，出现双侧颞颌关节部位疼痛，张、闭口时疼痛明显，口不能张大，进食困难，有时伴有太阳穴处疼痛。苔薄，脉缓。双侧颞颌关节部压痛，余无殊。

辨证：气血凝滞，经筋挛缩。

中医诊断：痹证(痛痹)。

西医诊断：颞颌关节功能紊乱。

治法：行气活血，舒筋通脉。

方药：川芎羌活汤(自拟方)。

天麻15g　钩藤15g，后下　石决明30g，先煎　川芎9g　白芷6g　羌活9g　延胡索9g　杭甘菊9g　桑叶9g　僵蚕9g　当归9g　熟地黄15g　7剂。

中成药：全天麻胶囊，每次3粒，每日3次。

外敷方：秦氏外用通络止痛粉。

制甘遂50g　制附子50g　干姜100g　细辛50g　肉桂50g　独活50g　红花50g　延胡索50g　白芷50g　透骨草30g　接骨木50g　制川、草乌各30g　山柰50g　冰片10g　1剂。

上药共研细末，取药3汤匙，用蜂蜜调和成糊状，局部外敷，每次30分钟，每日2次。

针灸治疗：取双侧听宫、下关、颊车、合谷，除合谷外，余穴温针灸2壮。

医嘱：避免咬硬物。

[二诊]　2005年9月20日。

颞颌关节功能改善，口能张大，舌淡，苔薄，脉缓软。治疗同前。

经过中医内治、外敷及针灸治疗2个月后治愈。

[随访]　3个月后随访无复发。

[按语]　颞下颌关节紊乱综合征是口腔颌面部最常见的疾病，发病机制尚未完全明了。本症的主要临床表现为关节区疼痛、运动时关节弹响、下颌运动障碍等，多数属关节功能失

调，预后良好，属中医“痹证”范畴。方用川芎羌活汤，外敷用通络止痛粉活血化瘀，针灸治疗取听宫、下关、颊车局部取穴，温通局部气血。大肠经“其支者，从缺盆上颈，贯颊，入下齿中”取远道合谷，治疗颞下颌关节紊乱。

二、颈椎病

医案❶ 方某，男，50岁。

［初诊］ 2006年10月12日。

主诉：头晕、乏力5年余。

患者近5年余来自觉头晕、乏力，偶有耳鸣，静坐时容易哈欠、嗜睡，纳寐如常。颈椎X线摄片示颈椎退行性病变，脑血流图检查示脑动脉供血不足。苔薄白，脉滑，血压140/90 mmHg。

辨证：督脉受阻，髓海失养。

中医诊断：眩晕(督脉失养)。

西医诊断：颈椎退行性病变。

治法：通督活血，补气益脑。

方药：通窍活血汤。

太子参30 g　黄芪30 g　川芎9 g　白芷9 g　天麻9 g　羌活9 g　藁本9 g　丹参15 g　菖蒲15 g　薄荷5 g，后下　14剂。

针灸治疗：取穴百会、风池、风府平补平泻，合谷泻法，涌泉补法，每周2次。

［二诊］ 2006年10月26日。

嗜睡，头晕明显好转，脉缓苔薄，嘱其续予原法。再治2周，以巩固疗效。

［随访］ 门诊随访，症情稳定。

［按语］ 颈椎退行性病变，压迫椎动脉，引起脑部供血不足，造成脑缺血缺氧，髓海失养，故嗜睡倦怠，针刺督脉穴位，可起补肾提督，醒脑开窍作用，故取穴百会、风池、风府通督醒脑，改善脑部血供；泻合谷，补涌泉醒脑补肾。辅以通窍活血汤，方中太子参、黄芪补肾益气，川芎、白芷、天麻、羌活、藁本、丹参通督活血，菖蒲、薄荷醒脑开窍。针药结合，相得益彰，一诊即获良效。

医案❷ 谢某，男，50岁。

［初诊］ 2005年5月7日。

主诉：后脑头晕，伴右肩疼痛，右上肢麻木1个月。

患者觉后脑部晕，伴右肩疼痛，右上肢麻木，平素有嗳气，据外院摄片示C5椎体前下缘骨质增生，颈椎及右肩关节局部压痛，伴右肩活动受限，血压120/78 mmHg，血黏度偏高。苔淡黄，脉缓沉细。

辨证：气滞血瘀。

中医诊断：项痹(气滞血瘀)，肩痹(骨痹)。

西医诊断：颈椎病，肩关节周围炎。

治则：行气活血，重镇潜阳。

方药：天麻决明汤(自拟方)。

天麻25g　川芎9g　白芷9g　羌活9g　炙甘草6g　石决明30g,先煎　丹参9g　红花6g　桃仁9g　苍耳子9g　蔓荆子9g　珍珠母30g　防己15g　藁本9g　7剂。

外敷方：外用通络止痛粉。

制甘遂50g　制附子50g　干姜100g　细辛50g　肉桂50g　独活50g　红花50g　延胡索50g　白芷50g　透骨草30g　接骨木50g　制川、草乌各30g　山柰50g　冰片10g　1剂。

共研细末，3勺药粉用适量蜜调敷局部，每次30分钟，每日2次。

针灸治疗：颈椎夹脊穴、风池、百会、头临泣、率谷温针灸，每穴2壮，平补平泻，合谷、太冲用泻法，然后颈部拔罐10分钟，每周2次。

医嘱：注意休息，加强局部功能锻炼。

[二诊]　2005年5月17日。

头晕有所改善，惟动则后项至顶作晕，舌淡，苔薄，脉缓。气血畅通，则症状得减，动则耗气伤血，则症状复现，予天麻决明汤加减。

天麻25g　川芎9g　白芷9g　羌活9g　炙甘草6g　石决明30g,先煎　丹参9g　红花6g　桃仁9g　苍耳子9g　蔓荆子9g　珍珠母30g　防己15g　藁本9g　制首乌30g　枸杞子15g　太子参30g　制黄精15g　生山楂15g

外敷方：外用通络止痛粉。药粉用蜜调敷局部，每次30分钟，每日2次。

针灸治疗：同5月7日取穴。

医嘱：注意休息，加强局部功能锻炼。

[三诊]　2005年6月17日。

头晕已愈，右肩麻木、疼痛也已消失，舌淡，苔薄，脉缓。气血畅通，则髓海得养，头晕消失，肢体麻木、疼痛亦减轻，予天麻决明汤加减。

天麻25g　川芎9g　白芷9g　羌活9g　炙甘草6g　石决明30g,先煎　丹参9g　红花6g　桃仁9g　苍耳子9g　蔓荆子9g　珍珠母30g　防己15g　藁本9g

[随访]　3个月后随访无复发。

[按语]　慢性劳损外伤筋骨，气滞血瘀，上不养髓海，以致为头晕；不能滋养肌肤，则觉肢体麻木，局部疼痛。方取天麻、石决明、珍珠母平肝潜阳；川芎、白芷、羌活、丹参、红花、桃仁、藁本行气活血止痛；苍耳子、蔓荆子引药上行，止头晕；防己、炙甘草祛风通络止痛。待诸症稍平，加用制首乌、枸杞子、太子参、制黄精补肾益气；生山楂除健脾胃，助消化外，尚可以降低血黏度，以活血化瘀，气血畅通则髓海得养，头晕得除。针刺除取颈椎局部穴位以行气活血，取督脉之百会、印堂醒脑开窍；取率谷、头临泣、风池乃足少阳胆经之穴，发挥局部行气活血作用，另因其与肝经互为表里，刺之可以平肝潜阳。颈椎及肩关节局部配合使用通络止痛粉，用辛温活血止痛的制甘遂、制附子、干姜、细辛、肉桂、独活、红花等，酌加山柰、冰片辛香走窜，以引药入肌肤，祛风通络止痛。

颈椎退行性病变，压迫椎动脉，引起脑部供血不足，造成脑部缺氧，髓海失养，故头晕，动则耗伤气血，则诸症明显。今以通督活血，益肾补气，平肝潜阳之中药内服、外敷，配以针灸，收效迅速。

医案❸ 陈某，男，37岁。

［初诊］ 2005年6月22日。

主诉：头昏，后脑部胀1个月。

患者头昏，后脑部胀痛，走路乏力，头晕时胸闷、乏力、心慌，血压130/80 mmHg，舌红，苔黄腻，脉缓。

辨证：气血不足，肝肾亏损。

中医诊断：眩晕(肝肾亏损)，痹证(肝肾亏损)。

西医诊断：颈椎病。

治法：补益肝肾。

方药：羚角石决汤。

羚羊角粉0.6 g，吞服 石决明30 g，先煎 天麻25 g 川芎9 g 白芍9 g 藁本9 g 蔓荆子9 g 辛夷9 g 僵蚕9 g 桑叶9 g 炒枣仁15 g 炙远志9 g 延胡索15 g 羌活9 g

14剂。

外敷方：外用通络止痛粉，1包。

生姜沫半斤，药粉3匙，拌和，纱布包，搽于患处2分钟，每日2次。

针灸治疗：取风池、颈3～6夹脊、大椎、肩中俞、肩井，每穴温针2壮，然后拔罐，每周2次。

医嘱：局部保暖，每日2次做颈部操。

［二诊］ 2005年7月7日。

头晕、头胀均有改善，血压122/84 mmHg，舌红，苔薄白，脉缓。6月22日方加珍珠母30 g，丹参9 g，红花3 g，14剂，每日1剂，每日2次。外用通络止痛粉，1包。针灸治疗，取穴操作同前。

［三诊］ 2005年7月21日。

头晕、头胀均已除，舌淡，苔薄，脉缓细。方药同前，结合针灸治疗。

头昏，后脑部胀症状消失。

［随访］ 半年后随访无复发。

［按语］ 颈椎病变是椎动脉颅外段血流受影响的主要原因，由此产生的眩晕即称颈性眩晕。颈椎骨刺及退行性病变，均可造成椎动脉受压。临床常见的眩晕与头部转动有密切关系。一侧椎动脉受压迫后，对侧椎动脉无法代偿则出现症状，如伴有动脉粥样硬化，则更易出现头晕乏力诸症。此病在中医学归属“眩晕”范畴，其根本病机在于阴阳平衡失调，偏盛偏衰，而且互为因果。督脉为阳脉之督，通达手、足三阳经，协调人体之阴阳，故潜阳应先潜督脉之阳，泻百会以平肝潜阳，配合其他头针七穴，以达清利头目之目的，补三阴交以助肝肾之阴，取足三里、中脘、梁门以强健脾胃，以助气血，针印堂以醒脑，明目，宁神。督脉主“一身

之阳气”,为“阳脉之海”,督脉行脊里入于脑髓,足少阴肾经贯穿脊柱,属肾,肾主骨,生髓,故督脉、肾经两者关系密切。拔罐于背,振奋督阳,调理肾阴。首剂中药以理气和胃为主,症状缓解,胃安后乃用平肝潜阳之剂,并对症加减,针药结合,则眩晕、震颤诸症渐消。

三、斜颈

医案　马某某,女,40岁。

[初诊]　2004年8月24日。

主诉:右侧痉挛性斜颈3年。

患者右侧痉挛性斜颈3年,多方检查及对症治疗未愈。舌苔薄,脉缓。

辨证:风寒湿侵。

中医诊断:斜颈(风寒湿痹阻)。

西医诊断:斜颈。

治则:舒筋通络,祛风养筋。

方药:五加伸筋汤(自拟方)。

伸筋草15g　五加皮15g　络石藤15g　海风藤15g　当归9g　木瓜15g　熟地黄15g　茱萸肉15g　红枣5枚　川芎9g　白芷9g　羌活9g　太子参30g　延胡索15g　炙黄芪30g　炒杜仲15g　川断9g　炒狗脊15g　天麻25g　14剂。

针灸治疗:取颈夹脊穴、风池、天鼎、外关、阳陵泉、悬钟,行捻转补法,拔罐10分钟,每周2次。

经服药、针灸治疗6个月后,斜颈已复。

[随访]　3个月后随访无复发。

[按语]　西医学认为颈肌痉挛是一种锥体外系疾病,主要以肉毒素局部注射治疗,会产生一定的副作用,不能长期应用。秦氏认为风寒湿侵袭于颈椎及该部经筋,致颈部经筋向一侧挛缩,故以疏经通络,祛风养筋为治则,中药内服、外治,取伸筋草、五加皮、络石藤、海风藤、木瓜以祛风,疏经,通络,辅以活血通络的当归、川芎、白芷、羌活、延胡索及平肝熄风,滋肾益气的天麻、熟地黄、茱萸肉、炒杜仲、川断、炒狗脊、太子参、炙黄芪、红枣。诸药相伍,使外邪自去,经筋得养。结合针灸治疗,取穴以近取为主,用艾绒温灸,加速血循,使气血和畅,颈部痉挛的肌腱松弛。秦氏运用伸筋通络,滋补肝肾的中药内服、外治,结合针灸,最终使难治之疾经6个月治疗得以痊愈。

四、肩关节周围炎

医案　李某某,女,58岁。

[初诊]　2003年4月4日。

主诉:左肩臂疼痛难忍半年。

患者左肩臂疼痛,左肩活动障碍,上举、后伸困难,左肩活动时疼痛加重,不能向左侧躺卧。左肩上举100度,侧举90度,后屈虎口平第5腰椎,X线示左肩关节无异常。舌暗红,脉沉细。

辨证：风寒痹阻，气滞血瘀。

中医诊断：痹证(气滞血瘀)。

西医诊断：肩关节周围炎。

治则：祛风散寒，活血化瘀。

针灸治疗：取大椎、陶道、身柱、神道、至阳、夹脊、肩髃、肩髎、肩正、臂臑、曲池，均取左侧，每穴温针灸，每穴灸2壮，拔罐10分钟，每周2次。

外用方：通络止痛粉。

用少量50 g药粉与蜂蜜，黄酒调和，敷于左肩4小时，每日1次。

[二诊] 2003年4月9日。

左肩疼痛，上举、后伸，左肩怕冷减轻，舌暗红，脉沉细。方药、针药治疗同前。

[三诊] 2003年6月14日。

左肩疼痛消失，肩活动度基本正常，后伸虎口至第8胸椎，舌淡红，苔薄，脉细。方药、针灸治疗同前。

[随访] 如上针药治疗3个月，门诊随访痊愈。

[按语] 肩周炎是临床常见病，女性多于男性，症状加重时其功能受阻，影响生活。此病因感受风寒湿，导致气血瘀阻，经脉痹阻为主，在治疗上应以祛风散寒除湿，活血化瘀通络。在治疗的同时，应该加强肩关节的功能锻炼，这样才能起到治疗作用。近年来，基于秦氏督脉理论，“主取督脉，以治四肢疾病”的学术思想，认为四肢萎废不用，病在阳气受损，治疗肢体病证，需要运行周身阳气的督脉调控。在常规取穴基础上，酌加督脉及膀胱经穴位，取大椎、陶道、身柱、神道、至阳、夹脊、秉风、曲垣，配合肩三针治疗肩凝症，对于肩关节周围炎冻结期具有较好治疗作用。

五、肱骨外上髁炎

医案 A. SCHA，女，46岁。

[初诊] 1998年10月9日。

主诉：右肘部疼痛1个月。

患者活动障碍，疼痛逐日加剧，不能握物。平时多食冷菜、生菜、冷饮，舌质偏红，苔白厚滑，脉滑，尤其是右关脉更滑。

辨证：寒湿阻滞中焦。

中医诊断：痹证(寒痹)。

西医诊断：肱骨外上髁炎。

治法：祛寒化湿，温煦脾胃。

针灸治疗：取穴中脘、足三里，泻法，温针。

[二诊] 1998年10月30日。

肘部无疼痛，脉略滑，苔白厚滑明显好转，但舌体中部后侧偏白，无寒湿阻滞中焦之证。

[按语] 网球肘(肱骨外上髁炎)为肘关节外侧前臂伸肌起点处肌腱发炎疼痛。疼痛的产生是由于前臂伸肌重复用力引起的慢性撕拉伤造成的,患者会在用力抓握或提举物体时感到患部疼痛。网球肘是过劳性综合征的典型例子。网球、羽毛球运动员较常见,家庭主妇、砖瓦工、木工等长期反复用力做肘部活动者,也易患此病。秦氏以此患者平素饮食偏好,结合舌象脉诊,从寒湿阻滞中焦论治,取穴中脘、足三里行泻法,加温针可驱寒化湿,调理中焦,立刻取得止痛作用。

六、腰椎退行性病变、腰椎间盘突出症

医案❶ 陈某,男,56岁。

[初诊] 2003年7月2日。

主诉:左侧腰腿部疼痛反复发作10年,加重1个月。

患者1个月来腰部疼痛,伴下肢酸痛、乏力,不耐久行,动则气急,口干。2002年8月19日外院X线摄片示腰椎病变,腰4～5椎间盘变性。苔少,脉弦。

辨证:肾精亏损,经脉失养。

中医诊断:腰痛(肾阴虚证)。

西医诊断:腰椎退行性变。

治法:补肾理气,通络止痛。

方药:六味地黄丸加减。

大熟地15 g　山萸肉15 g　五味子9 g　山药15 g　炒杜仲15 g　川断9 g　炒狗脊15 g　桑寄生9 g　太子参15 g　炙黄芪15 g　7剂。

外敷方:通络止痛粉,1剂。

用少量50 g粉与蜂蜜、黄酒调和,敷于腰部2小时,每日1次。

针灸治疗:肾俞、大肠俞取双侧,温针灸2壮,留针20分钟后,拔罐10分钟,风市、承筋、伏兔不留针,每周2次。

[二诊] 2003年7月6日。

左侧腰腿部疼痛减轻,苔少,脉弦。方药及针灸治疗同前,继续治疗。

[随访] 经针药同治4周,左侧腰腿部疼痛已愈,左下肢酸痛、乏力已愈,可行走自如。3个月后门诊随访,一切正常。

[按语] 中医认为,"肾为先天之本""腰为肾之府""肾主腰脚",故肾气不足,往往最先反应于腰部。《素问·脉要精微论》:"腰者肾之府,转摇不能肾将惫矣。"《素问·生气通天论》:"因而强力,肾气乃伤,高骨乃坏。"若年老力衰,先天肾气渐亏,精枯髓少,充养乏源,骨失所养,从而使腰椎间盘弹性不同程度地减退,纤维环脆性增加,发生部分或完全断裂,而使髓核易于突出,产生腰部疼痛,下肢酸痛、乏力等一系列症状。阴虚则津液不足,故口干。在治疗上以补肾为重点,在针灸取穴和用药上都以补肾为主,加养阴理气之药,得获疗效。

医案❷ 姜某,男,56岁。

[初诊] 2009年10月21日。

主诉：双下肢麻木多年，近 2 年加重。

患者双下肢麻木反复多年，近 2 年觉麻木症状加重。腰椎 MRI 示腰 1～5 椎间盘突出，腰椎退变，舌淡有瘀，脉缓。

辨证：血瘀肾虚。

中医诊断：腰痛(血瘀肾虚)。

西医诊断：腰椎间盘突出症。

治法：活血行气，补益肝肾。

方药：自拟方。

炙鳖甲 15 g，先煎　炙龟板 15 g，先煎　炒杜仲 30 g　续断 9 g　炒狗脊 15 g　鹿角霜 9 g　鸡血藤 15 g　五加皮 15 g　防己 9 g　秦艽 9 g　红花 9 g　牛膝 15 g　羌、独活各 9 g　补骨脂 15 g　生甘草 9 g　当归 9 g　桑寄生 9 g　党参 30 g　黄芪 30 g　7 剂。

［二诊］ 2009 年 10 月 28 日。

关节症状同前，舌淡有瘀，苔薄微黄，脉缓。

威灵仙 15 g　炒地鳖虫 9 g　桃仁 9 g　延胡索 15 g　杜仲 30 g　续断 9 g　狗脊 15 g　羌、独活各 9 g　桑寄生 9 g　炙龟板 15 g，先煎　防己 9 g　秦艽 9 g　三棱 9 g　莪术 9 g　生地黄 15 g　槟榔 9 g　枸杞子 25 g　黄精 15 g　北沙参 30 g　7 剂。

［三诊］ 2009 年 11 月 3 日。

诉症状改善，惟昨日又左腰部及左下肢麻木，尤其在左腰部上方，苔薄黄而干，脉缓滑。原方加葫芦壳 15 g，茯苓皮 15 g，决明子 30 g，7 剂。

麻木症状改善，觉双下足冷感已不明显。

［按语］《杂病源流犀烛·腰脐病源流》曰："腰痛，精气虚而邪客病也……肾虚其本也，风、寒、湿、热、痰饮、气滞、血瘀闪挫其标也，或从标，或从本，贵无失其宜而已。"指出肾虚是腰突症发病的关键所在，是为本；风、寒、湿、热、痰饮、气滞、血瘀等痹阻经络，是为标。急则治其标，缓则治其本。

血瘀是指血液瘀滞体内，包括溢出经脉外而积存于组织间隙的，或因血液运行受阻而滞留于经脉内以及瘀积于器官内的。外伤是引起腰椎间盘突出较为常见的主要诱因。中医认为跌扑闪挫、坠堕外伤属不内外因，均可致恶血留滞引起腰痛。《内经》中指出，外力损伤，强力负重，会因"恶血归之"致腰痛，造成"不可以俯仰"的临床表现，所以"恶血在内而不去"，气血凝滞是外伤性腰痛的主要病机。《儒门事亲》中提出"腰者，肾之府，为大关节血气不行，则沉痛不能转侧"。气血阻于腰间，故可令人腰痛似折，不可俯仰。腰椎间盘本身退行性变，再加某种外因如外伤、慢性腰肌劳损以及受寒湿等因素，可使腰椎功能单元的结构发生变化，进而导致椎间盘上的压力平衡紊乱，纤维环破裂，以致髓核膨出或脱出。脊神经根因椎间盘突出而受到压迫，局部释放出含糖蛋白质、类组织胺等化学物质，激惹神经根及周围组织，产生充血、水肿、细胞增生、粘连，形成组织变性，微循环改变等无菌性炎症，从而引起疼痛。此患者腰痛，双下肢麻木，辨证为血瘀肾虚。治疗上采用补肝肾，强筋骨，活气血，散寒除湿。

七、股骨头坏死

医案　金某，男，37 岁。

[初诊]　2005 年 3 月 1 日。

主诉：双侧股骨头无菌性坏死 2 个月余。

患者双侧股骨头无菌性坏死 2 个月余，左侧比右侧重，下肢后侧有筋吊感，髋关节处有时作麻，或痛，局部有压痛，素有血压偏高，舌红，苔薄黄腻，脉缓，血压 140/108 mmHg。

辨证论治：气血痹阻。

中医诊断：骨痿(湿热阴虚)。

西医诊断：股骨头无菌性坏死。

治法：清热化湿，滋阴补肾。

方药：六味地黄丸加减。

川牛膝 15 g　炙龟板 20 g，先煎　炙鳖甲 15 g，先煎　熟、生地各 30 g　山萸肉 15 g　淮山药 15 g　丹皮 9 g　茯苓 9 g　泽泻 9 g　桑寄生 15 g　千年健 15 g　炒杜仲 15 g　炒狗脊 15 g　川断 9 g　罗布麻 30 g　天麻 15 g　杭甘菊 9 g　7 剂。

外敷方：通络止痛粉。

制甘遂 50 g　制附子 50 g　干姜 100 g　细辛 50 g　肉桂 50 g　独活 50 g　红花 50 g　延胡索 50 g　白芷 50 g　透骨草 30 g　接骨木 50 g　制川、草乌各 30 g　山柰 50 g　冰片 10 g　1 剂。

上药 1 剂，共研极细末，用蜜及白酒调药粉成糊状，敷在髋关节局部，每日 2～3 次。

针灸治疗：取命门、腰阳关、双侧肾俞、双侧环跳、双侧居髎、双侧承扶、双侧殷门、双侧足三里、双侧三阴交、双侧太冲，除太冲外，余穴灸 2 壮，平补平泻，然后拔罐，每周 2 次。

[二诊]　2005 年 3 月 6 日。

症状改善，肛门处肌肉似顶似抽，两下肢后侧抽紧感，腰部肌肉亦不舒服，舌体暗红，苔薄淡黄，脉细软，同 3 月 1 日方。

外敷方：艾樟外洗方。

制川、草乌各 30 g　制附子 30 g　干姜 30 g　细辛 30 g　桂枝 30 g　五加皮 30 g　透骨草 30　伸筋草 30 g　肉桂 30 g　艾叶 30 g　海风藤 30 g　樟木 30 g

纱布包，水 2 000 ml，文火煎药 20 分钟，洗泡腰及下肢，每日 2 次。

针灸治疗：取髋关节相应穴，十七腰穴、肾俞、命门、殷门、委中、箕门、承筋，每穴灸 2 壮，平补平泻，然后拔罐，每周 2 次。

[三诊]　2005 年 4 月 1 日。

经过中药内服、外用及针灸治疗 20 余日，下肢大腿及背部吊紧疼痛均有改善，略能走路，右腰不适，舌淡，苔薄白，脉细软，予加味六味地黄丸。

炙龟板 15 g，先煎　炙鳖甲 15 g，先煎　熟地黄 15 g　山萸肉 15 g　淮山药 15 g　桑寄生 9 g　千年健 15 g　炒杜仲 15 g　炒狗脊 15 g　川断 9 g　骨碎补 15 g　补骨脂 9 g　菟丝子 15 g　五加皮 15 g　伸筋草 15 g　木瓜 15 g　太子参 30 g　炙黄芪 30 g　制黄精 15 g　制首乌 30 g
7 剂。

内服鹿茸粉片，研末，每服 1 g，每日 1 次，温开水送服。

外用通络止痛粉继续使用，3 月 5 日艾樟外洗方继续使用。

针灸治疗同 3 月 6 日方。

［四诊］ 中药内服、外用 42 日。

下肢内侧有抽紧感，但能弃杖走路约 50 m，翻身轻松，舌淡，苔薄，脉略弦。3 月 23 日方加牛膝 15 g，7 剂。

针灸治疗同前。继续使用通络止痛粉及 3 月 5 日中药外洗方。

经过半年治疗症状好转，能弃杖行走。

［随访］ 以后随访症状稳定。

［按语］ 股骨头坏死为西医学之病名，古籍中虽无此病名，但早有对该病的记载。《素问·痿论》云："足不任身，腰背不能举，发为骨痿。"《灵枢·刺节真邪》曰："虚邪之入于身也深，寒与热相搏，久留而内著。寒胜其热，则骨疼肉枯……内伤骨为骨蚀。"《素问·痿论》谓"肾气热，则腰脊不举，骨枯而髓减，发为骨痿"等。以上说明古代各医家即对此病有了初步认识。股骨头坏死是临床常见病、疑难病之一，是指缺血造成的骨骼细胞成分和邻近骨髓的坏死。根据《灵枢·刺节真邪》的观点，一般认为是身体虚弱，寒生其热，邪气入筋骨，久留而内著所致，为本虚标实之证。

许多名老中医以中医学为指导，结合西医学研究成果，通过大量临床观察分析，提出股骨头坏死的原因有三，即瘀、痰、虚。而局部伤损是本病发生的诱因。人体正气不足，气血亏损，肝肾内虚，即"虚而受邪，虚而客邪"。同时，股骨头局部的伤损又可导致全身虚损的加重，瘀血痰湿更易停滞于股骨头局部，引起局部的气血痰湿瘀滞，经脉不通，终而发生股骨头坏死，即"最虚之处，便是客邪之地"。在疾病发生、发展的过程中，瘀血又往往是痰湿、虚损的共同结果。因此，股骨头坏死是一种本虚标实的病证。肝肾亏虚，肾虚不能主骨，髓失所养，肝虚不能藏血，营卫失调，气血不能温煦濡养筋骨而致本病。正虚邪侵，体质索虚，外伤或感受风寒湿邪，脉络闭塞或嗜欲不节，饮酒过度，脉络张弛失调，血行受阻或素体虚弱，复感外伤，或体虚患病，用药不当等骨髓受累。气滞血瘀，气滞则血行不畅，血瘀也可致气血受阻，营卫失调，脉络痹阻，闭塞不通，骨失所养。西医学认为股骨头坏死与创伤、慢性劳损、大量或长期应用激素，长期过量饮酒及接触放射线、潜水等因素有关。

秦氏常说"肾受五脏六腑所传之精华，主骨生髓"，患者的病痛是以下肢抽紧，髋关节处作麻、作痛为主，此乃气血受阻，肌肉关节失精血所养而引发，故方中并未用清热解毒等常见于股骨头坏死治疗的中药，而重用补肝肾之药，充分体现了"肾主骨生髓"的思想，以六味地黄丸为主方，加以炒杜仲、炒狗脊、川牛膝、炙龟板、炙鳖甲、桑寄生、千千活、川断补骨生髓，舒筋通络。千千活又名接骨木，能促进骨质生长，骨骺复活。方中罗布麻、天麻、杭甘菊用以平肝降压。此方补中有泻，在补肝肾同时，清体内虚热。局部辅以活血止痛，温通筋脉的中药外洗、外敷，以促进血液循环，滋养筋骨。配合针灸治疗，体现秦氏"四肢疾病主取督脉"的思想，穴取髋关节相应阿是穴(用合谷刺法)、十七腰穴、肾俞、命门、殷门、委中、箕门、承筋，加艾炷以达振奋肾阳，疏通督脉目的。随着症状改善，原方中去丹皮、茯苓、泽泻，以纯补肝肾，伸筋补骨。现患者已能弃杖行走。

八、膝骨性关节炎

医案　纳塔利，女，49岁。

［初诊］　1994年3月12日。

主诉：双膝关节疼痛7个月。

患者7个月前旅游，因不慎淋雨，次日即感膝关节以及腰部疼痛，重着无力，纳少，兼有腹泻，口服抗生素腹泻稍有改善，但两膝关节仍有重、麻、痛感。刻下面灰黄，两膝关节微肿，有压痛，活动受限，苔薄白，脉沉缓无力。

辨证：脾阳不足，感受寒湿，经络闭阻。

中医诊断：痹证(着痹)。

西医诊断：膝骨性关节炎。

治法：祛散寒湿，健脾扶阳。

针灸治疗：取穴膝阳关、阳辅、阴陵泉、阳陵泉泻法，足三里、腰阳关、脾俞补法，足三里、腰阳关、脾俞、命门用温针。针8次，痛止肿消，纳、便正常而愈。

［按语］　膝关节炎是一种以退行性病理改变为基础的疾患。多患于中老年人群，其症状多表现为膝盖红肿痛、上下楼梯痛、坐起立行时膝部酸痛不适等，也会有患者表现肿胀、弹响、积液等。此患者因淋雨双膝关节疼痛，感受寒湿，又脾阳不足，致经络闭阻，腰膝疼痛，重着无力，口服抗生素腹泻稍有改善，但两膝关节仍有重、麻、痛感。针灸治疗，取穴膝阳关、阳辅、阴陵泉、阳陵泉施泻法以祛寒湿，温通经脉，取足三里、腰阳关、命门、脾俞施补法，并用温针，以温补阳气，健脾化湿。

九、跖趾关节炎

医案　邢某，男，58岁。

［初诊］　2005年8月25日。

主诉：左足第1跖趾关节疼痛近2个月。

患者2个月来左足第1跖趾关节疼痛，加重3日。另诉胃痛2日，似痉挛状，每次持续数秒，昨日发热，体温38.2℃，大便溏薄，每日1次，小便正常。左足第1跖趾关节处稍有肿大，皮色暗红，唇紫绀，舌淡红，苔薄，脉略数。查体示左足大趾跖趾关节局部压痛。本院实验室结果示血常规、血尿酸正常。

辨证：湿热内侵，留注下肢。

中医诊断：痹证(湿热型)。

西医诊断：左足第1跖趾关节炎。

治法：清热化湿，消肿止痛。

方药：三妙丸加减。

葫芦壳15 g　茯苓皮15 g　银花9 g　泽泻15 g　牛膝9 g　黄柏9 g　苍术9 g　防己15 g　豨莶草15 g　延胡索15 g　桑寄生9 g　川连6 g　虎杖15 g　3剂。

外敷方：地丁芙蓉外用粉方。

芙蓉叶50 g　地丁草50 g　防己50 g　冰片10 g　1剂。

研极细末，用蜂蜜调敷局部，每日2次。

针灸治疗：取左太冲、左公孙，温针灸2壮，平补平泻，每周2次。

医嘱：忌食辛辣，牛肉、羊肉。

［二诊］　2日后。

足趾部疼痛已改善，舌淡红，苔薄白腻，脉弦。同8月25日方，14剂。继续局部使用地丁芙蓉外用粉方。针灸治疗，同8月25日方。

［随访］　治愈后未见复发。

［按语］　骨关节炎为一种退行性病变，系由于增龄、肥胖、劳损、创伤、关节先天性异常、关节畸形等诸多因素引起的关节软骨退化损伤、关节边缘和软骨下骨反应性增生，又称骨关节病、退行性关节炎、老年性关节炎、肥大性关节炎等。主要症状为关节疼痛，常发生于晨间，活动后疼痛反而减轻，但如活动过多，疼痛又可加重。另一症状是关节僵硬，常出现在早晨起床时或白天关节长时间保持一定体位后。检查受累关节可见关节肿胀、压痛，活动时有摩擦感或"咔嗒"声，病情严重者可有肌肉萎缩及关节畸形，属中医"痹证"。"风、寒、湿三气杂至，合而为痹。"风、寒、湿邪虽属阴邪，但阴邪痹阻筋脉关节，气血运行不畅，日久不愈，既可以化生郁热，更易变生瘀血痰浊，深痼关节筋骨，损及肝肾气血，而成"顽痹"。

此患者左跖趾关节疼痛，乃湿热内侵下肢于足趾关节，致局部红肿疼痛，方中以加味三妙丸为主方，以苦寒的黄柏、苍术、牛膝清热燥湿，银花、川连、虎杖清热解毒，加理气活血之延胡索，辅以渗湿舒筋，消肿止痛的葫芦壳、茯苓皮、泽泻、防己、豨莶草、桑寄生使湿热得除。结合外用清热解毒的地丁草、芙蓉叶、防己，借具有辛香走窜的冰片，引诸药渗入肌肤，共奏祛湿热，止疼痛之功。针灸取穴以近取为主，用艾绒温灸，加速气血和畅，疏通经络，使局部红肿疼痛消失。共治3次，疼痛完全消失，且未复发。本病除内服中药，结合针灸外，采用清热解毒，消肿止痛的中药粉末外敷，直捣病所，所以在第3日复诊时，症状已基本消失。

十、旋后肌管综合征

医案　夏某，男，37岁。

［初诊］　2005年8月7日。

主诉：左侧大鱼际疼痛7个月。

患者于2004年5月左侧大鱼际疼痛，外院肌电图示左侧旋后肌管综合征。左手握力正常，左大鱼际正常，舌淡，边有齿痕，苔薄黄，脉缓。

辨证：气滞血瘀，经脉失养。

中医诊断：痹证(气滞血瘀)。

西医诊断：左侧旋后肌管综合征。

治法：活血化瘀，通络止痛。

方药：自拟方。

牛膝15 g　独活9 g　防己30 g　泽泻15 g　猪苓9 g　葫芦壳15 g　茯苓皮15 g　桑寄生15 g　生甘草6 g　五加皮15 g　寻骨风15 g　7剂。

针灸治疗：取外关、合谷、八邪、阳谷，采用温灸法，手法平补平泻，每周3次。

［二诊］　2005年8月21日。

左侧大鱼际疼痛明显改善，舌红，苔薄白，脉缓软。治疗同前。

左侧大鱼际疼痛基本消除。

［随访］　半年后随访症状未见复发。

［按语］　旋后肌综合征是桡神经深支（骨间背神经）在旋后肌腱弓附近被卡压，使前臂伸肌功能障碍为主要表现的一种综合征。手工业工人、键盘操作者及某些运动员因前臂伸肌过度使用所致旋后肌慢性创伤性炎症，类风湿关节炎所致非感染性炎症均可使旋后肌腱弓处增生、粘连和瘢痕形成。此外，旋后肌处良性占位性病变，如腱鞘囊肿、脂肪瘤以及桡神经在旋后肌内行径异常，均可使桡神经受到过大压力而发生功能障碍。通常表现为桡神经深支支配的肌肉不完全性麻痹，包括拇指外展、伸直障碍，第2～5指掌指关节不能主动伸直，而前伸臂旋后障碍可能较轻。腕关节可以主动伸直（桡侧伸腕肌不属桡神经深支支配），但偏向桡侧。没有虎口区感觉异常，电生理检查可见上述肌的失神经改变和前臂段桡神经运动传导速度减慢而感觉传导速度正常。

此患者左侧大鱼际疼痛7个月，辨证为气滞血瘀，经脉失养。另外，其舌边有齿痕有湿，苔薄黄有热。方中牛膝、桑寄生、五加皮补肝肾，独活、防己、泽泻、寻骨风祛风湿，猪苓、葫芦壳、茯苓皮利水消肿。针灸治疗取穴外关、合谷、八邪、阳谷，采用温灸法，手法平补平泻，温通局部气血。

十一、腓肠肌条索状硬结

医案　阮某，男，54岁。

［初诊］　2005年6月28日。

主诉：右下肢乏力，小腿肌肉作痛半个月。

右下肢乏力，小腿肌肉作痛，曾在浙江绍兴治疗无效。2002年6月腰椎做过手术。查体示右腓肠肌条索状结节长12 cm。舌略暗，苔薄，脉沉细。

辨证：气滞血瘀，血不养经。

中医诊断：痹证（气滞血瘀）。

西医诊断：右腓肠肌条索状硬结。

治法：活血化瘀散结。

方药：自拟方。

牛膝15 g　三棱9 g　莪术9 g　炙甲片9 g　桃仁9 g　丹皮9 g　赤芍9 g　煅牡蛎30 g

玄参 9 g　浙贝母 9 g　红花 9 g　14 剂。

外敷方：外用通络止痛粉，2 包。

用少量 50 g 粉与蜂蜜、黄酒调和，敷于右腿部结节处 12 小时，昼敷、日不敷，每日 1 次。

针灸治疗：取穴阴陵泉，结节处排针，委中、殷门、承筋、承山，均取右侧，温针灸 2 壮，留针 20 分钟，后拔罐 10 分钟，每周 1 次。

[二诊]　2005 年 7 月 12 日。

右下肢乏力及小腿肌肉作痛症状减轻，右腓肠肌条索状结节缩小，舌象红，苔薄，脉沉细。复诊辨证论治同前。

经治疗 2 个月，所有症状已愈。

[随访]　3 个月后门诊随访，已愈。

[按语]　此患者下肢乏力，小腿肌肉作痛半月，右腓肠肌条索状结节长 12 cm，辨证为气滞血瘀，治以活血化瘀散结。针灸治疗条索状结节以局部治疗为主，排针刺可以活血化瘀，温经通络，加上外用通络止痛粉外敷以缩小结节，同时服用活血化瘀，软坚散结方，共奏奇效。

第二十五章　妇科疾病

一、月经不调

医案❶　李某某，女，43岁。

［初诊］　2005年8月25日。

主诉：闭经半年余。

患者曾与1999年行剖腹产手术，术后2年腹中反复胀气，游走不定，近半年来患者无明显诱因下月经未行，大便正常，胃、肠镜及CT、B超检查均正常。舌淡，苔薄，脉缓稍沉。

辨证：气滞经闭。

中医诊断：月经不调（气滞）。

西医诊断：闭经。

治法：理气通经。

方药：金铃子散加味。

大腹皮9g　木香6g　槟榔6g　枳壳9g　制香附9g　炒乌药9g　全瓜蒌15g　制川军6g　砂、蔻仁各3g，后下　青、陈皮各9g　川楝子9g　延胡索9g　炙甘草6g　7剂。

［二诊］　2005年9月2日。

月经仍未行，腹中胀气稍减，舌淡，苔薄，脉缓稍沉。治以理气通经，再拟原方出入，汤药加入生麦芽30g，地枯罗9g，7剂。

［三诊］　2005年9月9日。

月经未行，腹中胀气除但未尽，舌淡，苔薄，脉缓。辨证气滞经闭，治法理气活血通经，桃红四物汤合金铃子散加减。

当归尾15g　川芎9g　白芍9g　熟地黄15g　红花9g　桃仁9g　川楝子9g　延胡索9g　砂、蔻仁各6g，后下　地瓜蒌9g　制香附9g　青、陈皮各9g　大腹皮9g　木香6g　全瓜蒌15g　红枣5枚　三棱9g　莪术9g　14剂。

［四诊］　2005年9月23日。

患者诉月经已行，腹胀基本消除，舌淡，苔薄，脉细缓。辨证瘀阻经络，治法活血调经，月经已通行，气滞亦除，经血不调，续拟调理，巩固疗效，汤药去制香附、三棱、莪术，加入柴胡9g，炒黄芩9g，炙甘草9g，14剂。

［随访］　3个月后随访，月经已行。

 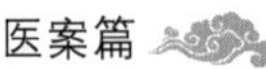

［按语］ 本证属气滞经闭，故拟理气通经为治则，方用金铃子散以行气通经，桃红四物汤以活血，另加青陈皮、大腹皮、木香、柴胡、炒黄芩以疏肝理气。

医案❷ 王某某，女，29岁。

［初诊］ 2017年12月18日。

主诉：月经淋漓不尽，色鲜红1个半月。

患者初潮14岁，月经周期一直不规律，黄体酮注射后，一段时间时好时坏。2015年使用促排卵药帮助受孕，2016年产子后，于2017年10月断乳。此后出现月经淋漓不尽，色鲜红，量少，无腹痛。末次月经2017年11月2日，外院2017年11月27日阴超显示双卵巢见多个小卵泡，多于12个，直径3～5 mm。予炔雌醇环丙孕酮片服用，未有明显改善。刻诊患者神疲体倦，气短懒言，月经淋漓不尽，色红，量少，口唇淡红，舌质淡，苔薄，脉缓软。

辨证：气虚不摄，冲任不固。

中医诊断：崩漏（气虚血漏）。

西医诊断：多囊卵巢综合征。

治法：补气摄血，固冲止漏。

方药：固本止崩汤加减。

当归9 g　川芎9 g　炒白芍9 g　党参15 g　炙黄芪15 g　黄精9 g　红枣9 g　枸杞子9 g　地黄炭15 g　牛膝炭9 g　蒲黄炭9 g　地榆炭15 g　仙鹤草30 g　煅牡蛎30 g　煅龙骨15 g　14剂。

药粉方：

穿山甲片9 g　三棱9 g　莪术9 g　地鳖虫9 g　炙黄芪15 g　党参15 g　地榆15 g　茜草炭9 g　4剂。

上药共研细末，每顿3 g，饭后服用，每日3次，加强补气固涩，活血止血之效。

［二诊］ 2018年1月2日。

诉12月29日经净，无明显不适，停用西药，舌质淡，苔薄，脉弦滑。内服汤药方加入五灵脂9 g，威灵仙9 g，进一步行活血散瘀，化气行滞之功。药粉方仍余，嘱继续服用。

［三诊］ 2018年1月15日。

诉12月29日经净，2周后见淡咖啡色白带，舌质淡，苔薄，脉弦滑。汤药去牛膝炭、五灵脂、威灵仙，加入茜草炭15 g，制首乌15 g，改煅龙骨为30 g，加强收涩止血，补益肝肾功效。如此治疗2个月余，经间期出血症状改善。

［按语］ 崩漏是月经的期、量发生严重失常的病证，其发病急骤，暴下如注，大量出血者为“崩”；病势缓，出血量少，淋漓不绝者为“漏”。清代《傅青主女科》指出“止崩之药不可独用，必须于补阴之中行止崩之法”。治疗以调经为本，病在气而虚者补其气虚，佐以养血活血。方中党参、炙黄芪健脾补气，当归、川芎、白芍、黄精、枸杞子、地黄炭、牛膝炭养血活血滋阴，蒲黄炭、地榆炭行血散瘀，仙鹤草、煅牡蛎、煅龙骨收敛固涩止血。配合破血化瘀，补气止血的药粉方，补消共奏，调理冲任。

二、痛经

医案　丁某，女，15岁。

［初诊］　2009年7月22日。

主诉：反复经行腹痛2年。

患者近2年来每于月事时至，少腹刺痛，经水见血块，面色萎黄，善太息，舌暗，有瘀点，脉滑。

辨证：肝气郁结，失于疏泄，冲任失调，气滞血瘀。

中医诊断：痛经（肝气郁结）。

西医诊断：痛经。

治法：疏肝理气，化瘀止痛。

方药：柴胡疏肝散加减。

当归6g　川楝子9g　延胡索9g　牡丹皮9g　川芎6g　黄芩9g　白芍9g　熟地黄15g　木香6g　柴胡9g　香附15g　砂仁3g　麦冬9g　茜草炭15g　蒲黄炭15g　仙鹤草30g　7剂。

［二诊］　2009年7月29日。

行经时腹痛减轻，经停本次月经已净，月经无血块，胃脘疼痛，便秘，舌暗红，苔腻，脉缓。辨证肝气郁结日久化火犯胃，清肝泻火，理气和胃。

木香6g　黄连3g　煅瓦楞30g，先煎　延胡索9g　川楝子9g　槟榔6g　半夏9g　陈皮9g　茯苓9g　大腹皮9g　青皮9g　蔻、砂仁各3g，后下　焦谷、麦芽各9g　焦山楂9g　焦内金9g　枳壳9g　炙甘草6g　火麻仁15g　红枣5g　14剂。

［三诊］　2009年8月12日。

患者胃脘疼痛基本缓解，大便通畅，每日1次。

［按语］　女子以“肝”为先天，女子三五，月事至，秦氏认为若肝气郁结，失于疏泄，冲任失调，气滞血瘀，故经行腹痛，腹中刺痛，经水见血块；肝气不畅，善太息，血失于下，不能濡养头面，故面色萎黄；舌暗有瘀点，脉滑均为肝气郁结征象。方中香附、柴胡疏肝理气，川楝子、延胡索、砂仁、木香理气，当归、川芎、白芍、牡丹皮行气活血止痛，黄芩、熟地黄、麦冬清肝滋阴，茜草炭、蒲黄炭、仙鹤草清热止血。复诊肝气得畅，则充任得调，故症状减轻。肝气郁结日久，气郁化火，火灼犯胃，故胃脘痛，火灼津液，故见便秘。方中黄连清热泻火，川楝子、延胡索、蔻砂仁、木香、陈皮、青皮、枳壳、槟榔、煅瓦楞、茯苓、半夏健脾理气和胃，焦谷麦芽、焦山楂、焦内金、大腹皮、火麻仁消食导滞，故治疗后临床诸症得解。

三、盆腔炎

医案　蒋某某，女，28岁。

［初诊］　2006年3月6日。

主诉：反复经前小腹疼痛数年。

患者反复经前小腹痛，痛连小腹两侧，平素时有小腹隐痛，偶有白带异常，腰酸，乏力，易疲劳，常有口腔溃疡，夜寐欠安，面色萎黄，舌有红刺，苔黄，脉缓弦。B超示子宫有2枚小囊肿，盆腔炎。

辨证：肝气郁滞，血瘀生热。

中医诊断：少腹痛(肝郁气滞)。

西医诊断：慢性盆腔炎。

治则：疏肝清热，安神养阴。

方药：自拟方。

柴胡9g　大青叶15g　板蓝根15g　银花9g　连翘9g　生甘草3g　太子参30g　炙黄芪30g　制黄精15g　枸杞子15g　熟地黄15g　麦冬9g　胖大海9g　芦根9g　夜交藤30g　合欢皮30g　茯神15g　7剂。

针灸治疗：取双侧行间、足三里、子宫及关元穴，均行提插泻法，三阴交行提插补法，留针20分钟，每隔5分钟行针1次。

医嘱：忌辛辣之品。

［二诊］　2006年3月13日。

小腹疼痛已有改善，口中溃疡已愈，惟觉口中黏膜不适。近日胃中不适，矢气频多，面色萎黄，舌边齿痕，苔薄白，脉沉濡。辨证肝气犯胃，胃失和降，治则疏肝理气和胃。

木香6g　制香附9g　延胡索9g　川楝子9g　煅瓦楞30g　炙海螵蛸15g　枸杞子15g　仙鹤草30g　焦谷、麦芽各9g　焦白术9g　焦鸡金9g　红枣5枚　茯神9g　太子参30g　炙黄芪30g　砂仁3g，后下　7剂。

针灸治疗：取双侧行间穴，行提插泻法，取双侧足三里穴，用温针补法，中脘用温针补法，去针后中脘拔罐10分钟，患者即觉胃脘舒服。

［三诊］　2006年3月20日。

月经即将来潮，乳房胀甚，小腹隐痛，口腔黏膜伴粗糙感，舌边齿痕，苔薄，脉略弦。辨证肝气郁滞，经血瘀凝，治则疏肝理气，调经养阴。

柴胡9g　木香6g　制香附9g　延胡索9g　川楝子9g　当归9g　川芎9g　炒白芍9g　熟地黄15g　芦根9g　石斛15g　7剂。

针灸治疗：同首诊针灸方。

［四诊］　月经按时而至，经来小腹疼痛已减，口腔黏膜粗糙感已愈，舌边有齿痕，苔薄，脉缓。辨证肝气郁滞，再拟疏肝理气，调经养阴，以巩固疗效。

柴胡9g　木香6g　制香附9g　延胡索9g　川楝子9g　当归9g　川芎9g　炒白芍9g　太子参30g　芦根9g　炙黄芪30g　青、陈皮各9g　大青叶15g　板蓝根15g　连翘9g　银花9g　生、熟地各30g　14剂。

未行针灸。

经过2个月的治疗后，月经来潮前，腹痛消失，口疮亦不发。

［随访］　2008年8月5日电话随访无反复。

［按语］ 秦氏认为治疗盆腔炎的治则以疏肝理气，清热解毒，祛瘀止痛为主法。如有寒热虚实兼症则随兼症而参入相应治法。本病例在治疗过程中出现胃脘不适，排气多的胃肠气机失和症状，故变换了原来疏肝理气，调经养阴的汤剂及针灸方穴。待胃脘舒适后又因患者肝气郁滞，经血瘀凝，故乳房胀痛，营阴不足，致口腔黏膜粗糙。转用疏肝理气，调经养阴的汤剂及针灸方穴。经过2个月的治疗，终将病除而体健，此所谓随证应变，据病施治。

四、子宫肌瘤(盆腔肿瘤)

医案❶ 王某，女性，30岁。

［初诊］ 2006年10月10日。

主诉：左下腹部胀痛并触及一肿块6个月余。

2006年3月，患者自觉左下腹胀痛，并触及一肿块，于当地医院妇科检查诊断为盆腔肿瘤，后至上海某医院妇科检查及超声波检查，亦诊断为盆腔肿瘤，建议手术治疗。患者曾经行2次剖腹产术，故不愿意接受此次手术治疗，欲行针灸、中药保守治疗。平素月经正常，白带无异味。查体示腹部可扪及9 cm大小的肿块，表面光滑，质地较软，推之能移动，但有酸胀感，体温正常，苔脉平和。

辨证：痰瘀肝结。

中医诊断：肠覃(痰瘀肝结)。

西医诊断：盆腔良性肿瘤。

治则：疏肝气，散痰结。

方药：自拟方。

海蛤粉30 g 青皮30 g 三棱30 g 莪术60 g 炙僵蚕30 g 木香30 g 昆布60 g 海藻60 g 炙甲片15 g 煅牡蛎60 g 炒全蝎30 g 炒蜈蚣20条 炒地鳖虫15 g 槟榔30 g
2剂。

共碾极细末，水泛为丸。饭前每服6 g，每日3次，温开水送服。

针灸治疗：行间、关元、气海、子宫、三阴交均取双侧，用温针泻法，每周针灸2次。

丸方及针灸治疗4个月后，腹胀不适症状消失。2006年3月至妇科医院检查，肿块已不能扪及，超声显示亦无肿块存在。

［随访］ 2007年1月6日电话随访未见复发。

［按语］ 患者小腹逐渐胀大，左下腹部有一肿块，质尚软，推之稍能动，此与“癥块”之坚硬不能推动的症状不同。《内经》中“肠覃”“石瘕”等病证与西医学子宫或盆腔附件囊肿相似。此患者月经按时而来，白带无黄臭，此名曰“肠覃”。胞宫为足厥阴肝经所过，“肠覃”是由于肝气和痰瘀相结于胞宫或盆腔而成，故以疏肝气，散痰瘀治之。因其发病缓慢，故用丸药逐渐消磨，辅以针灸并治，以助丸药之力。

方中海蛤粉、牡蛎味咸软坚，化痰核，消血瘕；海带、昆布味咸软坚，消瘿瘤结核肿块；三棱、莪术入肝经血分，消一切血瘀气结之坚积；青皮疏肝破气散结；木香治一切气痛；蜈蚣入足厥阴肝经，善走散，破坚散块；僵蚕化痰消核；全蝎为厥阴风木之药，治带下疝瘕；地鳖虫化瘀；穿山甲消块；槟榔破胀攻坚。

针灸治疗关元、气海、子宫温经行气，化瘀以解子宫、盆腔痰瘀与肝气之相聚，直捣病所之所在；三阴交活血化瘀；行间为足厥阴肝经荥穴，有疏肝气的作用，盆腔肿瘤乃属实证，故泻肝木之子荥火穴的行间，所谓“实则泻其子”。针药并施，所以盆腔肿块得以很快消除。

医案❷ 严某某，女，40岁。

［初诊］ 2005年7月19日。

主诉：子宫肌瘤术后复发。

患者曾行子宫肌瘤摘除术，术后复发，服用阿莫诺酮等药物治疗后肌瘤缩小，停药后又复发，要求中药调理。2005年7月4日外院子宫B超示子宫区光点分布不均匀，右前壁峡部向外突出见大小33 mm×30 mm×27 mm低回声，边界清晰。舌淡，边齿痕，苔薄白，脉缓软。

辨证：气血不足，血瘀成癥。

中医诊断：癥瘕(血瘀)。

西医诊断：子宫肌瘤。

治则：活血益气，调经消瘕。

方药：消瘤汤(自拟方)。

海藻9 g　昆布9 g　煅牡蛎30 g　玄参15 g　浙贝母9 g　当归炭9 g　川芎9 g　仙鹤草30 g　熟地炭15 g　白芍炭9 g　夏枯草9 g　茜草炭15 g　炙甘草6 g　7剂。

［二诊］ 2005年7月26日。

服前药后腹部疼痛数次，大便溏薄，余无不适。舌淡，边齿痕，苔薄净，脉软。辨证属气血不足，脾虚不运，拟益气养血，活血消癥，消瘤汤加减。

海藻9 g　昆布9 g　煅牡蛎30 g　玄参15 g　浙贝母9 g　当归炭9 g　川芎9 g　仙鹤草30 g　熟地炭15 g　丹皮炭9 g　白芍炭9 g　夏枯草9 g　茜草炭15 g　炙甘草6 g　7剂。

［二诊］ 2005年8月3日。

子宫肌瘤续治，舌淡红，苔薄净，脉细软。气血不足，脾虚不运，消瘤丸加减。

炙甲片9 g　海藻9 g　昆布9 g　三棱9 g　莪术9 g　延胡索9 g　煅牡蛎30 g　玄参15 g　浙贝母9 g　山慈姑9 g　五灵脂炭9 g　蒲黄炭9 g　丹皮炭9 g　白芍炭9 g　炒川楝子9 g　柴胡9 g　当归炭9 g　石见穿9 g　丹参9 g　炙蜈蚣1条，去头足　7剂。

共研细末，水泛为丸，每次5 g，每日3次。

医嘱：平时以服丸方为主，当经行月经量多时服用汤方。

［四诊］ 2005年12月1日。

子宫肌瘤续治。2005年11月28日子宫B超示子宫区点分布不均匀，右前壁峡部向外突出见大小25 mm×23 mm×22 mm中等回声，边界清晰。经养血活血消瘀法治疗后，肌瘤有所减小，拟丸方继续治疗，7月26日丸方，7剂。

［随访］ 上法治疗5个月后，子宫肌瘤缩小1 cm。

［按语］ 本证属气血不足，脾虚不运所致，故拟益气养血，活血消癥为治则，佐以丸方以缓之。

五、不孕

医案❶ 黄某，女性，26岁。

［初诊］ 2006年7月9日。

主诉：药流刮宫后3年不孕。

患者曾于2002年12月行药流术，2003年初因药流不净行清宫术。患者月经先后不定期。自2003年底起出现月经延期，约2个月一行，经量少。2005年5月于妇婴保健院行子宫输卵管造影显示双侧输卵管通而不畅。目前已2个月未行经，腰酸，舌质嫩红，舌苔薄白，脉缓软。

辨证：气血不足，冲任亏虚，胞脉瘀阻。

中医诊断：不孕，经水延期（气血不足，肾元亏虚）。

西医诊断：不孕症，双侧输卵管通而不畅。

治则：益气养血，益肾通络。

方药：嗣宗汤加减（自拟方）。

川芎9g　当归9g　熟地黄15g　柴胡9g　仙灵脾15g　益智仁15g　淡苁蓉9g　巴戟肉9g　太子参15g　黄芪15g　女贞子9g　桑葚子9g　制黄精15g　黄芩9g　炒白芍9g　板蓝根15g　大青叶15g　银花9g　连翘9g　红枣5枚

［二诊］ 2006年7月16日。

病情无明显变化，当日尿妊娠试验阴性，舌苔如前，脉缓弦滑。属脉络瘀阻，气血不畅，治以活血通络为主。

归尾9g　川芎9g　赤、白芍各9g　熟地黄15g　川楝子9g　延胡索9g　桃仁9g　丹参9g　大青叶15g　板蓝根15g　银花9g　连翘9g　槟榔9g　7剂。

针灸治疗：取血海、三阴交、足三里、太冲，其中血海、三阴交、足三里温针补法，太冲泻法，每周2次。

［三诊］ 2006年7月23日。

7月22日月经来潮，经量较过去增多，无特殊不适，舌嫩红，舌苔薄，脉缓。辨证脉络瘀阻，气血不畅，再拟活血通络，内服方及针灸方穴同上。

［四诊］ 2006年7月30日。

月经已净4日，无特殊不适，舌质嫩红，舌苔淡黄，脉缓软。辨证气血不足，肾精亏虚，治则益气养血，调补冲任，益肾助孕。

川芎9g　归身9g　熟地黄15g　制香附9g　枸杞子15g　五味子6g　覆盆子9g　党参15g　煅龙、牡各30g，先煎　生黄芪15g　菟丝子9g　补骨脂9g　淡苁蓉9g　巴戟肉9g　炒白芍9g　延胡索9g　红枣5枚　7剂。

针灸治疗：取血海、三阴交、足三里，温针补法，每周2次。依上法治疗2个月后，于2006年10月做血液人绒毛膜促性腺激素检测（+）。

［随访］ 现已顺产分娩1男婴。

［按语］ 该患者人流刮宫后3年不孕，月经量少，且延期，舌嫩红，苔薄，脉缓软乃气血不足，肾元虚亏，胞络受阻。先拟益气养血，益肾通络治之，以活血通经法催经，经行后再拟补肾，益元，调补气血，使冲、任两脉充盈，结合针刺血海、三阴交、足三里等益脾肾，调中焦，使气血充足，肾之精气充沛，冲、任生机旺盛。如此针药合并施治，数载不孕症，经数月调治，而获麟儿。

医案❷ Ayina（保加利亚人），女，35岁。

［初诊］ 2005年5月9日。

主诉：结婚8年不孕。

患者结婚8年不孕，平素月经先期，25日一行，3日净，经量较少，无痛经，曾于国外做人工授精失败。刻下时有口干，末次月经4月底。2000年子宫肌瘤摘除术，曾于10年前人工流产1次。舌嫩红，舌苔薄黄，花剥，脉缓。实验室检查示左输卵管欠通畅。

辨证：肾元亏虚，气血不畅。

中医诊断：不孕（肾虚）。

西医诊断：继发性不孕，左输卵管欠通畅。

治则：补肾活血调经。

方药：嗣宗汤加减（自拟方）。

当归身9g 川芎9g 炒白芍9g 熟地炭15g 炒杞子15g 制香附9g 五味子6g 覆盆子15g 昆布9g 浙贝母9g 炒玄参9g 煅龙、牡各30g，先煎 板蓝根15g 大青叶15g 银花9g 连翘9g 蒲公英9g 菟丝子15g 淡苁蓉9g 葫芦巴9g 巴戟肉9g 补骨脂9g 党参15g 生黄芪15g 砂仁3g 炒黄柏9g 5剂。

共研细末，水泛为丸，每次5g，每日3次，温水送服。

［二诊］ 2005年5月10日。

不孕症伴慢性鼻窦炎，舌体嫩红，苔薄黄，少剥，脉缓。肾元亏虚，气血不畅，宜补肾活血调经，丸方同上继服。针灸治疗，百会、关元、子宫，取双侧温针补法，灸2壮；足三里、三阴交，取双侧温针补法；印堂、迎香，取双侧温针平补平泻；合谷取双侧平补平泻，每周3次。

［三诊］ 2005年5月17日。

不孕症续治，鼻炎时轻时重，舌质略淡，苔薄，脉缓。肾元亏虚，气血不畅，益肾活血调经法，佐以通窍，予嗣宗汤加减。

辛夷9g 当归9g 川芎9g 熟地黄15g 枸杞子15g 熟女贞9g 桑葚子9g 覆盆子15g 炒杜仲15g 川断9g 炙黄芪30g 太子参30g 炒白芍9g 柴胡9g 淡苁蓉9g 葫芦巴9g 延胡索9g 巴戟肉9g 7剂。

针灸治疗同前。

［四诊］ 2005年5月24日。

鼻炎减轻，余症同前，舌淡，苔薄黄，脉缓平。辨证肾元亏虚，气血不畅，益肾活血调经法，佐以通窍，同5月17日方，30剂。针灸治疗同前。

［随访］ 2005年8月受孕回国。

［按语］ 不孕症患者气血不足，肾元虚亏者较多见，秦氏认为益肾补元，调气活血是治疗此病的大法。近年来由于人流导致的不孕患者有增多的趋势，大多与人流术后造成的感染性宫腔炎症、输卵管粘连不通畅有关，治疗中适当加入清热消炎之品，更易取得良效，如再加以补肾，调节冲、任的穴位进行针灸共同治之，可提高不孕症治愈率。

医案❸ 吴某，女，30岁。

［初诊］ 2007年1月13日。

主诉：反复月经量少2年。

患者2年前患乙型肝炎痊愈后，即觉月经量逐渐减少，经行2日即净，经色呈豆沙色，且伴有经前两乳房胀痛，肝区不适，神疲乏力，腰酸如折，经期亦常超前、落后，结婚多年仍未孕。舌苔薄，舌质暗淡，脉细微弱。实验室检查示肝、肾功能正常。

辨证：肝肾不足，冲任失调。

中医诊断：月经失调，不孕（肝肾亏虚，冲任不调）。

西医诊断：月经失调，不孕。

治则：舒肝益肾，养血活血，调理冲任。

针灸治疗：取内关、公孙、足三里、三阴交、太冲、复溜、太溪，其中内关、公孙两穴用捻转手法中的泻法，其余各穴均捻转手法中的补法，得气后留针20分钟，隔日针刺1次。

方药：舒肝益肾，养血调经中药汤剂，日服1剂，7剂。

［二诊］ 2007年1月20日。

患者述经将临期，乳房胀痛，但程度似有减轻，余症同前，舌质暗，苔薄白，脉细弦滑。针、药均宗原法再治，7剂。

［三诊］ 2007年1月27日。

月经已转，经量较前有所增多，经色转红，仍有腰酸，乏力，舌质暗红，舌苔薄，脉细弦。针刺上穴，加双侧肾俞，中药加强益肾壮腰之品，再进14剂。

［随访］ 如此加减治疗3个月余，月经恢复正常。于半年后怀孕，后平安生下一足月男婴。

［按语］ 冲、任二脉属奇经八脉，统帅阴血，与月经有着密切的关系，尤其是冲脉与肾经较为密切。从经络循行上来看，冲、任二脉在胸腹部合并，肾经与肝相连，贯穿于肝。肝主藏血，冲任失调会影响肝的藏血功能，肝气横逆时亦会影响冲脉统帅阴血功能。经量少而淡，与产后肝血不足有关。肝血不足也影响肾的精气不足，加上任脉起于胞中，为阴脉之海，由于肝、肾、冲精气不足，影响任脉统帅阴脉功能，致月经不调。在调整冲任时，其实是在调整肝、肾二脏，要调补肝肾的阴血，必须调整冲、任二脉的功能，使月经正常运行，月经量才能充足。内关通阴维脉，公孙通冲脉，列缺通任脉，再加关元为元气所藏，为十二经之根本，任脉、足三阴、阳明之会，温针灸关元以益肾气。

冲任不调，其根本在于肝肾不足，冲、任、督三脉，一源而三歧，冲脉与肾经在腹部并行，冲脉与肾经的穴位一致。任脉在前正中线，经过生殖器，冲脉通任脉，任、冲二脉均在生殖器附近。冲脉统帅阴血，为“血之海”，血来源于肝血，肝血化为肾精，肾精滋养肝木，肝血不足，则致冲脉空虚。肾藏精，肾精不足，影响任脉，任是阴脉之海，任脉不调，则影响其统帅诸阴的作用。肝血能滋生肾精，肾精又滋养肝血，肾精不足，水不足，不能涵木，肝木过旺，致肝失调达。肾精不足，肾水不足，致心火上亢，任脉有一支脉横出至心脏，心肾不交，失眠、心慌、出汗。汗为心之液，肝木旺、心火旺致心液不足，而出现烦躁。

六、更年期综合征

医案❶ 杨某，女，55岁。

［初诊］ 2009年6月11日。

主诉：烦躁，潮热，伴夜寐不佳1年余。

患者烦躁，潮热，伴夜寐不佳年余，2年前无明显诱因下出现月经紊乱，近半年月经已绝。曾于在外院查血清卵泡刺激素含量为68.5 u/L，血浆雌二醇130.98 pmol/L。舌淡红，中裂，苔薄，脉沉细。

辨证：肾虚阳亢，血瘀阻络。

中医诊断：绝经前后诸症（肝肾亏虚）。

西医诊断：更年期综合征。

治则：滋肾活血，平肝潜阳。

方药：加味二仙汤。

知母9 g　黄柏9 g　当归9 g　生地黄15 g　桑寄生15 g　杭白芍15 g　石决明30 g，先煎　巴戟天9 g　仙灵脾9 g　仙茅9 g　红花9 g　牛膝9 g　五味子9 g　14剂。

［二诊］ 2009年6月25日。

患者诉烦躁、潮热有好转，睡眠有改善，大便不爽。原方加火麻仁30 g，14剂。

［三诊］ 2009年7月9日。

患者诉大便恢复通畅。

［按语］ 患者年逾五旬，肾阴亏虚，而致阳亢，血瘀阻络。方取二仙汤合桑寄生、牛膝补益肾气，调整阴阳，佐以石决明、红花、白芍、五味子平肝潜阳安神。服药14剂，烦躁、潮热有减，再以原方加减，续服月余，诸症消失，病获痊愈。

医案❷ 朱某，女，51岁。

患者潮热每日2～3次，自汗出，眠差，头晕稍有耳鸣，易发口腔溃疡。诊断为更年期综合征。有颈椎病病史。舌中略红，苔少，脉徐缓软滑。血压95/70 mmHg。

方药：南、北沙参各150 g　西洋参100 g，另煎汁收膏时和入　生晒参100 g，另煎汁收膏时和入　太子参300 g　潞党参300 g　炙黄芪300 g　云茯神150 g　焦白术100 g　炙甘草60 g　全当归100 g　大川芎100 g　炒白芍100 g　茱萸肉100 g　淮山药100 g　生、熟地各100 g　福泽泻100 g　枸杞子150 g　粉丹皮60 g　焦谷、麦芽各100 g　焦鸡金100 g　焦山楂100 g　制黄精150 g　大麦冬100 g　砂、蔻仁各30 g　川石斛150 g　干芦根100 g　五味子100 g　炒杜仲300 g　炒狗脊150 g　川断肉60 g　制首乌300 g　杭甘菊150 g　夜交藤300 g　合欢皮150 g　炒枣仁300 g　炙远志150 g　生龙齿300 g　生石膏300 g　石决明150 g　明天麻100 g　蔓荆子 100 g　淡黄芩 30 g　嫩柴胡 100 g　生龙、牡各 300 g　浮小麦 300 g　碧桃干 300 g　糯稻根 150 g　胖大海 150 g　黑玄参 100 g　大青叶 150 g　板蓝根 150 g　熟女贞 150 g　桑葚子 150 g　玉蝴蝶 60 g　金银花 100 g　延胡索 100 g　菟丝子 150 g　淡苁蓉 100 g　巴戟肉 100 g　桑寄生 100 g　川独活 30 g　光杏仁 100 g　陈阿胶 300 g，收膏用　建文冰 500 g，收膏用　奎红枣 500 g　核桃肉 100 g

熬膏不用酒，按传统方法熬膏。

[按语]　该方中以西洋参补气养阴，黄芪补气升阳，白术补气健脾，甘草调和药性，白芍养血调经，枸杞子、杜仲补肝肾，山楂消食化积，黄精滋肾润肺，五味子敛肺滋肾，生津敛汗，狗脊、桑寄生祛风湿，首乌藤养心安神，夜交藤活血补血通络，远志宁心安神，石决明平肝潜阳，蔓荆子发散风热，浮小麦止汗，糯稻根须止汗退热，胖大海清热利咽，大青叶、板蓝根、金银花清热解毒，延胡索活血行气止痛，菟丝子补肾固精。

第二十六章　皮肤疾病

一、丹毒

医案　陈某，女，45 岁。

［初诊］　1963 年 1 月 19 日。

主诉：右侧小腿红肿 1 年。

患者 1956 年曾右侧小腿红肿，经服药后好转。1958 年右腿红肿又发作，经某院治疗，诊断为丹毒，经中西药治疗后，其红痛清除，而下肢小腿逐渐增粗，左腿亦渐增粗。至 1962 年 11 月 13 日全身酸痛，恶寒发热，16 日左小腿红肿热痛，18 日红肿处出现大量水泡，且有少量渗血，于 22 日入我院治疗。目前症状减轻，但左小腿内侧有一溃疡，约 1.5 cm×1.5 cm 大小，尚未愈合而出院，转中医治疗。刻下患者身体肥胖，左下肢小腿红肿，似象皮肿，踝关节周围肿大为 44 cm，在内踝上 18 cm 处有溃疡 2 个：一为 5 cm×4 cm 大小，一为 1.5 cm×1.5 cm 大小，连在一起，疮口肉芽突出疮面，一似蕈状，触之坚硬，毫无痛感。自诉有脚癣，自发现流火后脚癣自愈。

辨证：血络湿热，发于肌肤。

中医诊断：丹毒(湿热阻络)。

西医诊断：丹毒。

治法：祛腐生新，清热化湿。

方药：加味三妙丸。

细川连 2 g　川黄柏 9 g　生甘草 3 g　牛膝 9 g　焦苍术 6 g　金银花 9 g　粉丹皮 9 g　豨莶草 15 g　京赤芍 9 g　鲜生地 30 g　块滑石 18 g，包煎　炒车前子 12 g，包煎　14 剂。

外用方：消管膏薄贴在胬肉上，每 2 日换药 1 次。

患者来门诊治疗 3 次后，突出的胬肉逐渐蚀去，红肿亦有消退现象，至第 4 次门诊治疗后，回到家中突然发寒，左腿自膝以下至足趾肿胀红痛。

［二诊］　1963 年 1 月 31 日。

左腿自膝弯至足趾红肿疼痛，左小腿中部周围肿大为 49 cm，足背中部肿大为 37 cm，溃疡约在内踝上 8 cm 处一为 5 cm×4 cm，一为 1.5 cm×1.5 cm，胬肉已平，精神困乏，面色潮红，体温 39℃，脉率 120 次/分。病情反复与劳累和感染有关，急以清热解毒，消肿止痛法治之，并嘱咐绝对卧床休息。予双黄解毒汤。

鲜生地30 g 板蓝根12 g 细川连3 g 块滑石18 g,包煎 京赤芍9 g 川萆薢12 g 茯苓皮15 g 金银花9 g 粉丹皮9 g 川牛膝9 g 净连翘9 g 川黄柏9 g 芙蓉叶9 g

14剂。

外敷方:铁箍散粉用0.1%雷佛诺耳溶液调敷小腿所有红肿之处,每日早、晚换药各1次。

疮口用药:月白珍珠散、珠黄散、九一丹、清凉散各等分量和匀,掺于疮口内,用生肌玉红膏涂于纱布上盖贴之。

经上法治疗5次后,体温恢复正常,精神逐渐恢复,小腿红肿疼痛亦逐渐减退,共计治疗18日,至2月18日,疮口完全愈合,疼痛完全消失,小腿中部周围为39 cm,足踝周围为27 cm,足背中部为28 cm,能穿鞋行走。

[按语] 《肘后备急方》:"夫丹者,恶毒之气,五色无常,不即疗之,痛不可堪,又待坏,则去脓血数升,或发于节解,多断人四肢,盖疽之类,疗之方。"《千金要方》论曰:"丹毒,一名天火,肉中忽有赤,如丹涂,大者如掌,甚者竟身,痒微肿。又白丹肉中起,痒痛,微虚肿如吹,瘾疹起,亦有鸡冠丹,赤起,大者如钱,小者如麻豆粒,如鸡冠上涩,一名茱萸火丹。有水丹,由体热过水湿,搏之结丹,晃晃黄赤色,如有水在中,喜着腹及阴处,此虽水疾,不治,令人至死。"流火多由趾间皮肤破损引起,先肿于小腿,也可延及大腿,愈后容易复发,常因反复发作,下肢皮肤肿胀、粗糙增厚而形成大脚风。三妙丸为治疗湿热下注所致痿、痹、脚气、带下、湿疮等病证的基础方,其清热燥湿之力较强,宜于湿热俱重之证。秦氏加豨莶草、川连、金银花等祛湿热;丹皮、赤芍凉血活血;滑石,滑能利窍,以通水道,为至燥之剂。诸药合用,取得速效。

二、瘘管

医案❶ 林某,女,30岁。

[初诊] 1959年10月12日。

主诉:脚底瘘管2年多。

患者1957年间右脚底被物戳破,以后逐渐溃烂扩大,曾用各种药物治疗及多次手术挖割,总不能愈合,形成脚底瘘管,以致影响劳动,不能参加工作已2年多,血常规检查正常。右脚跟布溃烂疮口约2 cm×3 cm×3 cm,创面组织黑色,触之不痛,但是不能行走。疮口内有厚脓和水样分泌物渗出,无其他全身症状。

辨证:余毒阻络,血行不畅。

中医诊断:脚底瘘管(余毒阻络)。

西医诊断:瘘管。

治法:腐蚀通络。

外用方:消管膏,隔日敷药1次。

[二诊] 1959年10月26日。

用消炎膏12次后,疮口扩大至3 cm×4 cm,已至跟骨,紫黑死肉已无。肉已蚀去,当换敷生肌收口药。用桃花散、清凉散相等分量和匀，掺入疮口内，生肌玉红膏涂于纱布上盖贴之，每日换药 1 次。此后肉芽迅速生长，1 个月收口痊愈。

［按语］ 瘘管因肌肤破损处有邪毒乘隙侵入，郁阻肌肤而发。患者需保持漏管周围皮肤的清洁干燥，进食营养丰富的食品，以促进创口愈合。

医案❷ 龚某，女，27 岁。

［初诊］ 1959 年 2 月 28 日。

主诉：左乳房红肿硬痛 1 年余。

患者 1957 年左乳患“乳腺脓肿”，自穿出脓，在此 2 年中，经过 6 次切开手术，愈后复发，在乳头上、下各形成瘘管口 1 处。拟行左乳房切除手术，由于患者不愿切除乳房，故改用中医外科法治疗。刻下左乳房红肿硬痛，在左乳头附近上、下各有瘘管口 1 处，乳头上面瘘管的窦道方向是水平向外，长 7 cm，深 3 cm；乳头下面瘘管的窦道方向向下，长 2 cm，深 2 cm。两瘘管口的脓液分泌较多，但无全身症状。用探针探刺瘘管，觉瘘道壁坚硬如麦管。

辨证：乳痈脓出不畅，遂成乳房瘘管。

中医诊断：乳痈（气血不足）。

西医诊断：乳房瘘管。

治法：通络，祛腐，生新。

外治挂线法：常规消毒后，瘘管内先用纸钉蘸三品粉（即枯痔药粉）入瘘管内 5 日，使瘘管的窦道壁软化，5 日后即进行挂线。用探针从上部瘘管探至瘘管底，在瘘管底开一口，用橡皮线打结扎紧，为完成挂线手术，下部瘘管亦同样结扎挂线。挂线手术完成后，用凡士林纱布盖于瘘管口即可。

［二诊］ 1959 年 3 月 8 日。

挂线后有 2 日发热，以后即退，下部瘘管已挂开，上部瘘管尚有 4/10 未挂开。外治处理：下部瘘管已挂开用生肌玉红膏涂之。上部瘘管因尚有 4/10 未挂开，用剪刀剪开，剪开时有少量血液流出，剪开后发现瘘管壁坚硬如麦管，用三品粉掺于瘘管壁上，使管壁腐去，每日掺药 1 次，共掺 10 次，以后用生肌玉红膏敷疮口内。

该病共治疗 6 周，收口痊愈，愈后 6 个月随访，病未复发。

［按语］ 患者因乳房瘘管经 6 次切开不愈，可能是因为瘘管壁没有全部切除，故愈而复发。凡用挂线所挂开的瘘口，如果瘘管坚厚者一定要再用腐蚀消管药掺之，待管壁腐去再用生肌收口药，否则要愈而复发。挂线治疗瘘管疗效显著，但如果瘘管深入胸腔、腹腔者，不宜应用本法。

三、脓肿

医案❶ 刘某，女，40 岁。

［初诊］ 1992 年 5 月 23 日。

主诉：肛周疼痛，发热 2 周。

患者因头晕乏力，伴牙龈出血，多次查血常规，白细胞 800×10^{9}/L，周围血中发现有幼红细胞，诊断为急性早幼粒细胞性白血病住院，入院后经骨髓穿刺和活检进一步得以证实，遂用化疗，化疗2周后发现患者持续高热，体温39.5～40℃，肛周疼痛，检查发现肛周有5 cm×5 cm大小的坏死组织并伴有瘘口。舌红，溃碎，脉数。

辨证：正气虚弱，热毒下注。

中医诊断：肛周脓肿(热毒下注)。

西医诊断：肛周脓肿。

治法：清热解毒。

方药：三黄消毒汤。

黄连9 g　紫花地丁15 g　蒲公英15 g　败酱草15 g　芙蓉叶15 g　牡丹皮9 g　赤芍15 g　大生地15 g　金银花15 g　玄参15 g　生石膏60 g，先煎　生地榆15 g　黄芩9 g　黄柏9 g　黑栀子9 g　珍珠母30 g，先煎　14剂。

外用方：胡连解毒汤。

胡黄连30 g　川连3 g　紫花地丁30 g　蒲公英9 g　金银花9 g　冰片粉0.5 g

上药共煎，取汁湿敷于肛周。九一丹涂于脓肿周围。

［二诊］ 1992年5月27日。

高热略降，体温38℃左右，诉肛周疼痛稍有缓解，舌红，脉数。治守原意，原方加炙甲片9 g，炙象皮9 g，皂角刺9 g，5剂。外用湿敷方与外敷药粉同上。

［三诊］ 1992年6月1日。

患者高热已退，肛周脓肿腐肉渐脱，舌红，苔薄，脉数。予三黄消毒汤。

蒲公英15 g　紫花地丁15 g　败酱草15 g　金银花9 g　黄芩9 g　炙甲片9 g　皂角刺9 g　炙象皮9 g　赤芍9 g　牡丹皮9 g　大生地15 g　玄参15 g　生黄芪30 g　制乳、没各3 g　7剂。

外用湿敷方：

蒲公英30 g　紫花地丁30 g　胡黄连15 g　冰片粉0.5 g

锡类散涂于肛周局部。

共治疗4周，创面渐平。

［按语］ 肛痈是肛管直肠周围间隙发生急、慢性感染而形成的脓肿。患者需注意肛门清洁，积极防治肛门病变，如肛隐窝炎、肛腺炎等。中医治疗肛痈分为三个阶段，早期火热蕴结，尚未成脓，治宜清热解毒，软坚散结，以消法为主；中期脓成，治宜扶正托毒，以托法为主；后期体虚，补气养血，滋补肝肾，以补法为主。该患者正气虚弱，不能托毒外出，故肛门直肠周围发生脓肿时，常常初期症状不显，久则难消难溃。

医案❷ 王某，女，31岁。

［初诊］ 1959年10月8日。

主诉：左侧膝腘窝酸痛，肿胀10日。

患者于1959年9月20日起，左侧膝腘窝酸痛，10余日以后发热不退，曾用抗生素治疗，左腿日渐肿大剧痛，不能走路，经穿刺已有脓血，血培养为脓细胞。左腿膝腘窝处肿痛，肿处皮色不红，不能伸直，只能伸至90°，左侧大腿及小腿皆肿胀，体温39.8℃，神色萎顿，苔干黄腻，脉象紧数。

辨证：湿痰流注，停于委中。

中医诊断：委中流注(湿痰流注)。

西医诊断：膝腘窝脓肿。

治法：化痰祛湿，活血散结。

方药：甲片角刺汤。

炙甲片9g 皂角刺9g 白芥子9g 苍术6g 姜半夏9g 花槟榔9g 川独活6g 䗪虫6g 杜红花3g 怀牛膝6g 大麦冬9g 2剂。

外治法：局部常规消毒后，用12号注射针头刺肿块最痛处数下，刺深2cm，拔火罐于被刺处，留罐10分钟，有血脓被拔出，每日1次。去火罐抹去脓血后，敷阴发散(蜜调)于肿块处，用湿纱布盖之，每日1次。

西医处理：青霉素40万U，肌内注射，每日1次，连用3日。

[二诊] 1959年10月10日。

左腿肿胀已退大半，膝腘窝脓肿处已有皱皮之状，能伸至120°，体温已正常，舌苔转润且薄，脉平。照原法治疗，至10月13日，腿肿消退，脓肿基本消失，行走正常而出院。

[按语] 流注是发于肌肉深部的急性化脓性疾病。流着，行也，注者，注也。相当于西医的脓血症、多发性肌肉深部脓肿及髂窝部脓肿。好发于四肢躯干肌肉丰厚处的深部，发病急骤，局部漫肿疼痛，皮色如常，容易走窜，常见此处未愈，他处又起。热退而肿块未消时，仍需卧床休息，以免反复。愈后患肢筋缩难伸者，可加强患肢功能锻炼，直至功能恢复。拔罐法，古称角法，在马王堆汉墓出土的帛书《五十二病方》中已有记载，最早主要是为外科治疗疮疡，用来吸血排脓。刺络拔罐具有通经活络，行气活血，消肿止痛等作用。

四、脱发

医案❶ 叶某，女，33岁。

[初诊] 2000年10月18日。

主诉：脱发1个月。

患者平素工作节奏快，精神高度紧张。1个月前家属无意中发现患者头顶部有圆形斑状脱发，头皮光亮，边界清楚，无瘙痒。刻诊头顶部有圆形斑状秃发，边缘头发极易拔出，无瘙痒，睡眠不佳，久坐腰酸，两膝觉冷，饮食、二便正常，舌淡红，质胖，边齿痕，苔净，脉沉细。

辨证：肝肾不足，气血两虚。

中医诊断：斑秃(肝肾不足)。

西医诊断：斑秃。

治法：补益肝肾，养血生发。

方药：首乌生发饮(自拟方)。

当归身6g 熟地黄30g 炒白芍9g 川芎9g 太子参30g 黄芪30g 制首乌30g

旱莲草30 g　仙鹤草30 g　熟女贞15 g　柴胡6 g　升麻6 g　补骨脂9 g　肉苁蓉9 g　仙灵脾15 g　7剂。

外用方：首乌外用生发水(自拟方)。

补骨脂15 g　苦参15 g　土荆皮15 g　明矾9 g　蛇床子9 g　制何首乌15 g　当归9 g　肉桂9 g　黄芪15 g　干姜15 g　细辛3 g　附块9 g　冰片5 g　1剂。

用前方治疗3周后，斑秃处已有新发长出，腰酸除，两膝冷感好转，但睡眠仍不佳，舌淡红，质胖，边齿痕，苔净，脉沉细。前方加夜交藤30 g，合欢皮30 g。

[二诊]　2000年11月15日。

斑秃处新发长出渐密，睡眠已佳，两膝冷感减而未除，舌淡红，质胖，边齿痕，苔净，脉沉细。法以原方续之，予首乌生发饮。

当归身6 g　熟地黄30 g　炒白芍9 g　川芎9 g　太子参30 g　黄芪30 g　制首乌30 g　旱莲草30 g　仙鹤草30 g　熟女贞15 g　柴胡6 g　升麻6 g　补骨脂9 g　肉苁蓉9 g　仙灵脾15 g　巴戟天9 g　7剂。

[按语]　油风，又称鬼剃头、鬼舐头。《诸病源候论》曰："人有风邪在于头，有偏虚处，则发秃落，肌肉枯死，或如指大，发不生，亦不痒，故谓之鬼舐头。"《外科正宗·油风》云："油风乃血虚，不能荣养肌肤，故毛发根空，脱落成片，皮肤光亮，痒如虫行，此皆风热乘虚攻注而然。"油风特点是脱发区皮肤变薄，感觉正常，无自觉症状。毛发的生长与脱落，润泽与枯槁，均与肾精盛衰，肝血充足，营血盈亏密切相关。患者情志焦虑，抑郁化火，损耗阴血，血热生风，风热上窜巅顶，毛发失于阴血濡养而突然脱落，又及患者肝肾不足，精不化血，血不养发，肌腠失润，发无生长之源，毛根空虚而发落成片。虚证以补摄为要，精血得补则毛发易生。内服联合外用治以补肝肾，养血生发，活血祛风。油风的疗程以3～6个月为宜，嘱患者坚持服药，保持心情舒畅，切忌急躁，树立信心。

医案❷　周某，女，15岁。

[初诊]　2005年6月30日。

主诉：脱发1年。

患者自去年开始脱发，头痒，头屑多，平素月经量多。刻诊头顶脱发，头屑多，舌淡，苔白腻，脉滑。

辨证：气血两亏。

中医诊断：脱发(气血两亏)。

西医诊断：脱发。

治法：补益气血，清利头皮。

方药：养血生发汤(自拟方)。

仙鹤草30 g　旱莲草30 g　红枣10枚　制首乌30 g　生、熟地各30 g　白鲜皮30 g　地肤子30 g　归身9 g　川芎9 g　桑葚子15 g　女贞子15 g　太子参30 g　黄芪30 g　合欢皮30 g　夜交藤30 g　仙灵脾30 g　白及15 g　7剂。

外用方：外洗养血生发方。

 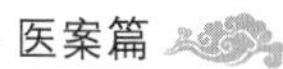

苦参 15 g　樟木 15 g　明矾 15 g　蛇床子 15 g　地肤子 15 g　白鲜皮 15 g　土槿皮 15 g　肉桂 15 g　熟附子 9 g　制首乌 15 g　仙鹤草 15 g　生黄芪 15 g　白及 15 g　1 剂。

用纱布包药,加水 2 000 ml,文火煎药 20 分钟,洗头,每日 1 次。

外用方:浸酒方。

苦参 15 g　樟木 15 g　明矾 15 g　蛇床子 15 g　地肤子 15 g　白鲜皮 15 g　土槿皮 15 g　肉桂 15 g　熟附子 9 g　制首乌 15 g　仙鹤草 15 g　生黄芪 15 g

取药 1 剂,浸泡入 52°白酒中,3 日后用于外涂。局部涂搽脱发部位,每日 1 次。

[二诊]　2005 年 7 月 7 日。

月经将于 1 周后来临,平时月经量多,舌淡,苔薄,脉缓滑。治拟补益气血,佐以调经,前内服方加地榆炭 15 g,阿胶 9 g(烊冲),藕节炭 15 g,7 剂。外用方同前方继续使用。

[三诊]　2005 年 7 月 21 日。

头痒、头屑基本消失,秃发已有好转,惟头顶部略有稀毛,头发稀疏,舌红,苔薄,脉细数。法再从前,6 月 30 日内服方继服,外用方同前方继续使用。

新头发长出。

[随访]　随访无复发。

[按语]　《内经》曰:"妇人数脱血,冲、任之脉不荣口唇。"《诸病源候论》曰:"足少阴肾经也,其华在发,冲、任之脉为十二经之海,谓之血海,其别络上唇口,若血盛则荣于须发,故须发美,若血气衰弱,经脉虚竭,不能荣润,故须发秃落。"发的荣落常提示脏腑及气血的盛衰。气血两虚,血不上荣,发失所养而萎落。《望诊遵经》云:"经血气盛,则美而长,气多血少,则美而短;气少血多,则少而恶,气血俱少,则其处不生……查其经络之部位,可知其血气之盛衰。"可见毛发的生长情况与气血的关系。患者年方十五,平时月经量多,血亏气虚,以致血亏不养发,而致脱发。宜补益肝肾,化生气血,方可生发养发。

五、痤疮

医案❶　施某,女,18 岁。

[初诊]　2000 年 8 月 29 日。

主诉:颜面部散发红色丘疹,疼痛 3 日。

患者平素嗜食辛辣之品,颜面、胸背等处经常散发丘疹如刺,挤之有白色碎米样粉质,此起彼伏,与月经周期无明显关系。3 日前患者食牛肉拉面后颜面部丘疹又起,色红疼痛,部分抓之成脓疱,自用洗面奶洗脸,服黄连上清片等皆无效。刻诊颜面部散发红色丘疹,疼痛,少数顶部有小脓疱,大便 2～3 日一行。舌红,苔薄黄,脉数。

辨证:肺胃热盛,熏蒸肌肤。

中医诊断:痤疮(肺胃热盛)。

西医诊断:痤疮。

治法:清热疏风凉血。

方药:痤疮内服方(自拟方)。

板蓝根30 g　生石膏30 g,先煎　地肤子30 g　白鲜皮30 g　牡丹皮9 g　赤芍9 g　浮萍9 g　黄连3 g　黄芩9 g　生大黄6 g,后煎　白菊花15 g　白僵蚕9 g　7剂。

外洗方：痤疮外洗方(自拟方)。

苦参50 g　樟木50 g　板蓝根30 g　野菊花50 g　土荆皮15 g　蛇床子50 g　明矾50 g　冰片10 g　紫花地丁50 g　山豆根30 g　浮萍50 g　7剂。

[二诊]　2000年9月6日。

皮疹已好转,但服药作呕,舌淡红,苔薄,脉数。法再从前,8月29日内服方去黄连、黄芩,加生甘草6 g,7剂。8月29日外洗方7剂。

[按语]　痤疮是毛囊、皮脂腺的慢性炎症。《医宗金鉴·外科心法要诀》对肺风粉刺记载曰:"此证由肺经血热而成,每发于面鼻,起碎疙瘩,形如黍屑,色赤肿痛,破出白粉汁。"患者素体阳热偏胜,肺经蕴热,过食辛辣肥甘厚味,脾胃运化失司,郁久化热,上蒸颜面而发。本病宜疏风宣肺,清热散结,通腑解毒。

需忌食辛辣刺激性食物,多食用新鲜蔬菜、水果,不滥用化妆品,慎用手挤压痤疮,以免发生走黄,愈后遗留凹陷性瘢痕。

医案❷　汪某某,女,28岁。

主诉：痤疮2年。

患者面部痤疮2年,在外院皮肤科中西医结合治疗后痤疮未见明显好转,刻下面部呈暗红色丘疹,均匀分布于脸部,轻度瘙痒,舌质红,苔薄白,脉可。

辨证：风热上扰。

中医诊断：痤疮(湿热型)。

西医诊断：痤疮。

治法：疏风清热,燥湿止痒。

方药：痤疮内服方加减(自拟方)。

板蓝根15 g　大青叶15 g　连翘9 g　蒲公英15 g　地丁草15 g　蛇床子9 g　地肤子15 g　白鲜皮15 g　黑白丑9 g　葫芦壳18 g　茯苓皮15 g　泽泻15 g　滑石30 g　生甘草6 g　石膏30 g　14剂。

外洗方：痤疮外洗方加减(自拟方)。

山豆根30 g　蛇床子30 g　地肤子30 g　火麻仁50 g　浮萍30 g　豨莶草30 g　马齿苋30 g　野菊花30 g　白鲜皮30 g　土槿皮30 g　香樟木30 g　蚕沙30 g　枯矾30 g　明矾30 g　冰片9 g　苦参30 g　黄柏15 g　蒲公英15 g　地丁草15 g　5剂。

每剂取水2 000 ml,水烧开后煎20分钟,将药水置于干净空瓶,用药水清洗脸部,避开眼、鼻、口等敏感部位。

药油方：

黄连9 g　黄柏9 g　土槿皮15 g　白鲜皮9 g　地肤子9 g　苦参9 g　蛇床子9 g　生百部9 g　冰片9 g　枯矾15 g　野菊花9 g　1剂。

每剂药浸于250 g麻油,在油锅中煎炒半小时,以药物变黑为佳,去药渣,将麻油置于干净空瓶中，药水清洗面部后，外涂脸部。

复方酮康唑 4 支，尿素霜 1 支，混匀外涂。

［二诊］ 湿疹明显好转，治疗同前。

［三诊］ 服用雪蛤后又发皮疹，予原方加桑叶 9 g，菊花 9 g，余同前，巩固疗效。复诊患者面部湿疹未发作。

［按语］ 痤疮是毛囊皮脂腺单位的一种慢性炎症性皮肤病，主要好发于青年人，与皮脂分泌过多、毛囊皮脂腺导管堵塞、细菌感染和炎症反应等因素密切相关。临床表现以好发于面部或上胸背部的白头或黑头粉刺、丘疹、脓疱等多形性皮损为特点。秦氏认为头面部、上胸背部以风热为主，兼有湿邪，当疏风清热，利湿止痒。内服方中板蓝根配大青叶、连翘、蒲公英、地丁草清热解毒，石膏清热育阴；葫芦壳配茯苓皮，滑石配甘草、黑白丑泻水利尿，泽泻利水不伤阴；白鲜皮、地肤子、蛇床子祛风止痒。外洗方药味多而量大，主要对表皮起杀菌功效，山豆根对金黄色葡萄球菌、絮状表皮藓菌和白色念珠菌有抑制作用，香樟木对金黄色葡萄球菌、铜绿假单胞菌有抑制作用；土槿皮治疗癣、疮、癞均有疗效；枯矾、明矾适用于疥疮癞癣诸证；野菊花、黄柏、蒲公英、地丁草等杀菌消炎；药油、药酒药味少而量轻，能持久保持外用药物杀菌疗效，起到抑菌功效。外用药膏起到滋润皮肤，抗菌消炎的作用。

六、湿疹

医案❶ 王某，女，47 岁。

［初诊］ 2006 年 3 月 11 日。

主诉：皮肤瘙痒 1 周。

患者近 1 周全身皮疹散发，瘙痒，追问病史，诉近期常服羊肉火锅等辛热之品。舌淡红，苔薄白，脉缓滑。

辨证：湿热蕴结肌肤。

中医诊断：全身湿疹(湿热)。

西医诊断：湿疹。

治法：凉血清热解毒。

方药：皮肤病内服方。

板蓝根 30 g　滑石 30 g　石膏 30 g，先煎　炒蛇床子 15 g　白鲜皮 30 g　地肤子 30 g　葫芦壳 15 g　茯苓皮 15 g　紫草 15 g　蚕沙 15 g，包煎　地丁草 15 g　火麻仁 30 g　生大黄 12 g，后下　马齿苋 30 g　黑白丑 9 g　大青叶 15 g　银花 9 g　连翘 9 g　泽泻 15 g　茵陈 30 g　7 剂。

外用方：皮肤病苦樟外洗方。

苦参 30 g　樟木 30 g　枯矾 30 g　明矾 30 g　蛇床子 30 g　地肤子 30 g　白鲜皮 30 g　土槿皮 30 g　山豆根 30 g　火麻仁 50 g　芙蓉叶 30 g　蚕沙 30 g　野菊花 30 g　马齿苋 30 g　豨莶草 30 g　冰片 9 g　浮萍 30 g　炉甘石 30 g　白及 30 g　蛇床子 6 g　1 剂。

用纱布包药，加水 2 000 ml，文火煎药 20 分钟，局部外洗，每日 2 次。

医嘱：禁烟、酒，禁食辣、香菇、蘑菇、海鲜（虾、蟹）、河鲜（青鱼、鲢鱼）、牛肉、羊肉、火锅、大蒜、韭菜、洋葱、竹笋、毛笋、烧烤、油炸物、芒果、杨梅、草莓、橘子、奶制品、巧克力、咖啡、狗肉、蛇肉、莴苣、蚕豆、咸菜、鸡、鹅、酒酿制品、豆苗、草头。

［二诊］ 2006年3月18日。

全身湿疹已愈80%～90%。舌质偏红，苔薄，脉缓带滑。患者湿毒渐减，但余邪未清，继续内服、外用治疗。

［三诊］ 2006年3月27日。

患者皮疹已愈，仅留色斑，皮疹抓痒也除，舌质偏红，舌苔薄，脉滑。湿热之邪退而未尽，恐其死灰复燃，继以清邪固本，3月11日内服方去茵陈，7剂。禁食参考同前。

［随访］ 1个月后随访，患者诉皮疹未见新发，原皮疹处色素渐渐变浅。

［按语］ 《医宗金鉴·血风疮》云："此证由肝、脾二经湿热，外受风邪，袭于皮肤，郁于肺经，致遍身生疮。形如粟米，瘙痒无度，抓破时，津脂水浸淫成片，令人烦躁、口渴、瘙痒，日轻夜甚。"湿疹治以清热利湿止痒。湿疹患者应避免搔抓，以防感染。湿疹急性发作期间，应暂缓预防注射各种疫苗和接种牛痘，忌食辛辣、刺激食物。患者因过服羊肉火锅等辛热之品，使体内湿热蕴结肌肤发为湿疹。在湿疹的治疗中，秦氏认为主要是体内蕴热为其本，郁久化热为其标；其主要矛盾是蕴湿化热，热重于湿。本例患者有明显的诱发因素是由于过服羊肉火锅等辛热之品，病因十分明确，因此在本例的治疗中用蒲公英、银花、紫地丁、野菊花清热解毒之品，配合应用泽泻、苦参等清热利湿之药，以达到釜底抽薪，标本兼治的目的，经内服与外治结合治疗，皮疹渐复。

医案❷ 刘某，女，48岁。

［初诊］ 1993年12月28日。

主诉：全身皮肤瘙痒近1年。

患者1年前在无明显诱因下，两耳根部皮肤瘙痒，有滋水渗出，继而累及全身皮肤，瘙痒难忍，寐食不安，同时伴有口腔舌尖溃疡及阴道黏膜溃疡。苔黄腻，脉细。

辨证：湿热内蕴，发于肌肤。

中医诊断：湿疹（狐惑病）。

西医诊断：湿疹。

治法：凉血清热，利湿解毒。

方药：黄柏薏苡仁汤。

生地黄12 g　丹皮9 g　萆薢12 g　黄柏9 g　薏苡仁12 g　白鲜皮12 g　地肤子12 g　紫草9 g　苍耳子9 g　泽泻12 g　龙胆草6 g　14剂。

［二诊］ 1994年1月12日。

痒感减轻，局部渗出亦已减少，苔薄黄，脉细。治拟原意出入，原方去萆薢、泽泻，加苦参片9 g，土茯苓30 g，14剂。

［三诊］ 1994年2月15日。

药后溃疡已愈，痒已消除，睡眠较前改善，苔薄，脉细。守原意续治，以巩固疗效。

［按语］ 狐惑病于《金匮要略·百合狐惑阴阳毒病脉证并治》中提出，该病发病部位较特别，其病不但迁延难愈且易于复发，临床治疗效果难以令人满意。巢元方认为："狐惑病者，是喉阴之为病也。"孙思邈亦指出："狐惑之病……其毒在喉咽者为惑病，在阴肛者为狐病。"本病应治以清热除湿解毒为原则，并强调内外兼治。除内服药以清解邪毒外，还可用中药外洗方，通过热力作用，促使局部小血管扩张，血流加快；此外，药液本身的渗透作用，有利于炎症吸收。

医案❸ 李某，女，42岁。

［初诊］ 2000年8月29日。

主诉：手及足背簇集粟米大小的红色丘疹5～6年。

患者五六年前手及足背出现对称性的红斑，经用氯地霜涂搽后红斑消失，但以后每当气候阴雨潮湿之时，手及足背即会出现粟米大小的红色丘疹，似痱子密布，奇痒无比，皮疹呈对称性分布，有时夹水疱，反复发作，迁延难愈。1周前患者诸症又作，遂来我院求治。刻诊手及足背簇集粟米大小的红色丘疹，其间夹有小水疱，瘙痒，胸闷纳呆，小溲黄赤，大便正常，舌红，苔薄黄腻，脉缓软。

辨证：湿热内蕴，浸淫肌肤。

中医诊断：浸淫疮(湿热内蕴)。

西医诊断：湿疹。

治法：渗湿清热。

方药：湿疹内服方(自拟方)。

板蓝根30g 滑石30g，包煎 生石膏30g，先煎 黄芩9g 地肤子30g 白鲜皮30g 葫芦壳15g 黑白丑9g 茯苓皮15g 蒲公英9g 紫花地丁9g 蛇床子9g 7剂。

外洗方：苦参荆皮洗剂(自拟方)。

苦参30g 炉甘石30g 鸦胆子15g，打 土荆皮30g 蛇床子30g 明矾30g 冰片10g 黄连15g 苍术30g 1剂。

1周后诸症告愈。

［按语］ 浸淫疮多由禀赋不耐，后天失其调养，情志不遂，五志化火，或饮食失节，脾失健运，生湿蕴热，复又外感风湿热邪，内外相搏，克于腠理，浸淫肌肤。吴师机《理瀹骈文》曰："按其位，循其名，核其形，就病以治病，皮肤隔而毛窍通，不见脏腑恰达脏腑也。"此症瘙痒无时，蔓延不止，浸淫成片，由血热湿毒积聚，郁久化热，湿热浸淫所致，故用清热解毒除湿之法而获良效。《内经》"湿淫于内……以苦燥之，以淡泄之。"外用方借助浴水温热之力与药物功效，使腠理疏松，毛窍开放，起到疏通经络，调和气血等作用。

医案❹ S，男，61岁，法国人。

［初诊］ 1993年7月18日。

主诉：腋下、阴囊和臀部慢性湿疹6年。

患者腋下、阴囊和臀部慢性湿疹，皮肤角化后成块。有高血压病史。舌红，苔黄腻，脉滑弦。

辨证：湿热之邪蕴于肌肤和血脉。

中医诊断：湿疹(湿热)。

西医诊断：慢性湿疹。

治法：清热化湿，利气潜阳，清利肌肤。

针灸治疗：取穴阴陵泉、血海、曲池、曲泽、尺泽、太冲、三阴交。

[二诊] 1993年7月25日。湿疹明显改善，瘙痒减轻。原方加委中，点刺出血以凉血。嘱患者忌食羊肉、鱼虾，少吃奶制品，不要抽烟。

[按语] 湿疹即是体内湿邪与外来风湿热邪相互搏结而成，本病还与体质、情志、脏腑功能失调有关。针灸治疗本病缓解症状，但对慢性患者较难根治。

医案❺ 桑某，男，26岁。

患者下身湿疹，皮疹发红伴瘙痒，肾结石手术摘除术后，颈背腰部酸痛，脂肪肝，口干口苦，眼睛时有发红，血压140/90 mmHg，舌中略红，苔薄，脉弦滑。

方药：西洋参100 g，另煎汁收膏时和入　生晒参100 g，另煎汁收膏时和入　太子参300 g　路党参300 g　炙黄芪300 g　云茯神150 g　焦白术100 g　炙甘草60 g　全当归100 g　大川芎100 g　炒白芍100 g　茱萸肉100 g　淮山药100 g　生、熟地各100 g　福泽泻100 g　枸杞子150 g　粉丹皮60 g　焦谷、麦芽各100 g　焦鸡金100 g　焦山楂100 g　制黄精150 g　大麦冬100 g　砂、蔻仁各30 g　川石斛150 g　干芦根100 g　五味子100 g　炒杜仲300 g　炒狗脊150 g　川断肉60 g　制首乌300 g　密蒙花300 g　青葙子300 g　石决明300 g　白菊花150 g　大青叶150 g　板蓝根150 g　黑玄参150 g　川黄连30 g　葫芦壳150 g　茯苓皮150 g　胖大海150 g　生石膏300 g　生米仁300 g　地肤子300 g　白鲜皮150 g　粉猪苓100 g　桑寄生100 g　羌、独活各30 g　延胡索100 g　川楝子150 g　绵茵陈300 g　金钱草300 g　决明子300 g　生山楂100 g　莱菔子300 g　花槟榔100 g　京三棱60 g　蓬莪术60 g　罗布麻300 g　双钩藤150 g　淡黄芩30 g　仙灵脾100 g　淡苁蓉100 g　巴戟肉100　陈阿胶300 g，收膏用　奎红枣500 g　核桃肉150 g　建文冰500 g，收膏用　谷精草150 g

熬膏不用酒，按传统方法熬膏。

[按语] 本病总因禀赋不耐，风、湿、热阻于肌肤所致，或脾失健运，湿热内生，内外合邪，两相搏结，浸淫肌肤所致。该方中以西洋参补气养阴，黄芪补气升阳，白术补气健脾，甘草调和药性，白芍养血调经，枸杞子、杜仲补肝肾，山楂消食化积，黄精滋肾润肺，五味子敛肺滋肾，生津敛汗，狗脊、桑寄生祛风湿，首乌藤养心安神，密蒙花清肝养肝，石决明平肝潜阳，大青叶、板蓝根清热解毒，胖大海清热利咽，地肤子清热利湿，白鲜皮清热燥湿，延胡索活血行气止痛，川楝子行气止痛，金钱草除湿退黄，决明子清肝明目，莱菔子消食除胀，罗布麻平抑肝阳。

七、皮炎

医案❶ 侯某，女，76岁。

[初诊] 1998年10月22日。

主诉：头面部，躯干部均有红斑皮疹2个月余。

患者8月10日感冒，服磺胺药而发药疹。9月中旬，头面、背、四肢等处有皮疹，并有皮屑，用转移因子、葡萄糖酸钙等药物治疗，疗效不明显。血压 160/75 mmHg，头面部、躯干部均有红斑皮疹，表面有银白色皮屑抓后层层脱落，舌质红，苔薄黄，脉略弦滑。

辨证：风热及药敏相合，袭于肌肤。

中医诊断：松皮癣(风热)。

西医诊断：银屑病。

治法：祛风清热。

方药：地肤苦参汤(自拟方)。

地肤子 30 g　白鲜皮 30 g　苦参 9 g　葫芦壳 15 g　茯苓皮 15 g　黑白丑 9 g　泽泻 9 g　茵陈 30 g　荆、防各 9 g　仙鹤草 30 g　生槐花 15 g　生大黄 6 g，后下　滑石 9 g，包煎　黄芩 9 g　黄柏 9 g　7 剂。

[二诊]　1998 年 10 月 29 日。

服上药后症状均已减轻，舌质红，苔薄黄，脉略弦滑。继用 10 月 22 日方，外用苦参荆皮洗剂。

山豆根 15 g　胡黄连 30 g　樟木 30 g　苦参 30 g　土荆皮 30 g　白及 30 g　火麻仁 30 g　明矾 30 g　蛇床子 30 g　蚕沙 30 g　3 剂。

[三诊]　1998 年 11 月 12 日。

头面部及上肢皮疹红色明显减退，鳞屑明显减少。血压 160/60 mmHg，苔薄黄，脉弦滑。法再从前，继用 10 月 22 日的内服方 14 剂，10 月 29 日外洗方 7 剂以维持治疗。

[四诊]　1998 年 11 月 26 日。

银屑病趋愈，皮疹消退，苔薄黄，脉弦滑。法再从前，用 10 月 22 日内服方 14 剂，10 月 29 日外洗方 4 剂，以巩固疗效。

[按语]　白疕，俗称松皮癣，即西医学之银屑病，为皮肤科之顽症。反复发作，不易根除。《外科大成》云："白疕，肤如疹疥，色白而痒，搔起白皮，俗称蛇风，由风邪客于皮肤，血燥失于濡养所致。"患者头面部、躯干部均有红斑皮疹，且瘙痒不慎，症状舌脉皆呈现出一片阳热之状，辨证为风热血燥。风热皆为阳邪，其性干燥，风热相搏，伏于营血，发于肌肤，故见皮损鲜红。复因失治，感受药毒之邪，故当先以清热解毒，凉血活血之剂。然患者舌脉弦滑，此为湿热伴发，以地肤苦参汤凉润之品，佐以清利湿热，杀虫止痒兼顾标本，使湿热去则血脉通，加快肌肤表皮代谢，肌肤得以润养，药毒之邪得除。病情改善后，继以苦参外洗剂，内外合用，凉血活血杀虫之效甚，共奏其章。患者三诊病情已经趋于缓解，继续服用一两个疗程巩固疗效。中药外洗方甚为重要，配合内服方共奏疗效。

医案❷　冒某，女，40 岁。

[初诊]　1962 年 2 月 21 日。

主诉：左侧颈项红色斑片 1 年。

患者 1961 年 3 月 17 日发现左侧颈项皮肤有豆大一块红色斑片，略有浸润作痒，即行治疗，用氧化锌油膏、复方土荆皮软膏、梅花针等，但红色斑片继续扩大，诊断为神经性皮炎，改用中药治疗。刻诊左侧颈项红色斑片范围 15 cm×15 cm，微有浸润，皮肤粗糙而厚，瘙痒难忍,苔、脉正常。

辨证：风湿之邪,阻滞肌肤。

中医诊断：松皮癣(湿热袭肤)。

西医诊断：神经性皮炎。

治法：杀虫渗湿,解毒止痒。

方药：苦参硫黄膏(自拟方)。

苦参12 g　枫子肉12 g,打　硫黄3 g　升药底3 g　土荆皮9 g　明矾9 g　生半夏9 g　斑蝥1个　1剂。

用食油100 ml将药熬枯,去药用油,再将油和黄蜡15 g熬熔离火,入樟脑9 g,将上药搅和即成,每日涂药2次。

［按语］　神经性皮炎依中医学外科辨证属于“癣”一类疾病,此患者为松皮癣,《外科证治全书》云:“白疕,一名疕风。皮肤燥痒,起如疹疥而色白,搔之屑起,渐至肢体枯燥坼裂,血出痛楚,十指间皮厚而莫能搔痒。”该患者单纯使用外敷方治疗疾病,内病外治是秦氏治病的一大特色。秦氏认为此患者是湿热蕴于肌肤,治当清热利湿,此方苦参、枫子肉具有杀虫止痒之功,治疮癣疥癞;硫黄、升药底专攻杀虫疗疥;明矾酸咸而寒,性涩而收,燥湿清热,除风杀虫,治疥癣、蚀恶肉;斑蝥有毒,外用腐蚀肌肤,治疗癣恶疮,用当慎之;半夏燥湿化痰,止痒;樟脑非市上的樟脑丸,而是用樟木所提炼,辛热香窜,除湿杀虫;黄蜡润肤升肌,同油融合可作为软膏。中药外敷能使药力速达病所,迅速缓解症状,故神经性皮炎也需根据中医学辨证施治进行诊断治疗。

医案❸　陈某,女,34岁。

［初诊］　2004年12月3日。

主诉：头皮屑异常增多近3年。

患者3年前出现头皮屑异常增多,瘙痒,曾用过多种方法如硫黄软膏、希尔生洗头液等未见效。无异味,舌淡,苔薄,脉略滑,偏沉。

辨证：风热血燥。

中医诊断：头屑(湿热)。

西医诊断：脂溢性皮炎。

治法：祛风清热,化湿止痒。

方药：苦参地榆洗剂(自拟方)。

苦参30 g　白鲜皮30 g　地肤子30 g　大参地30 g　白及30 g　火麻仁30 g　土荆皮15 g　2剂。

外用洗头,每周2次。

［二诊］　2004年12月17日。

头皮屑明显好转,几乎不痒,舌淡,苔薄,脉缓。经清热解毒中药治疗后,湿热之毒得解,故诸症减轻,继用苦参地肤外洗汤外洗,3剂,用法同前。

［三诊］　2005年1月7日。

头皮基本不痒，还有少量头屑，舌淡，苔薄，脉缓。同2004年12月3日方，2剂，以巩固治疗。

头皮屑基本消失。

［随访］ 3个月后随访没有复发。

［按语］ 面游风是以头发、皮肤多脂发亮、油腻、瘙痒，迭起白屑，脱去又生为特点，好发于皮脂腺较多的部位，相当于西医的脂溢性皮炎。秦氏认为该患者素体禀赋不耐，湿热上瘀，影响气血滋养皮肤，而致头屑异常增多，故治疗以祛风清热，化湿止痒为主，选用外洗方是秦氏治疗皮肤病的特色之一。中药外洗接触病变面广，方中选用苦参、白鲜皮以奏清热燥湿，祛风解毒之功，大参地清热解毒，地肤子清热利湿止痒，土荆皮止痒，火麻仁导热下行。经清热解毒中药治疗后，湿热之毒得解，三诊后患者头皮屑基本消失，疗效显著。同时，忌食辛辣，少吃油腻甘甜食品，保持心情舒畅，精神愉快，避免情志内伤，避免搔抓，不用刺激性强的肥皂洗涤。

八、黄褐斑

医案 周某，女，63岁。

［初诊］ 1995年12月8日。

主诉：面部逐渐出现色素沉着近2年。

患者自绝经后，面部逐渐出现色素沉着，近2年来，两颊部出现杯口大小黄褐斑，约3 cm×4 cm大小，神倦乏力，心烦寐差，头晕腰酸，晨起面浮，午后颧红，舌偏红，苔少，脉细弱。

辨证：肾精亏虚，气滞血瘀。

中医诊断：面黑皯(肾精虚亏)。

西医诊断：老年性面部黄褐斑。

治法：补肾益精，活血通络。

方药：六味地黄汤加减。

熟地黄12 g 怀山药9 g 山萸肉9 g 菟丝子9 g 肉苁蓉12 g 牡丹皮9 g 泽泻9 g 茯苓12 g 丹参30 g 鸡血藤15 g 炙白僵蚕9 g 何首乌9 g 知母9 g 黄精30 g 14剂。

［随访］ 连服3个月，病斑色素基本消除。

［按语］ 黄褐斑是指发生在面部的色素沉着性皮肤病，多与肝、脾、肾三脏关系密切，气血不能上荣于面为主要病机。患者辨证为肝肾不足，水火不济，虚火上炎所致。方以六味地黄丸合黄精、知母补益肾气，养阴清热；肉苁蓉、菟丝子补肾气，温润肌肤；加丹参、鸡血藤、白僵蚕、何首乌治疗血瘀皮肤发黑。诸药合用，瘀滞去，阴血足，肾气充沛。连服7剂，褐斑色略淡。嘱患者注意调畅情志，少食肥甘，多进果蔬，慎用外用药。

九、色素斑

医案 王某某，女，22岁。

[初诊] 2005年6月11日。

主诉：面部色素沉着2个月。

患者2个月前曾患面部湿疹，愈后自觉两面颧部色素沉着，色黑，不高出皮肤，无痒痛。大便2日一行，口干，舌红，苔薄，脉缓软。

辨证：热毒炽盛，上扰血分。

中医诊断：黧黑斑(湿热)。

西医诊断：色素斑。

治法：凉血清热。

方药：皮肤病内服方(自拟方)。

板蓝根30g 滑石30g 石膏30g 炒蛇床子15g 白鲜皮30g 地肤子30g 葫芦壳15g 茯苓皮15g 紫草15g 蚕沙15g，包煎 地丁草15g 生大黄6g，后下 马齿苋30g 黑白丑9g 大青叶15g 银花9g 连翘9g 泽泻15g 14剂。

外洗方：皮肤病苦樟外洗方。

苦参30g 樟木30g 枯矾30g 明矾30g 蛇床子30g 地肤子30g 白鲜皮30g 土槿皮30g 山豆根30g 火麻仁50g 芙蓉叶30g 蚕沙30g 野菊花30g 马齿苋30g 豨莶草30g 冰片9g 浮萍30g 白及30g 1剂。

用纱布包药，加水2000ml，文火煎药20分钟，局部外洗，每日2次。

西药：① 尿素霜1盒、氯地霜1盒、复方酮康唑软膏2支，混匀外用，每日2次。② 复方炉甘石洗剂100ml/瓶、醋酸曲安奈德注射液5ml/支，混匀外用。③ 盐酸西替利嗪片10mg，每晚1次，每次5mg，口服。

医嘱：禁烟、酒，禁食辣、香菇、蘑菇、海鲜(虾、蟹)、河鲜(青鱼、鲢鱼)、牛肉、羊肉、火锅、大蒜、韭菜、洋葱、竹笋、毛笋、烧烤、油炸物、芒果、杨梅、草莓、橘子、奶制品、巧克力、咖啡、狗肉、蛇肉、莴苣、蚕豆、咸菜、鸡、鹅、酒酿制品、豆苗、草头。

[二诊] 2005年7月2日。

经3周药物治疗后，色素斑已淡大半，舌红，苔薄，脉缓。停用西药，继用6月11日的内服方14剂，外洗方1剂，维持治疗。

[随访] 3个月后随访无复发。

[按语] 黧黑斑是指以面部出现大小形状不一的黄褐色或灰褐色斑，不高出皮肤，色枯暗不泽为主要表现的皮肤疾病，为面部皮肤的色素沉着性疾患。多发于面部，以女性多见。黧黑斑相当于西医的黄褐斑或黑变病。患者有湿疹史，湿疹消退后遗留色素沉着，患者素体湿热较盛，上扰头面部血分，发为色斑，故治法清热凉血祛湿。经凉血清热中药治疗后，热毒既清，则气血养颜，色素渐淡。兼用外洗方以及西药外用，共奏其效。饮食需忌口，避免日光暴晒，慎用含香料和药物性化妆品，注意劳逸结合。

十、荨麻疹

医案❶ 缪某某，女，49岁。

［初诊］ 2005年1月11日。

主诉：荨麻疹，划痕症阳性10日。

患者荨麻疹，划痕症阳性10日，平时易发，受热作痒，搔之出现红斑隆起，堆累成片，发无定处，忽隐忽现。全身红斑散发多处，皮肤有抓痕，苔薄，脉缓软。

辨证：风热犯表，侵袭肌肤。

中医诊断：瘾疹（风热）。

西医诊断：荨麻疹。

治法：清热祛风，滋养肌肤。

方药：皮肤病内服方（自拟方）。

板蓝根39 g　滑石30 g　石膏30 g　炒蛇床子15 g　白鲜皮30　地肤子30 g　葫芦壳15 g　茯苓皮15 g　紫草15 g　蚕沙15 g，包煎　地丁草15 g　茵陈30 g　生大黄3 g，后下　马齿苋30 g　黑白丑9 g　大青叶24 g　银花18 g　连翘18 g　泽泻15 g　仙鹤草30 g　7剂。

外洗方：皮肤病苦樟外洗方加减。

苦参30 g　樟木30 g　枯矾30 g　明矾30 g　蛇床子30 g　地肤子30 g　白鲜皮30 g　土槿皮30 g　山豆根30 g　火麻仁50 g　芙蓉叶30 g　蚕沙30 g　野菊花60 g　马齿苋60 g　豨莶草30 g　冰片9 g　浮萍30 g　大青叶30 g　7剂。

用纱布包药，加水2 000 ml，文火煎药20分钟，局部外洗，每日2次。

西医：尿素霜3盒，复方酮康唑软膏6支，混匀外用，每日2次。西替利嗪10 mg，每晚1次。

医嘱：禁烟、酒，禁食辣、香菇、蘑菇、海鲜（虾、蟹）、河鲜（青鱼、鲢鱼）、牛肉、羊肉、火锅、大蒜、韭菜、洋葱、竹笋、毛笋、烧烤、油炸物、芒果、杨梅、草莓、橘子、奶制品、巧克力、咖啡、狗肉、蛇肉、莴苣、蚕豆、咸菜、鸡、鹅、酒酿制品、豆苗、草头。

1周后荨麻疹，划痕症消失。

［随访］ 3个月后随访无复发。

医案❷　马某，男，7岁。

［初诊］ 2005年10月6日。

主诉：全身风疹5日，伴尿呈乳白色。

患者自10月6日起，因进食海鲜引发全身瘙痒，搔之出现红斑隆起，堆垒成片，至今未瘾退。全身可见红斑，有抓痕，2005年10月6日检查尿蛋白（＋＋＋），尿呈乳白色，有荨麻疹发作史。苔薄白，脉滑。

辨证：风热袭表，内侵肾脏。

中医诊断：瘾疹，乳糜尿（风热）。

西医诊断：荨麻疹，蛋白尿。

治法：疏风清热滋肾。

方药：六味地黄丸加减。

熟地黄9 g　茱萸肉9 g　淮山药15 g　泽泻9 g　金樱子15 g　桑螵蛸15 g　煅龙、牡各30 g，先煎　太子参30 g　炙黄芪30 g　五味子9 g　炒白术9 g　茯苓9 g　炒丹皮9 g　菟丝子9g　枸杞子9g　葫芦壳15g　茯苓皮15g　7剂。

西医：氯雷他定片，每次半片，每日1次。

医嘱：禁烟、酒，禁食辣、香菇、蘑菇、海鲜(虾、蟹)、河鲜(青鱼、鲢鱼)、牛肉、羊肉、火锅、大蒜、韭菜、洋葱、竹笋、毛笋、烧烤、油炸物、芒果、杨梅、草莓、橘子、奶制品、巧克力、咖啡、狗肉、蛇肉、莴苣、蚕豆、咸菜、鸡、鹅、酒酿制品、豆苗、草头。

[二诊]　2005年10月25日。

红斑已经瘾去，今日复查示尿蛋白(—)，舌淡，苔薄，脉滑。继予10月6日汤药7剂，西药巩固治疗。

[三诊]　2006年1月23日。

湿疹已愈，舌淡，苔薄，脉缓。停用西药，中药予10月6日方巩固治疗。

[随访]　3个月后随访无复发。

[按语]　荨麻疹是一种以风团和红斑为主的血管反应性皮肤病，可由多种因素诱发，如药物、食物、物理因素、动植物因素、精神因素、某些系统性疾病等，但其病理机制尚未完全阐明。一般认为，大多数荨麻疹属Ⅰ型变态反应，少数属Ⅲ型变态反应。西医学对本病尚无特效疗法。荨麻疹相当于中医学中的“瘾疹”，瘾疹的形成总因禀赋不耐，人体对某些物质过敏所致，可因卫外不固、气血失调、风寒、风热之邪客于肌表，或因饮食不节、情志内伤、冲任失调导致此病。辨证先分虚实，实证多风寒、风热、湿热，虚证多气虚失固、冲任不调。

案例一患者禀赋不耐，易受外邪侵袭，风热之邪客于肌肤而为此症。中医辨证属于风热犯表，侵袭皮肤。紫草、仙鹤草、板蓝根、地丁草、大青叶、马齿苋清热凉血，并根据叶氏“入营犹可透热转气”之论，加用辛凉之银花和连翘，使邪毒有出路，瘙痒难忍加地肤子、蛇床子、白鲜皮杀虫止痒，滑石、茯苓皮、黑白丑、泽泻、茵陈利水渗湿，中药内服方、外洗方加西药外用法是秦氏治疗一系列皮肤疾病的独特之处。

案例二患者因进食海鲜食物引起风疹，同时伴有蛋白尿。蛋白尿仅是局部的表现，《内经》曰“正气存内，邪不可干”，“邪之所凑，其气必虚”。患者素体较弱，易受外邪侵袭，加上饮食不当为此病的诱发因素，使风热之邪外侵肌肤，则发为红斑，内侵肾脏，则可见蛋白尿。秦氏常用扶正祛邪兼治，故此病治则以补肾疏风清热为主。方中熟地黄、茱萸肉、山药、金樱子、桑螵蛸、菟丝子、枸杞子、五味子以补肾气为根本，太子参、黄芪健脾益气，佐以葫芦壳、茯苓皮、泽泻、白术利水渗湿止痒，煅龙骨、牡蛎收湿敛疮，丹皮疏风清热为功。经补肾祛风清热中药治疗后，风热得祛，肾气得固，诸症消失。

十一、白癜风

医案　董某某，女，7岁。

[初诊]　2005年11月1日。

主诉：左上唇口角、左前臂及右臀上部皮肤变白1年。

患者1年前无诱因下出现左上唇口角、左前臂及右臀上部皮肤变白，形状不一，无痛痒，舌淡，苔薄，脉缓。

辨证：气血失和，脉络瘀阻。

中医诊断：白驳风（气血瘀滞）。

西医诊断：白癜风。

治法：养血通络，活血养颜。

方药：仙鹤旱莲汤（自拟方）。

旱莲草 15 g　仙鹤草 15 g　制首乌 15 g　熟、生地各 9 g　熟女贞 9 g　桑葚子 9 g　地肤子 15 g　白鲜皮 15 g　白蔹 9 g　当归 6 g　红枣 5 枚　7 剂。

外洗方：皮肤病苦樟外洗方。

苦参 30 g　樟木 30 g　枯矾 30 g　明矾 30 g　蛇床子 30 g　地肤子 30 g　白鲜皮 30 g　土槿皮 30 g　山豆根 30 g　火麻仁 50 g　芙蓉叶 30 g　蚕沙 30 g　野菊花 30 g　马齿苋 30 g　豨莶草 30 g　冰片 9 g　浮萍 30 g　1 剂。

用纱布包药，加水 2 000 ml，文火煎药 20 分钟，局部外洗，每日 2 次。

外敷方：外用通络止痛粉。

制甘遂 50 g　制附子 50 g　干姜 100 g　细辛 50 g　肉桂 50 g　独活 50 g　红花 50 g　延胡索 50 g　白芷 50 g　透骨草 30 g　接骨木 50 g　制川、草乌各 30 g　山柰 50 g　冰片 10 g　1 剂。

上药共研细末，取 2 汤匙药粉加三两新鲜姜米拌和，用纱布包外搽患处，每次 1～2 分钟，每日 2 次。

西医：尿素霜 1 盒，复方酮康唑软膏 1 支，混匀外用，每日 2 次。

［二诊］　2005 年 12 月 6 日。

经 1 个月余治疗，左上唇口角、左前臂及右臀上部皮肤变白处颜色变浅，舌淡，苔薄，脉缓。停用西药、外敷方，继用 11 月 1 日内服方 7 剂，外洗方 1 剂以巩固治疗。

［随访］　以后随访无复发。

［按语］　患者出现左上唇口角、左前臂及右臀上部皮肤变白，形状不一，无痛痒，属于中医“白驳风”范畴。《诸病源候论》记载：“白癜者，面及颈项身体皮肉色变白，与肉不同，亦不痒痛，谓之白癜。”《备急千金要方》指出其病机为“风邪博于皮肤，血气不和”。中医认为，情志内伤，肝气郁结，气机不畅，复感风邪，搏结于肌肤，以致局部气血失和，发生白驳风，或因肝肾阴虚，气血不足等原因所致。治疗白癜风，用药不出活血、补益肝肾和祛风诸端。西医认为本病可能与遗传、自身免疫、内分泌及精神等因素有关，目前尚无较好的治疗方法。患者由于禀赋不耐，局部肌肤感受风寒之邪，致气血不畅，不能得以滋养，而致皮肤变白。治当以活血化瘀，通经活络为主，内服方以仙鹤草、制首乌、熟地黄、旱莲草入肾经，有补益肾精，益肾气之功；桑葚子、女贞子滋补肾阴，生地黄、当归、白蔹行气活血，利血脉以防补益药物滋腻，补益中有行气；地肤子、白鲜皮利水渗湿，大枣补中益气。诸药合用，共建其功。外用通络粉方中甘遂大寒，行气破水，消散白斑；附子、干姜、肉桂性温，用以温通经脉；细辛、白芷祛风解表；独活、红花、延胡索补血活血；透骨草、续断、制川草乌入络，行气止痛；山柰、冰片清香宣散以行气。外敷方直接敷于皮损处，直达病所，加以西药外用抗菌。内服、外治并用，二

诊后经药物养血通络，活血治疗，局部肌肤得气血滋养，颜色渐复。以后随访无复发。从这则病案，可以发现秦氏在治疗白驳风上采取攻补兼施、标本结合、内服外治的综合治疗，疗效显著。

十二、银屑病

医案　熊某，男，42岁。

[初诊]　1962年8月10日。

主诉：后颈部右侧生癣一块12年。

患者自1951年开始在后颈项的右侧生癣一块，瘙痒难忍，并无脂水，用各种中西药物治疗，未能治愈，生癣的皮肤继而变厚变黑，曾在外院用X线照射治疗20次，仍旧未能根治。至今该癣已有12年之久，在12年中的冬季，不曾围过围巾，因围巾使其痒更甚。刻诊后颈项右侧生癣一块，面积18 cm×7 cm，皮厚色黑，无脂水渗出，瘙痒难忍，影响睡眠，患者自诉有胃病，其他一切正常。

辨证：血虚风燥。

中医诊断：牛皮癣(血虚风燥)。

西医诊断：银屑病。

治法：养血润燥，熄风止痒。

外用方：生半夏6 g，斑蝥4只，共研细末。

用醋调药粉，成厚糊状，用纱布蘸药擦颈部癣约5分钟，再敷调好的外用药10分钟，然后用温水洗去所敷药。此时生癣的皮肤起许多小水泡，用消毒后的针挑破小水泡，流出毒水(注意：不可撕去水泡上的皮)，掺桃花散，盖上干纱布，每日掺换桃花散和纱布1次，7日后脱去痂皮而痊愈。

该患是8月10日来门诊，因事赴北京开会所以当时未曾搽药，直到11月份从北京回上海后才搽药。搽药仅1次，即告痊愈。

[随访]　2个月后随访，原来生癣的皮肤与正常的皮肤完全一样。

十三、鱼鳞病

医案　王某，男，24岁。

鱼鳞病，皮肤较干燥，冬天尤甚，甚者皲裂出血，苔少质红，脉弦数。血压110/80 mmHg。

辨证：血虚风燥，濡养失职。

中医诊断：蛇皮癣。

西医诊断：鱼鳞病。

治法：养血祛风。

方药：西洋参100 g，另煎汁收膏时和入　生晒参100 g，另煎汁收膏时和入　太子参300 g　潞党参300 g　炙黄芪300 g　云茯神150 g　焦白术100 g　炙甘草60 g　全当归100 g　大川芎100 g　炒白芍100 g　茱萸肉100 g　淮山药100 g　生、熟地各100 g　福泽泻100 g　枸杞子

150 g　粉丹皮 60 g　焦谷、麦芽各 100 g　焦鸡金 100 g　焦山楂 100 g　制黄精 150 g　大麦冬 100 g　砂、蔻仁各 30 g　川石斛 150 g　干芦根 100 g　五味子 100 g　炒杜仲 300 g　炒狗脊 150 g　川断肉 60 g　制首乌 300 g　一级枫斗 50 g,另煎汁收膏和入　黑玄参 150 g　地肤子 300 g　白鲜皮 300 g　火麻仁 300 g　白及片 60 g　紫浮萍 150 g　蒲公英 300 g　地丁草 150 g　胖大海 150 g　天门冬 100 g　南、北沙参各 300 g　蛇床子 100 g　旱莲草 300 g　熟女贞 150 g　桑葚子 150 g　陈阿胶 300 g,收膏用　奎红枣 500 g　建文冰 500 g,收膏用　真蜂蜜 500 g,收膏用

熬膏不用酒,按传统方法熬膏。

[按语]　蛇皮癣主要表现为四肢伸侧或躯干部皮肤干燥、粗糙,伴有菱形或多角形鳞屑,外观如鱼鳞状或蛇皮状。该患者辨证为血虚风燥,濡养失职。该方以西洋参补气养阴,黄芪补气升阳,白术补气健脾,甘草调和药性,白芍养血调经,枸杞子、杜仲补肝肾,山楂消食化积,黄精滋肾润肺,五味子敛肺滋肾,生津敛汗,狗脊祛风湿,首乌藤养心安神,地肤子清热利湿,白鲜皮清热燥湿,火麻仁润肠通便,蒲公英清热解毒,胖大海清热利咽,蛇床子祛风燥湿,旱莲草补益肝肾。

十四、瘢痕疙瘩

医案　金某某,男,39 岁。

[初诊]　2005 年 11 月 18 日。

主诉:术后瘢痕 6 年。

甲状腺瘤术后 6 年,胸骨柄及上窝处瘢痕疙瘩紫红色突起,腹部未及异常,无明显压痛,舌淡,苔薄净,脉缓。

辨证:瘀血凝滞。

中医诊断:疙瘩(瘀血)。

西医诊断:瘢痕疙瘩。

治法:行气活血消肿。

方药:瘢痕疙瘩外敷方(自拟方)。

制甘遂 30 g　猪牙皂 30 g　炙甲片 30 g　三棱 30 g　莪术 30 g　延胡索 30 g　冰片 10 g　肉桂 30 g　公丁香 30 g　制附块 30 g　1 剂。

中药粉剂,共辗极细末,蜜调敷局部瘢痕疙瘩处,每日 2 次。

西药:复方酮康唑软膏 2 支,局部外用,每日 2 次。

[二诊]　2005 年 12 月 24 日。

局部瘢痕疙瘩色已淡,质已软,舌淡,苔净,脉缓滑。继续巩固治之,外用方、西药同前。

瘢痕疙瘩色明显好转。

[按语]　疙瘩为肉芽组织过度增生的一种皮肤病,多继发于外伤、烧伤或手术后的瘢痕上,好发于胸、背及四肢等处。皮损高突不平,逐渐扩展,形状不一,大小不等;或如蟹爪,坚韧有弹性,色淡红或暗红,表面光滑无毛发;或有痛痒感。相当于西医的瘢痕疙瘩。瘢痕是人体自卫体系的一个重要组成,它既是创伤的愈合过程,也是愈合的必然结果。患者在甲状

腺瘤手术后，胸骨柄上窝处有红色瘢痕疙瘩突出，属于创伤后，瘀血凝结于肌肤受伤之处，结块高凸，色暗滞。以行气活血消肿治疗，选用中药粉剂外敷局部瘢痕疙瘩处，方中三棱、莪术、猪牙皂破血行气，荡涤瘀浊，甘遂、炙甲片消肿散结，冰片、丁香、延胡索行气开窍，炙附块、肉桂性温，温通经脉，以制寒凉之性。配合西药外敷，经用活血破血消肿治疗症状减轻，效果颇佳。

十五、带状疱疹

医案❶　马德莱娜，女，70岁。

［初诊］　1992年4月12日。

主诉：右面额部疼痛3个月。

患者带状疱疹皮损位于右面部三叉神经第一支的支配区，伴剧痛，苔偏黄，脉偏数，右弱，左关脉浮紧。

辨证：湿热蕴结卫分，正气未损。

中医诊断：蛇丹(湿热)。

西医诊断：带状疱疹。

治法：滋阴解表。

针灸治疗：取穴泻太渊、鱼际，补隐白、大都。

［二诊］　同上方加印堂透攒竹、阳白、风池。

［三诊］　同二诊加三阴交。隔日治疗，三诊后痊愈。在第三诊时，患者已无痛感，无出汗，但有津液不足之证口干，舌中部苔薄干偏黄而焦裂，乃是失阴，脉弱，左关脉紧，故补三阴交。

［按语］　蛇串疮是一种皮肤上出现成簇水疱，呈带状分布，痛如火燎的急性疱疹性皮肤病，疼痛为本病的特征之一。相当于西医的带状疱疹。该患者辨证为湿热蕴结卫分，正气未损，故选取肺经的太渊和鱼际泻热。脾经主阴和土，补隐白和大都以健脾化湿。患者皮损位于右面部三叉神经第一支的支配区，故取局部穴位，选取印堂透攒竹止痛，胆经阳白、风池祛风除湿热。平时患者需注意休息，忌食肥甘厚味和鱼腥发物，饮食清淡，忌用热水烫洗患处，忌用刺激性强的软膏涂敷，以防皮损范围扩大或加重病情。

医案❷　尼某某，男，64岁。

［初诊］　1992年10月11日。

主诉：左侧腰骶部带状疱疹后持续疼痛1个月余。

患者左侧腰骶部带状疱疹后持续疼痛1个月余。皮损区位于左侧髂窝和腹股沟区、臀部和大腿部。患者过去有慢性支气管炎，曾因肺源性心脏病而住院治疗。战争中受伤截肢大腿1/3，足少阳胆经、足太阳膀胱经经过皮损区，疼痛放射至左侧臀部、大腿外侧、左侧髂窝和腹股沟区。发病后口干，口苦，排尿不畅，便秘加重，舌微红，苔薄白，脉不数、沉，左脉弱。

辨证：肺肾两虚，热邪阻络。

中医诊断：蛇丹(湿热)。

西医诊断：带状疱疹。

治法：泻热止痛，疏通经络。

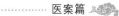

针灸治疗：取穴曲池、合谷、血海、秩边、委中、居髎、环跳、风市、水道、足五里，均取左侧，用泻法，迎随补泻法结合捻转补泻法。电针，弱刺激秩边配委中，居髎配风市。初诊时疼痛部位用火罐。

［二诊］ 1992年10月14日。

疼痛减轻，针灸治疗，取穴大肠俞、大肠俞下痛点、中极、足五里。疼痛部位并用艾条灸。

［三诊］ 1992年10月17日。

针灸治疗，取穴大肠俞、夹脊、秩边、委中、居髎、环跳、风市、中极、足五里。疼痛部位另用艾灸治疗。

［四诊］ 1992年10月24日。

针灸治疗，取穴大肠俞、大肠俞下痛点、中极、维道、居髎、环跳、秩边、支左侧沟、左侧足三里。

治疗4次后疼痛几乎完全消失，小便正常，便秘缓解。

［按语］ 患者左侧腰骶部带状疱疹后持续疼痛1个月余，神经痛是带状疱疹后遗症典型特征之一，带状疱疹以群集小水疱沿神经走向单侧分布，伴明显神经痛为特征，多见于成人，中医称为“缠腰火丹”。《外科大成》载其“初生于腰，紫赤如疹，或起水疱，痛如火燎”。因此此病治法以泻热止痛，疏通经络。秩边是治疗坐骨神经痛和膀胱炎的要穴，环跳是足少阳和足太阳的交会穴；中极是膀胱的募穴，为泌尿系统疾病首选穴位；曲池、血海、合谷泻热止痛，在疼痛部位局部拔罐起到缓解症状；支沟配足三里清大肠以治便秘。同时，保持局部干燥、清洁，注意休息。

十六、大疱性皮肤病

医案 姚某某，男，73岁。

［初诊］ 2005年2月18日。

主诉：食酒酿后，类天泡复发。

患者4日前进食酒酿后，出现类天泡疮复发，水泡以双手为多发，痒甚，两指水泡似黄豆大，水疱破则痛，且流黄水。舌中裂，苔薄白，脉弦滑。

辨证：气血亏虚，湿热熏肤。

中医诊断：类天泡疮(湿热)。

西医诊断：大疱性皮肤病。

治法：清热化湿。

方药：皮肤病内服方加减(自拟方)。

葫芦壳15 g　茯苓皮15 g　黑白丑9 g　苍术15 g　板蓝根15 g　泽泻9 g　猪苓9 g　茵陈15 g　炒蛇床子9 g　白鲜皮15 g　地肤子15 g　生大黄6 g，后下　大青叶15 g　银花9 g　连翘9 g　瓜蒌仁15 g　川连9 g　生甘草9 g　14剂。

外洗方：皮病苦樟外洗方加减。

苦参30 g　樟木30 g　枯矾30 g　明矾30 g　蛇床子30 g　地肤子30 g　白鲜皮30 g　土槿皮30 g　山豆根30 g　火麻仁50 g　芙蓉叶30 g　蚕沙30 g　野菊花30 g　马齿苋30 g　豨莶草30 g　冰片9 g　浮萍30 g　炉甘石30 g　枯矾30 g　5剂。

用纱布包药，加水2 000 ml，文火煎药20分钟，局部外洗，每日2次。

西医：① 尿素霜10盒，氯地霜10盒，复方酮康唑软膏20支，混匀外用，每日2次。② 复方炉甘石洗剂100 ml/瓶，10瓶；醋酸曲安奈德注射液5 ml/支，10支，混匀外用。③ 盐酸西替利嗪片10 mg，每晚1次，每次10 mg。

医嘱：禁烟、酒，禁食辣、香菇、蘑菇、海鲜(虾、蟹)、河鲜(青鱼、鲢鱼)、牛肉、羊肉、火锅、大蒜、韭菜、洋葱、竹笋、毛笋、烧烤、油炸物、芒果、杨梅、草莓、橘子、奶制品、巧克力、咖啡、狗肉、蛇肉、莴苣、蚕豆、咸菜、鸡、鹅、酒酿制品、豆苗、草头。

［二诊］　2005年3月9日。

类天泡疮大为改善，苔薄，脉缓滑。经内服、外用清热利湿中药，症状渐渐减轻，继续依法同治。继用2月10日的内服方14剂，外洗方5剂，西医处理同前。

［三诊］　2005年3月30日。

类天泡疮基本痊愈，局部皮肤渐趋愈合，苔薄，脉略弦。法再从前，巩固疗效，2月10日内服方14剂，2月10日外洗方5剂，西医处理同2月10日。

类天泡疮基本治愈。

［随访］　以后随访无复发。

［按语］　类天疱疮是一种皮损形态类似天疱疮的皮肤病，它的表现以全身泛发大疱为主，好发于老年人、小孩及机体抵抗力弱的成年人。秦氏认为患者年老气血渐亏，又加进食甜腻厚味之品，湿热内生，熏蒸肌肤而致皮肤起燎浆水泡，皮破流津，缠绵难愈。根据治病求本，辨证施治的原则，把握病机，一方多用。其中，在治疗皮肤病湿热证型选用皮肤病内服方、皮病苦樟外洗方、西药外用，三者联合治疗，每每见效。本案例通过辨证论治该患者类属气血亏虚，湿热熏肤，采用秦氏经典治疗皮肤病的三联法，同时，患者注意休息，保持疮面干燥清洁，保持心情舒畅，忌食辛辣发物，戒除烟酒。三诊后基本治愈，以后随访无复发。

十七、毛细血管闭塞

医案　傅某某，女，52岁。

［初诊］　2005年8月29日。

主诉：下肢皮肤黑变3年。

患者2002年11月行二尖瓣瓣膜置换术，两小腿踝部皮肤发黑，足冷，有甲亢史。舌尖微裂，脉缓软。

辨证：气滞血瘀，温煦失养。

中医诊断：下肢皮肤黑变(气滞血瘀)。

西医诊断：毛细血管闭塞。

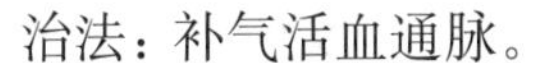

治法：补气活血通脉。

方药：补气活血通脉汤(自拟方)。

太子参 30 g　麦冬 9 g　五味子 9 g　炙黄芪 15 g　制黄精 15 g　红花 6 g　丹参 6 g　炒枣仁 15 g　炙远志 9 g　茯神 15 g　牛膝 15 g　川芎 9 g　当归 9 g　7 剂。

外用方：外用艾樟泡脚方。

艾叶 30 g　樟木 30 g　肉桂 30 g　干姜 30 g　制附子 30 g　苏木 30 g　红花 30 g　延胡索 30 g　地肤子 30 g　白鲜皮 30 g　2 剂。

用纱布包药，加水 2 000 ml，文火煎药 20 分钟，泡脚 15 分钟，每日 2 次。

[二诊]　2005 年 9 月 5 日。

服用上药后，两小腿踝部皮肤色黑已淡，足已稍暖，苔薄，左脉沉细软，右滑软，结代。8 月 29 日方去麦冬、五味子、制黄精，炙黄芪改 30 g，加地肤子 15 g，白鲜皮 15 g，桃仁 9 g，煅龙、牡各 30 g，煅龙齿 30 g，珍珠母 30 g，7 剂。外用泡脚方同前。

[三诊]　2005 年 9 月 12 日。

饭后胃中胀，大便不畅，足冷及色黑已渐减，舌淡，苔薄，脉缓软。经内服、外用补气活血通脉方药，瘀血渐去，局部肢体得养，继续依上法治疗。9 月 5 日方去煅龙骨、煅牡蛎、珍珠母，加麦冬 9 g，五味子 9 g，生甘草 9 g，7 剂。外用艾樟泡脚方同 8 月 29 日方。

[四诊]　2005 年 10 月 10 日。

双下肢黑色渐淡，有皮屑，面黑亦淡，口干，足冷已愈，舌偏红，苔少，脉缓。9 月 12 日方加制首乌 30 g，山萸肉 9 g，熟、生地各 15 g，7 剂。外用皮肤病苦樟外洗方。

苦参 30 g　樟木 30 g　枯矾 30 g　明矾 30 g　蛇床子 30 g　地肤子 30 g　白鲜皮 30 g　土槿皮 30 g　山豆根 30 g　火麻仁 50 g　芙蓉叶 30 g　蚕沙 30 g　野菊花 30 g　马齿苋 30 g　豨莶草 30 g　冰片 9 g　浮萍 30 g　3 剂。

用纱布包药，加 2 000 ml 水，煎开后，文火煎 20 分钟，泡脚 20 分钟，每日 1 次。

西医：尿素霜 2 盒，复方酮康唑软膏 4 支，混匀外用，每日 2 次。

[五诊]　2005 年 10 月 29 日。

双下肢皮肤色黑已淡，两膝酸感已无，舌偏红而干，苔少，脉缓软。经内服、外用补气活血通脉方药，瘀血渐去，局部肢体得养，继续依上法治疗，予补气活血通脉汤加减。

太子参 30 g　炙黄芪 30 g　归身 6 g　炒枣仁 15 g　炙远志 9 g　川芎 9 g　炒白芍 9 g　熟地黄 9 g　制首乌 30 g　制黄精 15 g　枸杞子 15 g　白鲜皮 15 g　地肤子 15 g　牛膝 15 g　丹皮 9 g　赤芍 9 g　7 剂。

外用泡脚方同 8 月 29 日方。

双下肢皮肤色黑好转。

[随访]　以后随访双下肢皮肤色黑无加重。

[按语]　患者行二尖瓣瓣膜置换术，两小腿踝部皮肤发黑，足冷，可能为禀赋不足，气血运行不畅，不能温养肢体所致，用汤药补气活血通脉。方用太子参、黄芪、黄精补益肾气；红花、丹参、当归活血祛瘀；牛膝补益肝肾兼引血下行，使瘀邪外出；酸枣仁、远志、茯神养心安

神；舌尖微裂，阴液亏损，用五味子、麦冬养阴。该方补中有清，能治疗下肢皮肤黑变。外用艾樟泡脚方中艾叶、樟木、肉桂、干姜、制附子散寒，温中通脉；苏木、延胡索、红花活血祛瘀；白鲜皮、地肤子燥湿。经内服、外用补气活血通脉方药，瘀血渐去，局部肢体得养，肢体变温，肤色变淡。五诊后双下肢皮肤色黑无加重。

第二十七章　五官科疾病

一、鼻炎

医案❶　高某，女，53岁。

［初诊］　1991年4月8日。

主诉：经常流黄脓涕2年。

患者黄脓鼻涕终日外流已有数年，发病初期为经常感冒，鼻塞，最近一次感冒后，鼻塞流涕始终未愈，涕质越来越黏，涕色越渐发黄。近2年来黄脓涕终日外流不能自止，基本上没有嗅觉，发音鼻音严重，伴头痛，口苦，口干，咳嗽痰黄，胃中不适，胃纳尚好，大便干结，小便自如，舌红，苔薄黄，寸脉过腕，滑数。

辨证：风热犯肺，痰湿上行。

中医诊断：鼻渊（风热犯肺）。

西医诊断：鼻炎。

治法：疏风清热，宣肺和胃。

方药：辛夷鼻渊方（自拟方）。

桑叶9g　杭菊9g　黑栀子9g　生石膏30g，先煎　黄芩9g　荆、防各9g　淡豆豉9g　焦枳实、壳各9g　辛夷9g　香白芷6g　谷、麦芽各15g　蜜麻黄4.5g　甘草4.5g　茯苓9g　7剂。

针灸治疗：取穴迎香、合谷、印堂、足三里、中脘。

［二诊］　1991年4月15日。

患者咳嗽、痰黄均有好转，胃中不适亦减轻，但白天仍流涕，眼睛干，苔黄，脉仍滑数。治以疏散风热，予麻杏石甘汤加减。

蜜麻黄4.5g　生石膏30g，先煎　杏、蒌仁各9g　生甘草3g　黄芩15g　辛夷9g　桑叶9g　菊花9g　蜜冬花9g　香白芷9g　苍耳子9g　银、翘各9g　黑栀子9g　7剂。

针灸治疗：取穴同4月8日。

［三诊］　1991年4月18日。

鼻塞流涕已好大半，苔薄黄腻，寸脉浮。守原方原法续进。

［四诊］　1991年4月22日。

基本上不流涕，但发音仍有鼻音，嗅觉有所好转，咽喉中有痰，苔薄黄腻，脉平。基本守原法,中药蜜麻黄减量为3 g,续投7剂。

医案❷ 翁某,女性,30岁。

[初诊] 1991年2月4日。

主诉:经常鼻塞,流涕10余年。

患者两鼻孔交替鼻塞已有10余年,平时流清水状鼻涕较多,时常打嚏,经常头额胀痛,无气喘史。最近3个月来,两鼻孔俱塞,头额胀痛更剧,五官科诊断为慢性鼻炎,曾用鼻眼净、苯海拉明、可的松、组织疗法、电疗及中药针灸等,效不显著,遂转针灸治疗。顷诊面容㿠白少华,鼻塞不通用口呼吸,鼻涕如水状,鼻腔色红,清洁,舌淡胖,脉缓软。

辨证:肺有虚寒,卫表不固。

中医诊断:鼻渊(风寒袭肺)。

西医诊断:慢性鼻炎。

治法:温肺通窍。

方药:麻黄细辛方加减。

麻黄1.8 g 春花9 g 白芷6 g 石菖蒲9 g 细辛1.5 g 党参9 g 杭菊9 g 苍耳子9 g 薄荷4.5 g,后下 14剂。

吸鼻药粉:自拟方。

鹅儿不食草9 g 冰片0.3 g

共研细末,每日吸药粉(少许),吸药粉后,打嚏数个无碍。

针灸治疗:取穴迎香、风池、风门、合谷,进针后用短暂捻转手法,再在针尾加艾做温针灸2壮,并继续留针20分钟,每日1次。

2月4日开始治疗后,鼻塞头胀的症状日见好转,至2月15日止,症状完全消失,1个月后随访,情况良好。

[按语] 过敏性鼻炎又称变态反应性鼻炎,为机体对某些变应原(过敏原)敏感性增高而发生在鼻腔黏膜的变态反应,也是呼吸道变态反应常见的表现形式。诚如《灵枢·口问》认为"阳气和利,瞒于心,出于鼻,故为嚏"。《普济方·漆疮》曰:"漆(致敏原)虽有毒,性有所畏,毒即中之,亦有气适然。"事实上人群中毕竟"性有所畏"者少,而"有气适然"者多。这些刺激或来自外界各种物理、生物、化学因素,也有来自体内如内分泌因素、精神因素、性欲冲动等,故而又称神经反射性鼻炎。

中医学以为,鼻乃人体体表的一个器官,在功能、病理上与人体的五脏六腑是不可分割的,与自然、社会环境亦密切相关。本病病因病机不外外感和内伤两端。外感者,多因病菌病毒、过敏原、外界冷热空气变化、有害气体等。内伤者,通常认为与肺、脾、肾三脏关系密切。《医方辨难大成·中集》有:"鼻窍属肺,鼻内属脾。"《灵枢·本神》说"肺气虚则鼻塞不利",《素问·宣明五气》曰"五气为病……肾为欠为嚏"。中医历代医家在不断的临床实践中提出本病多为本虚标实之证。本虚,指肺脾肾气虚、阳虚。标实则以风寒、风热为因。对过敏性鼻炎的治疗,主要分三类:一类以温补为主,补肾温阳,益气固卫,温肺祛邪,如金匮肾气丸、补中益气汤、温肺止流丹等;一类为散寒通窍,如麻黄附子细辛汤、玉屏风散、苍耳子散等；另一类为疏风清热，如麻杏石甘汤等。

医案❸ 冯某，女，32岁。

患者2002年感冒后引发过敏性鼻炎，涕白而黏。有过敏性哮喘，现基本控制，天气变化时稍有喷嚏，今年2月份分娩后引发腰痛。大便有时偏细，舌质偏红，苔薄微黄，脉缓滑。血压125/90 mmHg。

方药：朝鲜参100 g，另煎汁收膏时和入　生晒参100 g，另煎汁收膏时和入　太子参300 g　路党参300 g　炙黄芪300 g　云茯神150 g　焦白术100 g　炙甘草60 g　全当归100 g　大川芎100 g　炒白芍100 g　茱萸肉100 g　淮山药100 g　生、熟地各100 g　福泽泻100 g　枸杞子150 g　粉丹皮60 g　焦谷、麦芽各100 g　焦鸡金100 g　焦山楂100 g　制黄精150 g　大麦冬100 g　砂、蔻仁各30 g　川石斛150 g　干芦根100 g　五味子100 g　炒杜仲300 g　炒狗脊150 g　川断肉60 g　制首乌300 g　辛夷花150 g　苍耳子100 g　广藿香100 g　淡黄芩60 g　大青叶150 g　板蓝根150 g　象贝母100 g　川贝粉100 g，和入膏中　蜜冬花150 g　蜜紫菀150 g　枇杷叶150 g　仙灵脾150 g　巴戟肉150 g　羌、独活各30 g　陈阿胶300 g，收膏用　建文冰500 g，收膏用　奎红枣500 g　桂圆肉150 g　陈黄酒二两

熬膏用酒，按传统方法熬膏。

[按语]　该方中以黄芪补气升阳，白术补气健脾，甘草调和药性，白芍养血调经，枸杞子、杜仲补肝肾，山楂消食化积，黄精滋肾润肺，五味子敛肺滋肾，生津敛汗，狗脊祛风湿，首乌藤养心安神，苍耳子除湿止痛，广藿香化湿，大青叶、板蓝根清热解毒，枇杷叶清肺化痰止咳。

二、口唇皮炎

医案　张某，女，17岁。

[初诊]　2006年5月23日。

主诉：口唇肿胀2个月余。

患者3月底因食芒果致口唇肿胀，影响张口说话和吃饭，大便2～3日行一次，口唇周围肿裂，舌淡，苔少，脉弦数。

辨证：风火湿热，外犯唇口。

中医诊断：唇风(风火湿热)。

西医诊断：口唇皮炎。

治则治法：疏风散邪，清热利湿。

方药：自拟方。

生地黄30 g　地肤子15 g　白鲜皮15 g　荆芥9 g　野菊花9 g　川连6 g　生大黄6 g，后下　火麻仁30 g　蒲公英15 g　银花9 g　地丁草15 g　僵蚕9 g　7剂。

外洗方：

白及30 g　地丁草15 g　野菊花15 g　蒲公英15 g　地肤子15 g　火麻仁30 g　白鲜皮15 g　冰片5 g　川连9 g　1剂。

药用纱布包,加水1 000 ml煎水至200 ml,外擦每日2次。

医嘱:忌食辛辣、热性食物。

[二诊] 2006年5月30日。

口唇肿裂已愈其半,大便不畅,舌淡红,苔净,脉缓。2006年5月23日方加玄明粉3 g,7剂。

[三诊] 2006年6月6日。

口唇肿裂已愈,无其他不适,大便已畅,舌淡红,苔净,脉缓。2006年5月23日方,7剂。

[随访] 1个月后随访已治愈。

[按语] 唇风是因风热湿邪外侵,或脾胃湿热内蕴,上蒸口唇所致。以口唇红肿、痛痒,日久破裂流水,或脱屑皮,或有嘴唇不时瞤动为主要表现的疾病。该患者因进食芒果引起口唇过敏肿裂,秦氏运用大量的清热疏风之品,在内服的同时佐以外用,中西结合,共奏其效。

三、口腔溃疡

医案❶ 李某某,女,21岁。

[初诊] 2003年7月16日。

主诉:口腔溃疡4日。

患者经常发口腔溃疡,发作时太阳穴处头痛,大便2～3日一行,形体肥胖,怕热,口气重、口干、多梦,苔白腻,脉沉细软。

辨证:阴虚之体,湿热内蕴。

中医诊断:口疮(阴虚夹湿)。

西医诊断:口腔溃疡。

治则:清热利湿,滋阴降火。

方药:自拟方。

胖大海9 g　马勃9 g　僵蚕9 g　生地黄30 g　玄参9 g　麦冬9 g　芦根15 g　川连9 g　白菊花9 g　天麻15 g　玉蝴蝶6 g　生大黄9 g,后下　火麻仁30 g　石决明30 g　太子参30 g　葫芦壳15 g　茯苓皮15 g　山萸肉9 g　枸杞子25 g　7剂。

[二诊] 2003年7月23日。

口腔溃疡好转,头痛消失,大便每日1～2次,口气重减轻,苔薄白腻,脉沉细软。同前方,7剂。

[三诊] 2003年7月30日。

口腔溃疡痊愈,大便每日1～2次,口气重减轻明显,还有少量,苔薄,脉沉细软。前方续服7剂。

[随访] 2003年10月30日门诊随访,口腔溃疡未复发。

医案❷ 刘某,女,53岁。

[初诊] 2009年3月19日。

主诉：口舌生疮2周。

患者近2周来口舌生疮频发，口干，伴腹痛，畏寒，舌中裂，苔薄黄，脉缓。

辨证：阴虚火旺。

中医诊断：口疮(阴虚火旺)。

西医诊断：口腔溃疡。

治法：养阴生津，清热利咽。

方药：增液汤加减。

玄参9 g　麦冬9 g　生地黄15 g　南、北沙参各15 g　胖大海9 g　玉蝴蝶9 g　僵蚕9 g　石斛15 g　大青叶15 g　板蓝根15 g　金银花9 g　生甘草6 g　14剂。

［二诊］　2009年4月2日。

口腔溃疡明显减轻，伴夜眠欠佳，舌淡，苔薄白，脉缓滑。续以原方加夜交藤30 g，合欢皮15 g，茯神15 g，灯心草3 g，炒枣仁15 g，远志9 g，14剂。

医嘱：嘱注意休息，饮食调摄，情志调摄等。

［三诊］　2009年4月26日。

口腔溃疡基本不发，舌暗红，苔薄白，脉缓软滑。原方加太子参30 g，枸杞子15 g，木香3 g，陈皮6 g，芦根9 g，夜交藤30 g，14剂。

［按语］　口腔溃疡中医称“口疮”，又名“口疡”“口疳”“口破”。以局部灼痛为主，常常反复发作，久久不愈。多由心脾积热，外感热邪，或阴虚火旺，或虚阳浮越所致。口疮首见于《内经》，《素问·气交变大论》曰：“岁金不及，炎火乃行……民病口疮。”认为口疮发病与气候失常有关。秦氏认为口疮虽然发生在口腔，但与内脏有密切的关系，脾开窍于口，心开窍于舌，足少阴肾经连系舌本，两颊及齿龈属手、足阳明经的大肠经与胃经，牙齿属肾，督脉、任脉经均上络口腔唇舌，说明口疮与整体的病变联系有关。明代张景岳详述了口疮的证治，《景岳全书·口疮》说：“口舌生疮，固多有上焦之热，治宜清火，然有酒色劳倦过度，脉虚而中气不足者，又非寒凉可治，故虽久用清凉，终不见效，此当察其所由，或补心脾，或滋肾水，或以理中汤，或以蜜附子之类，反而治之，方可痊愈，此寒热之当辩也。”在此张景岳对于口疮的虚实证治，理法方药的运用更为详明。秦氏将此证分为虚火、实火，实火多与脾胃积热，心火偏亢，肝郁化火有关；虚火多与素体阴虚外加疲劳过度、思虑过度、房室不节、久病耗损或过服燥湿劫阴之品有关。本病乃阴虚津亏，水不上承，火旺于上，致使口舌血破脓流，腐肉中生而成。阴津不能上承于上，故口干。脾胃主水谷运化，阴液耗损，不能制火。方中玄参、麦冬、生地、南北沙参、石斛养阴生津以制火，大青叶、板蓝根、金银花、僵蚕清热，胖大海、玉蝴蝶清热利咽，甘草调和诸药。故全方共奏养阴生津，清热利咽之功。口腔溃疡反复发作与多次感染病毒及机体自身免疫力低下有关，在治疗上应该以调整机体的抗病功能，太子参、玄参、山萸肉、枸杞子能增加机体的免疫力，促进溃疡面的愈合。同时嘱咐患者要加强自身行为的调摄，注意睡眠与大便，适当健身，做到顺应自然，天人合一，才能阴平阳秘。

四、舌病

舌麻症

医案　沈某，男性，27岁。

[初诊]　1962年10月26日。

主诉：舌麻木1个月。

患者牙齿摇动，舌苔光剥已多年，最近1个月前因拔牙而引起舌麻木，曾用维生素B治疗无效，逐转针灸治疗。刻下患者自述舌前半部麻木，用牙齿咬舌头不觉痛，但舌体味觉正常，舌活动亦灵活。舌苔光剥，脉细软。

辨证：素体阴亏，复感外邪。

中医诊断：舌麻症(阴虚)。

西医诊断：舌麻症。

治法：调补肾亏，畅通经气。

方药：增液汤加减。

大熟地15 g　黑玄参9 g　浙麦冬4.5 g　制首乌9 g　人参叶10片　炙黄芪9 g　绿升麻4.5 g　7剂。

搽舌药粉：锡类散，舌上每日搽药粉3次。

针灸治疗：取穴风府、聚泉、廉泉、金津、玉液，用中等刺激手法，风府温针10分钟。

综合上法治疗，针刺共4次，汤药计服14剂，舌麻木已消失，并见数年的舌苔光剥、口干无津的症状治愈。

缩舌症

医案　沈某，男，50岁。

[初诊]　1990年10月12日。

主诉：舌体不得外伸，言语不清2日。

患者因腹泻2日，服西药治疗后腹泻虽止，但舌体突然不得外伸，致使言语不清，口干少津。经神经科检查，排除神经系统疾病。舌质如常，苔薄白，脉沉细弱，伸舌不能。

辨证：脾气虚弱，舌失荣养。

中医诊断：缩舌症(脾虚)。

西医诊断：缩舌症。

治法：补脾益气，益肾养阴。

针灸治疗：取穴足三里、三阴交、复溜，施捻转补法，得气后留针20分钟，隔日1次。

[二诊]　1990年10月14日。

舌已能外伸，语言渐清，再针原穴，手法同前。

[三诊]　1990年10月21日。

舌体活动恢复正常，再针原穴，以巩固疗效。

[按语]　缩舌一症，患者舌缩于内，不能伸出，舌体运动障碍，语言受限。《证治准绳》论

舌之所属，属心、属脾、属胃、属肾，又属肝。该患者因腹泻致脾气虚弱，使舌不得外伸。《灵枢·经脉》云："脾足太阴之脉……挟咽，连舌本，散舌下。"《素问·阴阳应象大论》又云："善用针者，从阴引阳，从阳引阴。"遂合脾经而取阳明。

五、齿龈出血

医案　陈某某，女，30 岁。

［初诊］　2005 年 4 月 15 日。

主诉：牙龈反复出血多年。

患者牙龈反复出血，手足心黄，胃痛稍有，唇干，乙肝抗体均呈阳性，舌淡，苔薄，脉弦。

辨证：木旺克土，气不摄血。

中医诊断：牙宣、齿衄(木旺脾虚)。

西医诊断：齿龈出血。

治法：益气止血，清肝退黄。

方药：茵陈五苓散合四君子汤加减。

党参 30 g　白术 9 g　茯苓 9 g　炙甘草 6 g　仙鹤草 30 g　茜草炭 15 g　白及 9 g　蒲黄炭 9 g　阿胶 9 g　煅瓦楞 30 g　炙海螵蛸 15 g　浙贝母 9 g　茵陈 30 g　归身 6 g　红枣 10 个　泽泻 9 g　猪苓 9 g　14 剂。

医嘱：忌辛辣、热性之食物。

［二诊］　2005 年 4 月 30 日。

手足心黄染已退，口唇干，舌淡，舌苔薄，脉弦。辨治同前，予茵陈五苓散合四君子汤加减。

党参 30 g　白术 9 g　茯苓 9 g　炙甘草 9 g　仙鹤草 30 g　茜草炭 15 g　白及 9 g　蒲黄炭 9 g　阿胶 9 g　煅瓦楞 30 g　炙海螵蛸 15 g　浙贝母 9 g　茵陈 30 g　归身 6 g　红枣 10 个　泽泻 9 g　猪苓 9 g　14 剂。

［三诊］　2005 年 5 月 21 日。

牙龈出血又多，手足心黄染已退，头痛，舌淡，苔薄白，脉右寸浮弦。辨证肝火偏旺，迫血妄行，予茵陈五苓散加减。

天麻 15 g　石决明 30 g，先煎　白芷 6 g　杭白菊 9 g　桑叶 9 g　血余炭 15 g　仙鹤草 30 g　阿胶 9 g，烊冲　归身炭 9 g　熟地炭 15 g　地骨皮 15 g　茵陈 30 g　泽泻 15 g　川芎 6 g　猪苓 15 g　炒车前 9 g　14 剂。

［四诊］　2005 年 6 月 8 日。

龈血已止，手足心黄染已退，劳累则头痛，易惊，少有腹鸣，舌淡红，苔少，脉缓。予瓦楞海螵汤加减。

木香 6 g　煅瓦楞 30 g　炙海螵蛸 15 g　浙贝母 9 g　砂、蔻仁各 3 g　焦谷、麦芽各 9 g　天麻 25 g　枸杞子 15 g　川芎 9 g　白芷 6 g　阿胶 9 g，烊冲　仙鹤草 30 g　血余炭 15 g　茜草炭 15 g　茵陈 30 g　金钱草 30 g　炒车前 9 g　朱茯神 15 g　泽泻 9 g　煅龙、牡各 30 g，先煎

14 剂。

[随访] 3 个月后随访无复发。

[按语] 牙龈出血又称齿衄(牙宣),与阳明经关系最为密切。患者肝火旺,木克土,导致脾虚,气不摄血,故见齿衄。秦氏以茵陈五苓散合四君子汤加减,加以补血止血,利水退黄之品,得以缓解。停药后,病情又起,故再拟平肝泻火,健脾益气,养血止血之品,以达坚壁清野之效。

六、慢性咽喉炎

医案 朱某某,男,41 岁。

[初诊] 2005 年 2 月 28 日。

主诉:咽喉疼痛 4 个月。

患者既往有慢性咽喉炎史 5 年,经常悬雍垂下垂,但不影响进食,劳累和多说话后症状加重,舌淡,苔净,脉细而沉。

辨证:气阴两虚。

中医诊断:咽痛(气阴两虚)。

西医诊断:慢性咽喉炎。

治法:养阴益气,清热消炎。

方药:自拟方。

桔梗 6 g 生甘草 6 g 升麻 6 g 柴胡 6 g 南、北沙参各 30 g 太子参 30 g 黄芪 30 g 僵蚕 9 g 胖大海 9 g 西青果 9 g,打 射干 9 g 生、熟地各 15 g 黄精 15 g 14 剂。

医嘱:忌食辛辣、热性食物。

[二诊] 2005 年 3 月 14 日。

诉服上方 14 剂后自觉咽喉疼痛好转,悬雍垂下垂,及红色比以前好转,舌淡,苔少,脉细弦。故继续治拟养阴清热益气,前方加玉蝴蝶 9 g,川连 9 g,14 剂。

[三诊] 2005 年 4 月 11 日。

停药半个月后,昨日多说话后咽喉不适加重,觉痛,舌中裂,苔薄,脉沉细软。继续治拟消炎,养阴润喉,2 月 28 日方加玉蝴蝶 9 g,玄参 9 g,川连 9 g,14 剂。

[四诊] 2005 年 5 月 23 日。

诉药后咽喉不适,疼痛消失。停药 20 日,喉咙不适症状消失,症情稳定。舌淡红,苔薄,脉细缓。继续治拟消炎,养阴润喉,前方不变,给药 14 剂。

[随访] 3 个月后未复发。

[按语] 此证属气阴两虚,在治疗原则上以养阴益气为主,佐以清热消炎。南北沙参、生熟地益气养阴,太子参、黄芪补气,升麻、川连清热解毒,柴胡清热,玄参滋阴清热,射干、桔梗、玉蝴蝶、炙甘草清热消炎利咽,僵蚕、西青果、胖大海治咽喉痛。

七、耳鸣、耳聋

医案❶ 董某某,女,64 岁。

［初诊］ 2006年2月23日。

主诉：右耳鸣、耳聋半个月。

患者2006年2月9日早晨突然出现右侧耳鸣、耳聋，听电话时感觉声音很轻微，伴有头晕，头似戴帽感，伴呕吐，吐水1碗。患者形体瘦弱，精神疲惫，舌淡，苔根黄腻，脉缓滑，外院听力测试示双侧听力皆有下降，以右侧为甚。

辨证：肝肾亏虚，髓海失养。

中医诊断：耳鸣、耳聋(肝肾两亏)。

西医诊断：突发性耳鸣，神经性耳聋。

治法：补益肝肾，益气生血。

方药：首乌杞子汤(自拟方)。

制首乌30 g　枸杞子15 g　天麻15 g　石决明30 g，先煎　珍珠母30 g　杭甘菊9 g　丹参9 g　川芎9 g　白芷6 g　羌活9 g　制黄精15 g　太子参30 g　制黄芪30 g　苍耳子9 g　蔓荆子9 g　7剂。

针灸治疗：取穴耳门、听会、下关、翳风，均取右侧，每穴灸2壮，平补平泻，每周2次。

医嘱：注意饮食起居，避免劳累。

［二诊］ 2006年3月2日。

诉耳鸣响稍有改善，头晕、头痛已基本改善，舌淡，苔薄，脉缓软。继续以补肝肾为主，辅以平肝阳，机体功能逐渐恢复，依此法续治。

［三诊］ 2006年3月16日。

耳鸣已经非常轻微，听力也有明显恢复，无明显恶心、呕吐，舌淡，苔薄白，脉略滑。患者肝肾精气渐复，耳窍得以充养，诸症渐消，继续依法续治。

［按语］ 患者年逾六四，形体瘦弱，秦氏认为这是由于素体禀赋不足，肾亏于先，肝阳上扰于后，乃至先耳鸣、耳聋、眩晕，而后呕吐，故方以补肝肾为主，辅以平肝。主方以制首乌、枸杞子、制黄精补肝肾，加益气生血的太子参、制黄芪；佐以平肝熄风，重镇潜阳的天麻、石决明、珍珠母、杭甘菊，辅活血祛风的丹参、川芎、白芷、羌活，用苍耳子、蔓荆子以引药上行。结合针灸局部取穴治疗，针药结合，皆意在精血双补，使气血上充于耳，则耳鸣、耳聋症状得以减轻，眩晕、呕吐自然而解。神经性耳鸣、耳聋，据患者自述，西医五官科已无法可治，而今用中药以补肝肾，取得治疗耳鸣、耳聋的良效，此乃因肾开窍于耳。西医学解剖并未提示耳与肾有神经组织的直接联系，而中医经长期医疗实践证明，耳鸣、耳聋可因肾之精血不足引起，今以补肝肾取得良效。配合针刺耳部穴位，直接刺激耳部经脉，使气血流畅，进一步提高了疗效。本病若因药物如庆大霉素、链霉素等药物引起，则无法逆转，且病程时间越长，疗效越差。

医案❷ 李某，男，33岁。

［初诊］ 2009年3月18日。

主诉：夜间耳鸣4个月，听力下降2周。

患者夜间耳鸣4个月，似蝉鸣，听力下降2周，无头晕，神疲乏力，五官科医院检查诊断为中耳硬化症，舌中裂，苔薄，脉细缓。

辨证：体虚肾亏。

中医诊断：耳鸣、耳聋（肾虚）。

西医诊断：中耳硬化症。

治法：补肾聪耳。

针灸治疗：取穴双侧耳门、听宫、翳风、中渚、太溪，温针灸耳门、听宫、翳风，每穴灸2壮。

方药：自拟方。

苍耳子15g　细菖蒲9g　川芎9g　当归身6g　熟地黄30g　山萸肉15g　柴胡9g　升麻9g　太子参30g　黄芪30g　制首乌30g　黄精15g　枸杞子9g　7剂。

[二诊] 2009年3月25日。

夜间有耳鸣，听力下降，伴耳边有凉风感，舌中裂，苔薄，脉缓。内服处方同前，3月18日方14剂。针灸治疗同3月18日。

连续治疗1个月余，针灸每周2次，内服方照服。夜间耳鸣消失，听力明显提高。

[按语] 中耳硬化症是中耳病变所引起的听力下降，耳朵内觉鸣响，如蝉声，或如潮声。耳鸣可伴有耳聋，反之耳聋亦可由耳鸣发展而来，秦氏认为两者临床表现和伴发症状虽有不同，但在病因病机上有许多相似之处，耳鸣、耳聋均与肾关系密切。历代医家将本病病因归纳并分为虚、风、火、痰、瘀五个方面，秦氏将此病归属于肾亏为根本，而风、火、痰、瘀为标，在临床上往往标本互见。从患者的发病过程来看，先以耳鸣为主，渐渐地发展成听力下降，伴有神疲乏力、脉细缓，说明此证属于体虚肾亏。耳为肾之外窍，为十二经宗脉所灌注，内通于脑。肾藏精而主骨髓，脑为髓海，肾精充沛，髓海得濡，反之肾精耗损，则髓海空虚，发而为病；体虚，过度疲劳会使脾胃虚弱，气血生化之源不足，脉络空虚，不能上奉于耳，或脾虚阳气不振，清气不能上升，可致耳鸣、耳聋。耳鸣长久不愈以本虚为主，故以治本为主，理应补肾固本，在用药上以补益肝肾为本，佐以益气聪耳。针灸取穴，以手少阳三焦经穴为主穴，从三焦经的循行路线来讲，起于小指、次指之端……上贯肘，循臑外上肩，而交出足少阳之后……下膈，遍属三焦；其支者从耳后入耳中，出走耳前，过客主人，前交颊，至目锐眦；其支者从膻中，上出缺盆，上项，系耳后，直上出耳上角，说明三焦经与耳关系密切，故取翳风、耳门、听宫、中渚以聪耳，太溪以补肝肾。

八、眼底黄斑病变

医案　邬某，女，58岁。

[初诊] 1992年8月15日。

主诉：视物模糊5个月。

患者近5个月来，右眼视物时，有黄色圆圈遮蔽，无头痛症状，偶有头晕。眼底检查示视网膜变形，小血管痉挛，黄斑区黄色团块，中心区光反应较差。舌质偏红，舌边齿痕，苔薄白微黄，脉细弦，左寸关脉浮。

辨证：肝阳上亢，肾水下亏。

中医诊断：视瞻昏渺(肝肾阴虚)。

西医诊断：眼底黄斑病变。

治法：滋养肝肾。

方药：杞菊地黄汤加减。

池菊 9 g　枸杞子 15 g　天麻 9 g　密蒙花 9 g　青葙子 9 g　谷精草 9 g　木贼草 9 g　桑叶 9 g　石决明 30 g，先煎　蔓荆子 9 g　大生地 15 g　山萸肉 9 g　白蒺藜 9 g　10 剂。

［二诊］ 1992 年 8 月 24 日。

右眼视物有黄色圈影，舌偏红，苔偏干，脉弦滑。治以补益肝肾，佐以消斑，予石蟹明目煎(自拟方)。

煅石蟹 15 g，先煎　石决明 30 g，先煎　密蒙花 9 g　青葙子 9 g　谷精草 9 g　木贼草 9 g　蔓荆子 9 g　大生地 15 g　玄参 9 g　决明子 15 g　天麻 9 g　煅牡蛎 30 g，先煎　石斛 30 g　14 剂。

［三诊］ 1992 年 9 月 5 日。

右眼视物，黄色圈影明显减轻，西医眼科检查示右眼眼底视网膜血管痉挛已基本消失，黄斑区灰黄，黄色团块已吸收，中心区反光欠明显，舌质淡红，苔薄白，脉弦滑。治以平肝消斑，佐以养阴补气，予石蟹明目煎加味(自拟方)。

煅石蟹 15 g，先煎　太子参 20 g　石决明 30 g，先煎　密蒙花 9 g　决明子 30 g　礞石 9 g　枸杞子 9 g　天麻 9 g　大生地 15 g　谷精草 15 g　木贼草 15 g　青葙子 15 g　玄参 9 g　煅牡蛎 30 g　石斛 30 g　14 剂。

［四诊］ 1992 年 9 月 28 日。

右眼黄斑区中心反光欠规则，渗出团块已吸收，黄斑区有少许陈旧性病变，血管小部分痉挛。以原法续进，予石蟹明目煎加味(自拟方)。

煅石蟹 15 g，先煎　石决明 30 g，先煎　密蒙花 30 g　决明子 30 g　枸杞子 15 g　天麻 9 g　大生地 15 g　谷精草 15 g　木贼草 15 g　青葙子 15 g　玄参 9 g　麦冬 15 g　太子参 20 g　石斛 30 g　升麻 9 g　炙黄芪 15 g　14 剂。

［按语］ 黄斑病变属中医学“视瞻昏渺”范畴，是指眼外观无异常，视物昏蒙，随年龄增大而视力减退日渐加重，终致失明的一种眼病。老年人常见的病机为肝肾亏虚，精血不足，目失濡养或阴虚火炎，灼烁津液以致神光暗淡。该患者为老年女性，肝肾阴虚，初予以杞菊地黄丸滋补肝肾，后以煅石蟹祛翳明目。

九、青睫综合征

医案　郑某某，女，63 岁。

［初诊］ 2006 年 2 月 23 日。

主诉：右眼疼痛伴头顶胀痛多年，近半个月症状加重。

患者右眼痛近年来频发，伴头顶胀痛，戴眼镜看物体时觉眼睛周围疼痛，无视物旋转，无恶心呕吐。曾经TCD检查示脑动脉硬化，两侧颈动脉供血不足。否认有高血压史。经眼科诊断为右眼青睫综合征。舌尖偏红，苔少，脉弦缓。

辨证：厥阴木火上亢，上扰头窍。

中医诊断：眼痛(肝火上扰)。

西医诊断：青睫综合征。

治法：清肝明目止痛。

方药：羚角密蒙汤(自拟方)。

羚羊角粉0.6g,吞服　石决明30g,先煎　天麻15g　川芎9g　白芷6g　羌活9g　蔓荆子9g　珍珠母30g　杭甘菊9g　桑叶9g　苍耳子9g　密蒙花9g　青相子15g　枸杞子25g　生地黄15g　大青叶15g　板蓝根15g　7剂。

外用方：密菊敷眼方(自拟方)。

桑叶30g　蔓荆子30g　杭甘菊30g　密蒙花30g　青相子30g　川连9g　1剂。

用纱布包药，加水2000ml，文火煎药20分钟，湿敷眼睛10分钟，每日2次。

针灸治疗：取百会、风池、率谷、头临泣、印堂、阳白、四白、太阳，每穴灸2壮，平补平泻；合谷、太冲取双侧，留针不灸，泻法，每周2次。

[二诊]　2006年2月26日。

头痛已经改善，眼痛也有所改善，舌淡，苔少，脉缓。经清热泻火平肝治疗，厥阴之火得降，头痛、眼痛得缓。现酌加滋补肝肾之品，以益精血，而上注于目，按前方续治。

[三诊]　2006年3月2日。

头顶痛基本已除，右眼痛也已减轻，舌淡，苔净，脉缓。2月23日方加山萸肉9g,7剂，每日2次。继续中药外用，针灸治疗。

[按语]　患者眼痛，头痛延绵数年，头痛以巅顶为主，舌尖红，苔少，脉弦缓，是厥阴木火上亢，灼伤目睛，而致眼痛，上扰头窍，而致头痛。方中石决明、羚羊角平肝潜阳，珍珠母重镇潜阳，天麻、川芎、白芷、羌活、蔓荆子滋养脑髓，止头痛，苍耳子药性能直达巅顶，可引诸药上行于巅顶，《要药分剂》曰："治鼻渊、鼻息，断不可缺，能使清阳之气上行巅顶。"杭甘菊、桑叶、密蒙花、青相子擅清肝经风热，用之能清肝明目，配枸杞子、生地黄、山茱萸补肝肾，以益精血，而上注于目。大青叶、板蓝根增加了清热泻火之力。同时配以针取百会、风池、率谷、头临泣、印堂以清肝止痛，阳白、四白、太阳局部取穴以治眼痛，取合谷、太冲开四关，以泻肝火。眼部外敷药很重要，取桑叶、蔓荆子、杭甘菊、密蒙花、青相子、川连清肝经风热。作为外治青睫综合征外敷疗法。本案以平肝清热为主，加用局部外敷，内服、外治结合，配合针刺疏通眼部、头部的经络气血，疗效显著，仅治疗2周，诸症基本已除。

第二十八章　其他疾病

一、发热

医案　钱某，女，3岁。

［初诊］　1992年8月3日。

主诉：高热10余日。

患者于7月下旬起，高热起伏在39～40℃之间，曾用抗生素等静脉滴注，高热仍不见明显下降。刻诊高热神疲，汗出，口不渴，纳谷不香，体温39.5℃，面色萎黄，消瘦，舌质红，苔白腻，脉滑数。

辨证：正气虚弱，营卫失调，暑湿熏蒸。

中医诊断：外感发热（暑热）。

西医诊断：发热。

治则：益正气，调营卫，清暑湿。

方药：清暑藿佩汤（自拟方）。

生石膏15 g，先煎　柴胡6 g　桂枝1.5 g　黄芩9 g　青蒿6 g　鲜藿、佩各15 g　车前子9 g，包煎　甘露消毒丹9 g，包煎　太子参15 g　生甘草3 g　4剂。

医嘱：避风寒，多饮水。

［二诊］　1992年8月7日。

高热逐渐下降，苔仍白腻，舌质偏红，脉数。治守原意，原方加薏苡仁9 g，4剂。

［三诊］　患者精神好转，体温已降至37.5℃，舌质红，苔薄白腻，脉滑数。守原意续治，前方去石膏，加金银花9 g，4剂。

四诊时热退，半年内无复发。

［按语］　本例时值炎夏，患儿正气薄弱，外邪侵袭，高热多汗，夏伤气阴，又暑热挟湿，正不胜邪，故缠绵难愈。秦氏应用炎夏时令药青蒿、藿香、佩兰清热解暑，透表化湿，甘露消毒丹、车前子通利小便，清化湿热，佐柴胡、桂枝、太子参调和营卫，扶助正气为治。

二、汗病

医案❶　季某，男，42岁。

［初诊］　2009年4月5日。

主诉：多汗。

患者动则出冷汗，大便欠畅，多汗，伴头晕耳鸣，舌质偏暗，苔少，脉弦滑数，血压165/100 mmHg。

辨证：气阴两虚。

中医诊断：自汗。

西医诊断：自主神经功能紊乱。

方药：自拟方。

浮小麦30 g　瘪桃干30 g　太子参30 g　五味子15 g　黄芪30 g　珍珠母30 g　生龙齿30 g　石决明30 g　天麻15 g　蔓荆子9 g　夏枯草9 g　黄芩9 g　杜仲30 g　罗布麻30 g　桑寄生9 g

半月而治愈。

［按语］　中医学认为，汗液是津液通过阳气蒸腾气化后，以玄府（汗孔）排出之液体。所以《素问·阴阳别论》说："阳加于阴谓之汗。"又有"大汗亡阳"之说。汗为津液所化生，血与津液又同出一源，"津血同源"，因此又有"汗血同源"之说，如《灵枢·营卫生会》论"夺血者无汗，夺汗者无血"，《伤寒论》有"衄家不可发汗"和"亡血家不可发汗"之诫，这即是"津血同源"。汗液的排泄，还有赖于卫气对腠理的开合作用，腠理开，则汗液排泄；腠理闭，则无汗。

医案❷　高某，男，62岁。

患者体虚怕冷，动则出汗，容易感冒，性情较急，头部及阴部有湿疹，夜尿2～3次，舌质红，苔薄白，脉弦滑，血压125/75 mmHg。

方药：西洋参100 g，另煎汁收膏时和入　生晒参100 g，另煎汁收膏时和入　太子参300 g　路党参300 g　炙黄芪300 g　云茯神150 g　焦白术100 g　炙甘草60 g　全当归100 g　大川芎100 g　炒白芍100 g　茱萸肉100 g　淮山药100 g　生、熟地各100 g　福泽泻100 g　枸杞子150 g　粉丹皮60 g　焦谷、麦芽各100 g　焦鸡金100 g　焦山楂100 g　制黄精150 g　大麦冬100 g　砂、蔻仁各30 g　川石斛150 g　干芦根100 g　五味子100 g　炒杜仲300 g　炒狗脊150 g　川断肉60 g　制首乌300 g　青防风100 g　杭甘菊150 g　金樱子300 g　煅龙、牡各300 g　地肤子300 g　白鲜皮300 g　生米仁300 g　常赤芍100 g　蒲公英300 g　地丁草300 g　粉猪苓150 g　炒蛇床子100 g　桑螵蛸300 g　夜交藤300 g　生龙齿300 g　珍珠母300 g　石决明300 g　明天麻150 g　陈阿胶300 g，收膏用　建文冰500 g，收膏用　奎红枣500 g　核桃肉200 g

熬膏不用酒，按传统方法熬膏。

［按语］　汗证多属虚证。自汗以气虚、阳虚为主，盗汗以阴虚、血虚为主。肺卫不固证多汗以头、颈、胸、背为主，营卫失调证多汗而不温，气阴亏虚证汗出遍身而伴虚热征象，湿热迫蒸证则汗出肤热。

该方中以西洋参补气养阴，黄芪补气升阳，白术补气健脾，甘草调和药性，白芍养血调经，枸杞子、杜仲补肝肾，山楂消食化积，黄精滋肾润肺，五味子敛肺滋肾，生津敛汗，狗脊祛风湿，首乌藤养心安神，金樱子、桑螵蛸固精缩尿，地肤子清热利湿，白鲜皮清热燥湿，蒲公英清热解毒，蛇床子祛风燥湿，夜交藤活血补血通络，珍珠母、石决明平肝潜阳。

三、神经官能症

医案❶　陈某，男，19岁。

［初诊］　1995年8月21日。

主诉：尿频、多饮10日左右。

患者1995年暑期前适逢高考，学习紧张，常感口渴多饮，暑期中因天气炎热，也未引起重视。8月初等发通知，情绪紧张，烦躁不安，症状逐渐加重。近日来，录取通知书已下达，整日呆在空调房内，但每日仍要饮6～7暖瓶水，尿量也明显增加，达3 000～4 000 ml，精神兴奋，烦躁不安，并伴有恶心呕吐，因此引起家人注意，陪其就诊。曾令其严格控制饮水1日，尿量明显减少，尿比重由原来的1.005～1.010增至1.020，尿糖(－)。面色萎黄，口唇干燥，舌淡红，苔薄黄腻，脉数。

辨证：肾阴亏损，中焦湿热。

中医诊断：消渴(肾阴亏损)。

西医诊断：神经官能症。

治法：清热止渴，益肾养阴。

方药：竹叶石膏汤合知柏地黄丸加减。

竹叶10 g　石膏30 g，先煎　知、柏各10 g　玄参15 g　沙参15 g　生地黄12 g　石斛30 g　怀山药10 g　山萸肉10 g　制黄精20 g　半夏10 g　7剂。

针灸治疗：取穴内关、中脘、足三里，均泻法；关元、三阴交、公孙、太溪，均补法。留针20分钟，每周2次。

经1周治疗，情绪逐渐稳定，饮水量明显减少，每日饮水1～2暖瓶水，尿量随之减少，恶心呕吐已消除，舌淡红，苔薄黄，脉细。既已收效，治守前法，原方续治2周。因要开学，针灸改为每周1次，取穴同前。

［二诊］　1995年9月14日。

开学后，学习虽紧张，但情绪十分稳定，饮水、排尿基本正常，能正常听课，舌淡红，脉细。守法再治，嘱其再服原方2周以巩固疗效。

［按语］　本病例类似糖尿病性尿崩证，因情绪紧张而诱发加重，五志过极，郁而化火，消烁津液而致阴虚阳亢。《临证指南医案》："三消一证，虽有上、中、下之分，其实不越阴亏阳亢，津涸热淫而已。"患者虽有多饮、多尿等主症，但苔薄黄腻，脉细数，恶心呕吐等中焦湿热症状也很明显。因此，在治疗过程中，一方面进行暗示疗法，要患者合理安排作息时间，调整自己的心态；另一方面选用清热生津，益气和胃的竹叶石膏汤为主方，方中竹叶、石膏清热除烦，知母助石膏清热生津；黄精代人参，更有滋肾润肺，补脾益气之功；玄参、沙参、石斛、生地生津止渴；半夏降逆止呕；配知母、生地黄、怀山药、山萸肉，以取六味地黄丸之意，滋阴降火。同时针刺内关以泻阴分之热，泻足三里、中脘以清脾胃蕴热，补关元、三阴交、公孙、太溪以恢复耗损之阴液。两法合用，治里热未清而气津已伤，胃气不和而湿热内蕴一类的消渴病证，

确有良效。

医案❷　姜某，女，52岁。

［初诊］　1992年12月31日。

主诉：经常昏厥近20年。

患者因“文革”时精神受到刺激，以后常常突发昏厥，发作前头晕目眩，精神病院配服镇静药，服后口干，便秘，头痛不适，全身有发热感，舌中光剥，苔黄燥，脉沉细软。

辨证：气阴亏虚，脑失所养。

中医诊断：厥证（气阴亏虚）。

西医诊断：癔病。

治法：补气养阴，宁心安神。

方药：宁心生脉饮（自拟方）。

炙黄芪20g　太子参30g　麦门冬15g　五味子9g　石斛30g　芦根30g　大生地30g　当归头9g　天麻9g　枸杞子15g　石决明30g,先煎　玄参15g　制大黄6g　柏子仁20g　黄连3g　灯心草3g　30剂。

服用上药1个月余，昏厥未作，但有头晕，盗汗较多，耳鸣寐差，舌中略光剥，苔薄，脉细软。治仍以补气为主，佐以安神，予宁心生脉饮加减（自拟方）。

炙黄芪30g　太子参30g　天麻9g　石决明30g,先煎　池菊9g　大生地30g　玄参15g　麦门冬15g　柏子仁30g　制大黄6g　生龙、牡各30g　碧桃干15g　浮小麦15g　糯稻根30g　21剂。

［二诊］　1993年1月21日。

盗汗止，但受刺激后易心慌，乏神，睡眠欠佳，苔薄腻，脉缓无力。法拟补益气血，养心安神，予宁心生脉饮加减（自拟方）。

炙黄芪30g　太子参30g　麦门冬15g　五味子9g　当归身9g　熟地黄15g　炒白芍15g　川芎9g　天麻9g　莲子肉9g　煅龙、牡各30g　珍珠母30g　夜交藤30g　合欢花30g　炒枣仁15g　炙远志9g　柏子仁30g　制大黄6g　14剂。

［三诊］　1993年2月5日。

睡眠、心慌均渐好转，苔薄腻，脉细滑。守原法治之，原方14剂。

［按语］　厥证是临床上以突然发生一时性昏倒，不知人事，或伴有四肢逆冷为主要症状的一种急性病证。轻者短时间内即可苏醒，重者一厥不醒，预后不良。《景岳全书·厥逆》：“气厥之证有二，以气盛、气虚皆能厥也。气虚卒倒者，必其形气索然，色清白，身微冷，脉微弱，此气脱证也……气实而厥者，其形气愤然勃然，脉沉弦而滑，胸膈喘满，此气逆证也。”“血厥之证有二，以血脱、血逆皆能厥也。血脱者如大崩大吐或产后尽脱，则气亦随之而脱，故致卒仆暴死……血逆者，即《经》所云，血之与气并走于上之谓。”引起厥证的病因主要有情志内伤、体虚劳倦、亡血失津、饮食不节等。患者曾经历“文革”，遭受刺激，引发气机逆乱，升降乖戾，气血阴阳不相顺接而见厥证。病久失养，以致中气不足，脑海失养，阴阳气血亏耗，成为厥证的发病原因。《张氏医通·厥》：“今人多不知厥证，而皆指为中风也。夫中风者，病多经

络之受伤;厥逆者,直因精气之内夺。”秦氏方用生脉饮加活血养血之当归、川芎、白芍等,佐以中药煅龙牡、珍珠母,既有安神定志的作用,又可敛汗养阴,滋养心神。

四、淋巴结炎

医案❶ 宋某,女,45岁。

[初诊] 1961年11月28日。

主诉:低热,左颈部有淋巴结结核近2个月。

患者两侧颈项部及颏部发现能活动的结核数颗半年,每日有低热(37.2~37.3℃),诊断为颈部淋巴结炎,即用链霉素、异烟肼治疗。身上其他部位皮下也陆续发出结核块,发展到几乎全身都有。于10月8日做左颈部淋巴结摘除术,并做病理切片检查,术后颈部强痛,牵连肩背不能活动,转中医治疗。刻下患者消瘦乏力,午后有低热,颈项部、腋部、鼠蹊部等处的淋巴结均肿大,大者如枣,小者如豆,能活动,有痛感,左颈部连肩背牵强作痛。舌质偏红,苔薄腻,脉细弦带数。

辨证:阴虚火旺,灼津成痰,痰火凝结。

中医诊断:瘰疬(阴虚火旺)。

西医诊断:全身淋巴结炎。

治法:养阴清热,化痰散结。

方药:内消瘰疬丸加减。

海藻9g 昆布9g 海带9g 白僵蚕9g 煅牡蛎30g,先煎 夏枯草9g 牛蒡子9g 忍冬藤9g 大生地9g 秦艽6g 羌活3g 苍耳子9g 内消瘰疬丸12g,分3次吞服 28剂。

1个月内全身肿胀的淋巴结相继消退。

医案❷ 倪某,女,汉族。

[初诊] 2005年5月28日。

主诉:2周前发热后即出现双侧颈部淋巴结肿大,右侧比左侧大。

患者2周前发热后出现双侧颈部淋巴结肿大,右侧比左侧大,局部疼痛,曾在肿瘤医院做穿刺检查示“未见肿瘤淋巴”。右侧肿块7 cm×6 cm,左侧2 cm×2 cm,皮肤略红,肿块质硬,固定,按之压痛,苔薄,脉缓。

辨证:风热湿毒,气血壅塞。

中医诊断:石疽(余毒凝滞)。

西医诊断:急性双侧颈淋巴结炎。

治则治法:清热解毒,化痰消肿。

方药:甲片贝母汤(自拟方)。

板蓝根15g 大青叶15g 银花9g 连翘9g 浙贝母9g 制甲片9g 延胡索9g 制南星9g 僵蚕9g 姜半夏9g 白芥子9g 三棱9g 莪术9g 柴胡6g 川连9g 生甘草9g 7剂。

外用中药粉：

蒲公英50 g　地丁草50 g　冰片10 g　芙蓉叶50 g　三棱50 g　莪术50 g　制南星50 g　延胡索50 g　皂荚25 g　1剂。

共研细末，蜜调，局部外敷，每日1次。

医嘱：忌食辛辣刺激食品。

[二诊]　2005年6月5日。

颈部肿大淋巴结已消减，左侧已消失，右颈尚有2 cm×2 cm的肿块，舌淡，苔薄，脉缓。予甲片贝母方加减(自拟方)。

夏枯草9 g　煅牡蛎30 g　玄参9 g　板蓝根15 g　大青叶15 g　银花9 g　连翘9 g　生甘草9 g　浙贝母9 g　制甲片9 g　制南星9 g　僵蚕9 g　姜半夏9 g　白芥子9 g　三棱9 g　莪术9 g　7剂。

外用药粉继续使用。

[三诊]　2005年6月19日。

双侧颈部淋巴结炎，左侧已消，右侧已消80%，舌淡，苔薄，脉缓。予甲片贝母方加减(自拟方)。

夏枯草15 g　煅牡蛎30 g　玄参9 g　板蓝根15 g　大青叶15 g　银花9 g　连翘9 g　生甘草9 g　浙贝母9 g　制甲片9 g　制南星9 g　槟榔9 g　僵蚕9 g　姜半夏9 g　三棱9 g　莪术9 g　白芥子9 g　28剂。

外用粉剂继续使用。

[四诊]　2005年7月20日。

双侧颈部淋巴结炎，左侧已消，右侧仅存1.5 cm×1 cm，舌淡，苔薄，脉缓。继续使用解毒化痰消肿之中药，巩固疗效。甲片贝母方加减(自拟方)，处方同前。外用粉剂继续使用。

1个月后双侧颈部淋巴瘤消失，治愈。

[随访]　半年后随访一切正常。

[按语]　瘰疬发病情况多由三焦、肝、胆等经风热气毒蕴结而成，肝、肾两经气血亏损，虚火内动所致，可分为急性、慢性两类。急性多因外感风热，内蕴痰毒而发；慢性多因气郁、虚伤而发。该病常愤怒忿郁，谋虑不遂，精神颓靡。患者感受风热湿毒，炼液成痰，痰毒互阻，结块而肿。经解毒化痰，散结消肿中药治疗后，症状减轻，瘰疬消失。

五、乳房疾病

医案❶　应某，男，70岁。

[初诊]　2000年8月1日。

主诉：右乳房肿块5个月。

患者5个月前偶然发觉右乳房肿块，轻度胀痛。因13年前曾有类似病史，后不治而愈，故并未在意。2个月后疼痛虽消失，但右乳房逐渐肿大，遂前往本院外科求治，经化验肝功能示总胆红素22.6 mmol/L，碱性磷酸酶147 U/L，余各项指标皆在正常范围。西医予丙酸睾丸酮 50 mg 肌内注射，每周 2 次，然而用药 5 次后证情仍无好转。顷诊右乳房肿大，乳晕部有 1 个蚕豆大小的扁圆形肿块，边界清楚，表面光滑，推之移动，无触痛，乳头无分泌物，饮食、二便正常，舌淡红，苔薄，脉缓。

辨证：肝气郁结，气滞痰凝。

中医诊断：乳疬(肝气郁结)。

西医诊断：男性乳房发育症。

治法：消散疏肝。

方药：内消瘰疬丸。

全瓜蒌 30 g　蒲公英 30 g　橘叶 9 g　橘核 9 g　柴胡 9 g　青皮 9 g　陈皮 9 g　三棱 9 g　莪术 9 g　夏枯草 9 g　川楝子 9 g　延胡索 9 g　制香附 9 g　当归 9 g　玄参 9 g　浙贝母 9 g　煅牡蛎 30 g　茵陈 30 g　14 剂。

外用方：瓜蒌公英外用方。

全瓜蒌 50 g　蒲公英 30 g　川楝子 9 g　延胡索 9 g　樟木 30 g　制甘遂 30 g　冰片 10 g　明矾 30 g　白芥子 30 g，包煎　4 剂。

[二诊]　2000 年 8 月 8 日。

右乳疬已经告愈，苔、脉平和，法以原旨，以资巩固。内服 8 月 1 日方，7 剂。外用 8 月 1 日方，2 剂。

[按语]　乳疬，中医病名，是以男性、儿童单侧或双侧乳晕部发生扁圆形肿块，触之疼痛为主要表现的乳房异常发育症。分为男性乳房发育异常和儿童乳房发育异常两大类，前者见于中、老年男性，多为继发性；后者见于 10 岁左右儿童，多为原发性。西医称为乳房异常发育症。可因情志不畅，肝气郁结，气郁化火，灼津炼液成痰，导致痰火互结而成乳房异常发育。取柴胡、川楝子、延胡索、青皮、陈皮、香附疏肝理气，蒲公英、茵陈清热解毒，橘叶、橘核、玄参、浙贝母、煅牡蛎软坚散结。

医案❷　徐某，女性，26 岁。

[初诊]　2006 年 8 月 10 日。

主诉：左乳红肿热痛，伴发热 4 日。

患者产后给婴儿哺乳 2 周，出现左乳红肿胀痛，身热，体温 37.8～38.5℃，大便正常，已用抗生素 3 日，症情未见减轻。自己用吸乳器吸乳，仍未见减轻病势，左乳红肿胀痛继续发展，按之有硬结，舌红，苔薄白，脉滑数。

辨证：乳瘀成毒，肿痛高热。

中医诊断：外吹乳痈(热毒壅乳)。

西医诊断：急性乳腺炎。

治法：通乳消肿，清热解毒。

外治法：左乳头先用 75%酒精棉球消毒，然后毫针针体对折，在乳头上轻轻刮数下，然后拔火罐，把宿乳吸出后，在胀痛处敷自制铁箍散膏，每日吸乳，换药 2～3 次。

方药：瓜蒌公英汤(自拟方)。

蒲公英30 g　全瓜蒌30 g　炙甲片9 g　地丁草15 g　板蓝根15 g　大青叶15 g　银花9 g　连翘9 g　橘核、叶各9 g　柴胡9 g　鹿角霜9 g　黄芩9 g　防风9 g　延胡索9 g　川楝子9 g　5剂。

针灸治疗：合谷、曲池、内关、足三里，均取双侧，用泻法。

[二诊]　2006年8月18日。

诉左乳红肿胀痛及体温治疗3日后均已好转，即停止用药治疗。嘱患者每次哺乳前、后均要用75%酒精棉球轻轻揩一下，以保持乳头清洁卫生。

[随访]　哺乳期间病情稳定。

[按语]　乳腺炎是乳头导管因感染而阻塞，致乳汁不通，瘀乳内蕴，逐渐发炎化脓。本病患者为何用吸乳器不能消退，其一，是因乳头导管仍阻塞，故用酒精棉球揩净，毫针拨乳头，可去乳头瘀阻，之后并用火罐，可充分吸出宿乳或脓液。其二，中药除能清热解毒以外，还有通乳排瘀的作用，此乃中药之长。其三，外用铁箍散膏帮助消炎，退肿。其四，用针刺取阳明经脉，以清乳房之热毒，故本案例针药并治后，能速痊愈。

六、男性疾病

医案❶　盛某，男，36岁。

[初诊]　1992年12月7日。

主诉：早泄2年余。

患者早泄病史2年余，平日怕冷，易受外邪风寒，头痛，思维不易集中，腰膝酸软，胃纳尚好，二便自调，舌质淡红，苔薄黄腻，脉滑细。

辨证：肾精不足，脑海空虚。

中医诊断：早泄。

西医诊断：早泄。

治法：补肾壮阳，温煦督阳。

针灸治疗：取穴命门、腰阳关、肾俞、关元、中极、足三里施以补法，用艾灸2壮，每周2次。

方药：六味地黄丸。

[随访]　患者经治疗，早泄明显好转，原方原法续治3个月，早泄基本痊愈。

[按语]　本证属肾气虚弱，肾气不固，久而久之导致肾精不足，脑海空虚，故拟补肾壮阳，温煦督阳为治则，命门、腰阳关、肾俞、关元、中极、足三里补肾益气而固摄。

医案❷　Robasen，男，44岁，保加利亚。

[初诊]　2005年5月9日。

主诉：不育，慢性鼻炎、慢性咽炎数年。

患者结婚8年不育，1999年做精索静脉曲张手术后，走路多时睾丸部有沉重感，性功能正常，进空调房间后，鼻炎和咽炎即发作。舌中裂，苔少，脉缓。精液检查示精子数略低于正常，精子活动性略低。

辨证：脾肾两虚。

中医诊断：无嗣(脾肾两虚)。

西医诊断：不育，精索静脉曲张术后。

治法：补益脾肾。

方药：参芪补肾汤(自拟方)。

党参 30 g　炙黄芪 30 g　焦白术 9 g　焦白芍 9 g　茯苓 9 g　生甘草 3 g　荔枝核 15 g　橘核、叶各 9 g　陈皮 6 g　淡苁蓉 9 g　巴戟肉 9 g　葫芦巴 15 g　仙灵脾 15 g　柴胡 9 g　补骨脂 9 g　菟丝子 9 g　8 剂。

针灸治疗：取百会、关元、精宫、足三里、三阴交、迎香、曲池、合谷，其中百会、关元、精宫、足三里、三阴交用温补法，迎香、曲池、合谷用泻法，每周 3 次。

［二诊］ 1 周后。

鼻炎时好时坏，不育症续治，舌嫩红，苔少，脉缓。前方加辛夷 9 g，大青叶 15 g，板蓝根 15 g，银花 9 g，7 剂。

针灸治疗：5 月 9 日方加印堂，用泻法。

［三诊］ 2005 年 5 月 24 日。

鼻炎、咽喉炎症状减轻，转颈时头晕，余症同前，舌嫩苔少，脉弦滑。脑海空虚，血供不足，转颈时头晕，予杞菊地黄汤加减。

天麻 15 g　杭甘菊 9 g　石决明 30 g，先煎　太子参 30 g　炙黄芪 30 g　炒杜仲 15 g　菟丝子 15 g　制首乌 30 g　制黄精 15 g　枸杞子 15 g　熟地黄 15 g　山萸肉 9 g　山药 9 g　淡苁蓉 9 g　川芎 9 g　蔓荆子 9 g　羌活 9 g　辛夷 9 g　生甘草 6 g　30 剂。

针灸治疗：取关元、中极、足三里、三阴交、百会、迎香、太阳、印堂、风池、玉枕、项中，其中关元、中极、足三里、三阴交、百会用温补法，百会、迎香、太阳、印堂、风池、玉枕、项中温针法，每周 3 次。

［四诊］ 2005 年 5 月 28 日。

不育症、鼻炎及咽炎经治疗后好转，舌淡，苔少，脉弦滑。因要回国，带回丸方，予参芪补肾汤加味(自拟方)。

朝鲜白参 9 g　太子参 9 g　炙黄芪 15 g　制黄精 9 g　炒枸杞子 15 g　菟丝子 9 g　熟地炭 15 g　仙灵脾 9 g　淡苁蓉 15 g　锁阳片 9 g　巴戟肉 15 g　制首乌 15 g　补骨脂 9 g　熟女贞 9 g　炒桑葚子 9 g　仙鹤草 9 g　砂、蔻仁各 3 g　辛夷 9 g　炒苍耳子 9 g　白芷 6 g　胖大海 9 g　大青叶 9 g　板蓝根 9 g　银花 9 g　连翘 9 g　玉蝴蝶 6 g　焦鸡金 9 g　陈皮 6 g　5 剂。

共研细末，水泛为丸，饭前服，每次 5 g，每日 3 次。

2005 年 8 月其妻受孕，鼻炎明显好转。

［按语］ 中医学称本病为“无嗣”，认为与先天之本肾、后天之本脾及任脉、冲脉的元气、精血不足有关。肾元亏虚，精气不足，命火衰微，真阴亏损，则可导致不育。加之后天失调，脾胃虚弱，受纳健运失司，以致水谷精微无以化生所致。因精血同源，互为资生，气血亏虚，

则精失化源，故为不育。取太子参、炙黄芪、制黄精、枸杞子、菟丝子、熟地黄、仙灵脾、淡苁蓉、锁阳片、巴戟肉、首乌治以益肾补精，健脾益气，并取荔枝核、橘核叶、陈皮、柴胡理气通瘀，加针灸温通督阳。

七、阑尾炎

医案❶ 林某，男，26岁。

［初诊］ 1959年8月11日。

主诉：右下腹阵发性疼痛已10余日。

患者右下腹阵发性疼痛10余日，曾针灸治疗，效果不明显，后发现局部有硬块，影响行动，故来院治疗。顷诊右下腹部相当麦氏点处压痛明显，摸到5 cm×4 cm肿块，右脚伸屈不便，不能走动，大便干燥，西医诊断为包块型阑尾炎。体温38.8℃，舌苔薄白，脉象滑数。实验室检查示白细胞10.5×10^9/L，中性粒细胞75%，淋巴细胞13%，酸性粒细胞12%。

辨证：热毒壅滞，瘀血凝结。

中医诊断：肠痈（热毒凝结）。

西医诊断：包块型阑尾炎。

治法：化瘀清热通腑。

方药：桃仁承气汤加减。

山甲片9 g　黑白丑3 g　牡丹皮12 g　紫花地丁15 g　金银花30 g　赤芍9 g　槟榔15 g　桃仁9 g　黄连3 g　木香6 g　延胡索9 g　生大黄6 g，后下　玄明粉12 g，冲　7剂。

外敷方：拔火罐后，敷铁箍散膏，每日1次。

针灸治疗：取穴阑尾穴、足三里，泻法，留针1小时，每日1次。包块中心，温针2壮，加拔火罐5分钟，每日1次。

经上法治疗2日后，肿块缩小，痛势减轻，体温渐降至正常，大便每日3次，已能行走活动。以后每隔1日服药1剂（内服药大黄、玄明粉分量减半），外敷照常，针灸停止。至8月17日症状已基本消失，白细胞计数正常而出院。

医案❷ 周某，男，59岁。

［初诊］ 1959年6月22日。

主诉：腹部疼痛剧烈1小时。

患者十二指肠球部溃疡出血，经过2次手术治疗，第2次手术1959年6月15日，术后情况良好。在手术后7日（1959年6月22日）突然腹部疼痛剧烈，诊断为急性阑尾炎。由于患者年龄较高，身体较衰，进行第3次手术有困难，故改为中医治疗。刻下腹部膨胀，右下腹有明显压痛，肌卫明显，自汗淋漓，发热神困，胃呆作呕，大便干燥，小便深黄，舌苔黄腻，脉象洪数。实验室检查示白细胞19.7×10^9/L，中性粒细胞80%，淋巴细胞16%，酸性粒细胞4%。

辨证：阳明积热内阻，肠道壅滞成痈。

中医诊断：肠痈(热毒积腑)。

西医诊断：急性阑尾炎。

治法：通腑开结，化瘀清热。

方药：桃仁承气汤。

败酱草 15 g　薏苡仁 15 g　红藤 30 g　牡丹皮 12 g　赤芍 9 g　冬瓜子 9 g　当归尾 9 g　桃仁 9 g　生大黄 6 g　木香 6 g　广陈皮 6 g　玄明粉 12 g，冲　紫花地丁 30 g　金银花 30 g　蒲公英 15 g　1 剂。

外敷方：铁箍散、阴发散各等分蜜调，敷于右下腹压痛处，每日换药 1 次，至痛消失为止。

针灸治疗：取穴阑尾穴、足三里，泻法，留针 30 分钟，每 15 分钟加手法 1 次。

［二诊］　1959 年 6 月 23 日。

服药后大便 10 余次，腹痛大减，但自汗淋漓，舌苔黄腻，脉软数。肠中热毒已清大半，然阳明湿浊未净，自汗淋漓，正气已虚，虑其气阴两脱，应减前剂攻下之药，加入止汗之品，予龙牡薏苡败酱汤。

生牡蛎 30 g，先煎　生龙骨 30 g，先煎　浮小麦 9 g　碧桃干 15 g　黄芪皮 15 g　白芍 9 g　槟榔 9 g　金银花 18 g　黑白丑 6 g　砂、蔻仁各 2.4 g，后下　牡丹皮 15 g　广木香 9 g　薏苡仁 15 g　败酱草 9 g　枳实 9 g　1 剂。

［三诊］　1959 年 6 月 24 日。

腹痛已除，略有腹胀，自汗已收，身体疲倦，舌苔黄腻已薄，脉搏已正常。此肠中之气未和，湿浊未净，病后体虚，拟和气化湿，佐以补正法，予香砂六君子汤。

炒党参 9 g　焦白术 12 g　茯苓 12 g　制厚朴 3 g　陈皮 6 g　大腹皮 12 g　焦楂、曲各 9 g　砂、蔻仁各 2.4 g，后下　5 剂。

八、混合痔

医案　张某某，男，21 岁。

［初诊］　2005 年 8 月 9 日。

主诉：大便经常带血多年。

患者有内外混合痔，伴有脱肛，舌淡，苔薄白，脉缓。

辨证：湿热下注。

中医诊断：混合痔(湿热下注)。

西医诊断：混合痔。

治法：清热化湿。

方药：胡连地榆汤(自拟方)。

炒地榆 30 g　胡黄连 9 g　生甘草 9 g　茜草炭 9 g　蒲黄炭 9 g，包煎　银花 9 g　连翘 9 g　当归 9 g　杏、蒌仁各 9 g　太子参 30 g　炙黄芪 30 g　生地黄 30 g　煅石决 30 g　无花果 9 g　7 剂。

外用方：五倍子痔疮膏(自拟方)。

五倍子 50 g　蜈蚣 5 条　枯、明矾各 9 g　胡黄连 15 g　炙刺猬皮 9 g　冰片 5 g　1 剂。

上药共研极细末，外用局部。

外用洗方：胡黄连外洗液(自拟方)。

五倍子 30 g　生地榆 30 g　连翘 30 g　煅龙、牡各 30 g　枯、明矾各 15 g　冰片 10 g　凤尾草 30 g　2 剂。

上药加水 500 ml，文火煎 20 分钟，外洗痔疮。

医嘱：忌食辛辣、刺激食物。

［二诊］ 2005 年 8 月 16 日。

痔疮已经大为改善，疼痛不明显，已无便血，舌淡，苔薄白，脉缓。继续按前方治疗 1 个月，便血消失，外痔治愈。

［随访］ 3 个月后随访无复发。

［按语］ 素体湿热较甚，下注肠络，而见便血、痔疮、肛内肿物突出。经外用、内服中药，予以清热化湿，止血治疗，症状改善。

九、肿块

医案　戌某，男，62 岁。

［初诊］ 2005 年 4 月 24 日。

主诉：左大腿内侧有一肿块已有 1 个月余。

患者 2005 年 3 月初发现左大腿内侧有一肿块，影响走路伴疼痛，肿块 4 cm×4 cm，边缘光滑，肌肉深层不活动，局部皮肤不红。外院外科要求手术切除。舌质略偏红，苔薄腻，脉细略涩。

辨证：湿热郁积，气滞血瘀。

中医诊断：股阴疽(湿热)。

西医诊断：肿块。

治法：活血化瘀，软坚散结，温化助阳。

方药：三棱散结汤(自拟方)。

牛膝 15 g　槟榔 9 g　延胡索 9 g　白芥子 9 g　制半夏 9 g　制南星 9 g　桂枝 3 g　三棱 9 g　莪术 9 g　海藻 9 g　昆布 9 g　制附子 3 g　煅牡蛎 30 g　芦根 15 g　浙贝母 9 g　赤芍 9 g　丹皮 9 g　14 剂。

外用药粉方：丁桂散加减。

制川、草乌各 15 g　制南星 15 g　姜半夏 15 g　制附子 15 g　肉桂 15 g　细辛 15 g　丁香 15 g　干姜 15 g　冰片 10 g　猪牙皂 15 g　制甘遂 30 g　1 剂。

共碾细末，用蜂蜜调敷，夜敷、昼不敷。

医嘱：忌烟酒、麻辣、海鲜、牛羊肉。

上方内服加外敷患处 2 周，肿块有所缩小，疼痛减轻，苔、脉无殊。依法续治。

经过5周内服、外敷治疗，肿块已经全部消除，已愈。

［按语］ 疽者，久痛也。其概念属阴，与痈相互对立存在。痈为阳症，疽为阴症。清《外科证治全书》设“阴疽证治则例”云：“阴疽之形，皆阔大平，根盘坚硬，皮色不异，或痛或不痛，为外科最险之症。”阴疽，多属寒邪为病，其病情进展变化缓慢，属阴。就症形而论，多发于肌肉之里，附筋著骨，推之或不移，病位在里；就症情经过言之，早期平塌，根盘散大，纵有溃脓，为时亦晚，且清稀脓为多，或夹有败絮状物；就其转归而论，溃后肉芽生长迟缓，色紫暗或苍白，甚或形成漏道；就整体病情观之，多见气血两虚或脾肾阴虚者。此病例肿块位于股内侧，发于肌肉之里，为肝经所经之处，疼痛牵强影响走路，故秦氏认为是“股阴疽”。《医宗金鉴》：“股阴疽发大股中，阴囊之侧坚肿疼，七情不和忧愤致，溃后缠绵功难成。”在治疗上，以温化气血，活血化瘀，软坚散结为原则。内服、外治相结合，以外治为主，佐以内服。外用药粉方附子、肉桂、丁香、细辛、干姜温化气血补阳，祛寒化瘀止痛，猪牙皂、南星、甘遂消肿散结，制川、草乌活血化瘀，冰片清热止痛生肌。内服方桂枝、附子温阳，半夏、南星、牛膝、三棱、莪术、海藻、昆布、牡蛎、贝母活血化瘀，软坚散结；白芥子、延胡索、赤芍、丹皮清热凉血，散瘀止痛为主，并以疏通肝经；槟榔以止痛，芦根以清热生津，解附子之温热。两者合用起到清热消肿之功效。在治疗中，秦氏以自己独到之处，采用外用方碾成粉，用蜂蜜调敷，夜敷、昼不敷，同时佐以内服方以加强功效。

十、术后病

医案　王某，男，40岁。

2008年至2009年先后2次行脑垂体瘤手术，术后出现视野缺损，鼻涕带血，有高血压、慢性萎缩性胃炎病史。大便先干结后溏薄，眠差，舌质偏红，舌苔少，脉缓滑，血压120/85 mmHg。

方药：西洋参150 g，另煎汁收膏时和入　生晒参150 g，另煎汁收膏时和入　潞党参300 g　炙黄芪300 g　云茯神150 g　焦白术100 g　炙甘草60 g　全当归100 g　大川芎100 g　炒白芍100 g　茱萸肉100 g　淮山药100 g　生、熟地各100 g　福泽泻100 g　枸杞子150 g　粉丹皮60 g　焦谷、麦芽各100 g　焦鸡金100 g　焦山楂100 g　制黄精150 g　大麦冬100 g　砂、蔻仁各30 g　川石斛150 g　干芦根100 g　五味子100 g　炒杜仲300 g　炒狗脊150 g　川断肉60 g　制首乌300 g　明天麻250 g　石决明300 g　香白芷60 g　川羌活100 g　青葙子150 g　密蒙花300 g　杭甘菊150 g　川楝子100 g　延胡索100 g　煅瓦楞300 g　海螵蛸150 g　广木香60 g　广陈皮60 g　姜半夏100 g　夜交藤300 g　合欢皮150 g　炒枣仁150 g　炙远志150 g　珍珠母300 g　煅龙、牡各300 g　血余炭150 g　茜草炭150 g　大青叶150 g　板蓝根150 g　槐花炭150 g　辛夷花150 g　苍耳子100 g　白茅根150 g　建文糖500 g，收膏用　陈阿胶300 g，收膏用　奎红枣500 g　核桃肉150 g

熬膏不用酒，按传统方法熬膏。

［按语］ 该方中以西洋参补气养阴，黄芪补气升阳，白术补气健脾，甘草调和药性，白芍养血调经，枸杞子、杜仲补肝肾，山楂消食化积，黄精滋肾润肺，五味子敛肺滋肾，生津敛汗，

狗脊祛风湿，首乌藤养心安神，石决明、珍珠母平肝潜阳，密蒙花清肝养肝，川楝子行气止痛，延胡索活血行气止痛，煅瓦楞抑酸止痛，海螵蛸制酸止痛，夜交藤活血补血通络，远志宁心安神，血余炭收敛止血，大青叶、板蓝根清热解毒，苍耳子除湿止痛，白茅根凉血止血。

传承篇

第二十九章　临床研究与实验研究

秦亮甫从医70余载，在长期的临床实践中善于总结，博采众长，积累了丰富的经验，形成了具有个人特色的学术思想和治疗风格。除了对传统中医疾病在诊断、治疗、理论研究方面有见解独到，效果显著，针对现代疾病，采用现代实验研究、临床研究方法亦取得了显著成就，现择部分疗效确切、研究成果显著者，介绍如下。

一、温针配合中药治疗三叉神经痛

三叉神经痛分为原发性(真性或特发性)和继发性(症状性)两种，原发性三叉神经痛(trigeminal neuralgia，TN)的病因及发病机制目前仍未完全明确，认识也不一致。多数人认为三叉神经痛并非单一因素，可能与病毒、细菌感染、外伤、颅底蛛网膜炎等有关。脱髓鞘疾病、脑血管硬化均可并发蛛网膜炎。三叉神经根周围蛛网膜炎性病变导致蛛网膜粘连增厚，使微血管、三叉神经、蛛网膜束缚在一起，对三叉神经根形成有力的压迫，增厚粘连的蛛网膜随脑波动规律的起伏，对三叉神经牵拉性刺激引起三叉神经根变性，脱髓鞘改变，引发三叉神经痛。

本病属于中医学“头风”“脑风”“面痛”等范畴，其病因病机历代医家论述颇多且详，主要为风、火、痰、瘀、虚，其中初起以风邪、风火多见，病久则多兼痰、兼瘀、兼虚，病机较为复杂。秦氏在治疗三叉神经痛时，审证求因，认为本病终是由于风毒引起，确定了以祛风解毒为基本治疗原则。中医学认为，毒邪就是泛指在正常生命过程中机体内不存在的物质，或原本适应机体生命活动的物质超过了生命机体的需求而对机体形成危害。《素问・六微旨大论》指出：“亢则害，承乃制，制则生化。”若承制失常，则亢盛为害，是为毒邪。故在疾病状态下的毒邪系脏腑功能和气血运行失常使体内的生理或病理产物不能及时排出，在体内蕴积过多而生成。毒邪是疼痛反复发作及病情进展加重的重要因素。因此，临证治疗应将祛风、活血与解毒有机地结合起来。

在三叉神经痛患者面部使用温针灸法，打破了以往认为面部不能温灸的治疗常规，在临床治疗中取得了良好的效果。温针灸可以在病灶局部直接发挥温热作用，使局部组织温度升高，血液循环加快，促进局部组织代谢，缓解局部肌肉痉挛，消除面部疼痛，从而达到“通则不痛”的治疗目的。根据中医学理论，手、足三阳经皆上行于头面部，与三叉神经关系密切。因此，治疗面部疾病，历代医家强调取面部阳经穴位。我们临证时，根据秦氏经验，取完骨、颅息、瘈脉、听宫等面部穴位，均属阳经范畴，旨在泻阳经风毒之邪。并以“扳机点”为阿是穴，迎香、下关、颊车、颧髎穴位所在均为常见扳机点；合谷为手阳明经原穴，善于调气止痛，为止痛之要穴，尤善于治疗面部疾患，正如《四总穴歌》所说：“面口合谷收。”行针时施平补平泻法，既可避免因强针刺而诱发三叉神经痛，又可清泻邪毒。

祛风解毒止痉定痛汤集秦氏多年临床经验，方中羌活、川芎为君药，羌活气厚味薄，川芎辛温香窜，两者相伍，行气活血止痛，川芎又可兼以作使，载诸药上行下达，直捣病所。以桃仁、红花、石膏、黄芩、大青叶、板蓝根为臣药，既含桃仁、红花活血化瘀止痛，扩张脑血管，起到镇静止痛作用。又黄芩味苦，性寒，随川芎等辛温之品上行头面而入阳明经以清头面部火热毒邪。石膏善治本经头痛、牙痛。大青叶、板蓝根具有清热解毒，抗菌、抗病毒作用。佐以全蝎、蜈蚣对药应用祛瘀通络，散结止痛。本组方以辛温之风药与活血化瘀药及性寒之清热解毒药相伍，最能祛毒邪，通经络。

三叉神经痛属临床难治性疾病，酰胺咪嗪（卡马西平）等药物能减轻疼痛，但因药物引发胃肠道反应，嗜睡、眩晕、皮疹、震颤等副反应限制了临床使用。现以祛风解毒为治则，综合运用温针温经通络止痛以治标，结合中药祛风通络，活血化瘀，解毒止痛以治本，两者相辅相成，相得益彰，故而获得了较好疗效，并且无任何副作用。针药并用治疗三叉神经痛有效减少了疼痛次数，减轻了疼痛程度。但由于观察时间仅为 1 个疗程，显效率相对较低，临床随访发现，延长治疗观察时间，可提高显效率，部分患者可以治愈。

二、中药经络穴位敷贴治疗支气管哮喘

支气管哮喘是一种常见的呼吸道疾病，中医认为，其主要病因与禀赋不足，痰浊内蕴有关，基于这一原因，秦氏采用内病外治法，应用定喘化痰的传统药材，研制外用敷药，对支气管哮喘的治疗进行了临床观察，并取得了良好的临床疗效。

选用麻黄、白芥子、甘遂、生姜等 10 余味中药，共研细末，然后用姜酒调成糊状，再将调成糊状的药物直接敷于背部的督脉及膀胱经上。督脉上自大椎穴，下至至阳穴；膀胱经上自大杼穴，下至膈俞穴，敷 1 cm 长的条状药，每周敷药 1 次，每次敷药 1 小时，6 周为 1 个疗程。一般用药 2 个疗程。

本方法主要根据中医内病外治的原理，应用传统的中药，经穴位、经络作用于脏腑，达到宣肺平喘，化痰止咳之功效。临床治疗结果，肯定了本法的确切疗效，临床总有效率达 90%。治疗前后对哮喘的缓解有明显的可比性，其次对哮喘的发作间期和发作程度都有不同的改变，而临床的生化检测表明，经中药敷贴治疗后，血中嗜酸性细胞绝对计数、嗜碱性细胞绝对计数和总 IgE 的测定，均呈不同程度的下降，治疗前后统计学上有显著性差异。动物实验也提示了诱喘潜伏期的延长、实验动物肺组织中 β 受体含量增加和肺组织病理形态上的改变。由此推测，温肺化痰药物可通过经络、穴位，作用于人体来调节机体的潜在功能，共同达到解除痉挛，减少炎症刺激的效果，从而使气道的反应性亢进状态得以改善，缓解临床症状，达到治疗哮喘顽疾的目的。

哮喘是临床常见病、难治病，秦氏通过几十年的临床观察，认为应在哮喘发作期正确分

清风寒、风热、暑热、痰热、燥火等病邪的致病特点，缓解期分清肺、脾、肾三脏之所在及临床表现，观其所逆，辨证施治，选方用药精当，方可事半功倍。在治疗方面，如元代朱丹溪在《丹溪心法》中所说："凡久喘之证未发，宜扶正气为主；已发，攻邪为主。"概言之，哮喘的总治则为平时治本，发时治标；发时治肺，平时治肾。以上是秦氏对哮喘病治疗用药方面的一些独特见解。

哮喘患者求诊，多在发作期，方用麻黄开泄肺气，通调水道，配以车前子，能使水湿从下而治，又能缓解气管痉挛，加强麻黄行水涤饮作用。石膏清泻肺热，又能制约麻黄发汗作用。杏仁、麻黄宣肺疏气，降逆平喘。桑白皮、黄芩清泻肺热，止咳化痰，配以石膏，以消除病因。川贝为调肺清火之品，乃肺家气分药，可清肺止咳，减轻呼吸道刺激，用于久病肺燥咳嗽。浙贝母可润肺化痰止咳，稀释痰液，消退炎肿，使痰液排出。生姜温中散寒，消痰行水，用于寒痰内蕴。半夏燥湿化痰，降逆止咳，用于痰清稀多。五味子敛肺滋肾。

三、慢性萎缩性胃炎的治疗

秦氏从医70余年，对慢性萎缩性胃炎治疗有独到之处，概而言之有以下几点。

（一）久病通络化瘀

中医学无萎缩性胃炎病名，根据其痞闷、胀满、胃痛、纳呆、嗳气等临床表现，秦氏认为可归属于"胃脘痛"范畴。因该病反复发作，临证多见本虚标实，肝胃不和、脾胃虚寒、胃热伤阴、瘀血凝滞诸证同时并见或先后出现。但本病有的(尤其是老年患者)缺少特异症状，或症状之轻重与病变程度不相一致，所以治疗时须在辨证的基础上与辨病相结合，以提高疗效。秦氏认为血瘀是本病的主要病理改变，临床上常见胃脘疼痛，痛有定处，时有刺痛，日久不愈。根据中医理论"病初在经属气，久病入络属血"，且气滞、气虚、虚寒等诸因均可导致血瘀，病理上也表现为胃黏膜血管扭曲，管壁增厚，管腔狭窄，导致局部缺血，苍白或红白相间，呈颗粒状，有肠上皮化生形成。凡此种种，都为"血瘀"立论提供了依据，每用当归、延胡索等活血化瘀之品，有助于微循环的改善，促进腺体恢复。

胃病屡发入络，除用活血行瘀之品外，秦氏常用瓦楞子等软坚、化瘀、散积之品，如伴有泛酸症状或消化道溃疡的患者，加用海螵蛸、浙贝母等药，制酸生肌，使用得当，更能出奇制胜。

（二）化瘀尚需治本

临床上根据中医的辨证，慢性萎缩性胃炎的诊治虽可分为肝胃不和、脾胃虚寒、胃热伤阴、瘀血凝滞诸型，但秦氏认为本病的关键是中气的盛衰。中气旺盛，则可化生气血，充养五脏六腑，脾胃也得自养；若中气不足，则脾胃气机升降失司，受纳、腐熟、运化、转输功能失常，生化乏源，久之气血运行受阻，胃壁失荣，渐而黏膜萎缩致病，因此在治病过程中，秦氏在用通络化瘀药物的同时以四君子汤为基础方，调补脾胃，以治其本。

胆汁反流和幽门螺杆菌(HP)感染是形成慢性萎缩性胃炎的两大非免疫性致病因素，秦氏善用大黄通腑泄热，行血消瘀，增强胃肠蠕动，增加胃的排空速度，促进肠腔对渗液和血液的吸收，且有清除 HP，减轻炎症程度，改善血液循环功能。同时配伍黄连可提高抑制 HP 生长的效果。

（三）针药结合应用

秦氏认为疾病证候的产生，都是人体的整体功能失调、脏腑经络病理变化的反应，辨证施治则要辨明疾病在经、在络、在脏、在腑。临证治疗时，用中药调理脏腑功能以治疾病之本，用针灸循经取穴以治疾病之标。针灸疗病常能立竿见影，消除病根则需一定时间的汤药调养，因此针药结合，相得益彰。在治疗慢性萎缩性胃炎过程中，常选用中脘、足三里这一对配穴。胃脘胀满的病理机制之一是由于胃动力功能减弱，胃的基本节律紊乱所致。中脘为六腑之合穴，胃之募穴，能调整胃的消化功能，作为主穴，佐以足三里，以协助中脘和胃通腑。因此，凡胃中虚实，饮食停滞，食欲不振，腹胀积聚者，应温补中脘，以壮胃气，助胃阳，散阴寒，泻足三里，引胃气下行，降浊导滞，协助中脘运行水谷。若胃火过旺，胃热伤阴，出现饥不欲食，呕吐反胃诸证，则泻三里、泻中脘，以清亢盛之胃火。针灸中脘、足三里等对胃动力障碍具有双向性、良性调节作用，可使胃动过速或过缓均趋于正常胃动节律，从而消除上腹胀满、嗳气、恶心、纳差、餐后不适等症状，临床应用时，酌情加灸法，可健脾气，温中散寒，和胃消胀，增强疗效。

四、慢性泄泻治疗四法

慢性泄泻是临床常见病，可由多种病因引起，如细菌感染、非特异性炎症、寄生虫病、胃肠手术后、肿瘤及功能性腹泻等。临床主要表现为大便次数增多，便质变稀，同时可伴有腹痛，腹胀，面色萎黄，消瘦乏力，精神不振等。中医学认为："泄泻之本，无不由于脾胃。"(《景岳全书·泄泻》)秦氏治疗慢性泄泻皆从脾胃入手，尤其善用温清并举，健脾益胃之法，且针刺与服药相结合，颇具特色。

（一）导滞消食，健脾助运

临床表现：腹部胀满不适，大便日行 2～3 次，稍食荤腥，大便次数即明显增多，甚则餐后即泻，溏薄量多，秽浊腥臭，舌苔腻，脉细滑。

处方：炒枳壳 9 g，陈皮 9 g，大腹皮 9 g，焦楂、曲各 15 g，焦谷、麦芽各 15 g，党参 9 g，焦白术 9 g，云茯苓 12 g，制大黄 6 g。腹胀明显者，去党参，加木香 6 g，莱菔子 12 g。

针灸取穴：中脘、天枢、足三里、大肠俞。

病例：徐某，女，57 岁。2 个月前始胃脘及左下腹胀痛难忍，肠镜检查示直肠 13 cm 处黏膜炎性反应。大便不畅，日行 2～3 次，秽浊气重，舌苔薄黄，脉细滑。法拟消食疏中，健脾理气。处方：木香 6 g，制大黄 6 g，焦白术 9 g，茯苓 9 g，砂仁 3 g(后入)，焦谷、麦芽各 15 g，焦鸡内金 6 g，焦楂、曲各 9 g，青、陈皮各 9 g，大腹皮 9 g，炒枳壳 9 g，白蔻仁 3 g(后入)，香连丸 6 g(吞服)。针灸取穴：中脘、天枢、足三里、大肠俞，均施泻法，隔日 1 次。2 周后，左腹疼痛除，大便正常，惟腹稍胀，舌苔薄腻，脉细软，嘱服保和丸、香连丸调治，2 周告愈。

按：慢性泄泻患者夹有食滞不化症状者，除选用理气消导药外，适当加入黄连等苦寒消炎药，能消食滞之郁热，临床效果颇佳。

（二）理气消胀，健脾和中

临床表现：大便溏薄不畅，腹中胀满，矢气觉舒，纳谷不香，舌苔薄腻，脉弦。

处方：陈皮 9 g，木香 6 g，大腹皮 12 g，枳实、壳各 9 g，制大黄 9 g，焦楂、曲各 12 g，莱菔子 12 g，炙干蟾 9 g，砂仁 4.5 g(后入)。

针灸取穴：中脘、天枢、足三里、公孙、内关。

病例：王某，男，47 岁。腹泻后脘腹胀满 3 个月，大便溏而不畅，纳食日见减少，腹胀如鼓。肝、胆、脾超声、胃肠钡餐检查均未见异常，舌淡脉缓，腹围 85 cm。治拟破气行气。处方：枳壳、实各 9 g，大腹皮 9 g，槟榔 15 g，柴胡 6 g，木香 6 g，生大黄 9 g(后入)，三棱 9 g，莪术 9 g，青、陈皮各 9 g。针灸取穴：中脘、天枢、关元、足三里，均施泻法，隔日 1 次。3 日后腹胀有增无减，大便仍溏而不畅，纳食不思，舌苔薄，脉细弦缓。上方去槟榔、三棱、莪术、生大黄易制大黄 6 g，加云茯苓 12 g，莱菔子 12 g，炙干蟾 9 g，砂仁 6 g(后入)。针灸原方加公孙、大肠俞。三诊时病家诉，针药后矢气甚多，腹胀明显减轻，腹围减至 78 cm，因要回浙江家乡，嘱续服原方调理 2 周，腹胀见消，大便恢复正常。

按：患者腹泻后腹胀，脾气本虚，单用行气破气药往往不能收效，反有克伐脾气之虚，本病例初诊见一派气滞之象，脾虚失运之证被忽略，故破气行气之法不但少效，反而克伐正气，脾气更虚，腹部胀气有增无减。调整处方改有行气健脾之品后，腹胀之气始得平伏。所以脾虚之胀当以健脾为主，佐以行气之品始能奏效。

（三）温中健脾，固涩止泄

临床表现：大便溏泄，脘腹隐痛，畏寒喜暖，消瘦乏力，舌淡，边有齿印，苔白腻，脉细。

处方：党参 15 g，焦白术 15 g，云茯苓 9 g，熟附子 3 g，炮黑姜 4.5 g，赤石脂 9 g，焦扁豆 12 g，芡实 12 g，锻龙、牡各 30 g，焦谷、麦芽各 15 g。腹胀者，加木香 6 g；大便不畅者，加制大黄 9 g。

针灸取穴：中脘、天枢、足三里、关元、命门，均施温补法。

病例：孙某，女，37 岁。1987 年 9 月人流后因饮食不当引起腹泻，经多方治疗未愈，1991 年 8 月初诊时面黄肌瘦，大便不实，日行 2～3 次，肠鸣辘辘，脐周时有隐痛，脘腹部畏寒喜暖，舌苔白腻，脉细滑，尺脉沉细。治拟温中健脾。处方：炒党参 15 g，云茯苓 15 g，焦扁豆 15 g，苍白、术各 9 g，木香 6 g，熟附子 3 g，炮黑姜 4.5 g，芡实 9 g，焦楂、曲各 15 g，炙甘草 3 g。针灸取穴：中脘、天枢、关元、足三里、命门、肾俞，均施温补法。二诊时即见肠鸣减少，大便稍厚，依然日行 3 次，苔薄白腻，脉细沉缓。再守原法，原方加赤石脂 30 g，石榴皮 15 g，升麻 3 g。针灸取穴同前，如此加减调治 3 个月余，大便已恢复正常，面色亦转红润，惟脾胃仍较虚弱，嘱服丸方调理半个月。

按：阳虚泄泻，除用温中健脾法之外，应适当加用固涩升提之品。本病例先用温中健脾法效不显，加用固涩之赤石脂、石榴皮、炙升麻后大便次数明显减少。另外，针刺治疗一定要用灸，否则影响效果。

(四) 温清并举,健脾益肾

临床表现:大便溏泄,或夹白冻,腹部隐痛时胀,腰酸乏力,畏寒喜暖,苔薄腻,脉沉细滑。

处方:炒党参 12 g,焦白术 9 g,云茯苓 12 g,炮黑姜 4.5 g,熟附子 3 g,炒川黄连 6 g,木香 6 g,炒白芍 9 g,焦薏苡仁 15 g,败酱草 15 g。气虚明显,加黄芪 20～30 g;腹泻甚者,加赤石脂 30 g,诃子 9 g,石榴皮 12 g;大便不畅,加制大黄 9 g。

针灸取穴:中脘、天枢、关元、足三里、太溪、太白、命门、大肠俞。

病例:何某,男,69 岁。一诊脘腹作胀,脐周隐痛,大便日行 3～4 次已历 2 年余,自觉腹中有冷气,稍食肥甘大便次数即明显增多,有萎缩性胃炎及慢性肠炎病史,苔微黄燥,脉弦滑。治拟清热燥湿,温中健脾。处方:木香 6 g,川黄连 3 g,白头翁 15 g,党参 15 g,炒白术 9 g,茯苓 15 g,焦谷、麦芽各 15 g,陈皮 9 g,炮姜 3 g,淡吴茱萸 1.5 g,附子 3 g,炒白芍 12 g,炙甘草 3 g。针灸取穴:中脘、天枢、足三里、太溪、公孙。二诊大便次数减少,脐周隐痛依然,苔淡黄腻,脉弦。原方黄连增至 6 g,加制大黄 6 g。针刺原穴。如此加减治疗 3 个月,腹胀腹痛基本消失,大便日行 1～2 次,质地偏软,余均正常。

按:慢性泄泻患者,病程迁延,寒热夹杂者不少,治疗上必须寒热并用。本病例熟附子、黄连同用,既温里寒又清郁热,加减权衡,方获疗效。尤其制大黄一药,既能健脾,又能消炎导滞,实乃胃肠疾病良药。

五、多发性硬化的治疗

多发性硬化(multiple sclerosis, MS)是中枢神经系统的炎性脱髓鞘疾病,首发症状以感觉异常、肢体无力及视力减退最为多见,复发时肢体无力和感觉异常更为常见。早期治疗后病情虽多能缓解,但每次缓解后均不能彻底痊愈,且在中枢神经系统中留有病灶,从而造成一定程度的神经功能障碍。长期反复发作后,可在中枢神经系统中留有硬化斑块,形成不可逆的神经功能障碍。

秦氏认为,MS 是一种退行性病变,中医辨证当属"痿证",结合临床体征和影像资料,MS 与"肾气热,则腰脊不举,骨枯髓减"的"骨痿"相似。患者多素体禀赋不足,复又受外邪侵袭,从而造成体内痰瘀凝结,导致脑髓、脊髓病变。肾主骨生髓,髓汇于脊柱为脊髓,上汇于脑为脑髓。治疗上宜补气、补血、补肾,佐以软坚散结。取制何首乌、枸杞子、制黄精、熟地黄、狗脊、杜仲、牛膝滋补肝肾,益精髓;太子参、炙黄芪、当归身、丹参、川芎、红花益气活血生血;焦苍术、白芷、羌活、独活祛风化湿热;天麻能平肝熄风,擅治一切脑病;羚羊角、石决明镇肝熄风;苍耳子能引诸药上行,直入巅顶脑髓;焦谷芽、焦麦芽、焦鸡内金、焦山楂、党参、焦白术、茯神、炙黄芪健脾胃,益气血,盖因脾胃为后天之本,气血生化之源,脾胃健则血能化精生髓;枸杞子、菟丝子、炒杜仲、川断、炒狗脊、制黄精补肝肾,益精髓,并且能助金樱子、桑螵蛸收敛固涩缩泉;焦扁豆、石榴皮能涩肠止泻;龙骨能"固大肠而镇惊"(《本草纲目》);牡蛎味咸性寒,有软坚散结,化痰涩肠之功效,《本草备要》曰其"咸以软坚化痰,消瘰疬结核,老血疝瘕",与浙贝母、玄参共奏疗瘰疬痰核、痈肿疮毒之效,用此三味药,以消散髓鞘硬化。同时配合外

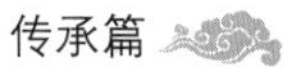

用中药艾叶、樟木、干姜、附子、细辛、肉桂、苏木、红花活血化瘀通脉；海风藤、络石藤舒筋通络。结合针灸取督脉的百会、印堂醒脑开窍，安神定志；胆经之双侧率谷、双侧风池、双侧头临泣平肝熄风。以上诸穴，均在头部，亦为局部取穴，可达活血散瘀，疗脑髓硬化的功效；肩髃、曲池、外关、髀关、风市、阴包通筋舒络；足三里、三阴交补益气血；丘墟、太冲平肝养肝。

临床观察表明，中药、针灸可通过调节人体的免疫功能，有效地缓解 MS 病情，改善患者体质，减少激素减撤过程中病情复发的危险性，并能减少发作次数和改善发作严重程度。秦氏运用中药，内服、外用并举，结合针灸，治疗 MS 取效良好，值得临床借鉴。

六、湿疹的治疗

湿疹是一种常见的变态反应性皮肤疾病，具有多形损害，对称分布，瘙痒难忍，反复发作等特点。皮肤表现为红斑、丘疹、鳞屑、糜烂、渗液或粗糙增厚等。初起因风湿热相搏，浸淫肌肤，久之由湿蒸化热，伤及阴血，血不养肤所致。秦氏认为，该病无论新旧都离不开“湿”邪，由于湿性重浊黏滞，导致疾病缠绵难愈。红者属热，痒者属风。故凡治湿疹，皆应以清热凉血，祛风除湿为大法，再根据风、湿、热、血燥的偏胜，随证加减，灵活应用，同时强调“治湿不利小便，非其治也”。为此，药以板蓝根、滑石、石膏清热，葫芦壳、黑白丑、茯苓皮利水渗湿，浮萍、地肤子、白鲜皮祛风止痒，牡丹皮、赤芍凉血，并配合外洗、涂搽药方以加强清热利湿之功效。

湿疹患者应养成良好的生活习惯。虽然该病男女老幼皆可发生，但从统计的 150 例病例男女之比为 93∶57 来看，其发生可能与卫生习惯有关，因此须勤洗澡换衣，洗衣时将肥皂水彻底洗净，充分日晒消毒，避免残留的碱性物质刺激人体皮肤，引起过敏及炎症反应。穿着宜选择凉爽或透气性能好、吸汗的棉织品，避免透气性能差的化纤织物对皮肤的刺激，诱发或加重湿疹。同时，因湿疹过敏体质者居多，所以必须禁食牛羊肉、鸡肉、鱼腥海味、五辛发物、烟、酒等，以免多种因素引起的过敏反应。

七、外治法治疗鹅掌风

皮肤角化症是由皮肤癣菌侵犯掌部引起的浅部真菌感染性疾病，也是鳞屑角化型手癣，属中医“鹅掌风”范畴。秦氏认为鹅掌风属湿热之毒，蕴积皮肤，日久邪深，湿郁化火，耗伤津血，以致血虚生风化燥，肤失濡养。故皮损处出现皮肤干燥，死皮增厚，粗糙且脱屑等皮肤角化症状，药用鸦胆子，取其性味苦寒，有小毒，具有清热解毒，杀虫止痒，腐蚀增厚的皮肤角化组织的功能。局部用药，使药物在患处浓度高，渗透性强，吸收完全，起效迅速，并可起到直接腐蚀增厚的皮肤角化组织的药理作用，从而达到内治所不能达到的功效。鸦胆子别名苦参子、苦棒子、小苦楝，其味极苦，性寒，具有清热燥湿，杀虫解毒止痒，腐蚀增生的皮肤角化组织的作用。秦氏的经验是：鸦胆子有小毒及腐蚀作用，局部途用时，对皮肤和黏膜有强烈刺激，故在加工时需要注意：① 手部接触过药汁后，再接触口唇，局部会出现水肿，故药物不宜接触正常皮肤。② 鼻腔吸入后，会产生鼻黏膜水肿，故在操作时要戴上口罩。③ 药汁碰到角膜时，会损伤角膜，故在加工炮制时，一定要注意药汁不能与角膜接触。包括气味，也会对角膜黏膜有损伤。④ 此药性味极苦，其毒性成分是溶于水的苦味部分，故不宜入汤剂内服。

八、针药结合治疗小儿遗尿症

小儿遗尿症(enuresis in children)是指小儿(≥5 岁)睡眠状态下不自主排尿≥2 次/周，可分为原发性与继发性遗尿。原发性遗尿症是指尿床从婴儿期开始，未曾有持续 6 个月以上的不尿床期，约占 80%；继发性遗尿症是指 6 个月以上的不尿床期后再次出现尿床。遗尿的病因和发病机制尚不十分清楚，但儿童遗尿绝少由精神心理因素造成，相反，它是由体内一系列生理的遗传的发育迟缓和障碍所致。本病在治疗上不能持等待和观望的态度，因为超过 5%的 7 岁以上儿童和 0.5%的成人患有遗尿，如果不治疗，有可能终身难愈。更为严重的是，遗尿将伤害孩子的自尊和自信，对健康的心理状态和完整人格的建立极为不利。

中医学自古有“遗尿”“遗溺”的记载，有关其发病原因，历代医家论述颇多。如《灵枢·九针论》：“膀胱不约为遗溺。”《针灸甲乙经》：“虚则遗溺。”《诸病源候论》：“遗尿者，此由膀胱有冷，不能约于水故也。”《幼幼集成》则认为：“此皆肾与膀胱虚也。”

肾气为先天之本，藏真阴，寓元阳，主闭藏，开窍于二阴而司二便。肾与膀胱的经脉互相络属，两者互为表里，膀胱为津液之府，小便乃津液之余，小便的排泄与贮留，为膀胱气化所司，同时又赖于肾阳的温养。膀胱在肾阳的温煦作用下，气化津液和司开阖以约束尿液。肾气充足，能温煦膀胱，固摄有权；膀胱开阖有度，可维持水液代谢正常运行，反之则可发为遗尿。本病发生的根本虽为肾阳不足，但水湿运化有赖于气的推动和蒸散。肺有通调水道，下输膀胱之功，与肾互为母子之脏，《杂病源流犀烛》曰：“缘肺主气，以下降生水，输于膀胱，肺不能为气化之主，故溺不禁也。”即《金匮要略》所谓“上虚不能制下”之说。故肺的气化功能在此不可小视，正如《金匮翼》所云：“肺脾气虚，不能约水道而不禁者。”

小儿因先天禀赋不足，或病后失调，身体虚弱等导致肾气不足，下元虚冷，则膀胱失其温养，膀胱气化制约功能失调。而夜主阴，卧则阳气内收，肾阳不足，闭藏失职，膀胱失约，故而遗尿。正如《张氏医通·遗尿》曰：“膀胱者，州都之官，津液藏焉。卧则阳气内收，肾与膀胱之气虚寒，不能制约，入睡中遗尿。”秦氏认为，小儿遗尿的发生主要与肾、膀胱虚寒和肺脾气虚不能固摄有关。此外，内蕴热邪，或外感热邪与脾湿相合，湿热下注于膀胱也可导致本病的发生。

西医学对本病的病因及发病机制尚不明确，大致认为与患儿排尿中枢发育不全或发育迟缓，睡眠和觉醒功能发育不协调以及神经内分泌、遗传、心理等因素有关。

根据小儿遗尿的病因、病机特点，秦氏认为“治水必先治气，治肾必先治肺”，故针药处方以“温肾缩泉，益气升提”为核心，意在升举下陷之气，恢复升降转输之机，温化水液，从而使膀胱的功能恢复正常。

针灸处方为中极、足三里、三阴交、关元、百会，中极为足三阴经与任脉之会，又是膀胱经募穴，具有温肾缩泉之功；足三里为足阳明经的下合穴，可调理脾胃，畅气血生化之源；三阴交为足三阴经的交会穴，可调理足三阴经经气，以加强膀胱的约束之力；关元乃小肠经募穴，又为足三阴经、任脉之交会穴，配百会以益气升提，醒脑清神。中极、足三里、三阴交、关元、百会采用温针法，以振奋肾阳，使气化有源，膀胱约束有力而遗尿自止。

中药处方为自拟金樱缩泉方，方中补骨脂、菟丝子补肾温阳；金樱子、桑螵蛸既能益肾又能涩尿，配安神收涩的煅龙骨、煅牡蛎以加强其缩尿固涩之功；熟地黄、枸杞子、山茱萸养肝肾之阴，以阴中求阳，使阳得阴助而生化无穷；太子参、黄芪、柴胡益气升提。有湿热见症者，加黄连、黄柏、生甘草。

九、单纯性肥胖症的治疗

肥胖症是指体内能量的摄入超过能量的消耗，脂肪堆积过多和(或)分布异常，体重明显增加的一种慢性代谢性病症，目前多认为是遗传因素与环境因素共同作用所导致。随着肥胖患病率的增高，与肥胖相关的其他慢性非传染性疾病如糖尿病、代谢综合征、高血压、心脑血管疾病、睡眠障碍、哮喘等的患病率也呈明显的增加趋势。目前，肥胖被列为世界上第六位影响健康的危险因素。

《素问・四气调神大论》："是故圣人不治已病治未病，不治已乱治未乱，此之谓也。"秦氏认为：肥胖既是一种独立的病症，又是慢性非传染性疾病的潜在影响因素。对于肥胖病本身，它属于"已病"范畴；而对于与肥胖相关的慢性非传染性疾病而言，又属于"未病"范畴，因此，预防和控制肥胖已是刻不容缓。

秦氏提出"从脾论治"代谢性疾病的学术思想，在治疗糖尿病时提出降糖必降脂的观点，在治疗单纯性肥胖时提出渗水利湿，化痰消浊，以消为补而达健脾益气的目的等学术观点，临床上治疗单纯性肥胖、痛风、脂肪肝、糖尿病等，屡获奇效，其中以中心型肥胖症疗效显著。现将从"益气健脾，化痰消浊"针药结合论治单纯性肥胖症经验总结如下。

(一) 中医病因的认识

肥胖病的发病原因，秦氏认为，其一，与过食肥甘厚味密切相关。这与西医学对肥胖病的认识：肥胖是由于摄入饮食能量过多，消耗能量较少，造成热量以脂肪形式贮存而致是一致的。其二，先天禀赋遗传体质是肥胖病发生的一个重要因素。20 世纪 90 年代，骆氏等对肥胖的遗传学机制进行了较深入的研究，通过对 41 例肥胖人与 50 例正常人在 HLA－A3、HLA－A11、HLA－B8、HLA－B12、HLAB15 和 HLA－B40 位点抗原性高 1 倍以上的研究，首次证实了肥胖人与正常人的免疫遗传学差异。其三，劳作不足也是肥胖病发生的一个主要方面。"久卧伤气，久坐伤肉"，气伤则虚，肉伤损脾，气虚脾虚，使运化失司，代谢能力降低，膏脂痰浊内聚而生肥胖。西医学认为，机体最初在脂肪组织中，抑或是在其他组织中贮存能量的倾向性是机体对剩余热量反应的一个主要决定因素。肥胖的成因除上述三方面以外，尚与年龄、性别、地域等因素有关。

(二) 中医病机的认识与探讨

肥胖病的病理主要为湿、痰、气虚。《丹溪心法》指出"肥白人多痰"，《医门法律》提出肥人湿多。据报告对 1 036 例肥胖人调查结果表明，具有痰湿之证候者高达 72.1%，而可诊断为痰湿体质的为45.2%。“肥人多气虚”,《景岳全书》对其做了阐述:“何以肥人反多气虚?盖人之形,骨为君也,肉为臣也。肥人者,柔盛于钢,阴盛于阳者也,且肉以血盛,总皆阴类,故肥人多有气虚之证。”刘完素《素问玄机原病式》亦指出:“盖人之肥瘦,由血气虚实使之然也,气为阳而主轻微,血为阴而主形体……故血实气虚则肥,气实血虚则瘦。”气虚脾虚,使脾之运化功能失调,水湿停滞,膏脂内蕴,而致肥胖。

概而言之,秦氏认为肥胖归根结底与脾功能失常有关。中医认为,脾的主要生理功能是主运化、升清,主肌肉、四肢。机体生命活动的持续和气血津液的生化,都有赖于脾的运化功能。“脾主运化”包括运化水谷和运化水液两方面,两者可分不可离。若脾运化功能减退,则机体消化吸收失常,导致水谷在体内的停滞,不能化生为人体所需的精微物质,而产生湿、痰、饮等病理产物,蓄积于体内,出现肥胖等病症。

从西医学观点来看,中医脾是以消化系统为主的多器官系统的综合功能单位。脾虚是以消化系统功能障碍为主,涉及多器官系统的全身性功能低下的病理过程。大量实验研究表明肥胖患者血浆皮质醇和醛固酮含量较低,提示患者肾上腺皮质功能减退,一方面造成了细胞外液容积的改变,引起水液代谢紊乱,符合中医关于“肥人多痰湿”理论。另一方面可导致脂质代谢障碍,而从中医的五脏生理功能来看,与人体脂质代谢障碍最为密切的莫过于脾。

(三) 肥胖病的治疗

秦氏在临床实践中观察到,肥胖患者多物质代谢异常,尤其脂质代谢障碍,患者多虚实夹杂,本虚标实,治法当抓住脾虚之关键,以治病求本;同时又要兼顾脾失健运而产生湿、痰、饮等病理产物,故拟“益气健脾,化痰消浊”为治则。在治疗方法上,认为应摒弃各种学科的隔阂之嫉,各种疗法的门户之见,除了使用针灸外,还可采用了中药和饮食的调养。

1. 针刺治疗　取腹四门(关元、中脘、天枢)、足三里、上巨虚、下巨虚、丰隆、三阴交,其中中脘、关元属任脉,具有调畅任脉,和畅胃气,理气调肠的作用。研究表明关元为小肠经募穴,具有调理下焦,分清泌浊,助气化而利水湿的作用;中脘为胃经募穴,具有调补中气,健胃消食的作用;天枢为大肠的募穴,具有健脾和胃,化痰利湿,通调肠胃,疏导阳明经气的功能;足三里为胃经的合穴,具有较强的补益脾胃,助运消滞之功,实验研究显示,针刺足三里、内庭等穴可以使肥胖大鼠下丘脑腹内侧核(即饱中枢)自发放电频率显著升高,使饱中枢兴奋水平升高,抑制了饥饿中枢的活动,从而降低食欲;上巨虚、下巨虚为大肠、小肠的下合穴,足三里、上巨虚、下巨虚合用可益气通腑,化痰消浊;丰隆为足阳明胃经的络穴,起着沟通足阳明胃经和足太阴脾经的作用,具有通腑化痰浊的功能;三阴交为足太阴脾经、足厥阴肝经和足少阴肾经的交会穴,具有健脾利湿,调肝益肾的功能,现代研究证明针刺三阴交,可直接增强输尿管蠕动,增加尿量而调整机体水液代谢。耳穴取脾、胃、三焦、内分泌、大肠、神门等具有较好的调整胃肠、内分泌及全身代谢的作用,研究表明耳穴可以改善交感神经的抑制和迷走神经的亢进状态,加强脂肪分解,促进新陈代谢,并且可以增强肥胖患者的下丘脑—垂体—甲状腺系统功能,促进新陈代谢,使肥胖者既食少,又无乏力、体倦之感,而获得减肥之效。

2. *中药治疗* 秦氏认为本病治疗以健脾助运为主，佐以利水渗湿，理气通便为基本原则。自拟减肥方，方中茯苓、山楂、莱菔子健脾助运，生米仁、荷叶清热化湿，葫芦壳、茯苓皮、赤小豆、决明子、泽泻、大黄利水通便，诸药合用可平衡精微物质的转化和贮存，从而预防和治疗单纯性肥胖症。另外可配合服用赤豆羹(赤小豆 30，枸杞子 5 g，红枣 5 g)，方中赤小豆又名赤豆、小豆、红豆，药性甘、酸、微寒，归心、小肠、脾经。《食性本草》“久食瘦人”，《本草新编》：“赤小豆，暂用以利水，久用以渗湿。”血脂高的患者可用决明子泡水当茶服。

3. *行为疗法* 现代单纯性肥胖症，多是由于经济富裕、生活条件优越、多食肥甘厚味、疏于运动所造成，所以医者治疗的同时，应嘱托患者减少热量的摄入(饮食有节)、提高能量消耗(适当运动)。

秦氏认为，要想控制体重、成功减肥，必须做到以下原则：① 少食多餐，睡前 3 小时避免进餐。② 适当多吃富含蛋白质的食物，如瘦肉、鱼和乳制品，特别是酸奶制品。③ 适当多吃杂粮，少吃含大量脂肪和碳水化合物的食品。④ 少吃盐，也就是说口味不要太重。⑤ 黄瓜、西红柿等糖分低的水果可多吃，而其他如西瓜等糖分高的水果也应适当少吃。⑥ 每日饮水 1～1.5 L。尽量戒酒，戒酒有利于减肥。⑦ 坚持运动，每周总运动量不少于 2 小时。

十、从脾论治针刺治疗中心型肥胖伴高脂血症的临床研究

肥胖伴高脂血症目前的主要措施有：低脂饮食、适当运动、降脂药物，而应用降脂药是血脂管理中的重要环节，他汀类降脂药争议颇多，未获国内学者认同。秦氏在临床实践中观察到，肥胖患者多物质代谢异常，尤其脂质代谢障碍，患者多虚实夹杂，本虚标实，治法当抓住脾虚之关键，以治病求本；同时又要兼顾脾失健运而产生湿、痰、饮等病理产物，故拟益气健脾，化痰消浊为治则。脾胃功能异常，使气血偏盛偏衰，阴阳失调。脾胃之气受损，脾失健运，以致影响人体正常的水液代谢和气化功能而发生肥胖。《素问·调经论》曰：“形有余则腹胀，泾溲不利，不足则四肢不用……形有余则泻其阳经，不足则补其阳络。”脾主肉藏形，形有余则肥胖，脾与胃相表里，泻其阳经即泻足阳明胃经，说明治疗肥胖症应以泻阳明经为主要治则。《灵枢·顺气一日分为四时》曰：“病在胃及以饮食不节得病者，取之于合，故命曰味主合。”《素问·咳论》曰“治腑者治其合”，《灵枢·邪气脏腑病形》亦有“合治内腑”之说。《灵枢·经脉》指出：“气盛则身以前皆热，其有余于胃，则消谷善饥，溺色黄。”《灵枢·大惑论》又指出“精气并于脾，热气留于胃，胃热则消谷”此精气作津气解，是指脾不能为胃行其津液，以致胃热于内。故秦氏认为针灸治疗主要从手、足阳明经的合穴与胃、大肠、小肠的下合穴考虑，以清胃肠腑热；另取胃、大肠、小肠的募穴中脘、天枢、关元，以健脾益气，和中化湿。其中，平补平泻中脘、天枢、关元、三阴交，泻足三里、上巨虚、下巨虚、曲池。针中脘，以升清阳，泻足三里、上巨虚、下巨虚以降浊阴，配天枢、关元以健脾胃之气，分清泌浊、分利水谷糟粕，吸收精微。曲池属阳，三阴交属阴，曲池穴性走而不守，能清阳明内热；三阴交是三阴经之交会穴，为肝、脾、肾三经的枢纽，能健脾益气养阴，两穴相配使曲池的阳气能入于三阴的阴分，以健脾益气，化痰消浊。

（一）从脾论治针刺对中心型肥胖患者脂质代谢的良性调整作用

肥胖尤其是中心型肥胖可导致脂类代谢紊乱，已被许多学者和我们前期的研究所证实。中心型肥胖的脂质代谢紊乱主要表现在两方面，即胆固醇(TC)与三酰甘油(TG)的代谢紊乱。TC代谢失常体现在血浆总TC含量的增高和高密度脂蛋白(HDL-C)含量的降低两个方面，其机制可能存在TC利用、转化能力降低，TC的合成代谢大于分解代谢，TC分解代谢中某些调节酶和受体活性或数目较低。HDL-C合成代谢存在障碍，生成减少，对TC清除能力不足。TG含量的偏高则主要因为其中间代谢的失常。研究结果显示，针灸可以下调中心性肥胖伴高脂血症患者BMI、腰臀比、TC、TG、LDL-C的含量，升高HDL-C。此外，试验中两组HDL-C临床疗效，对照组有效率50%，而治疗组为87%，说明针灸对中心型肥胖伴高脂血症的治疗可能与上调HLD-C有关。

（二）从脾论治针刺对中心型肥胖患者胰岛素抵抗的改善

20世纪30年代，有学者在治疗不同糖尿病患者时发现，患者对外源性胰岛素的降糖反应存在差别，首先使用胰岛素抵抗这一概念。1995年，Stern提出共同土壤学说，认为胰岛素抵抗是滋生多种代谢疾病的共同危险因素，糖尿病、动脉粥样硬化、高血压和冠状动脉粥样硬化心脏病都是从胰岛素抵抗及其继发的代谢异常这一共同的土壤中生长出来的。1999年，世界卫生组织定义了代谢综合征——糖调节减损或糖尿病和(或)胰岛素抵抗，并伴有另外二项或三项以上的成分如高血压、高血脂和(或)胰岛素抵抗，并伴有低、高密度脂蛋白胆固醇血症、中心肥胖或微量蛋白尿，把胰岛素抵抗作为代谢综合征的主要特征。

早期的研究提示骨骼肌是胰岛素抵抗产生的主要部位，但是越来越多的研究认为脂肪组织是胰岛素抵抗产生的始发部位。尤其是内脏脂肪组织在胰岛素抵抗和代谢综合征发生、发展过程中起着非常重要的作用。以前，认为脂肪组织的主要功能是储存能量。然而，越来越多的研究结果显示，脂肪组织作为一个内分泌器官，在许多生理过程中起着重要作用。脂肪细胞分泌的脂联素、肿瘤坏死因子-α、胃饥饿素等因子，已经证明对肥胖患者脂肪组织的胰岛素信号转导通路有重要影响。脂联素是由脂肪细胞特异性分泌的一种新型蛋白质，具有抗炎和抗动脉粥样硬化作用。研究认为，肥胖和2型糖尿病患者，其血浆脂联素水平偏低，而减肥可以使血浆脂联素水平升高。有报告认为肿瘤坏死因子-α可以抑制脂联素的合成，脂联素通过改善葡萄糖和脂肪代谢来增强胰岛素敏感性。在肥胖和糖尿病动物模型，脂联素可以促进肌肉对游离脂肪酸(FFA)氧化；抑制肝脏输出葡萄糖，从而降低三酰甘油、葡萄糖水平。Altomonte等研究了Zucker非肥胖大鼠内脏脂肪和皮下脂肪脂联素的相对表达量，发现在Zucker非肥胖大鼠中，内脏脂肪的脂联素的产生量比皮下脂肪更高；然而，在Zucker肥胖大鼠中，脂联素在内脏脂肪的表达被抑制到基础水平，和明显下降的血浆脂联素浓度及加重的胰岛素抵抗相关。这些结果提示，在Zucker肥胖大鼠，脂联素的部位特异性表达受损是胰岛素抵抗发展的促进因素。

胃饥饿素是一种新型的脑—肠肽，在餐前上升、餐后下降，对进食起始和结束的潜在作用与胰岛素分泌节律恰好相反，它与各种因素引起的胰岛素抵抗关系值得关注。肝胰岛素

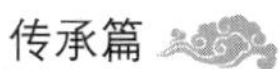

敏感物质在调节餐后糖作用与胰岛素占有同样重要的地位，其作用于骨骼肌，促进葡萄糖以糖原形式储存，在胰岛素抵抗的发生机制中起重要作用。

我们前期研究也证实了肥胖尤其是中心型肥胖多伴有胰岛素抵抗，研究结果显示，从脾论治针刺治疗能改善中心型肥胖患者胰岛素抵抗状态，增加胰岛素的敏感性，从而防治代谢性疾病。研究显示，针刺治疗前与针灸治疗后的血糖、胰岛素、胰岛素抵抗指数、脂联素、胃饥饿素、肿瘤坏死因子-α的变化，说明从脾论治针刺能明显降低中心型肥胖伴高脂血症患者纤维蛋白原、胰岛素，肿瘤坏死因子-α亦有降低趋势，提高脂联素、胃饥饿素、ISI。提示从脾论治针刺治疗能通过提高血脂联素、胃饥饿素水平，降低血肿瘤坏死因子-α水平而改善中心型肥胖伴高血脂症患者胰岛素抵抗状态，增加胰岛素的敏感性，从而防治代谢性疾病。

十一、中药透皮治疗对哮喘豚鼠肺组织受体调控作用的实验研究

受体在生物活性物质与生物效应之间起着桥梁作用，它们在调节机体功能方面处在关键地位，机体的正常功能是通过介导不同生物效应的受体之间平衡而实现的。自1968年Szentiv anyi首次完整地提出了过敏性疾病，尤其是哮喘发病是由于β肾上腺素受体缺陷，即数量减少和功能低下所致，β受体失常是一种始动因素（即β受体阻滞学说）以来，人们对于受体与哮喘的发病关系有了不断深入的认识。当哮喘时，交感神经和副交感神经之间的两种受体（β受体与M受体）的正常平衡关系遭到了破坏，β受体含量下降，M受体含量增加。

由于β受体激动剂可以激活气道平滑肌细胞内腺苷酸环化酶，增加细胞内cAMP，调节肥大细胞及嗜碱性粒细胞介质的释放，抑制节后胆碱能神经介质，舒张气道平滑肌，增加黏液纤毛清除功能，降低气管通透性来缓解哮喘的急性发作，临床上被较广泛应用。但长期、规律地使用β激动剂，会由于受体磷酸化所引起的受体与G蛋白的解偶连、受体内移或隐没及受体数量下调而导致受体失敏，加重哮喘发作，以夜间哮喘患者最为明显。因此哮喘的治疗多考虑与改善或调节已变化了的各受体系统功能有关。

中药外敷治疗哮喘是以中医“内病外治”理论为指导的一种传统疗法，有着悠久的历史和显著的疗效，这种疗法以中药方剂与中医辨证取穴相结合，中药敷贴后刺激局部皮肤，促使药物经皮肤由表入里，循经络达脏腑，通过调节人体脏腑功能，达到治疗哮喘的目的。秦氏根据多年临床经验，选择发汗解表，止咳平喘的麻黄，其中含有麻黄碱可缓解支气管平滑肌痉挛；散寒解表，温肺化痰的细辛，含有甲基丁香酚，能镇痛、镇咳；白芥子辛温，入肺经，具有利气豁痰，平喘止咳之功；甘遂苦寒、有毒，具有泻水逐饮的功效，可治痰饮积聚，咳逆喘满；生姜辛散解表，化痰止咳，其挥发油能促进血液循环；用酒调敷，所含乙醇可扩张皮肤血管，能使诸药中的生物碱等成分释出而透入皮肤。诸药合用，具有通阳散寒，宣肺化痰，止咳平喘的功效。将上述中药研粉和酒敷于豚鼠颈背部相当于人体背部督脉与膀胱经位置，中医传统理论认为“外治之法即内治之理”，督脉主一身之阳，有卫表功能，膀胱经上有人体背俞穴，对肺、脾、肾三经有直接治疗作用，诚如吴师机所言：中药敷贴疗法可使“皮肤隔而毛窍通，不见脏腑恰直达脏腑也”；“借生药、猛药、香药率领群药，开结行滞，直达病所”。

研究显示，中药透皮治疗能显著延长豚鼠诱喘潜伏期，减轻发作程度，这与上调β受体、降低M受体的调控功效有着密切联系，且调控疗效似优于激素的外敷作用。研究结果还提示，在缓解哮喘的过程中，对M受体的调控较β受体的上调更为重要。

十二、中药外敷对支气管哮喘β受体及T淋巴细胞的影响研究

支气管哮喘的发病机制非常复杂，迄今仍未完全阐明，近年来大量的研究表明哮喘的发生是由多种机制共同参与，其中β受体及T淋巴细胞亚群功能失调与哮喘的发生密切相关，β受体阻滞学说认为β受体功能低下是哮喘发作的原因。Barnes等发现哮喘豚鼠肺组织β受体数量较正常豚鼠显著降低，他们用吸入β受体激动剂比较哮喘患者与正常人的气道反应状况，也证实哮喘患者β受体处于低功能状态。秦亮甫研究团队实验结果表明，发作期患者β受体含量明显低于缓解期患者，与国内外报道一致。有研究表明，长期规律性使用β受体激动剂会引起β受体失敏，所以在使用同时加上其他疗法对治疗哮喘急性发作有益无害。因此，中药外敷是值得推荐的一种方法，自20世纪80年代运用至今，临床治疗支气管哮喘患者3 000多人，总有效率达86%，且动物实验结果显示，外敷方能显著延长哮喘豚鼠诱喘潜伏期，减轻发作程度，上调豚鼠肺组织β受体含量。不管是轻、中、重度还是间歇发作患者，中药外敷都能改善患者的临床症状，上调外周血β受体含量，与动物实验结果一致。值得一提的是，研究样本中轻、中、重度患者中有6例长期使用β受体激动剂，经过中药外敷后β受体含量显著增加，提示在使用β受体激动剂同时配合中药外敷能避免长期使用β受体激动剂引起的β受体失敏，由此可见，中药外敷不失为治疗支气管哮喘的又一有益探索。

血清IgE异常增高是支气管哮喘的重要特征，近代研究证实支气管哮喘患者体内IgE增多与$CD8^+$ T细胞的数目减少、功能缺陷导致白介素与γ-干扰素的比率失调有关。速发型哮喘患者外周血中$CD8^+$ T细胞数量下降，同时伴有支气管肺泡灌洗液中$CD8^+$ T细胞数量增多，国外检测内、外性哮喘合并组较正常组$CD8^+$ T细胞显著下降，且$CD4^+/CD8^+$显著升高，国内研究也有相同报道。秦氏团队研究结果提示，治疗后患者外周血$CD8^+$ T细胞百分比明显提高，$CD4^+/CD8^+$比值下降，尤其是轻、中、重度患者，与国内外报道一致，提示中药外敷能通过提高$CD8^+$ T细胞含量，降低$CD4^+/CD8^+$比值，使人体内IgE的合成减少以改善气道炎症状态，降低气道高反应性。此外，有研究发现β受体能选择性下调γ-干扰素，而呼吸道感染亦能降低β受体功能，提示$CD8^+$ T细胞与β受体存在一定关系。我们亦发现$CD8^+$ T细胞与β受体数量在治疗前偏低，经中药外敷后均呈上调，有着一致性。

十三、“秦氏头八针”的临床应用

秦氏一向重视督脉的运用，早在20世纪50年代就提出了“主取督脉，以治四肢疾病”的观点，不同于传统的局部取穴方法，并成为其治病的特色之一。针刺督脉，培补真阳，疏通经气，取督补肾，使上下贯通，阳气通达，从而使四肢疾病可愈。后经临床探索总结，秦氏在20世纪80年代提出了“主取督脉，以治杂病”的理论，运用于外感、高血压、支气管哮喘、慢性泄泻、精神疾患及过敏性皮肤病等，拓宽了督脉临床应用的思路。

“秦氏头八针”是秦氏在总结大量临床验案基础上，对头部诸要穴的组合反复筛选、验证，参考大脑皮层在头皮的投射区域，借鉴现代医学脑电图测试的10极放置法的电极位置而提出的。“头八针”包括百会、印堂、风池、率谷、头临泣，后三穴均为双侧，共八穴位，合称“头八针”。头八针中前两穴均在督脉。百会乃百脉之会，有“三阳五会”之称，位于人体最高点，为诸阳之会，百脉之宗，有清热开窍，健脑宁神，回阳升气，平肝熄风的作用，穴性属阳，又阳中寓阴，故能通达阴阳脉络，连接周身经穴，调节机体阴阳平衡。印堂为经外奇穴，别名曲眉(《千金翼方》)，位于督脉经沿线上，有镇静安神，醒脑明目，宣通鼻窍的作用。二穴合用，乃秦氏“病变在脑，首取督脉”的理论，贯通头部督脉，秉承其“贯通督脉，以治杂病”治疗原则。风池为足少阳胆经和阳维脉之会，有通经活络，调和气血，疏风清热，醒脑开窍，聪耳明目的作用。率谷别名耳尖，为足太阳、少阳之交会穴，有平肝熄风，通经活络的作用。头临泣为足太阳、少阳、阳维脉之会，具有祛风清热，聪耳明目，安神定志的功效。八穴共用，较之于单一经穴或四神聪等的运用，可更好地沟通头部各经脉气血流通，既可免于失之偏颇，又能在全面覆盖的基础上，提纲挈领，便于临床推广运用。

经过笔者初步临床验证，“头八针”对于中风后遗症、震颤麻痹、癫痫、多发性硬化及失眠、眩晕、头痛、咽炎等症，均有较好的疗效。

秦氏对于各种疑难杂病，针药并施，内外结合，形成了独特的学术思想和治疗风格，认为针药结合，既可以针刺导其先，以汤药荡其后，又可用针刺来弥补药力之不及，还可根据脏腑经络先后致病的病理途径，制定切实可行的治疗方案。除了采用针灸、药物治疗，还提倡饮食调养，既有汤、丸、药、酒等内服药剂，又有熏、洗、坐、敷等外治药剂。合理应用针刺手法和药物性味，可达到相辅相成、补泻逆从等综合治疗作用，从而提高对疑难杂症的治疗效果。

（一）“秦氏头八针”为主针药结合对多发性硬化患者生存质量的影响研究

多发性硬化的发病与遗传、病毒感染和环境等诸多因素有关，病程偏长，好发于20～40岁青壮年女性，复发率高，致残率高，给社会、家庭和个人造成了极大的经济和心理负担。中医认为，其病因主要是外感风寒湿热、痰瘀阻络、劳伤过度、先天禀赋不足、久病失养等，主要累及肾、脑，并与肝、脾有关。秦氏认为，多发性硬化与“肾气热，则腰脊不举，骨枯髓减”的“骨痿”相似。患者多禀赋不足，复感外邪，致体内痰瘀凝结，终酿脑髓、脊髓病变。肾主骨生髓，髓汇于脊柱为脊髓，上汇于脑为脑髓。故自拟首乌益髓汤补气、补血、补肾，佐以活血化瘀，软坚散结。此外，“秦氏头八针”结合体针温灸，以温阳健脑醒神，督脉火罐起到振奋阳气，通经活络，促进肢体功能康复的作用。研究治疗总有效率为80%，说明“秦氏头八针”为主针药结合治疗多发性硬化疗效确切。

本研究采用的生存质量测定量表是由世界卫生组织研制，用于测量个体与健康有关的生存质量的国际性量表，不仅具有较好的信度、效度、反应度等心理测量学性质，而且具有国际可比性。采用QOL测量患者治疗前后生存质量程度，结果经1个疗程治疗后能明显提高多发性硬化患者在日常运动、情绪、精神、睡眠、精力、工作影响6个方面的积分，使之向健康方面接近，说明本治疗方法可提高多发性硬化患者的生存质量。

（二）"秦氏头八针"治疗肾虚火旺型慢性单纯性咽炎的临床观察研究

咽炎，临床一般分为急性和慢性两类。虽然急性期治疗易奏效，但是急性期治疗不当或延误治疗可转变为慢性，而慢性咽炎的中西医治疗临床经常反复，收效甚微。慢性单纯性咽炎属中医学中的"喉痹""喉风"范畴，多因急性咽炎或扁桃体炎反复发作，或治疗不彻底而迁延形成。

咽喉部位是人体要冲，很多经脉都循经此处，如足太阴脾经、手少阴心经、足少阴肾经、足厥阴肝经、阴蹻脉等，诸经或"循喉咙"，或"上入颃颡"均交通咽喉部位。根据"经脉所过，主治所及"的原理，取廉泉、副廉泉、列缺、照海为主穴。其中廉泉是任脉、阴维脉的交会穴，《素问·骨空论》载，任脉"起于中极之下……至咽喉"，《奇经八脉考》谓任脉"上喉咙，会阴维于廉泉"，通过对诸阴经气血的溢蓄调节，对消除慢性咽炎所致的咽痒、呛咳等症疗效显著。《灵枢·官针》"傍针刺者，直刺傍刺各一，以治留痹久居者也"，故配副廉泉以加强廉泉之疗效。列缺是手太阴肺经的络穴，又是八脉交会穴之一，通于任脉。足少阴肾经穴照海通阴蹻脉，会于肺系，以照海益肾阴。又金生水，水可制火，故取列缺调肺金，生肾水，肾水充足才能控制上炎之虚火不致伤阴液，故病得愈。肺阴不足，配肺经郄穴孔最，以清肺利咽；肾虚火旺，配肝经原穴太冲、肾经原穴太溪，以益肾阴而利咽喉；痰瘀互结，取足三里、丰隆、胆囊穴相配，共达益气健脾，化湿祛痰之力，脾健运化功能恢复，津液自能上乘咽喉，诸症消失。拔罐疗法具有机械性刺激和温热效应等作用，罐内形成负压，使局部毛细血管充血，甚至破裂，红细胞破裂，随机产生一种组织胺类物质，刺激有关器官，增强其功能活力。针刺后于督脉及膀胱经的背俞穴以火罐治疗，通过负压刺激穴位，可散风祛邪，起抗炎止咳的作用。

"头八针"中有三组穴位在少阳胆经上，"胆足少阳之脉，起于目锐眦，上抵头角……其支者，从耳后入耳中，出走耳前，至目锐眦后"。经脉曲折循行于头颞部，除对治疗循行部位疾病有重要作用，该部位涵盖大脑皮层感觉区运动区的体表投影，也是皮层诱发电位引出区域，近代焦氏头针、靳三针等都集中在这一部分治疗。

慢性咽炎临床上以肾虚为本，火旺为标，因病情牵连，可导致睡眠欠佳伴焦虑状态。临床上加用"秦氏头八针"，可疏肝利胆，兼滋阴清火，祛瘀化痰。

其中，足少阳经在脑病，特别是心身疾病的重要性，"五脏六腑皆取决于胆"，因胆主决断，参与了情志活动，故胆经之腧穴有疏肝利胆，清心安神的作用，对咽部痛痒感、咽部异物感、咽部干燥感、刺激性咳嗽、无痰或有少量黏液性痰等心身疾病有良好的治疗效果。研究结果显示，"秦氏头八针"针罐治疗组肾虚火旺型慢性单纯性咽炎总有效率优于常规的针罐治疗对照组，可有效改善咽部痛痒感、咽部异物感、咽部干燥感、刺激性咳嗽、咽黏膜充血、咽滤泡增生等咽部症状。

此外，笔者建议，在治疗中忌烟酒、辛辣等刺激性食物，日常少作长谈，有利于慢性单纯性咽炎患者康复。